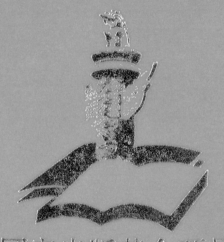

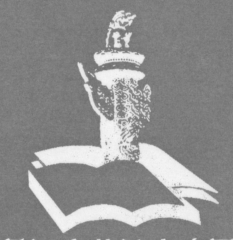

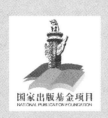

国家出版基金项目
NATIONAL PUBLICATION FOUNDATION

中国针灸交流通鉴

交流通鉴

{科研卷}

总 主 编　王宏才
分卷主编　荣培晶

西安交通大学出版社
XI'AN JIAOTONG UNIVERSITY PRESS

图书在版编目(CIP)数据

中国针灸交流通鉴.科研卷/荣培晶主编. —西安:西安
交通大学出版社,2012.12
ISBN 978 - 7 - 5605 - 4736 - 7

Ⅰ.①中 … Ⅱ.①荣 … Ⅲ.①针灸疗法-国际交流-科学
交流-医学史-中国 Ⅳ.①R245 - 092

中国版本图书馆 CIP 数据核字(2012)第 289373 号

书　　名	中国针灸交流通鉴　科研卷
总 主 编	王宏才
分卷主编	荣培晶
责任编辑	张沛烨

出版发行	西安交通大学出版社
	(西安市兴庆南路 10 号　邮政编码 710049)
网　　址	http://www.xjtupress.com
电　　话	(029)82668357　82667874(发行中心)
	(029)82668315　82669096(总编办)
传　　真	(029)82668280
印　　刷	陕西宝石兰印务有限责任公司

开　　本	787mm×1092mm　1/16　**印张** 33　**字数** 786 千字
版次印次	2012 年 12 月第 1 版　2012 年 12 月第 1 次印刷
书　　号	ISBN 978 - 7 - 5605 - 4736 - 7/R・278
定　　价	95.00 元

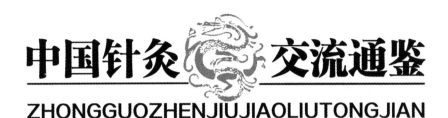

丛书编纂委员会

主 任 委 员　程莘农　　石学敏　　刘保延

副主任委员　林　全　　王宏才　　张　丽　　杨金生　　景向红　　赵百孝　　吴振斗
　　　　　　　朱海东　　王强虎

委　　　员　（以姓氏笔画为序）

　　　　　　　Amir Hooman Kazemi（伊朗）　　　　В. С. Гойденко（俄罗斯）

　　　　　　　Elizabeth Heath（美国）　　　　　　Ruben Verwaal（荷兰）

　　　　　　　Ricardo Tavares Valério（葡萄牙）

于　波	于　姝	于宏君	于明贤	万　欢	马　坤	马良宵
文碧玲	方潮波	王　卫	王　栋	王　璇	王　磊	王义安
王立平	王丽芬	王宝华	王莹莹	王笑频	王朝阳	王富春
王强虎	王燕萍	王宏才	邓良月	付　平	付　勇	付　梅
代金刚	田小野	白兴华	石　益	石　磊	石学敏	艾炳蔚
林　全	闫　超	刘　兵	刘　昊	刘　晋	刘成禹	刘佳琳
刘学莲	刘保延	刘雪利	关　玲	朱守洋	朱海东	朱彩霞
孙冬玮	李　丹	李　亮	李　铁	李　涛	李　晶	李　颖
李小萍	李丹丹	李江慧	李建彦	李柳骥	李禹草（韩国）	
李桂平	李海双	李海玉	李素云	李维衡	杜元灏	励志英

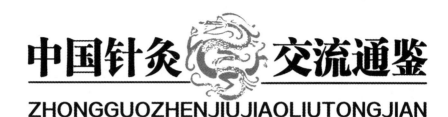

《科研卷》编纂委员会

主任委员	程莘农	石学敏	刘保延		
副主任委员	林　全	王宏才	张　丽	杨金生	景向红
	赵百孝	吴振斗	朱海东	王强虎	
总　　审	邓良月	李维衡			
主　　编	荣培晶				
副 主 编	黄　凤	何　巍			

编　　委　（以姓氏笔画为序）

关　玲	李　亮	李江慧	何　巍	余玲玲
荣培晶	贲　卉	秦庆广	黄　凤	翟　煦
魏立新				

序

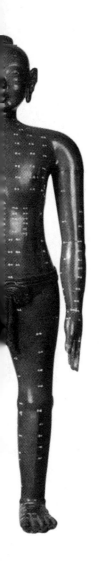

　　夫针灸之为道也，圣而神；其为艺也，方以智。何以故？盖其理则际会三才，顺阴燮阳，赞彼化育而尽体仁怀者也；其妙则存乎心手，随气用巧，纵横捭阖而卒与法会者焉。则针灸之意，大矣夫！《易》曰："后以裁成天地之道，辅相天地之宜，以左右民。"得非其意之谓乎！明杨济时曰："疾在肠胃，非药饵不能以济；在血脉，非针刺不能以及；在腠理，非熨炳不能以达。"景岳子曰："药饵不及，古有针砭。九法搜玄，道超凡矣。"由是言之，其之属意，自具而足，圣神方智，咸有以也。

　　晋玄晏先生曰："黄帝咨访岐伯、伯高、少俞之徒，内考五藏六府，外综经络、血气、色候，参之天地，验之人物，本性命，穷神极变，而针道生焉。"肇自轩岐之语，或涉依托，而古奥渊微，咸称遐远。则针灸攸自，其来尚矣！

　　《诗》曰："周虽旧邦，其命惟新。"方诸针灸，理法尤然。故自《灵枢》垂典，《甲乙》标格以降，宋则王惟一有《铜人腧穴针灸图经》以会于目，元则滑撄宁有《十四经发挥》以著其微，明则杨济时有《针灸大成》以绾其大系，清则廖润鸿有《针灸集成》以汇纂诸家。林林总总，无不日新圣道，厚其渊海。则斯道之新命霈泽，永锡嘘类矣！

　　唯是针灸之新命霈泽也，故不特传之久，亦且播之远。盖于隋唐之间，即已东渐于朝鲜日本；逮于大明，更则西渐乎中东欧陆；近世以来，则已遍及世界百馀国矣。则其之焰焰，自可称焉。然吾国人以恒期惟新之念，未尝以此自足也，复参以诸国之学，尤夫科技之进，日居月诸，遂有合以声、光、电、磁之新用，而收十全为上之奇功。是其之为道，溥矣哉！

— 1 —

夫历久弥新者，其道高；泽被四海者，其德厚。故世于针灸，莫不相重；而求其道者，辐辏于途。然载祀悠远，卷帙浩繁，星缀夜天，顾盼无端。取舍则论甘忌苦，讨简则功倍力烦，不免检卷失卷，望洋而叹。

吾师程公莘农先生者，斯道之时贤也，乃当世院士，国医大师，道艺咸臻乎至善，天下共仰。凤怀济世之宏愿，追古圣之遗风，藉中华文化复兴之盛时，会同石学敏、刘保延、王宏才诸先生，循其源而讨其流，察其本而辨其用，综核究竟，拢其渊海，举纲张目，纂成巨帙，名之曰《中国针灸交流通鉴》。帙凡九卷，曰《历史卷》上，曰《历史卷》下，曰《文化卷》，曰《教育卷》，曰《科研卷》，曰《行业卷》，曰《针法卷》，曰《临床卷》上，曰《临床卷》下。于针灸之无论渊源流变，今古道术，教育传承，文化精神，拟或养生调理，病症治疗，新论技能，行业诸事，莫不胪列备述，举总析言，复附以图说，以知著见微，诚所谓博而不繁，详而有要者也。循其名而责其实，亦无不名至而实归。愚于是役也，亦尝凤有抗志而才疏以置，遂寄望明哲而久自鹄首。及得程公见赐斯帙也，何喜如之，又何庆如之，竟至于抱卷而不释，掩卷而兴怀！乃叹程公及夫诸君也，若水之德已润，传心之火尤炽，则方将必有如太极动生之应而踵事增华者，而程公及夫诸君之心有安，针灸之道有幸焉！

是为序。

中国工程院院士
中国工程院副院长
第四军医大学校长
中华消化学会主任委员
岁次壬辰年畅月初七日
于古都长安

针灸,被定义为一种传统医学。按照世界卫生组织对传统医学的观点:传统医学是在维护健康以及预防、诊断、改善或治疗身心疾病方面使用的种种以不同文化所特有的无论可解释与否的理论、信仰和经验为基础的知识、技能和实践的总和。在世界上,传统医学有数十种,但是,从来没有哪一个传统医学能像针灸一样完整地流传下来,并能穿透不同的文化背景在160多个国家不同程度地使用和传播。针灸的发展,以及对世界卫生、文化的影响,在过去的几十年里得到了充分的印证和强化。

两千多年前,扁鹊治疗虢太子尸厥,是有文献可见的第一例针灸医学的病案,从那时起,针灸便散发着"神奇"的魅力,也给人们留下了无尽的想象。从历史来看,公元6世纪,针灸作为先进的医学疗法在亚洲地区传播;17世纪后叶,伴随着东西方的贸易往来,艾灸(1675年)和针刺疗法(1683年)分别由印度尼西亚和日本首次传入欧洲;19世纪初,由于现代医学的兴起,针灸在欧洲经历了大约百年的沉寂,之后于20世纪30年代又开始复苏,这次复苏发生在法国,这与早期法国耶稣会传教士所奠定的中法交流的文化基础有关。1971年针灸作为政治、外交的载体,点燃了针灸走向世界之路。如今的针灸,不仅是一个独特的传统医学,也成为中国在跨文化交流中的一个符号。

我们一直认为,针灸是中国的,也是世界的,针灸只有放置在全球的大背景下,通过跨文化的比较和交流,才能看清她的模样;只有放弃种种偏见,才能凸显她的独特价值。当然,这里的偏见也包括针灸行业内的一些偏见。历史是一面镜子,可以知兴替,所以,我们以历史真实的细节来梳理中国针灸的来龙去脉。任何医学都不是万能的,针灸也需要被客观地评价和科学地使用,所以,我们希望以科学的原则展现针灸学的最新成果;任何医学也不可能完全摆脱文化的影响,所以,我们以针灸的社会历史积淀视角来讲述其文化风景。这正是《中国针灸交流通鉴》这套丛书的动意。

《中国针灸交流通鉴》分为9卷,由《历史卷·上》《历史卷·下》《临床卷·上》《临床卷·下》《针法卷》《科研卷》《教育卷》《行业卷》《文化卷》组成。这几卷囊括了针灸领域中最活跃的几个方面。

《历史卷·上》主要分析了针灸是如何诞生在中国这块独特的人文地理上的,又是如何被1500年的历史文献所丰富和发展的。《历史卷·下》是关于针灸在世界传播的历史轨迹,透过书中那些生动的故事和事件,勾勒出世界针灸的历史画卷和地图,也依稀可现针灸在不同时期传播的特点,以及针灸起源之争的历史渊源。

针灸最实用的价值是防治疾病。《临床卷·上》和《临床卷·下》主要介绍了针灸临床的治病特点,诊治规律,特色优势,处方类型、原则,以及针灸的疾病谱。同时,用较重的篇幅讲解了200余种疾病的针灸治疗。这些内容都是建立在细致的研究基础上的。

针灸是一门实践性很强的医学,针灸方法的选择和技术操作,直接影响到防治疾病的效果。《针法卷》以其系统、全面的特点介绍了从古到今各种针刺技术,以及伴随着科技的发展,声、光、电、磁等物理技术在针灸领域的运用。

针灸为什么能防治疾病,长期以来这是针灸在跨文化交流中遇到的最大挑战。文化可以相溶,但科学似乎很难兼容。针灸走向主流殿堂的路虽然仍十分漫长,然而,这并没有妨碍针灸在科学的语境中不断地进行表达,《科研卷》正是以此而为。该卷以近年来国家自然科学基金委员会、国家重大基础研究发展计划("973"中医专项),以及国家科技成果针灸项目为主要内容,展示针灸科研取得的成就;并对国内外针灸科研发展及现状进行了系统分析和概述。

针灸的传承和传播,教育发挥了重要作用。针灸教育起源早,发展快,特别是国外的针灸教育近年来本土化趋势明显。《教育卷》从先秦到当代,从国内到国外,以其详实的资料和分析,系统全面地展示了针灸的教育画面,提供了丰富的国内外针灸教育、传承及名家等咨询。

《行业卷》主要介绍了世界各国针灸行业的概况、学会和机构等对外交流情况,世界卫生组织关于传统医学指导性文件,以及世界针灸学会联合会的针灸行业标准等。

针灸不仅仅是一种医学,也是中国古人对自然界及自身认识和实践最具代表性的文化表现形式之一。针灸在文化层面的交流,主要反映于针灸在政治、宗教、军事、文物、影视、文体等方面的作用。《文化卷》在分析针灸本身的文化属性基础之后,展示了不同时期、不同方面、不同特点的针灸文化景观。

《中国针灸交流通鉴》历时两年的辛苦采编,由中国中医科学院针灸研究所、北京中医药大学、天津中医药大学、长春中医药大学、南京中医药大学、世界针灸学会联合会、首都医科大学及国外相关机构等的一线学者共同完成,是一次集体智慧和学术的展示。特别是从国外引进的一些珍贵的历史图片(在国内首次发表),以及一些作者的原创,为本套丛书增添了不少亮点。

《中国针灸交流通鉴》的问世,我们要感谢国家出版基金的资助,感谢中国工程院副院长樊代明院士为本丛书作序,感谢所有关心和帮助过本套丛书的同仁。同时要感谢西安交通大学出版社给予的重视和支持。西安交通大学出版社作为"全国百佳图书出版单位"、"国家一级出版社",其医学分社作为中国西部最大的医学出版中心,近年来承担了大量的国家及省部级医学出版项目,取得了良好的社会效益和经济效益。他们在国际合作方面也取得了一定的成果,与麦格劳 — 希尔公司等其他国家出版社建立了良好的合作关系,为本丛书后期的国际推广奠定了基础。我们希望本套丛书能在国际合作方面取得一定的成就。

当然,要想展现好一幅中国针灸交流的波澜画卷,并不是一件容易的事,我们也注意到本套丛书留下的不足和遗憾,我们也意识到部分内容可能会引起争议,但这正是"交流"的目的。我们认为,冲淡针灸的神秘而不破坏对她的好奇和价值体验,只有在交流中才能实现,这正是我们要进一步努力的。

《中国针灸交流通鉴》编纂委员会

2012 年 9 月

前言

针灸学是中国医药学的重要组成部分。在漫长的历史发展过程中，由于临床经验不断积累，理论知识日益充实，针灸学逐渐成为一个具有丰富学术内容和实用价值很强的独立学科。从古代到现在，针灸在防病治病、保障人民健康方面发挥着重要作用。

针灸的历史悠久、源远流长，历代均有所发展，特别是自1949年中华人民共和国成立以来，针灸的发展进入了一个新的时期。尤其是改革开放后，随着国家的经济的快速发展，科研环境与技术条件的明显改善，针灸的科学研究的规模与质量迅速提高，使针灸学术水平得到了快速发展，研究的领域更加宽厚和深入，在国际上的影响日益加大。"九五"以后，党和国家在政策上更加关注，各级政府和部门的在政策导向和研究基金等多方面给予了更多的支持，国家级、省部级、厅局级的针灸研究项目不断增多，使针灸学学科的发展又有了前所未有的进步。目前针灸科研正在根据针灸特点，采取国际学术界所接受的研究方法，建立符合针灸的科学研究方法。

本卷第一、二章对近几年国家自然基金委、国家"973"资助项目，以及国家科技成果网查询得到的针灸科研项目等进行总结归纳，探讨针灸治疗疾病的作用机理，并以疾病种类进行分类。第三章将针灸的生理研究部分分为机能研究与形态研究两类总结研究成果。第四章主要针对这些年研究火热的针刺镇痛及全息论相应内容进行阐述。此外，第五、六章对有关针灸规定、规范以及针灸器材进行的研究亦进行了详细阐述。第七章主要对国家"十一五"期间的针灸科学研究工作和取得的成果进行了总结。

针灸因其独特的疗效，深受各国人民喜爱。随着针灸科研单位、科研经费以及科研项目的增加,国外对针灸的研究日渐增多。第八章对国外针灸科研发展及现状进行概述,并对国外针灸临床试验研究进行调研,并对国际传统医学发展现状进行了分析总结。

最后一章对针灸科研目前存在的问题进行了分析,并提出解决问题的策略,对针灸未来发展趋势作了预测。

《科研卷》编纂委员会

2012 年 9 月

目 录

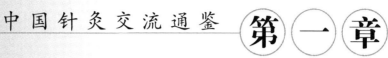

第一章

针灸与各系统疾病研究

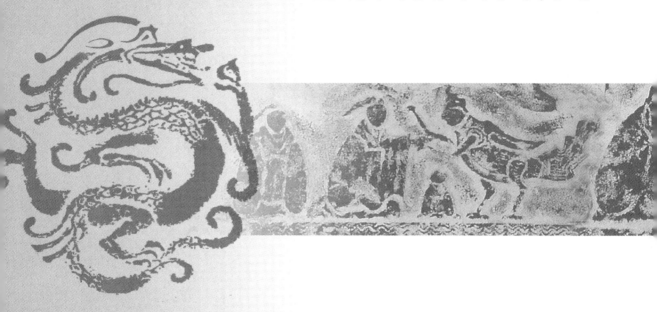

针灸学是以中医学理论为指导，以经络学说为主要理论基础。针灸学科的快速发展，为疾病的防治、保障人类健康做出了重大贡献。在祖国传统医学中的地位举足轻重，在疾病的防治中发挥着重要的作用，有着辉煌的历史。与现代医学的药物和手术疗法相比，它具有有效、安全、简便、无副作用等优点，成为目前最受欢迎的一种替代和补充疗法，同时也引起了世界各国学者的重视和全球范围内对其科学基础的研究热潮。

针灸作用于人体主要有其调节作用和刺激作用。针灸的调节作用具有整体性和双向性特点，其整体性是指刺灸机体的一定穴位可能对多个脏腑的功能产生影响，而且可在不同水平上同时对机体的各个系统和器官的功能产生多方面、多环节、多水平及多途径的调整作用。如耳针、头针等之所以能通过刺激局部而治疗全身性疾病，就是以针灸调节的整体性为基础实现的。其双向性特点是指针灸具有兴奋和抑制的双重效应，即在机体状态低下时，针灸可使之增强，而机体状态亢进时，针灸又可使之降低。针灸刺激作用于机体后，可以激发机体固有的调节功能，使失调、紊乱的生理化过程获得调整，从而使体内的物质代谢与能量代谢朝着正常水平转化，恢复功能、结构之间，各器官系统之间，以及机体同环境之间的协调一致或综合平衡。如针灸内关可使高血压患者的血压降低，同样是针灸内关穴，在休克急救时又可致患者血压上升，而对血压正常者则没有明显影响。针灸调节作用基本规律与特征

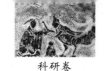

的明确,是在现代医学还原论的指导下研究总结的,对探究针灸作用原理起到了一定的推动作用。

在20世纪80年代以前,医学科研工作者们一直着眼于用实验室单一指标来评价针灸疗效,使针灸临床的研究成果缺少对临床实践的指导意义。随着1995年世界卫生组织(WHO)《针灸临床研究规范》的问世,国内针灸临床研究也开始注意临床流行病学方法的应用。以往的针灸临床研究多为观察性研究,其中叙述性研究占绝大多数,病例对照性研究虽然在20世纪90年代以后逐渐增多,然而由于缺乏严谨的设计,其研究结果的可重复性和可比性较差。目前按循证医学的原则和临床流行病学方法的针灸临床研究成果虽然不多,但产生了很好的示范作用。现已完成了针灸治疗中风、抑郁症、癫痫、精神分裂症、原发性头痛、偏头痛、肩痛、术后恶心、呕吐、放化疗后呕吐、经前期综合征、失眠、哮喘、类风湿性关节炎、骨关节炎、慢性便秘、肠易激综合征、小儿遗尿、可卡因依赖、阿片依赖、戒烟、网球肘、血管性痴呆、贝尔氏面瘫、腕管综合征、颈部疾患等的系统评价,这将为针灸临床疗效的肯定与深入研究提供充分的证据。在此基础上,针灸界正在制定针灸治疗面瘫、偏头痛、带状疱疹等疾病的针灸临床循证指南,以便为针灸治疗方案提供决策依据。如今在针灸临床研究中,重视采用循证医学的原则和流行病学方法,正在从高等院校及研究机构向大型医院的针灸科延伸。

针灸治疗是通过刺激人体穴位,充分调动人体自身防病的能力以发挥其作用,经过数千年的实践,其疗效是毋庸置疑的,同时还具有高安全性和显著效果的特点。但是由于中医治疗疾病强调患者症状的内在原因,其疗效的评价也根据患者个体症状进行评价。但这种评价依旧维持在经验水平上,客观性和科学性不足,难以得到其他医学领域的认可。

符合中医针灸特点的针灸疗效评价体系正在建立:对人体调整具有整体性特征是针灸作用的重要特性,单纯采用个别实验室指标难以科学评价针灸疗效。因此近年来国内十分关注基于针灸特点疗效评价方法的研究与应用。

随着现代医学生物-心理-社会医学模式的发展和疾病谱的改变,以往所采用的发病率、患病率、病死率以及中间指标或替代指标(主要指实验室的生物学指标)已无法满足当前医学界的需求。取而代之的结局评价逐渐成为国际医学界评价某种干预措施是否有效的研究热点。1995年美国替代医学办公室(OAM)顾问委员会更是在《替代医学研究方法论》中明确指出:"传统/替代医学疗法的有效性评价是一个关键和核心的问题,其疗效必须用人们认可的终点指标来加以证实",并且世界卫生组织也将终点指标提到了与临床研究的随机、对照、盲法原则相同的高度。根据结局指标病理、损害、能力减退和残障的4水平分类,医学界更大的注意力是将能力减退和残障中病人的日常生活能力、生存质量作为临床疗效新的评价指标,这对建立针灸临床研究结局评价体系,促进针灸临床研究结果得到国际公认等具有重要的现实意义。

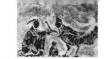

目前,针灸疗效评价的研究正在从两方面展开,一方面选择临床诊断明确、容易找到同质研究人群、与对照组疗效差异显著的病症,按照通行的国际规范进行临床设计,开展有关的临床研究,以便产生高质量的研究报告。另一方面,针灸界正在积极根据针灸自身的特点,组织多学科的专家共同建立符合针灸自身特点的设计方法、衡量指标和评价方法,包括统计学新方法。可以设想,随着符合针灸特点、同时又为国际学术界认可的临床研究方法和疗效评价方法的建立与推广,针灸临床研究的进展将会如虎添翼。

第一节 神经系统疾病

人体功能的调节包括神经调节、体液调节和自身调节,其中神经调节是人体内最主要的调节方式,故神经系统是机体生理功能的主要调节系统。针灸可对各系统功能发挥调整效应,在探讨其作用原理时,发现神经调节是实现针灸调整机体功能的主要作用途径。

一、脊髓损伤

研究表明,针刺可促进损伤脊髓功能的恢复,显著提高受损脊髓局部的血流量,改善损伤部位的循环和组织新陈代谢。组织学检查显示,针刺可使损伤脊髓内神经纤维再生的数量增多,脊髓断端辣根过氧化物酶(HRP)标记的神经细胞明显增多,表明针刺具有减轻或阻止外伤性截瘫后的神经继发损伤,促进损伤脊髓神经轴突的再生,从而使受损的脊髓功能恢复的作用。

1. 督脉电针与 TrkC 基因修饰 MSCs 移植联合应用促进脊髓损伤修复的机制研究[1-9]

"督脉电针与 TrkC 基因修饰 MSCs 移植联合应用促进脊髓损伤修复的机制研究"为国家自然科学基金资助项目(No.30472132),由曾园山教授负责,依托中山大学进行的研究。

在研究过程中发现在大鼠脊髓全横断损伤后立即应用神经营养素-3(NT-3)受体(TrkC)基因转染的骨髓间充质干细胞(MSCs)移植,再采用督脉电针治疗手段,这可促使脊髓损伤处的环磷酸腺苷(cAMP)水平增高;也可以提高脊髓损伤处及其邻近脊髓组织的 NT-3 水平,这些 NT-3 来自神经胶质细胞、神经元和移植的 MSCs。移植在脊髓损伤处的 MSCs 有些分化为神经元样细胞和少突胶质样细胞。TrkC 基因修饰的 MSCs 能更多地分化为神经元样细胞,有些神经元样细胞还长出突起。在脊髓损伤处有再生的去甲肾上腺素(NE)、5-羟色胺(5-HT)、降钙素基因相关肽(CGRP)和生长相关蛋白-43(GAP-43)阳性神经纤维。同时,在脊髓损伤处头侧端有较多的皮质脊髓束轴突,有少量再生的皮质脊髓束轴突长入到脊髓损伤区。此外,在脊髓损伤后,联合应用督脉电针和 TrkC 基因修饰 MSCs 移植,能更好地促进受损伤的脊髓背核、中脑红核和大脑皮质神经元的存活及其轴突再生,其脊髓的神经传导功能如运动诱发电位和感觉诱发电位有一定程度的恢复,瘫痪的后肢自主运动得到改善。研究结果提示,督脉电针和 TrkC 基因修饰 MSCs 移植联合应用可能会更有效地促进损伤脊髓结构和功能的修复。

2. 电针对大鼠脊髓损伤部基因表达和神经干细胞分化增殖的影响[10-13]

"电针对大鼠脊髓损伤部基因表达和神经干细胞分化增殖的影响"为国家自然科学基金资助项目(No.30472237),由张泽安教授负责,依托上海中医药大学进行。

该研究应用基因芯片、免疫组织化学以及实时荧光定量 PCR(realtime PCR)技术对督脉电针治疗脊髓损伤的作用机理进行了探讨。将脊髓损伤的动物模型分为电针组与对照组,在损伤后的不同时期采用基因芯片技术对动物脊髓损伤部的基因表达进行了对照分析,结果显示电针治疗可对损伤部位细胞微环境产生较大的影响。通过免疫组织化学以及 realtime PCR 法对脊髓损伤部位的热休克蛋白 70(HSP70)及睫状神经营养因子(CNTF)表达情况进行了定位与定量分析,结果表明电针可以不同程度地提高脊髓损伤部 HSP70 及 CNTF 的表达量。溴脱氧尿苷(BrdU)和巢蛋白(Nestin)双重免疫荧光染色结果显示在脊髓损伤部虽有神经干细胞的存在,但未见其增殖。这可能是因为在注射 BrdU 的时间点上没有神经干细胞的增殖,或者是增殖的神经干细胞已经分化成了成熟的神经胶质细胞而不再表达巢蛋白的缘故。虽然电针对神经细胞的再生没有呈现出直接的作用,但从治疗组与对照组的差异表达基因分析结果来看,电针治疗可以较大地改善损伤部位的细胞微环境。电针对 HSP70 及 CNTF 等表达的促进作用也可以有效地保护神经细胞免受继发性伤害,为脊髓功能的恢复创造了有利条件,对提高今后康复治疗的效果具有重要意义。

3. 电针对急性脊髓损伤大鼠差异蛋白质谱表达的机理研究[14,15]

"电针对急性脊髓损伤大鼠差异蛋白质谱表达的机理研究"为国家自然科学基金资助项目(No.30472246),由北京中医药大学李志刚教授负责。

该研究以电针为干预手段,运用差异蛋白质组学技术,对改良艾伦氏(Allen's)法致伤的急性脊髓损伤模型大鼠局部差异蛋白质谱和某些关键蛋白进行研究,并与局部组织内有关物质的生理生化指标进行研究和比较,探讨针刺的治疗作用和机理,为针刺在脊髓损伤的应用提供实验依据。成功鉴定出 10 种蛋白质:二氢硫辛酰胺脱氢酶(DLDH)、NAD -苹果酸脱氢酶(NAD - MDH)、还原型烟酰胺腺嘌呤二核苷酸(NADH)-脱氢酶复合体 1 -亚复合物 10(subcomplex 10)、DJ - 1 蛋白、核苷二磷酸激酶(NDK)、E2 泛素连接酶(E2N)、磷酸丙糖异构酶(TPI)、磷酸甘油酸变位酶(PGAM)、甘油醛- 3 -磷酸脱氢酶(GAPDH)、神经丝亚单位(NF - M)。鉴定出的蛋白质可能通过引起炎症细胞浸润、神经细胞凋亡等途径参与了脊髓损伤(SCI)的损伤及修复过程。

4. 针灸改善 CTX 化疗小鼠骨髓抑制的分子生物学机制研究[16-18]

"针灸治疗抑郁症的神经生物化学机制研究进展"为国家自然科学基金资助项目（No. 90709035），由河南中医学院路玫教授负责。

该研究根据化疗药物致骨髓损伤机制、细胞 DNA 修复研究进展和路玫教授前期研究的基础，提出"促进骨髓造血干细胞 DNA 修复，是针灸改善骨髓抑制、保护造血功能的关键"之假说。用环磷酰胺（CTX）建立骨髓抑制小鼠模型，分别给予针刺、艾灸治疗并与模型和空白组对照。以 CTX 损伤骨髓造血干细胞 DNA 的主要位点为切入点，围绕 DNA 损伤修复的关键途径——切除修复，应用免疫组化法、蛋白质印迹（Western blot）法检测骨髓干细胞 p5。

该研究将大鼠随机分为假手术组、模型组、电针组。每组再分为即刻组、24h 组和 48h 组。用改良 Allen s 打击法制成模型。检测各组大鼠损伤组织血管内皮素（ET）、一氧化氮（NO）、钙离子（Ca^{2+}）含量的变化。结果：术后 24 小时、48 小时电针组的 ET 与模型组有显著性差异；电针组损伤组织的 NO 含量较模型组显著降低，术后 48 小时组 Ca2＋含量也显著降低。结论：电针可通过降低 ET、NO 发挥保护作用。

另一实验选用清洁级、雄性昆明种小鼠 224 只，随机分为正常组、模型组、针刺组、艾灸组，每组 56 只。用环磷酰胺（CTX）造成骨髓抑制模型。针刺组、艾灸组选取"大椎"、"膈俞"、"肾俞"、"足三里"，分别进行针刺、艾灸，正常组、模型组每日与针刺组和艾灸组同时抓取、固定，不做任何治疗。各组分别于第 2～7 天用免疫组化法观察骨髓细胞 DNA 聚合酶 β（$pol\beta$）、切除修复交叉互补基因（XPD）表达的动态变化。结果：针刺和艾灸可以明显上调 CTX 模型小鼠骨髓细胞 DNA 修复蛋白 XPD，$pol\beta$ 的表达，促进骨髓细胞 DNA 损伤的碱基切除修复和核苷酸切除修复，从而减轻烷化剂 CTX 造成的骨髓抑制，增加白细胞。结论：促进骨髓细胞 DNA 的切除修复，保护造血细胞因化学药物引起的细胞损伤，是针灸改善化疗后骨髓抑制，保护造血功能，提升白细胞的重要机制之一。

5. 针灸促进神经康复的可塑性机制研究[19]

"针灸促进神经康复的可塑性机制研究"为国家自然科学基金资助项目（No. 30070950），由成都中医药大学承担。

该研究以针灸康复优势病种老年性痴呆、帕金森病和糖尿病周围神经病变为研究载体，以自然衰老、快速老化（SAMP8）、穹隆-海马伞切断、东莨菪碱注射、D-半乳糖和 β-淀粉蛋白注射老年痴呆模型、线粒体通透性转换孔（MPTP）诱导形成的帕金森模型和链脲佐菌素（STZ）注射形成的糖尿病周围神经病变模型为研究对象，综合运用神经行为学、组织化学、放射免疫、免疫组化、原位杂交、病理形态学、发育神经生物学、基因芯片技术、干细胞标记技术等多种方法和技术，在确证针灸促进神经变性疾病神经康复效应的基础上，围绕神经可塑性这一关键科学问题,从神经营养、神经黏附、线粒体保护、信号传导和神经干细胞原位诱导五个方面,深入揭示针灸促进神经康复的作用原理,为针灸治疗神经变性疾病的临床运用提供更丰富的科学依据,丰富和发展传统针灸理论。

该研究将 SD 大鼠随机分为对照组、模型组、假手术组和电针组;以弯隆一海马伞切断进行"老年性痴呆"造模,电针百会、涌泉、太溪、血海后,电镜观察海马 CA3 区突触形态可塑性指标突触数密度 Nv)、突触面密度(Sv)及平均面积(S)的变化。结果模型组大鼠的 Nv(2.16±0.17)、Sv(0.09±0.02)较对照组(6.16±0.96,0.27±0.05)明显减少($P < 0.01$);电针组大鼠的 Nv(5.08±1.02)、Sv(0.23±0.04)较模型组明显增加($P < 0.01$)。模型组(0.20±0.03)大鼠 S 较对照组(0.04±0.01)明显增加($P < 0.01$);电针组大鼠的 S(0.06±0.01)较模型组明显减少($P < 0.01$)。结论电针百会、涌泉、太溪、血海具有一定程度的促进突触可塑性发挥的作用。

6. 针灸对截瘫兔脊髓超微结构,神经肽,神经、血管生长因子影响的研究[20-25]

"针灸对截瘫兔脊髓超微结构,神经肽,神经、血管生长因子影响的研究"为国家自然科学基金资助项目(No.39970926),由湖南中医药大学承担,主要用督脉针刺法合神经干刺激治疗外伤性截瘫。

该研究从脊髓超微结构、神经肽、神经、血管生长因子几方面,探讨了针刺治疗截瘫的机理:发现脊髓损伤后 6 小时内针灸一次即可维持细胞核体密度正常状态。针刺可逆转神经元凋亡与针刺抑制细胞核染色质 DAN 裂解有关。脊髓损伤 6 小时内针灸一次即可减轻线粒体肿胀变性,维持线粒体有效功能面积及有效个数,促进线粒体能量代谢,促进神经元恢复。针灸早期 6 小时、内恢复期 15 天时,能有效地利用成纤维细胞生长因子(bfGF)促神经再生作用,增加 bfGF 阳性表达;7 天时又能清除炎细胞聚集,抑制 bfGF 合成释放,有效地达到抗瘢痕、抗粘连的作用。针灸能明显激发损伤脊髓神经生长因子(NGF)合成释放,促进 NGF 阳性表达升高,NGF 含量增高,神经营养成分增加,对神经元维护与修复起到至关重要的作用。针灸对脊髓损伤修复,血管内皮生长因子(VEGF)阳性表达主要反应在灰质神经元部位,在 6 小时、7 天、15 天时均有显著调整作用,VEGF 的变化对灰质神经元的修复作用显著。

另外,针灸可调整靶细胞神经肽含量,通过纤维突触的运转致神经元参与脊髓损伤的修复;调整血管升压素(AVP)含量,加快抗原抗体结合,减轻由 AVP 升高导致的脊髓水肿;调整 β-内啡肽(β-EP)含量,针灸一次即可降低脊髓损伤后 6 小时内 β-EP 含量。针灸还可加快 β-EP 降解弥散,阻断 β-EP 合成释放,迅速降低垂体 β-EP 分泌,减少血液循环中 β-EP 含量,减少靶细胞中阿片受体结合,达到对抗 β-EP 对脊髓继发损伤作用。针灸可降解不完全性截瘫血液、下丘脑、垂体、损伤脊髓中 DYNA 含量,加快 DYNA 降解弥散,及与受体结合过

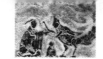

程,从而减轻 DYNA 对脊髓的损伤。

该研究建立了适合针刺研究,优于目前 Allen's Nystrom 方法的不完全性截瘫模型。该模型操作简单、创伤小,保持了完整脊椎和椎管,可减少针刺及抓捕过程中继发损伤。确立了督脉针刺合神经干刺激疗法治疗截瘫的针灸方法,创新点达到了国际先进水平。

7. 火针对脊髓损伤模型大鼠凋亡细胞的影响[26]

"火针对脊髓损伤模型大鼠凋亡细胞的影响"为天津市应用基础及前沿技术研究计划重点项目(No.08JCZDJC24900),由中国中医科学院西苑医院孙立明主治医师负责。

该研究通过观察火针改善脊髓损伤大鼠凋亡细胞的表达情况,为临床治疗脊髓损伤提供实验依据。以随机对照法进行动物分组,采用改良的 Allen's 法制备脊髓损伤模型,以火针、毫针分别进行干预,采用末端标记(TUNEL)法观察 72 小时、1 周大鼠细胞凋亡表达的变化,结果发现火针能较好的减少脊髓损伤大鼠凋亡细胞的表达数量。

8. 不同时段电针对急性脊髓损伤大鼠作用机制的蛋白质组学分析[27]

"不同时段电针对急性脊髓损伤大鼠作用机制的蛋白质组学分析"为国家自然科学基金资助项目(No.30472246),由北京中医药大学针灸学院李志刚教授负责。

该研究将 105 只 SD 大鼠随机分为正常组、6 小时模型组、6 小时电针组、24 小时模型组、24 小时电针组、48 小时模型组和 48 小时电针组,每组 15 只。采用自制的 Allen's 打击装置造急性脊髓损伤(ASCI)模型,电针"大椎"、"命门"。取脊髓损伤区脊髓组织对样本蛋白进行提取、定量、蛋白双向电泳图像分析,找出差异点进行质谱分析和数据库检索。该研究共鉴定出了 10 个丰度变化大于 115 倍的差异蛋白。在 6 小时段,有 5 种差异蛋白,与正常组比,模型组 4 种差异蛋白表达上调,1 种下调,电针后 4 种差异蛋白的表达被逆转;在 24 小时段,有 7 种差异蛋白,造模后 6 种差异蛋白上调,1 种下调,电针后 6 种蛋白的表达被逆转;在 48 小时段,有 8 种差异蛋白,造模后 6 种差异蛋白上调,2 种下调,电针后其中 5 种差异蛋白的表达变化被逆转。与电针效应有关的蛋白功能涉及细胞能量代谢、信号转导、DNA 修复、细胞凋亡、构建细胞骨架等。随着损伤时间的增加,被鉴定出的脊髓内差异表达蛋白也增多。24 小时组与 6 小时组比较,多了 2 种差异蛋白:核苷二磷酸激酶及磷酸丙糖异构酶,造模后其表达上调,电针后下调。48 小时组与 24 小时组比较,多了 DLDH、MDH 及三磷酸甘油醛脱氢酶(GAPD)3 种差异蛋白,它们在造模后表达分别上调、下调、上调,电针后均表现为上调。48 小时组与 24 小时组比较,减少了 NDK 及 E2N 两种蛋白。认为电针可逆转急性损伤脊髓内多数差异蛋白表达的变化,其作用可能是通过抑制神经细胞凋亡,改善细胞能量代谢、调节异常蛋白等途径促进脊髓损伤的修复。随着时间和针刺次数的增加,电针可能逐渐侧重于发挥改善细胞能量代谢和抑制其凋亡的作用,而对受损蛋白的调节作用在减弱。

9. 针刺对脊髓损伤再生修复的基础研究[28,29]

"针刺对脊髓损伤再生修复的基础研究"为国家自然科学基金资助项目(No. 39570883)，由黑龙江中医药大学孙申田教授负责。

该研究通过动物模型建立实验体系，动态观察针刺对脊髓伤区血流量、自由基的变化及伤区脊髓诱发电位、组织形态学(光、电镜)、前角运动神经元酶学变化，并配合图像定量分析，更为直观地了解针刺效应。结果表明：针刺能有效地阻止大鼠伤区脊髓血流量下降，促进血流量恢复；促进大鼠伤区脊髓诱发电位波幅电压的恢复，具有明显对抗病理性自由基反应的能力。光、电镜下针刺能明显抑制早期脊髓继发性变性程度，并能促进受损神经组织的修复，可明显促进大鼠受损前角运动神经元酶的活性及含量变化的恢复。上述结论充分说明：针刺能延缓或阻止脊髓损伤早期继发性病理损害过程，具有保护效应，并能有效地促进伤后中枢神经的修复。

10. 针刺促进脊髓损伤修复过程中 NTFs 及其 mRNA 的时空变化[30-33]

"针刺促进脊髓损伤修复过程中 NTFs 及其 mRNA 的时空变化"为国家自然科学基金资助项目(No. 39800191)，由四川大学周雪教授负责。

该研究用免疫组化和原位杂交等技术检测到猫脊髓去部分背根传入后早期(5 天左右)，Ⅱ板层内 NGF 及其 mRNA 的表达增强，持续十天以上，尤以去传入节段为甚，头侧节段次之，针刺对二者在Ⅱ板层的表达无影响，但却明显促进其在备用背根节(L_6DRG)各型神经元内的表达；Ⅱ板层内脑源性神经营养因子(BDNF)的表达则在去传入早期下调，十天左右恢复，去传入头侧节段较层侧快，mRNA 阴性，针刺明显促进Ⅱ板层内 BDNF 和 L_6DRG 内小神经元 BDNF 及 mRNA 的表达；脊髂各节段Ⅱ板层内神经营养因子(NT-3)的表达在去传入早期均显著增强，但维持时间较 NGF 短，十天左右即开始恢复，mRNA 阴性，针刺对Ⅱ板层 NT-3 及 L_6DRG 内大、小神经元 NT-3 及其 mRNA 的表达均有明显的促进作用。

二、脑卒中

针灸治疗脑卒中历史悠久，经验丰富。近些年在临床研究上有较大的突破，集中地表现在对脑卒中的病机、治疗思路及治疗机理等方面有所进展。在治疗脑卒中的思路方面，针灸临床对某些问题达成共识，如治疗时机的确立，现在普遍认为及早应用针刺，越早治疗效越好。急性期运用针刺效果理想，可缓解部分危象，结束了中风急性期是否应用针灸较长时间的争论。针刺用于脑出血的急性期也取得了较大进展，肯定了脑出血急性运用针刺的必要性和良好的疗效，但必须重视生命体征的平稳。有较大意义的研究提示，出血量少于 40mL 者，针刺疗效较好，并需参考出血的部位。针灸临床对脑卒中的难治症进行了探索，对中风并发的假性球麻

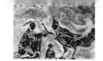

痹、失语、手功能恢复等，积累了较多针灸临床经验。

针灸治疗脑血管病的疗效，主要是通过改善脑的氧代谢和脑血流量、降低患者总胆固醇、增加高密度脂蛋白、防止或改善动脉粥样硬化、减少红细胞及血小板的聚集、降低全血黏度、扩张脑血管及促进脑血管侧支循环的建立、改善甲皱微循环、提高患者体内超氧化物歧化酶活性、调节体内紊乱的神经递质、减少氧自由基对神经细胞的损害等途径实现的。

1. 电针对神经元保护的 trkA 通路与 TRPM7 功能研究[34-37]

"电针对神经元的保护的 trkA 通路与 TRPM7 功能研究"为国家自然科学基金资助项目（No.30472234），由华中科技大学施静教授负责。

缺血缺氧后神经元死亡的扳机点是内流由瞬时受体电位阳离子(TRPM7)通道的激活，而神经元保护的扳机点是神经营养因子的激活。以往的研究表明针刺调整脑缺血再灌注损伤时，酪氨酸激酶(trkA)受体表达增加，神经元凋亡减少。该研究在原有研究工作的基础上，进一步探讨针刺对缺血性神经元保护的细胞通路。发现大鼠缺血侧大脑皮层和海马 TRPM7 mRNA 异常高表达。不同时间点大脑中动脉缺血(MCAO)大鼠缺血侧海马 TRPM7 表达水平结果显示：TRPM7 mRNA 和蛋白表达水平随着再灌注时间的延长而升高，再灌注后 5 小时，10 小时，15 小时和 20 小时 TRPM7 的表达水平显著高于正常组。而电针可显著改善 MCAO 大鼠的神经功能缺损($P<0.05$)，同时电针组 TRPN7 的表达水平和缺血组相比显著降低($P<0.05$)，电针对缺血再灌注损伤海马 TRPM7 异常高表达的逆转作用被侧脑室注射磷脂酰肌醇 3-激酶(PI-3K)的抑制剂 Wortmannin 翻转，提示电针对 TRPM7 异常表达的逆转作用是通过 trkA-PI3K 途径实现的。在全细胞膜片钳记录显示发现 NGF 可以可逆性地抑制此"TRPM7 样电流"，且这种抑制具有浓度和时间依赖性。K252a 或 U73122 可消除 NGF 对"TRPM7 样电流"的抑制作用。

2. 电针人中穴干预脑梗塞大鼠脑血管舒缩运动的细胞信号转导机制研究[38]

"电针人中穴干预脑梗塞大鼠脑血管舒缩运动的细胞信号转导机制研究"为国家自然科学基金资助项目(No.30472243)，由天津中医药大学杜元灏教授负责，依托天津中医药大学进行。

该研究以脑梗塞模型鼠为研究对象，观察了脑梗塞后脑血管壁血管活性肠肽(VIP)、D 物质(SP)、CGRP 和神经肽(NPY)的含量变化，膜蛋白刺激腺苷酸环化酶 G 蛋白(G_s)、抑制腺苷酸环化酶 G 蛋白(G_i)和蛋白(G_q)的表达，环磷酸腺苷(cAMP)、IP3、二酰甘油(DAG)及钙离子的变化和针刺的干预效应。结果表明模型组动物脑血管壁收缩性肽能神经递质 NPY 含量异常增高，舒张性肽能神经递质 VIP、SP 和 CGRP 含量只在 3 小时时显著增加；介导血管收缩的膜蛋白 G_i 和 G_q 表达增加，IP3 和 DAG 显著增高，cAMP 显著下降，细胞内钙离子显著增加;而针刺组 NPY 显著下降,VIP、SP 和 CGRP 显著增加,与模型组相比有显著的差异。其中 G_s 表达增加,G_1 和 G_q 表达不显著,cAMP 含量显著增加,IP3、DAG 含量略有增加,细胞内钙离子下降,与模型组相比有显著差异。研究还表明,电针人中穴可促进脑血管壁舒张性肽能神经递质(第一信使)的释放,激活舒张性 G_s 蛋白,抑制 G_1 和 G_q 蛋白的表达,抑制细胞内 cAMP 的降低,减低 IP3 和 DAG 的含量,抑制细胞内钙离子的升高,从而有效的舒张脑血管,促进脑血流的代偿,改善脑梗塞。

3. 醒脑开窍针刺法对脑梗塞患者脑功能代谢的影响[39]

"醒脑开窍针刺法对脑梗塞患者脑功能代谢的影响"为国家自然科学基金资助项目(No.30572413),由天津中医药大学李平教授负责。

该研究以大脑中动脉梗塞模型(MCAO)大鼠为实验动物,以高压液相色谱仪配紫外检测技术为实验手段,在系统观察了该模型缺血后大脑海马区 4 种主要游离氨基酸(包括 EAAs 和 IAAs)含量动态变化的基础上,深入研究了"醒脑开窍"针法对氨基酸类神经递质的影响,研究发现,脑缺血后,海马谷氨酸(Glu),天冬氨酸(Asp)和 γ-氨基丁酸(GABA)含量普遍升高,而且这种异常改变主要发生在缺血早期(脑梗塞后 3 小时左右);针刺后 Glu、Asp、Gly 水平与缺血组比较显著降低($P<0.01$),而 GABA 含量则明显升高($P<0.01$)。氨基酸类递质的兴奋性神经毒性,在缺血性脑损伤过程中,特别是在缺血早期,可能起着重要的病理作用,而针刺能够减轻该兴奋性神经毒性,这可能是针刺治疗脑梗塞的重要机制之一。

4. 内源性大麻素系统在电针预处理中的作用及其机制[40]

"内源性大麻素系统在电针预处理中的作用及其机制"为国家自然科学基金资助项目(No.30572421)由中国人民解放军第四军医大学陈绍洋教授负责。

电针预处理通过增加内源性脑啡肽释放诱导的脑缺血耐受。有研究显示内源性大麻素具有脑保护作用,且和吗啡具有协同效应,提示内源性大麻素系统可能参与电针预处理诱导的脑缺血耐受。因此,该研究对其做了深入的研究,并获得了如下结果:①大麻素受体 1(CB1)受体激动剂预处理对局灶性脑缺血再灌注损伤具有保护作用,并呈剂量相关,且保护效果随预处理次数增加而增强。最佳预处理参数为 11mg/kg,疗程 5 天。②电针预处理对内源性大麻素系统具有调节作用,能明显提高内源性大麻素花生四烯酸甘油(2-AG)和内源性大麻素(AEA)的含量,上调 CB1 受体表达。③内源性大麻素系统在电针预处理的效应中具有重要作用,电针预处理能明显上调内源性大麻素 2-AG 和 AEA 的含量,而 CB1 受体拮抗剂可部分逆转电针预处理的脑保护作用。④电针预处理上调的内源性大麻素系统与 ERK1/2 通路间具有交互作用。大麻素受体激动剂 WIN55,212-2 预处理能够上调细胞外调节蛋白激酶(ERK)中 ERK1、ERK2 的磷酸化水平,且其预处理的保护作用可被 MEK1/2 特异性抑制剂所逆转。

MEK1/2 特异性抑制剂同样可逆转电针预处理的脑保护作用。重复电针预处理能够明显上调预处理后和大脑中动脉闭塞后 ERK1/2 的磷酸化水平,且该效应可被 CB1 受体拮抗剂所逆转。

5. 音乐脉冲电针调节急性脑出血脑内凝血本酶和铁离子水平对灶周神经元作用机制的研究[41—42]

"音乐脉冲电针调节急性脑出血脑内凝血本酶和铁离子水平对灶周神经元作用机制的研究"为国家自然科学基金资助项目(No.30500677),由上海市中医药研究院东红升副主任研究员负责。

该研究应用胶原酶注入维斯塔尔(Wistar)大鼠右尾核的方法造成急性脑出血大鼠模型,随机分为模型组、盐水组、脉冲电针组和音乐电针组,与正常组进行对比研究。每组分为 6 小时、24 小时、3 天、7 天四个时间点,脉冲电针组正极接百会穴毫针,负极接太阳穴毫针,选择参数为 2V、15Hz,连续波,通电时间为 30 分钟。音乐脉冲电针组正极接百会穴毫针,负极接太阳穴毫针,选择参数为 2V,通电时间为 30 分钟。观测凝血酶和铁离子的水平对灶周微环境作用的影响,大鼠急性脑出血灶周脑含水量的变化,神经元细胞凋亡状态和突触结构、功能变化。结果发现:脉冲电针组和音乐脉冲电针组对急性脑出血大鼠脑内凝血酶和铁离子均有调节作用,改善脑内微环境的变化,阻止神经细胞凋亡和对神经元突触结构和功能的影响。两者比较音乐声波脉冲电针克服了脉冲电针长时间刺激后引起腧穴耐受性和不敏感性的现象,疗效优于脉冲电针组。

6. 基于 Calpain 信息转导通路探讨醒脑开窍针法抗脑缺血再灌注损伤作用机理[43]

"基于 Calpain 信息转导通路探讨醒脑开窍针法抗脑缺血再灌注损伤作用机理"为国家自然科学基金资助项目(No.90709028),由天津中医药大学郭琳教授负责。

卡配因(Calpain)是一种钙依赖中性蛋白酶。脑缺血后,细胞内钙超载、谷氨酸过度释放等可激活 Calpain,通过降解细胞骨架蛋白损害神经细胞结构或功能,导致神经元变性或死亡,是缺血性脑损伤的重要病理环节。石学敏院士创立的醒脑开窍针法为国家中医药管理局推广的治疗缺血性中风经典方案。该研究采用大鼠脑缺血再灌注模型,研究醒脑开窍法对大鼠脑内 Calpain mRNA 及其蛋白表达、Calpain 内源性抑制蛋白 Calpastatin 的活性及 Calpain 作用底物(Fodrin、Spectrin、MAP-2)等的影响,结合观察该针法对大鼠脑组织病理形态以及皮质、海马和纹状体等易损伤区神经凋亡的影响,试图证明醒脑开窍法通过抑制 Calpain 活化介导的神经元凋亡而实现保护缺血性脑损伤,从 Calpain 信号传导通路研究醒脑开窍法抗脑缺血损伤的分子作用机理,为针灸治疗脑缺血损伤的合理性提供依据。

实验将 45 只 SD 大鼠随机分为正常组、模型组、假手术组、针刺组和非穴位针刺组,除正常组5只外,其余4组各10只,采用线栓法建立脑缺血再灌注模型,针刺组采用醒脑开窍针法,非穴位针刺组直接针刺非穴位点不行手法,正常组、假手术组和模型组相同时间点抓取,不做其他处理。除正常组外其余4组分设造模后6小时和24小时两个观察时间点,通过光镜与电镜观察缺血侧大鼠脑组织病理形态的变化。结果模型组大鼠脑组织大量神经元变性、坏死和大量炎细胞浸润等病理损害,针刺组各时间点均较模型组同时间点病变程度明显减轻,非穴位针刺组各时间点病变程度依然随时间段的延长而渐趋加重,和同时间点模型组相比并无明显改善。结论醒脑开窍针法可使不同缺血时相脑组织损伤得到改善,对临床治疗脑缺血具有重要的意义。

7. 百会穴透刺捻转补泻时空效应特性规律的现代研究[41,42]

"百会穴透刺捻转补泻时空效应特性规律的现代研究"为国家自然科学基金资助项目(No.90709030),由上海中医药大学东贵荣教授负责。

该研究通过探讨头穴针刺治疗急性脑出血即刻效应、时空效应的产生机制,科学地解释效应特性规律产生的原理,客观地验证针刺手法的有效性。选取60只家兔,分为正常组、模型组、单纯留针组、针刺平补平泻组、针刺补法组、针刺泻法组。应用功能磁共振技术,观察血肿形成后2小时、第3天、第7天,血肿灶周和对侧组织神经代谢物质N-乙酰天门冬氨酸(NAA)、胆碱(Cho)、肌酸(Cr),弥散系数(ADC),局部脑血流量(CBF)、局部脑血容量(CBV)、血流最大通过时间(TTP)和峰值时间(MTT)的变化。结果造模后2小时,血肿周围和对侧脑组织NAA/Cr降低,ADC升高。第7天单纯留针组NAA/Cr恢复,明显优于模型组($P<0.05$),针刺手法各亚组明显优于单纯留针组($P<0.05$)。针刺组ADC减低,明显低于模型组($P<0.05$)。认为头穴针刺对急性脑出血家兔脑血流状况和神经功能的改善作用明显。对急性脑出血家兔血液循环和神经元的改善作用不仅表现为即刻效应,而且其作用是持续的,具有长时程效应。对急性脑出血家兔血液循环和神经元的改善作用是全脑的,既有同侧,也有对侧的。证明实施针刺手法可以提高对脑出血的治疗作用。

8. 针刺治疗急性脑出血神经重塑机制的研究[45-51]

"针刺治疗急性脑出血神经重塑机制的研究"为国家自然科学基金资助项目(No.30772840),是由黑龙江中医药大学邹伟教授负责。

神经干细胞(NSCs)的存在及其多向分化的特性为脑出血后神经功能修复与重塑提供了新的治疗思路和研究方向。由于脑出血后机体内源性NSCs增殖的数量有限,且需迁移、分化的营养环境,机体常常无法完成自身修复。而国内外研究表明神经营养因子可促进机体内源性NSCs的原位激活和增殖,并使其向特定方向分化,从而代替脑出血损伤中丧失的神经细胞,完成其神经组织结构和功能的重塑。该研究旨在通过观察针刺干预对急性脑出血大鼠神经功能缺损评分、脑组织病理形态改变以及脑组织内神经营养因子（BDNF、GDNF、bFGF、NGF）和神经干细胞标志蛋白 Nestin 表达的影响，从而揭示针刺治疗脑出血后神经损伤修复再生的可能机理。结果表明，脑出血后脑组织中 BDNF、GDNF、NGF、bFGF、Nestin 的蛋白和基因表达升高，且百会透曲鬓针刺法可增强这种趋势，同时针刺也能显著促进脑出血后神经功能缺损和病理损害程度的改善，因此我们推断百会透曲鬓针刺法可能是通过刺激脑组织中内源性神经营养因子的持续表达，进一步增强 Nestin 表达，促进 NSCs 的增殖、分化，进而影响神经功能的修复与重塑，为脑出血的治疗提供了新途径。

9. 沿皮浅刺内关、公孙穴对脑缺血细胞凋亡调控基因的影响[52-54]

"沿皮浅刺内关、公孙穴对脑缺血细胞凋亡调控基因的影响"为国家自然科学基金资助项目（No. 30760319），由广西中医学院范郁山教授负责。

经络在体表有其物质基础，沿皮浅刺能有效地刺激经络和穴位，经多年的临床研究，该方法治疗脑血管疾病获得较好的疗效。该研究以 Wistar 雄性大鼠为研究对象，采用血栓栓塞法制作脑梗塞大鼠模型，运用沿皮浅刺针法进行治疗，并与常规针刺组、模型对照组、正常对照组进行比较。从神经体征评分、缺血半暗带神经细胞凋亡数、细胞凋亡相关基因 B 细胞淋巴瘤-2（Bcl-2）、凋亡基因（Bax）表达等方面进行研究，观察分别经过 2 天、7 天、14 天治疗后的沿皮浅刺组、常规针刺组和相应时间内未经治疗的对照组大鼠神经体征、神经细胞凋亡数及其调控基因表达的变化，深入研究沿皮浅刺内关、公孙穴对脑梗塞大鼠缺血半暗带细胞凋亡调控基因的影响，为针刺治疗脑梗塞开辟一条新的有效途径。

10. Notch 通路在电针预处理脑保护中的作用及机制研究[55-61]

"Notch 通路在电针预处理脑保护中的作用及机制研究"为国家自然科学基金资助项目（No. 30772826），由中国人民解放军第四军医大学陈绍洋教授负责。

研究显示针灸脑保护作用与 PI3K/Akt 和 JAK-STAT 通路活化有关；Notch 信号通路也被证实可激活 PI3K/Akt，并与 JAK-STAT 相互作用，调节神经细胞存活、分化及缺血性脑损伤后神经修复。研究过程中观察到 Notch 通路中 γ-分泌酶的抑制剂 DAPT 可逆转电针预处理诱导的脑缺血耐受，由此推测 Notch 信号通路极有可能参与了电针预处理的脑保护作用。因此，该研究对其做了深入研究，获得如下结果：①电针预处理可以明显增加皮层及纹状体中 Notch 跨膜受体-1（Notch 1）、Notch 4 及 JAG 1 基因表达，却并未直接激活 Notch 信号通路。②电针预处理使 Notch 通路在脑缺血再灌注后活化高峰前移，提示 Notch 信号通路极有可能参与了电针预处理诱导的脑缺血耐受效应。③MCAO 后再灌注 2 小时，电针（EA）组 Hes1 基因表达最高，与该时间点 Notch 细胞内片段（NICD）升高程度不一致，这一现象提示可能存在其他快速磷酸化途径参与再灌注早期 Notch 道路的激活。④侧脑室注射 γ-分泌酶抑制剂有效抑制了大鼠脑内 Notch 通路的激活,拮抗电针预处理诱导的脑缺血耐受效应。由此表明,γ-分泌酶介导的 Notch 信号通路参与了电针预处理诱导的脑缺血耐受效应。

11. 偏瘫痉挛状态针灸治疗方案优选及作用机理研究[62]

"中风偏瘫痉挛状态针灸治疗方案优选及作用机理研究"为黑龙江省科学技术厅项目,由黑龙江省中医研究所承担。

该研究针对目前缺乏有效治疗中风偏瘫痉挛状态的基础上,纳入 90 例中风偏瘫痉挛状态患者按正交设计方案随机分组,通过对影响针灸治疗临床疗效的 4 个因素,即针灸时机、腧穴配伍、针灸手段、刺激量和 3 水平组合 Ashworth 痉挛评定、脑卒中神经功能缺损评定、Fugl-Meyer 评价法分别评定痉挛程度、神经功能缺损程度、运动功能水平。同时对治疗前后 H 反射潜伏期、波幅、H/M 比值进行观测,优选出针灸治疗最佳方案。该研究不仅对减少中风致残率、提高患者的生活质量、减轻家庭和社会负担具有重要意义;同时也为临床优化治疗策略提供创新性思路和试验依据。

12. 针灸治疗缺血性脑血管病的研究[63-67]

"针灸治疗缺血性脑血管病的研究"属国家自然科学基金重点项目(No. 30630074)、教育部高等学校博士点专项科研基金(No. 20060063006)、天津市应用基础及前沿技术研究计划重点项目(No. 07JCZDJC08800)、天津市科技发展计划基金项目(No. 05YFGDSF02300)、教育部科学技术研究重点项目(No. 207006),由天津中医药大学第一附属医院承担。

该研究采用多中心、随机对照、盲法试验,用具有中医特色的客观疗效评价体系对针刺治疗脑梗死临床各期进行研究;采用 Cochrane 系统评价方法,对醒脑开窍针刺治疗中风的疗效和安全性进行评价。同时应用双向凝胶电泳、生物质谱、激光共聚焦扫描显微镜技术、免疫标记、Western、逆转录聚合酶链反应(RT-PCR)等技术筛选针刺作用靶蛋白,探讨针刺调节缺血神经细胞 Ca^{2+} 的胞内、胞外信息传导机制和炎性因子 TNF 和白细胞介素(IL-1)受体基因表达,为针刺效应机理提供实验依据。结果发现:

①"醒脑开窍"针刺适用于治疗各期脑梗死(急性期、恢复期、后遗症期),近、远期疗效显著,能降低随访末期病死率,减少致残率,减少复发,明显改善患者神经功能缺损症状,改善中医证候,提高患者日常生活能力和生活质量,且未发现有严重不良事件。

②Cochrane 系统评价结果显示:醒脑开窍针刺是一种相对安全的治疗措施,在降低中风病死或残疾率方面显示有效的趋势,在改善神经功能缺损评分,尤其是急性缺血性中风疗效均优于对照组。由于纳入研究存在选择性偏倚和测量性偏倚的高度可能性,可能影响结果的强度,期待将来高质量的随机盲法对照试验提供高质量的证据。

③蛋白质组学技术发现针刺后细胞生长、分化、周期调控及多种信号传导相关蛋白、氧化

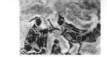

应激、炎性应答和蛋白水解相关蛋白等发生变化。激光共聚焦扫描显微镜技术发现针刺早期干预可以抑制钙超载，及其胞外、内信号机制。逆转录聚合酶链反应（RT - PCR）和 Western blot 方法发现针刺能降低缺血脑组织 IL - 1 受体、肿瘤坏死因子受体-1（TNFR - 1）mRNA 及蛋白质表达。项目研究成果为针刺机理研究提供了新的实验依据，具有明显的科学性、先进性和创新性，为针刺疗效的评价起到了示范作用，为醒脑开窍针刺法在国内外的推广应用提供了科学依据。

13. 择时取穴针灸法治疗中风病的临床观察及机理研究[68-69]

"择时取穴针灸法治疗中风病的临床观察及机理研究"为国科网-地方计划资助项目，由昆明市中医医院管遵惠主任医师承担。

择时取穴针灸法是传统中医时间医学的重要组成部分，主要包括子午流注针法和灵龟八法开穴法。子午流注是根据"天人相应"的整体观，按时开取十二正经的五输穴为主的一种针刺方法；灵龟八法则是以八脉交会穴为主的一种按时取穴针灸法，主要适应于治疗有关奇经的病证。两者共同的特点，都是依据经络气血盛衰和腧穴开阖的理论，择时取穴的古典针灸法。

该研究组设计了简便易行、操作快捷的灵龟八法和子午流注开穴配穴表，通过择时取穴针灸法治疗中风病 150 例与辨证取穴针灸法的临床对比观察，结果表明，择时取穴针灸法能够提高针灸治疗中风病的临床疗效。

对 60 例中风病患者，采用心电监护仪直接观察针刺不同时辰的同一经穴和同一时辰的不同经穴对中风病人心肌缺血即时效应的影响，通过心电图 ST - T 段变化的分析，证实经络气血存在着与时间节律相关的盛衰变化，且经穴确有经气开阖的特异规律。提示择时取穴针法更能有效地改善心肌缺氧状态，加速冠脉供血，改善血液循环，提高针灸治疗心脑血管疾病的临床疗效。

通过 60 例中风患者治疗前后血液流变学检测分析表明，择时取穴针法可降低血黏度、降低纤维蛋白原及血小板黏附性，改善血液流变性，增加局部组织血液灌注量，改善血液循环，恢复血液动力平衡。证实择时取穴针灸法较一般辨证取穴针灸法，更具有调和气血，活血化瘀之功效。

通过 80 例中风病患者甲襞微循环血管形态、血流形态、襻周状态等 16 项指标综合定量分析，择时取穴针法可使甲襞毛细血管收缩，红细胞解聚，血流增快，血管周围渗出吸收。择时取穴针刺法治疗后，各项分类积分值降低趋于正常，总积分值接近正常，说明针刺能有效地改善微循环，促进患者康复。提示了针灸治疗中风病的作用机理与调节和改善了患者的微循环有关，证实了择时取穴针灸法更有利于疏通经络，行气活血，提高中风病患者的临床疗效。

14. 不同经穴针刺对脑卒中偏瘫痉挛状态大鼠血清 IP3、DAG、cAMP、cGMP 含量影响的研究[70-74]

"不同经穴针刺对脑卒中偏瘫痉挛状态大鼠血清 IP3、DAG 含量影响的研究"、"不同经穴针刺对脑卒中偏瘫痉挛大鼠血清 cAMP、cGMP 含量影响的研究"、"不同经穴针刺对脑卒中偏瘫痉挛大鼠脑组织 Glu mRNA 表达的影响"均为黑龙江省杰出青年科学基金项目(No. JC200918、No. JC200418、No. JC200918),由黑龙江省中医研究院王顺主任医师负责。

"不同经穴针刺对脑卒中偏瘫痉挛状态大鼠血清 IP3、DAG 含量影响的研究"采用改良 Longa 线栓法制备大鼠 MCAO 模型,实验分正常组、假手术组、模型组、巴氯芬组、MCPG 组、阳经针刺组、阴经针刺组、阴阳经针刺组,连续治疗 14 天。采用神经电生理 H 反射评价模型和治疗效果;运用酶联免疫法检测大鼠血清中 IP3、DAG 的含量。结果各组大鼠右侧 H 波潜伏期较模型组明显延长($P<0.01$,$P<0.05$),右侧 H 反射恢复曲线显示,各组 H 反射波幅较模型组明显降低,针刺阳经组最明显。模型组大鼠血清中 IP3、DAG 的含量较正常组和假手术组明显升高,其他各治疗组较模型组 IP3、DAG 水平明显降低,阳经组最明显。认为针刺不同经穴均可改善脑卒中后偏态痉挛状态,缩短 H 反射潜伏期,下移 H 反射恢复曲线;降低 IP3、DAG 水平可能是其作用机制之一,对 IP3、DAG 的调节作用以阳经组最为明显。

"不同经穴针刺对脑卒中偏瘫痉挛大鼠血清 cAMP、cGMP 含量影响的研究"这一项目,通过针刺不同经穴对脑卒中偏瘫痉挛状态大鼠第二信使 cAMP、cGMP 含量影响的研究,揭示针刺治疗脑卒中偏瘫痉挛状态的作用机制。将 60 只大鼠随机分为 3 组,分别是 MCAO 模型组、假手术组和正常对照组。采用改良线栓法制备大鼠 MCAO 模型,分组给药及针刺治疗,连续治疗 14 天。运用酶联免疫(ELISA)法检测大鼠血清 cAMP、cGMP 的含量,结果模型组大鼠血清 cAMP 含量较正常组和假手术组明显降低,cGMP 明显升高;各治疗组均可增加 cAMP 含量,降低 cGMP;三针刺组的作用明显优于两药物组,针刺阳经取穴组优于其他两组。认为针刺治疗脑卒中偏瘫痉挛状态的作用机制之一是调节 cAMP、cGMP 水平。

"不同经穴针刺对脑卒中偏瘫痉挛大鼠脑组织 Glu mRNA 表达的影响"采用线栓法制备大鼠 MCAO 模型。造模成功后第 3 天开始分组治疗,连续治疗 14 天。RT-PCR 法检测大鼠脑干 Glu mRNA 的表达。结果模型组大鼠脑干 Glu mRNA 表达明显增多,针刺各组可明显减少 Glu mRNA 表达,阳经针刺组可显著减少大鼠脑干 Glu mRNA 的表达,与阴经针刺组、阴阳经针刺组、巴氯芬组、MCPG 组比较均有显著性差异($P<0.01$)。认为针刺治疗脑卒中偏瘫痉挛状态的作用机制之一是减少 Glu 脑部表达,针刺阳经穴组效果明显。

15. 电针水沟对脑出血大鼠大脑皮质 NPY 调节作用的动态观察

"电针水沟对脑出血大鼠大脑皮质 NPY 调节作用的动态观察"为高等学校博士学科点专项科研基金(No. 20040507004),由湖北中医药大学针灸骨伤学院孙国杰教授负责。

该研究通过观察神经肽 Y(NPY)在脑出血大鼠大脑皮层神经细胞和内皮细胞中的动态表达,以探讨电针水沟穴对脑出血大鼠脑血管神经调节物质 NPY 的作用及可能机制。将健

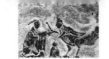

康成年 Wistar 大鼠随机分为正常组、假手术组、模型 3 小时、24 小时、72 小时组、电针 3 小时、24 小时、72 小时组,每组各 10 只。采用胶原酶Ⅶ诱发的大鼠尾壳核出血模型;电针组取水沟穴治疗,用连续波,频率 120 次/分钟,强度 1mA,留针 30 分钟。造模麻醉醒后立即针刺 1 次,每隔 24 小时再针刺 1 次。根据班得森(Bederson)神经体征评分法进行综合等级评分,并采用免疫组化方法检测各组大鼠皮层组织 NPY 的动态表达。结果造模麻醉醒后电针治疗组的神经缺损体征综合评分略高于模型组。3 天后,电针治疗组神经缺损体征综合评分与模型组及电针治疗前比较均有明显差异。正常组与假手术组大鼠大脑皮层神经元和内皮细胞有少量的 NPY 阳性表达;脑出血后 3 小时大鼠大脑皮层 NPY 的阳性表达开始增高,24 小时呈最高峰,胞浆和突起浓染呈棕褐色,血管内皮细胞细胞质中有棕色颗粒,72 小时时有所下降,与正常组比较均有显著差异。电针组大鼠大脑皮层神经元和内皮细胞的 NPY 阳性表达,也于 3 小时开始表达,于 24 小时表达较高,72 小时表达减弱,与模型组比较均有显著差异。认为电针水沟穴能有效抑制脑出血后 3 小时、24 小时、72 小时时大脑皮质神经元和血管内皮细胞 NPY 的表达增强,改善脑出血大鼠的行为体征。

16. 不同时间电针对急性脑出血大鼠炎性免疫反应的影响[75]

"不同时间电针对急性脑出血大鼠炎性免疫反应的影响"为武汉市科技计划项目(No. 200950199019019 - 04),由江汉大学张英教授负责。

该研究采用胶原酶Ⅶ诱发大鼠尾状核脑出血模型,分别在造模后 3 小时、72 小时时开始针刺。检测各组大鼠脑组织肿瘤坏死因子 α(TNF - α)、金属蛋白酶-9(MMP - 9)的表达。结果:脑出血大鼠 TNF - α、MMP - 9 表达明显增高,并与时间变化有一定联系。3 小时、72 小时电针组 TNF - α、MMP - 9 表达均降低,72 小时电针组较 3 小时电针组低,具有显著性差异($P < 0.05$)。认为电针可以抑制脑出血后诱发的炎性免疫反应,急性期脑出血早期应慎重选择电针治疗。

17. 电针对局灶性脑缺血大鼠半暗带神经细胞凋亡及凋亡相关基因 Bcl - 2、bax、c - fos 蛋白表达的影响[76,77]

"电针对局灶性脑缺血大鼠半暗带神经细胞凋亡及凋亡相关基因 Bcl - 2、bax、c - fos 蛋白表达的影响"由黑龙江中医药大学孙世晓教授负责。

该研究主要研究电针百会、曲鬓、前顶穴对局灶性脑缺血大鼠半暗带内神经细胞凋亡及凋亡相关基因 Bcl - 2、bax、原癌基因(c - fos)蛋白表达的影响。将 Wistar 雄性大鼠随机分为假手术组、模型组、电针组,各组再随机分出 6 小时、24 小时、48 小时、72 小时、7 天时间点 5 个小组。采用线栓法阻塞大鼠右侧大脑中动脉,复制局灶性脑缺血动物模型。电针组术后立即进行电针刺激,假手术组、模型组术后不给电针处理。各组术后分别在相应时间点取脑检测半暗带神经细胞凋亡及 Bcl-2、bax、c-fos 蛋白表达情况。细胞凋亡使用原位末端标记法检测，Bcl-2、bax、c-fos 蛋白表达使用免疫组织化学法检测。结果假手术组各时间点偶见凋亡神经细胞出现。与假手术组比较，模型组 6 小时、24 小时、48 小时、72 小时时间点细胞凋亡明显增加。针刺组 24 小时、48 小时时间点细胞凋亡与模型组比较明显减少。假手术组 Bcl-2、bax、c-fos 蛋白表达呈低水平。模型组 6 小时、24 小时、48 小时时间点 Bcl-2、bax 蛋白表达以及模型组 6 小时、24 小时时间点 c-fos 蛋白表达与假手术组比较明显增多。与模型组比较，针刺组 6 小时、24 小时、48 小时、72 小时时间点 Bcl-2 蛋白表达增多，针刺组 6 小时、24 小时、48 小时时间点 bax 蛋白表达减少，针刺组 6 小时时间点 c-fos 蛋白表达减少、24 小时时间点 c-fos 蛋白表达增多。通过以上实验认为电针对局灶性脑缺血大鼠半暗带神经细胞凋亡有明显抑制作用，该抑制作用与电针调节 Bcl-2、bax、c-fos 蛋白表达有关。

18. 头针疗法对脑缺血-再灌注损伤大鼠胞浆型磷脂酶 A_2 的影响[78]

"头针疗法对脑缺血-再灌注损伤大鼠胞浆型磷脂酶 A_2 的影响"为湖北省青年科技人才基金项目（鄂卫函[2005]130 号）。

该研究采用线栓法制成大脑中动脉缺血再灌注（MCA-IR）模型，应用 TUNEL 法检测脑细胞凋亡，用免疫组化法检测胞浆型磷脂酶 A_2（cPLA$_2$）、c-fos 和 c-jin 在皮层脑组织中表达，用头针疗法针刺患侧百会透曲鬓穴。结果大鼠脑损伤时，针刺能明显抑制 cPLA$_2$、c-fos 和 c-jin 蛋白表达，并能降低神经细胞凋亡，与假手术对照组比较，具有显著性统计学意义（$P<0.01$）。认为头针百会透曲鬓对脑缺血再灌注损伤有保护作用，其机制可能与头针抗细胞凋亡，下调 cPLA$_2$ 及 c-fos 和 c-jin 蛋白表达有关。

19. 头针对大鼠急性脑缺血再灌注损伤炎性反应中核因子-κB、环氧化酶-2 的影响[79-82]

"头针对大鼠急性脑缺血再灌注损伤炎性反应中核因子-κB、环氧化酶-2 的影响"为湖北省青年科技人才基金项目（No. 鄂卫函[2005]130 号）。

"头针对大鼠急性脑缺血再灌注损伤炎性反应中核因子-κB、环氧化酶-2 的影响"通过将 70 只 SD 雄性大鼠随机分为假手术组、模型组和头针组，再根据缺血再灌注时间的不同 24 小时，48 小时、72 小时，各随机分为 3 个亚组。采用大脑中动脉线栓法制备大脑中动脉闭塞再灌注模型。头针组取顶颞后斜线、顶颞前斜线电针，每次 30 分钟，每天 1 次。应用神经功能缺损评分（NSS），观察急性脑缺血再灌注各时间点头针对模型大鼠神经功能缺损的影响，聚合酶链反应及酶联免疫吸附反应检测缺血脑组织核-κB（NF-κB）、环氧化酶-2（COX-2）基因表达及蛋白相对含量的变化。结果：头针组与模型组各时相的 NSS 比较，均显著降低（$P<0.05$，$P<0.01$）。模型组各时相 NF-κB、COX-2 基因及蛋白在梗死侧表达均较假手术组增多，在 24 小时内达到高峰，48 小时呈下降趋势；头针组 NF-κB、COX-2 基因表达及蛋白相对含量

较模型组除 COX－2 mRNA72 小时时间点外,均显著降低($P<0.01$)。因此,可认为头针治疗有利于大鼠脑神经功能的恢复,可减轻急性脑缺血再灌注后神经元的损害,并在一定范围内降低损伤脑组织中 NF－κB、COX－2 的表达,从而减缓免疫炎性反应,减轻脑缺血再灌注损伤。

20. 头排针治疗脑梗死过程中颈动脉血液动力学能量变化研究[83]

"头排针治疗脑梗死过程中颈动脉血液动力学能量变化研究"为国家重点基础研究发展计划项目(No. 2006 CB 504509)、上海市科技发展基金项目(06 DZ 19732、06DZ 19734),由复旦大学力学与工程科学系丁光宏教授负责。

该研究选取 20 例脑梗患者作为研究对象,在头排针治疗前后用脑循环分析检测其颈动脉处血流动力学参数,包括平均流速(V_{mean})、最大流速(V_{max})、最小流速(V_{min})、平均血流量(Q_{mean})、最大血流量(Q_{max})、最小血流量(Q_{min})、特性阻抗(Z_c)、外周阻力(R_c)、动态阻力(D_r)、临界压力(P_c),通过计算得到颈动脉能量指标,包括稳定势能(W_s)、振荡势能(W_o)、总势能(W_c)、稳定动能(K_s)、振荡动能(K_o)、总动能(K_c)、稳定总能(T_s)、振荡总能(T_o)、总能量(T_c)、振荡总能与总能量的比率($R_{O/T}$)、总动能与能量的比率($R_{K/T}$)、振荡势能与总势能的比率(R_{WO})以及振荡动能与总动能的比率(R_{KO})。结果头排针治疗后,脑梗塞患者颈动脉的血流速度以及血流量均有显著升高($P<0.001$),R_c 显著降低($P<0.001$),各稳定能与总能量的值均有明显增加($P<0.001$),但振荡总能与总能量的比率无明显变化。因此,认为头排针治疗能在短期内增加颈动脉血流量,提高为脑循环供给的总能量,改善微循环指标,但颈动脉系统总能效率在治疗后无显著变化。

21. 眼针对局灶脑缺血再灌注损伤保护机制研究——神经功能及半暗区细胞凋亡影响[84,85]

"眼针对局灶脑缺血再灌注损伤保护机制研究——神经功能及半暗区细胞凋亡影响"为国家重点基础研究发展计划项目(No. 2007 CB 512702)、辽宁省科技厅自然基金资助项目(No. 20052065),由辽宁中医药大学李敬林教授负责。

该研究采用随机分组将大鼠分为假手术组、模型组与眼针组,改良的线栓方法制作大鼠局灶性脑缺血再灌注模型。取上焦区、下焦区、肝区、肾区为施加因素,神经功能缺损评分,取 3小时、24 小时、72 小时不同时间点用 TUNEL 法检测细胞凋亡。结果眼针组与模型组比较神经功能缺损评分统计学差异($P<0.01$);眼针组与模型组比较凋亡细胞数 3 小时时间点,无显著性差异($P>0.05$);24 小时、72 小时时间点有显著差异($P<0.01$)。由此认为,眼针可降低脑缺血再灌注大鼠神经功能缺损症状评分,抑制缺血半暗区神经细胞凋亡。

22. 眼针疗法对脑缺血再灌注大鼠脑源性神经营养因子表达的影响[86]

"眼针疗法对脑缺血再灌注大鼠脑源性神经营养因子表达的影响"为国家重点基础研究发展计划项目(No. 2007CB512702),由辽宁中医药大学关洪全教授负责。

该研究通过观察眼针疗法对脑缺血再灌注损伤大鼠脑皮质脑源性神经营养因子表达的影响，探讨眼针在脑缺血再灌注损伤中的治疗作用。用线栓法制备 SD 大鼠大脑中动脉梗死 MCAO 再灌注模型，将 SD 大鼠随机分为正常对照组、假手术组、模型组、眼针组。于再灌注 24 小时后采用 Zea Longa 评分法进行大鼠神经功能评分，实时定量 PCR 方法检测缺血脑皮质 BDNF mRNA 的表达，采用免疫组织化学法、蛋白免疫印迹法检测缺血脑皮质 BDNF 的表达。结果缺血再灌注 24 小时后，眼针组大鼠神经行为评分显著低于模型组；眼针组大鼠脑皮质 BDNF mRNA 的表达和蛋白的表达较模型组均有明显减少。因此认为眼针疗法能诱导大鼠缺血再灌注后脑皮质 BDNF 表达水平，有利于缺血再灌注损伤后神经元损伤的保护。

23. 不同时间针刺对局灶性脑缺血再灌注大鼠 GDNF 和 bFGF 蛋白表达的影响[87]

"不同时间针刺对局灶性脑缺血再灌注大鼠 GDNF 和 bFGF 蛋白表达的影响"为哈尔滨市科委青年创新人才项目基金（2007RFQXS111），由黑龙江中医药大学附属第一医院刘丹副主任医生负责。

该研究以观察局灶性脑缺血再灌注大鼠胶质细胞源性神经营养因子（GDNF）和碱性成纤维细胞生长因子（bFGF）蛋白表达的情况及不同时间针刺对二者的影响。采用线栓法复制大鼠大脑中动脉缺血再灌注模型，并分别在造模后 6 小时、12 小时、24 小时开始针刺，运用免疫组化法观察不同时间段治疗组与模型组缺血半暗带的 GDNF 和 bFGF 蛋白表达情况。结果在半暗带，GDNF 和 bFGF 在缺血再灌注 6 小时都开始表达，随着时间延长，bFGF 表达逐渐增加，而 GDNF 表达逐渐减弱；不同时间开始针刺的各组与相应时段的模型组相比，GDNF 和 bFGF 蛋白表达均明显升高（$P<0.05$）；不同时间进行针刺的各组之间，12 小时组、24 小时组与 6 小时组比较二者均有显著性差异。因此认为针刺可通过促进神经营养因子的表达而对缺血半暗区的神经细胞具有保护作用，针刺介入的最佳时机应在脑缺血的早期。

24. 醒脑开窍针刺法对重度颅脑损伤患者血液流变学指标的影响[88]

"醒脑开窍针刺法对重度颅脑损伤患者血液流变学指标的影响"为湖南省卫生厅中医药科研项目（No.062068），是由中南大学湘雅医院中西医结合研究所罗杰坤副主任医师教授负责。

该研究通过观察醒脑开窍针刺法对重度颅脑损伤患者血液流变学指标的影响，来探讨该方法的作用机制。将 72 例重度颅脑损伤患者随机分为两组，对照组应用西医常规治疗，针刺组在此基础上加用醒脑开窍针刺法，检测两组治疗前后血液流变学指标，并对其进行比较。结果针刺组治疗后全血黏度、血浆黏度、红细胞聚集指数和红细胞变形指数的改善均优于对照组。因此认为醒脑开窍针刺法能有效改善重度颅脑损伤患者血液流变学指标。

25. 石氏醒脑开窍针法对脑缺血再灌模型大鼠血浆 AngⅡ、CGRP 及 ET 含量的影响[89]

"石氏醒脑开窍针法对脑缺血再灌模型大鼠血浆 AngⅡ、CGRP 及 ET 含量的影响"是观

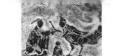

察石氏醒脑开窍针法对血管紧张素Ⅱ（AngⅡ）、CGRP及ET在脑缺血再灌模型大鼠中的作用和意义。通过线栓法制备脑缺血再灌大鼠模型，采用不同介入时间用石氏醒脑开窍针法和香丹注射液给予治疗，于模型制备成功后72小时取材，采用放射免疫分析方法检测血浆中AngⅡ、CGRP及ET含量。结果发现针刺可不同程度逆转由脑缺血再灌所致模型大鼠血浆中CGRP与AngⅡ、ET的比值失调。认为针刺早期介入治疗对肾素AngⅡ系统、ET和CGRP的调节在脑缺血再灌的发生发展中起重要作用，该针法能从整体性调节入手，促使体内血浆AngⅡ、CGRP、ET的失调含量趋于正常水平，具有治疗的有效性和疗程治疗的必要性。

26. 保肝护脑针法对脑缺血再灌注大鼠谷胱甘肽抗氧化系统的影响[90]

"保肝护脑针法对脑缺血再灌注大鼠谷胱甘肽抗氧化系统的影响"为陕西省科学技术研究发展计划资助项目（No.2007K13-03），是由陕西中医学院刘智斌教授负责。

该研究将40只SD雄性大鼠随机分为假手术组、模型组、针刺对照组、保肝护脑针法组。线栓法制作缺血再灌注大鼠模型，测试大鼠行为学、血清还原型谷胱甘肽（GSH）含量、谷胱甘肽硫转移酶（GST）、谷胱甘肽过氧化物酶（GSH-Px）、谷胱甘肽还原酶（GR）活性。结果模型组、针刺对照组和保肝护脑针法组缺血2小时（电针治疗前）时神经功能缺损评分无显著差异，经10次电针治疗结束后，与模型组相比，针刺对照组和保肝护脑针法组神经功能缺损评分有极显著差异（$P<0.01$）；与针刺对照组相比，保肝护脑针法组神经功能缺损评分变化更为显著（$P<0.05$）。电针治疗前，与假手术组、针刺对照组和保肝护脑针法组比较，模型组血清GST水平显著增高（$P<0.01$），而血清GSHH、HSH-Px和GR明显降低（$P<0.01$）；经10次电针治疗结束后：与模型组相比，针刺对照组和保肝护脑针法组血清GST水平明显降低（$P<0.01$），同时血清GSH、GST-Px和GR显著升高（$P<0.01$）；与针刺对照组相比，保肝护脑针法组血清GST、GSH、GST-Px和GR各项变化更为显著（$P<0.05$）。因此，认为保肝护脑针法对脑缺血再灌注大鼠的治疗效果较单纯头穴针刺更为显著，其治疗机理与调节谷胱甘肽抗氧化系统密切相关。

27. 息风化痰通络法配合针刺对急性脑梗塞患者血浆同型半胱氨酸的影响[91]

"息风化痰通络法配合针刺对急性脑梗塞患者血浆同型半胱氨酸的影响"为江苏省连云港市卫生局基金资助项目（No.ZC247），由江苏省连云港市中医院王长德主任中医师负责。

将60例急性脑梗死患者随机分为两组，治疗组30例在常规治疗的基础上加用镇脑平肝丸口服及针灸治疗，对照组30例采用常规治疗，疗程均为15天；比较两组临床疗效及治疗前后神经功能缺损程度、血浆Hcy水平、血液流变学指标变化。结果治疗组临床疗效明显优于对照组，其神经功能缺损程度评分、Hcy水平、血液流变学指标改善亦优于对照组。因此认为息风化痰通络法配合针刺治疗急性脑梗塞（风痰瘀血证）疗效明显，且能明显降低神经功能缺损程度评分、血浆 Hcy 含量,改善患者血液流变学指标。

28. 头穴透刺对急性脑梗死患者 TNF−α、IL−6、SOD、MDA 影响的研究[92]

"头穴透刺对急性脑梗死患者 TNF−α、IL−6、SOD、MDA 影响的研究"采用随机数字表法分为透穴治疗组 40 例、普通针刺组 40 例、药物对照组 40 例,分组治疗 14 天。全部病例均于治疗前后酶联免疫吸附测定(ELISA)测定血清 TNF−α、IL−6、超氧化物歧化酶(SOD)、丙二醛(MDA)水平。各组治疗后 TNF−α、IL−6、MDA 水平明显下降,透刺组下降较其他两组明显;SOD 水平较治疗前明显升高,透刺组较其他两组更为明显。因此认为头穴透刺治疗急性脑梗死的脑保护作用与减少 TNF−α、IL−6 分泌、降低 MDA 含量、增强 SOD 活性有关。

29. 电丛针治疗脑梗死患者运动功能障碍的随机对照疗效观察[93]

"电丛针治疗脑梗死患者运动功能障碍的随机对照疗效观察"为哈尔滨市科技局技术攻关项目(No.2005AA 9CS 116−22),由黑龙江中医药大学附属第二医院康复医学科张立副主任医师负责。

该研究将 164 例脑梗死后运动功能障碍患者随机分成电丛针组(84 例)与头穴丛刺组(80 例),均按照于氏头部腧穴分区法、七区划分法选取穴位(顶区、顶前区)。头穴丛刺组向前或向后透刺,留针 6 小时;电丛针组用自制的电丛针连接电针仪,每次通电 30 分钟;各组每周均治疗 6 次休息 1 天,连续观察 4 周。治疗前后进行运动功能评定、生活能力评定、临床神经功能缺损评分,并进行两组的疗效评定。结果各组脑梗死患者运动功能评分、生活能力评分及神经功能缺损评分治疗后均较治疗前有所改善($P<0.01$),3 项指标治疗后组间比较差异均无统计学意义($P>0.05$)。两组的临床疗效比较,差异也无统计学意义($P>0.05$)。因此,认为电丛针能够改善脑梗死患者的运动功能和日常生活活动能力,且在治疗形式上易于被患者接受,具有一定的优越性。

30. 电针水沟对脑缺血大鼠海马降钙素基因相关肽、神经肽 γ 含量的影响[94]

"电针水沟对脑缺血大鼠海马降钙素基因相关肽、神经肽 γ 含量的影响"为国家中医药管理局中医药科学技术研究专项基金项目(No.04−05 JP 40),由湖北中医药大学针灸骨伤学院黄伟教授负责。

该研究通过观察电针对局灶性脑缺血大鼠海马 CGRP、NPγ 含量的影响,探讨电针水沟治疗缺血性脑血管疾病的作用机制。将 40 只 SD 大鼠随机分为正常组、假手术组、模型组、电针组,每组 10 只,采用线栓法制作大鼠局灶性脑缺血模型。造模成功后即刻开始电针水沟穴,连续波,频率 2Hz,强度 1mA,治疗 30 分钟,每天 1 次,连续治疗 5 天。采用放射免疫法检测各组大鼠海马 CGRP 和 NPY 含量。结果造模后大鼠海马 CGRP 含量明显下降,NPY 含量明显升高($P<0.01$);电针组 CGRP 含量较模型组显著升高,NPY 含量明显降低($P<0.01$)。因

此认为电针可通过调节海马神经肽含量,达到抗脑缺血损伤的作用。

31.电针对局灶性脑缺血大鼠大脑皮层缺血灶周围区星形胶质细胞的影响[95]

"电针对局灶性脑缺血大鼠大脑皮层缺血灶周围区星形胶质细胞的影响"为国家自然科学基金资助项目(No.30572420),国家教育部新世纪优秀人才支持计划项目(No. NCET － 04 － 0831),由广州中医药大学针灸推拿学院许能贵教授负责。

该研究通过观察电针对局灶性脑缺血大鼠皮层缺血灶周围区不同时间段星形胶质细胞反应性变化的影响,进一步揭示电针治疗脑缺血疾病的作用机制。随机将 90 只 Wistar 大鼠分为假手术组、模型组和电针组,每组又分为 1 小时、1 天、3 天、7 天和 21 天 5 个时间段小组,每小组 6 只。采用热凝闭大脑中动脉建立局灶性脑缺血模型。电针组取百会、大椎穴,留针 30 分钟,每天治疗 1 次。分别于治疗 1 小时、1 天、3 天、7 天和 21 天后取材,用透射电镜观察不同时段各组大鼠脑皮层缺血灶周围区星形胶质细胞的超微结构,用激光共聚焦显微镜观测星形胶质细胞胶质纤维酸性蛋白(GFAP)免疫活性反应的变化。结果星形胶质细胞在缺血性脑损伤后肿胀、增多,电针组的星形胶质细胞肿胀程度较模型组减轻。模型组和电针组 GFAP 的平均荧光强度在 1 小时时与假手术组比较,差异无统计学意义($P>0.05$);在 1 天、3 天、7 天、21 天时,模型组和电针组高于假手术组($P<0.01$),尤其是在 7 天时表达最强;而电针组在各时段均低于模型组($P<0.01$,$P<0.05$)。因此,认为电针可减轻缺血引起的星形胶质细胞结构性损伤,下调胶质细胞内 GFAP 的过度表达。电针改善脑缺血的作用可能与其干预星形胶质细胞的活化状态有关。

32.电针对脑缺血再灌注大鼠大脑皮层超微结构的影响[96]

"电针对脑缺血再灌注大鼠大脑皮层超微结构的影响"为国家自然科学基金资助项目(No.90209027、No.30772836),是由南京中医药大学第二临床医学院李忠仁教授负责。

该研究主要探讨电针对局灶性脑缺血再灌注大鼠大脑皮层组织的神经保护作用。将 SD 大鼠随机分为假手术组、模型组、电针组,每组各 5 只。采用改良 Longa 线栓大脑中动脉法复制局灶性脑缺血再灌注模型。电针组取百会及大椎穴,采用疏密波刺激 30 分钟,电流强度为 $1\sim3$ mA,频率20Hz/80Hz,疏、密波交替时间各为 115 秒。用透射电子显微镜观察受损局灶大脑皮层锥体细胞、星形胶质细胞及血脑屏障等超微结构。结果假手术组大鼠大脑皮层超微结构未见病理改变;而模型组大鼠脑组织神经元细胞结构严重破坏,线粒体肿胀,嵴断裂;毛细血管内皮肿胀,管腔挛缩,甚至闭塞;胶质细胞足突肿胀。经电针处理后脑组织超微结构损伤变小或基本正常,受损局灶神经元病理结构得到改善。因此,认为电针通过影响缺血再灌注局灶的神经元超微结构,从而改善了缺血病灶区域的能量供应及代谢功能,发挥了对神经功能的保护作用。

33. 电针对脑缺血再灌注大鼠外周血内源性内皮祖细胞的作用[97]

"电针对脑缺血再灌注大鼠外周血内源性内皮祖细胞的作用"的研究目的是初步探讨电针对脑缺血后内源性内皮祖细胞(EPCs)及其相关因子的影响。将 72 只 SD 大鼠随机分为正常组、假手术组、模型组、针刺组,各组分 24 小时、48 小时、72 小时 3 个时间点,每个时间点 6 只,大脑中动脉闭塞法制造脑缺血再灌注模型。电针刺激大鼠单侧足三里、曲池,针刺 30 分钟,每日 1 次。使用流式细胞术检测 EPCs 的数量,ELISA 法检测血清中内皮生长因子(VEGF)含量,分光光度法检测总一氧化氮合酶(TNOS)、诱导型一氧化氮合酶(iNOS)活力。结果模型组脑缺血再灌注 24 小时后,外周血 EPCs 数量和血清 TNOS、iNOS 活力都明显升高($P<0.01$,$P<0.05$);48 小时时,针刺组 EPCs 数量升高,与其他各组相比有显著性差异($P<0.05$,$P<0.01$);72 小时时,针刺组 EPCs 数量较模型组降低($P<0.01$)。针刺组在各时间点血清中 VEGF 含量都高于其他各组($P<0.01$,$P<0.05$)。因此,认为脑缺血再灌注损伤后,外周血 EPCs 数量和血清 iNOS 活力增加,电针能够影响脑缺再灌注损伤大鼠内源性 EPCs,该作用可能与 VEGF 表达上调有关。

34. 电针经穴对脑缺血再灌注损伤大鼠下丘脑-垂体-肾上腺轴相关激素的影响[98]

"电针经穴对脑缺血再灌注损伤大鼠下丘脑-垂体-肾上腺轴相关激素的影响"为黑龙江省科技厅青年基金项目(No. QC04C15)。

该研究是通过观察电针经穴对脑缺血再灌注损伤大鼠不同时间点下丘脑-垂体-肾上腺(HPA)轴相关激素的影响,并初步探讨其作用机制。将 Wistar 大鼠随机分为正常组、假手术组、模型组、电针非经穴组和电针经穴组,各组随机分成 1 天、3 天、7 天 3 个时间点,每时间点 6 只。采用改良线栓法制备大鼠大脑中动脉闭塞再灌注模型。电针经穴组取曲池、足三里穴,每次 30 分钟,每日 1 次,取材前 2 小时再针刺 1 次。运用酶联免疫吸附实验方法检测大鼠血清皮质醇(CORT)含量变化,逆转录聚合酶链反应方法检测下丘脑促肾上腺皮质激素释放因子(CRF)、糖皮质激素受体(GR)及垂体促肾上腺皮质激素(ACTH)mRNA 表达的差异。与正常组比较,模型组各指标均有明显变化($P<0.05$,$P<0.01$);与电针非经穴组和模型组各时间点比较,电针经穴组可明显降低 CORT 含量及 CRF mRNA、ACTH mRNA 表达水平($P<0.05$,$P<0.01$),并可明显升高 GR mRNA 表达水平($P<0.01$,$P<0.05$)。认为电针经穴对脑缺血再灌注损伤大鼠 HPA 轴相关激素的调节具有相对特异性,它可通过调控脑缺血再灌注损伤大鼠 HPA 轴功能紊乱起到脑保护作用。

35. 头针透刺对脑出血大鼠脑组织 ICAM-1 表达影响的研究[99]

"头针透刺对脑出血大鼠脑组织 ICAM-1 表达影响的研究"为国家自然科学基金项目(No. 30772840)、哈尔滨市科技创新人才专项基金项目(No. 2006RFXXS047)、黑龙江省中医局科研项目(No. ZHY08-W26)由黑龙江中医药大学邹伟教授负责。

该研究通过对细胞间黏附因子(ICAM-1)的研究,来探讨头穴透刺对急性脑出血(ICH)炎症反应的干预作用。按完全随机设计将 96 只健康雄性 Wistar 大鼠平均分为模型组、针刺组和西药组。每组观察 6 小时、24 小时、48 小时、72 小时和 168 小时共 5 个时间点,每个时间点 6 只大鼠,另设 6 只大鼠作为空白对照组。制备 ICH 大鼠模型,采用免疫组化技术观察不同时间点头穴透刺对 ICH 大鼠脑组织 ICAM-1 表达的影响。结果针刺组大鼠脑内 ICAM-1 表达在不同时间点均有显著下调,与模型组比较具有显著性差异($P<0.05$),由此认为,针刺可抑制 ICAM-1 表达及其所致的继发性脑损伤。

36. 小牛血清去蛋白提取物联合针刺对脑缺血大鼠治疗作用的观察[100]

"小牛血清去蛋白提取物联合针刺对脑缺血大鼠治疗作用"的研究目的是,探讨小牛血清去蛋白提取物(DCSI)联合针刺治疗脑缺血大鼠的效果是否优于单独应用 DCSI 或针刺治疗。Wistar 大鼠 90 只,随机分为空白对照组、模型组、针刺组、DCSI 组、针刺+DCSI 组,每组 18 只,用阻塞大脑中动脉法制作脑缺血模型。DCSI 给药方法为大鼠尾静脉注射 80mg/kg,每日 1 次,连续 7 天;针刺组针刺百会、水沟、内关、合谷、太冲、足三里,留针 20 分钟,每日 1 次,连续 7 天。5 组分别于造模后 1 天、3 天、7 天进行神经功能缺损评分,然后 6 只大鼠制作脑组织切片测定脑梗死体积,6 只大鼠测定脑组织含水量,6 只大鼠测定脑组织乳酸含量。结果模型组各指标的测定结果与空白对照组比较均显著增加($P<0.05$),说明模型制作成功。各治疗组大鼠的神经功能缺损评分、脑梗死体积、脑组织含水量和乳酸含量均较模型组明显降低($P<0.05$);DCSI 与针刺联合治疗组与单独应用 DCSI 或针刺的治疗组比较各项指标降低更为明显($P<0.05$)。由此认为,小牛血清去蛋白提取物联合针刺治疗大鼠脑缺血效果更加显著。

37. 头皮针对脑缺血再灌注大鼠缺血区脑组织 bcl-2、caspase-3 蛋白表达以及血液流变的影响[101]

"头皮针对脑缺血再灌注大鼠缺血区脑组织 bcl-2、caspase-3 蛋白表达以及血液流变的影响"的研究目的是探讨头皮针治疗缺血性脑卒中的作用机制。将 48 只 SD 大鼠随机分为假手术组、模型组、针刺组,每组 16 只,采用线栓法制备大鼠大脑中动脉缺血再灌注模型。针刺组取顶颞前斜线和顶颞后斜线,分别在造模后 6 小时、12 小时、24 小时治疗,每次电针 20 分钟。运用免疫组化法观察再灌注 24 小时后各组大鼠缺血区脑组织 bcl-2、半胱氨酸天冬氨酸蛋白酶-3(caspase-3)蛋白的表达,全自动血流变仪测定血液流变各项指标表达情况。结果脑缺血再灌注后大鼠海马区 bcl-2 和 caspase-3 蛋白表达明显升高(均 $P<0.05$),全血黏度和红细胞聚集性明显升高(均 $P<0.05$);针刺组和模型组比较,大鼠缺血区脑组织 bcl-2 表达水平增高,caspase-3 表达水平降低(均 $P<0.05$),针刺组大鼠全血黏度和红细胞聚集性明显低于模型组

（均 $P<0.05$）。由此认为头皮针刺可以明显促进大鼠缺血区脑组织抑凋亡蛋白的表达,同时降低促凋亡蛋白的表达,改善血液流变性,这可能是针刺减轻脑缺血损伤的机制之一。

38. 针刺和脑缺血时猕猴脑内基因表达谱的变化及意义的研究[102−105]

"针刺和脑缺血时猕猴脑内基因表达谱的变化及意义的研究"为国家自然科学基金资助项目(No. 3007946),由复旦大学郭景春副教授负责。

该研究计划在猕猴模型上应用基因芯片技术观察脑内基因表达谱在脑缺血及针刺抗脑缺血时的变化情况,试图寻找与针刺的神经保护效应相关的特异基因。该研究取得了如下进展:①首次利用球囊导管插入法建立了可以模拟短暂缺血的猕猴脑缺血模型;②在猕猴脑缺血模型上进一步验证了针刺的神经保护效应;③首次应用基因芯片技术检测了脑缺血及电针干预时脑内基因表达谱的变化,初步从猕猴及大鼠脑内确定了一批可供进一步研究的候选基因;④进一步研究了胰岛素样生长因子-1、γ-氨基丁酸、牛磺酸与针刺的神经保护效应之间的关系。该研究在基因芯片技术应用方面做了有益的探索,初步较全面地观察了针刺抗缺血性脑损伤时基因水平上的变化,这些工作大大拓宽了针灸科研工作者的研究思路,为进一步深入研究针刺治疗中风的机理提供了很好的启示。

39. 针刺治疗脑血管病(中风)的基础研究[106−124]

"针刺治疗脑血管病(中风)的基础研究"为国家自然科学基金资助项目(No. 39730510),由复旦大学程介士教授负责的。

对中风病人观察和大鼠、猴中风模型的实验检查证实,针刺百会、上星、人中等督脉穴位对中风具有确切疗效。并且从形态、功能、生化变化和基因表达等方面初步揭示针刺效应的机制,发现针刺在改善脑血供,减少缺血损伤的同时,可下调因缺血而升高的脑内兴奋性氨基酸、胞内钙、一氧化氮、白细胞介素 1B 等因子及 bax 等促凋亡基因蛋白。还可上调具有神经保护作用的抑制性氨基酸、bFGF 等神经营养因子,及 bcl-2 抑凋亡基因蛋白的表达,从而减少细胞死亡,促进 DNA 修复及细胞功能恢复。对针刺应用规律的观察显示,中风时宜尽早对头部督脉穴位采用适宜强度疏密波电针,并应多次施行。为进一步提高疗效和可接受性,尚待深入开展药物加强针效的研究。

40. 针刺调节神经营养因子对缺血后脑可塑性促进作用的研究[125−128]

"针刺调节神经营养因子对缺血后脑可塑性促进作用的研究"为国家自然科学基金资助项目(No. 30271644),由广州中医药大学许能贵研究员负责。

针灸在治疗缺血性脑血管病方面已取得较为公认的疗效,但对其作用机理认识尚不够深入。因此为了深入研究针刺对脑缺血后脑功能重组促进作用的机理,该研究从大脑可塑性的关键结构部位——突触入手,观察电针对缺血后脑缺血模型大鼠行为改变,梗死灶大小变化影

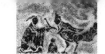

响,对脑缺血后与突触可塑性密切相关的 BDNF、NGF、GAP-43、突触 P38 表达变化的影响,对突触超微结构、对突触传递效率的影响。研究表明电针提高 MACO 模型大鼠脑缺血灶周围皮层 BDNF 含量,促进脑缺血病理的恢复,促进 MACO 模型大鼠脑缺血灶周围皮层区 NGF 的表达,促进 MACO 模型大鼠脑缺血灶周围区 GAP-43 的表达。对 MACO 模型大鼠脑缺血灶周围区突触素 P38 表达也有促进作用。对电针改善 MACO 大鼠大脑皮层突触面的面数密度、体密度、突触连接带密度的下降;改善突触后膜致密物质及间隙宽度的减少。能阻止由永久性的大脑中动脉闭塞造成的海马 DG 区突触传递效率-长时程增强的损害。

41. 头穴针刺治疗急性脑出血即刻效应机理的基础研究[128]

"头穴针刺治疗急性脑出血即刻效应机理的基础研究"为国家自然科学基金资助项目(No.39670902),由黑龙江中医药大学东贵荣负责。

该研究运用自身动脉血注入法复制家兔及大鼠脑出血模型并给予头穴针刺,观察其肢体瘫痪程度,脑不同部位神经细胞电生理变化,大脑皮层体感诱发电位、脑指数、脑组织水含量、血清 MDA、SOD、全血 GSH-PX、脑组织病理结构及肿瘤坏死因子(TNF-α)的变化。研究表明:家兔及大鼠脑出血后肢体瘫痪明显,血肿临近部位及远隔部位神经细胞对伤害性刺激的反应下降,其临近部位大于远隔部位。注血后血浸润聚集,全身生化及免疫功能变化,针刺后瘫痪肢体恢复明显,即刻效应的总有效率达 100%,痛兴奋神经元的兴奋性和痛抑制性神经元的抑制性增强,局部脑组织的神经细胞坏死,水肿程度减轻,全身生化、免疫水平改善。

42. 眼针治疗缺血性中风 SPECT-γCBF 的临床研究[129]

"眼针治疗缺血性中风 SPECT-γCBF 的临床研究"为辽宁省教育厅高等学校科学研究项目(No.2004SD275)。

该研究的研究目的是评价眼针治疗缺血性中风(脑梗死)的疗效机理。该研究利用单光子发射断层扫描(SPECT),观察了 30 例眼针治疗前后脑梗死患者的局部脑血流量变化。患者针刺前后病灶处局部的脑血流量对比有显著变化($P < 0.05$)。因此认为眼针疗法治疗脑梗死的疗效机理之一是增加患者的局部脑血流量,改善脑缺血状态。SPECT 能更加准确、直观的反映脑部血流量的即时变化。

43. 眼针疗法对急性局灶性脑缺血再灌注大鼠模型血清中 TNF-α 含量的影响[130]

"眼针疗法对急性局灶性脑缺血再灌注大鼠模型血清中 TNF-α 含量的影响"的研究目的是探讨眼针疗法对急性局灶性(MACO)大鼠模型脑缺血再灌注血清中 TNF-α 含量的影响。取成年健康雄性 Wistar 大鼠 90 只,并随机分为假手术组、缺血再灌注模型组、眼针治疗组三组,每组 30 只。各组按脑缺血在灌注后 3 小时、24 小时、72 小时 3 个时间点再分为 3 组,每组 10 只。采用线栓法制备大鼠 MACO 模型。应用 ELISA 法检测各组大鼠血清中 TNF-α 的含量。结果眼针治疗组血清中 TNF-α 含量明显低于脑缺血模型组。认为眼针治疗可以降低急性局灶性脑缺血再灌注大鼠模型血清中 TNF-α 浓度,进而减少 TNF-α 对血管内皮细胞刺激,抑制炎症反应、组织损伤和凝血的发生。

三、阿尔茨海默病

阿尔茨海默病又称老年痴呆症,包括"血管性痴呆"(VD)、"阿尔海默氏痴呆"(AD)和"混合性痴呆"(MixD)。其中血管性痴呆是中国及亚洲国家最常见的痴呆原因之一。现代医学对血管性痴呆尚缺乏有效的治疗手段,近年来资料显示,在本病的治疗上针灸疗法具有一定的疗效。针灸对大脑皮层条件反射活动、大脑皮层生物电活动、大脑皮层局部血流量等神经系统功能具有明显的调节作用。大量临床研究显示,以针刺为主、结合其他疗法的多元化治疗措施,如穴位注射、激光、中西药物内服等方法治疗血管性痴呆疗效确切。

1. 电针促进老年痴呆大鼠海马神经突触可塑性的神经细胞黏附机制[131-135]

"电针促进老年痴呆大鼠海马神经突触可塑性的神经细胞黏附机制"为国家自然科学基金资助项目(No. 30472235),由成都中医药大学余曙光教授负责。

该研究以快速老年痴呆鼠(SAMP8)作为老年痴呆动物模型,电针百会、涌泉后,以 Morris 水迷宫进行治疗前后老年痴呆大鼠学习记忆行为评价。电镜观察海马神经元突触、线粒体形态学改变,免疫组化、原位杂交结合图像分析、Western blot、聚合酶链反应(PCR)等检测海马神经细胞黏着分子(NCAM)、前列腺特异抗原(PSA)、核因子 κB(NF-κB)、caspase3、caspase9、葡萄糖调节蛋白 75(Grp75)表达及线粒体环氧化酶(COX)活性。结果表明,电针具有明显的改善老年痴呆大鼠学习记忆能力的作用,其机制可能为:一是通过 PSA、NF-kB 的调控,增强 NCAM 表达,促进海马神经元的神经细胞黏附作用实现神经元突触可塑性的增强;二是通过增强线粒体 COX 酶活性,促进 Grp75 表达,改善海马能量代谢,从而发挥学习记忆能力的改善。

2. 针刺改善老化痴呆状态的蛋白质谱机理研究[136-160]

"针刺改善老化痴呆状态的蛋白质谱机理研究"为国家自然科学基金资助项目(No. 30472242),由天津中医药大学韩景献教授负责。

该研究以日本 SAMP8 为材料,以同源的正常老化鼠 SAMR1 为对照,采用双向电泳和质谱技术研究 P8 和 R1、2、4、6、8、10、12 月龄不同发育时期海马蛋白质表达谱变化规律以及"益气调血,扶本培元"针法对其的影响,定量定性分析其蛋白差异,结合"老化度评分"和 Morris 水迷宫评估衰老和痴呆状态,分析、分离受针刺影响的痴呆相关蛋白,与针刺相关的蛋白及与针刺无关但与痴呆有关的蛋白,探讨痴呆进程中海马蛋白变化的规律和针刺抗痴呆的可能机

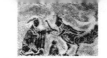

理,初步构建海马不同发育时期和针刺作用的蛋白质组参考图谱,为寻找针刺相关的靶点蛋白及痴呆相关蛋白,推动针刺应用于 AD 的防治提供实验依据。

3. 脑缺血后突触重建与星形胶质细胞相关性及针刺干预作用研究[161-163]

"脑缺血后突触重建与星形胶质细胞相关性及针刺干预作用研究"为国家自然科学基金资助项目(No. 30572420),由广州中医药大学许能贵教授负责。

该研究以凝闭大鼠大脑中动脉致局灶性脑缺血为模型,采用了神经学分级评定、光镜、电镜、免疫组化与原位杂交、免疫荧光双重染色及激光共聚焦扫描显微镜等技术,观察了脑缺血后 1 时、1 天、3 天、1 周、3 周不同时间段动物整体行为,各缺血时段缺血灶周围区突触超微结构的变化和星形胶质细胞形态结构的变化,各缺血时段缺血灶周围区星形胶质细胞谷氨酸转运体 1(GLT-1)、缝隙连接蛋白 C_X43、C_X32 及其 mRNA 表达及对照研究针刺的干预效应,缺血灶周围区星形胶质细胞胶质纤维酸性蛋白(GFAP)的表达、星形胶质细胞胞浆 Ca^{2+} 及针刺干预作用,观察针刺督脉穴位百会和大椎对以上指标的调节作用,并探讨了突触超微结构与星形胶质细胞 C_X43、GLT-1、GFAP 和 Ca^{2+} 的相关性。综合本研究的各项实验结果,我们初步认为针刺启动神经-胶质网络调节,促进突触重建是其治疗脑缺血的关键作用机制之一。

4. 针刺治疗老年性痴呆效应的 G 蛋白信号转导途径研究[164-177]

"针刺治疗老年性痴呆效应的 G 蛋白信号转导途径研究"为国家自然科学基金资助项目(No. 30772839)、天津市应用基础及前沿技术研究计划资助项目(08JCZDJC15800),由天津中医药大学于建春教授教授负责。

该研究的前期研究显示,基于三焦气化失常的老年性痴呆病机而创立的"益气调血,扶本培元"针法(膻中、中脘、气海、血海和足三里)可有效改善老年性痴呆状态及快速老化痴呆鼠 SAMP8 海马 G 蛋白通路某些蛋白的表达异常,提示本针法可能通过该信号通路发挥抗痴呆作用。该研究继续以 SAMP8 海马和皮层为材料,深入研究针刺防治老年性痴呆的 G 蛋白信号转导机制。采用 Western Blot、放射自显影等技术,定量分析针刺对杏仁中央核(AC)、G 蛋白亚基 Gsa、Gia 活性水平的影响,以及针刺对环磷酸腺苷(cAMP)信号系统 Gsa、Gria、腺苷酸环化酶、cAMP 以及磷脂肌醇信号通路 Gq、磷脂酶 C(PI-PLC)、三磷酸肌醇(IP3)和 DG 等的表达水平的影响,分析针刺信号传递的 G 蛋白途径、作用环节和不同脑区的作用规律。该研究部分揭示"益气调血,扶本培元"针法作用的信号传导途径、环节和机制,并对该针法在防治老年性痴呆的应用和推广起到推动作用。

5. 基于嗅觉通路的"嗅三针"调节胆碱能系统治疗阿尔茨海默氏病的分子机制研究[178]

"基于嗅觉通路'嗅三针'调节胆碱能系统治疗阿尔茨海默氏病的分子机制研究"为国家自然科学基金资助项目(No. 30973792),由陕西中医学院刘智斌教授负责。

该研究采用嗅神经切断的方法，首先完成了嗅觉刺激治疗阿尔茨海默病的疗效及作用机制研究，明确了嗅觉系统功能与 AD 发病的必然相关性；继而开展了嗅三针（嗅三针为针刺两侧迎香及印堂）对 AD 海马区胆碱能系统代谢、β-淀粉样肽生成途径及凋亡相关基因 bcl-2，bax 表达的干预效应研究，证实嗅三针能够显著增强痴呆大鼠学习记忆功能，提高海马组织的胆碱能 M 受体 B_{max} 和密度，降低平衡解离常数，对海马组织神经元凋亡具有抑制作用，且以上干预效应均依赖于嗅觉通路的完整性。初步阐明了嗅三针治疗 AD 的作用机制，为 AD 的治疗提供了新的研究方向。

6. 嗅三针对阿尔茨海默病大鼠海马毒蕈碱型受体的影响[179]

"嗅三针对阿尔茨海默病大鼠海马毒蕈碱型受体的影响"为国家自然科学基金资助（No. 30973792），由陕西中医学院医学技术系杨晓航副教授负责。

该研究通过探讨嗅三针对阿尔茨海默病模型大鼠海马胆碱能毒蕈碱型受体（M 受体）表达及功能的影响，了解其对嗅觉通路完整性的依赖作用。项目选取成年 SD 雄性大鼠 40 只，随机分为正常对照组、AD 模型组、嗅神经切断＋嗅三针组和嗅三针组，每组 10 只。采用 AB1-40 淀粉样肽注射法制作 AD 大鼠模型，嗅神经切断术造大鼠嗅觉通路阻断模型，取印堂穴及两侧迎香穴交替电针刺激行嗅三针治疗。采用放射配体的单点结合分析法及 Lowry 微量定蛋白法测定海马组织胆碱能 M 受体最大结合量（B_{max}）、平衡解离常数（K_d）及受体密度。结果与正常对照组比较，AD 模型组及嗅神经切断＋嗅三针组大鼠 M 受体 B_{max} 和密度显著降低（$P<0.05$）；与 AD 模型组和嗅神经切断＋嗅三针组比较，嗅三针组大鼠 M 受体 B_{max} 和密度显著升高（$P<0.05$）。K_d 的结果与之相反，与正常对照组比较，AD 模型组及嗅神经切断＋嗅三针组大鼠 K_d 显著提高（$P<0.05$）；嗅三针组大鼠 K_d 与 AD 模型组和嗅神经切断＋嗅三针组比较显著降低（$P<0.05$）。由此认为，嗅三针能够显著提高海马组织的胆碱能 M 受体 B_{max} 和密度，降低 K_d，其干预效应依赖于嗅觉传导通路的完整性。

7. 嗅三针对血管性痴呆大鼠学习记忆功能及海马生长抑素、精氨酸加压素含量的影响[180]

"嗅三针对血管性痴呆大鼠学习记忆功能及海马生长抑素、精氨酸加压素含量的影响"为陕西省科学技术研究发展计划项目（No.2007K 13-03(17)），由陕西中医学院附属医院牛文民主任医师负责。

该研究通过观察嗅三针对 VD 大鼠学习记忆功能及海马神经肽的影响，探讨嗅三针治疗 VD 的作用机制。选取成年 SD 雄性大鼠 40 只，随机分为正常组、VD 模型组、VD 嗅球损毁针刺组、嗅三针组，每组 10 只。四血管阻断法制作 VD 大鼠模型，电凝法损毁嗅球模型。电针双侧迎香、印堂，每日 1 次，共 6 周，水迷宫测试大鼠学习记忆能力，放射免疫法测定海马神经肽生长抑素（SS）和精氨酸加压素（AVP）含量。结果定位航行试验显示，平均逃避潜伏期比较，

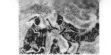

VD模型组长于正常组（P＜0.01）；嗅三针组短于VD模型组及VD嗅球损毁针刺组（P＜0.01）；VD嗅球损毁针刺组与VD模型组比较差异无统计学意义（P＞0.05）。空间探索试验显示，原平台象限跨越相应平台的次数比较，VD模型组少于正常组（P＜0.01）；嗅三针组多于VD模型组及VD嗅球损毁针刺组（P＜0.01）；VD模型组与VD嗅球损毁针刺组比较差异无统计学意义（P＞0.05）。海马SS、AVP含量比较，VD模型组低于正常组（P＜0.05）；嗅三针组高于VD模型组及VD嗅球损毁针刺组（P＜0.05）；VD模型组与VD嗅球损毁针刺组比较差异无统计学意义（P＞0.05）。由此得出嗅三针能够增强VD大鼠学习记忆功能，并且能提高海马神经肽SS、AVP的含量，其治疗效应的发挥与嗅觉传导通路的完整性有关。

8. 针刺对D-半乳糖复制阿尔茨海默病模型大鼠脑组织中β-AP、Tau蛋白表达的影响[181]

"针刺对D-半乳糖复制阿尔茨海默病模型大鼠脑组织中β-AP、Tau蛋白表达的影响"为黑龙江省教育厅资助项目（No.11541380），由黑龙江中医药大学蒋希成教授负责的。

该研究对动物模型，选取百会、大椎、肾俞、太溪、足三里等穴，运用电针仪刺激20分钟，强度以大鼠肢体轻度抖动为度。模型组与空白对照组相比，大鼠体质量有显著性差异（P＜0.05），大鼠脑组织中β-淀粉样多肽（β-AP）含量明显增高（P＜0.01），模型组Tau蛋白含量明显增多（P＜0.01）；针刺组与模型组比较，大鼠体质量减轻无明显变化（P＞0.05），提示针刺干预对改善老年痴呆大鼠体质量减轻症状疗效并不显著，大鼠脑组织中β-AP含量明显下降（P＜0.01）；针刺组Tau蛋白含量显著降低（P＜0.01）。认为针刺能够阻断β-AP合成和沉积，并能抑制微管理相关蛋白Tau蛋白表达，其机制有待进一步研究。

9. 电针对Aβ诱导的阿尔茨海默病大鼠模型海马长时程增强的影响[182]

"电针对Aβ诱导的阿尔茨海默病大鼠模型海马长时程增强的影响"为江苏省教育厅资助项目（No.06 KJD 360146），由南京中医药大学马骋教授负责。

该研究主要探讨针刺改善AD学习记忆能力衰退的机制。将30只SD大鼠随机分为假手术组、模型组及电针组，每组10只。将$10\mu g A\beta^{25-35}$注射于模型组与电针组大鼠的双侧海马齿状回背侧制备AD模型。电针治疗取大椎、百会、肾俞、涌泉穴，每次30分钟，每日1次，治疗7天。应用跳台实验和电生理学方法观察电针治疗后AD模型大鼠学习记忆能力和海马突触传递长时程增强（LTP）的变化。结果与假手术组相比，模型组大鼠跳台错误次数和累计错误时间显著增加（P＜0.05，P＜0.01）；而电针干预治疗可显著改善AD大鼠跳台实验的错误次数和累计错误时间（P＜0.05，P＜0.01）。模型组大鼠的LTP显著衰退（P＜0.01）；电针治疗可显著促进AD大鼠LTP恢复（P＜0.01）。由此认为电针具有改善AD大鼠学习记忆能力的作用，其机制可能与电针恢复海马突触传递LTP有关。

10. 电针对淀粉样前体蛋白转基因小鼠海马微血管淀粉样沉积的影响及其与低密度脂蛋白相关受体 1 的关系[183]

"电针对淀粉样前体蛋白转基因小鼠海马微血管淀粉样沉积的影响及其与低密度脂蛋白相关受体 1 的关系"为高等学校博士学科点专项科研基金资助项目（No. 20060026015），由北京中医药大学基础医学院白丽敏教授负责。

该研究主要探讨电针治疗阿尔茨海默病的可能作用机制。将 13 月龄的淀粉样前体蛋白（APP）转基因小鼠随机分为模型组和电针治疗组，以相同月龄和背景的 C57BL/6J 小鼠作对照组。电针治疗组取百会、涌泉穴，每次留针 15 分钟，隔日 1 次，针刺 3 个月。以 Lashley Ⅲ 水迷宫测定各组小鼠的学习记忆能力，以免疫组化方法检测海马 β-淀粉样蛋白（Aβ）、低密度脂蛋白相关受体 1（LRP1）的表达。模型组水迷宫游出时间较对照组延长（$P<0.05$），海马沟微血管壁 β 淀粉样蛋白 1-42（Aβ1-42）表达的累积吸光度较对照组升高（$P<0.01$），海马沟微血管壁 LRP 1 表达较对照组减低（$P<0.01$）；而电针治疗组的水迷宫游出时间明显低于模型组，海马沟微血管壁 Aβ1-42 表达低于模型组，海马沟微血管壁 LRP1 表达高于模型组（均 $P<0.05$）。由此认为，电针治疗可能通过提高脑微血管壁 Aβ 受体 LRP1 的清除转运能力，降低 APP 转基因鼠脑微血管壁的 Aβ 沉积，从而改善其学习、记忆能力。

11. 通督调神固本电针法对高血压-高血脂复合血管性痴呆模型大鼠学习记忆干预的初步研究[184]

"通督调神固本电针法对高血压-高血脂复合血管性痴呆模型大鼠学习记忆干预的初步研究"为教育部高等院校骨干教师资助计划项目（No. 51）、广州中医药大学创新基金项目（No. 2005 C 011），由广州中医药大学赖新生教授负责。

该研究的实验目的是观察电针对高血压-高血脂复合血管性痴呆（HH-VD）模型大鼠学习记忆能力、脑细小血管、海马及基础病理变化的影响。将 SD 大鼠随机分为假手术组、模型组、电针Ⅰ组、电针Ⅱ组和西药组，每组 8 只。双肾-夹法复制高血压模型，喂高脂饲料复制高血压复合高血脂模型，再采用二血管阻断法复制 HH-VD 模型。电针Ⅰ组取百会、大椎、脾俞、肾俞穴，电针Ⅱ组取非经穴，西药组用尼莫地平按 20 mL/kg 灌胃，均每日 1 次，共治疗 15 天。对各组大鼠进行行为学检测，并电镜观察海马 CA1 区突触情况，光镜观察脑组织的病理改变。结果与假手术组比较，模型大鼠 Y 迷宫测试其错误次数（EN）、总反应时间（TRT）和达标反应次数（SN）均显著升高（$P<0.01$）；电镜下观察，模型大鼠海马 CA1 区突触明显减少，突触后致密物质（PSD）浅淡；光镜下模型大鼠脑组织细、小动脉硬化明显。治疗后，电针Ⅰ组、电针Ⅱ组、西药组大鼠的 EN、TRT、SN 显著降低，与模型组比较差异有统计学意义（$P<0.01$），电针Ⅰ组、西药组的 EN、TRT、S N 又低于电针Ⅱ组（$P<0.05$）；电镜观察，电针Ⅰ组海马 CA 1 区

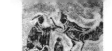

突触数目最多,PSD 密度大;光镜下电针Ⅰ组脑组织血管形态与假手术组十分接近。认为"通督调神固本"电针法能改善 HH-VD 模型大鼠的脑血管异常,增加海马突触数目,增强其活性,有效提高其学习记忆能力。

12. 电针对转基因阿尔茨海默病小鼠海马 CA1 区超微结构的影响[185]

"电针对转基因阿尔茨海默病小鼠海马 CA1 区超微结构的影响"为高等学校博士学科点专项科研基金资助项目(No. 20060026015),由北京中医药大学基础医学院白丽敏教授负责。

该研究是研究针刺治疗阿尔茨海默病的超微结构基础。将 3 月龄的淀粉样前体蛋白(APP)转基因小鼠随机分为模型组和电针组,以相同年龄和背景的 C57BL/6J 小鼠做正常对照组。电针组取百会、涌泉穴,隔日治疗 1 次,针刺 3 个月。以 Lashley 水迷宫测定小鼠学习记忆能力,以透射电镜观察海马 CA1 区的超微结构。结果电针组小鼠水迷宫游出时间及进入盲端次数明显少于模型组($P<0.05$),接近于正常对照组;与正常对照组比较,模型组海马 CA1 区超微结构出现线粒体肿胀、嵴断裂或消失,突触变性,毛细血管基膜增厚、轮廓不清;而电针组海马 CA1 区超微结构可见突触前终末的突触囊泡明显增多,线粒体嵴形态与微血管结构层次清楚,其特征与正常对照组相近。认为 APP 转基因阳性小鼠海马 CA1 区超微结构发生类 AD 变化,学习、记忆行为学能力下降,是 AD 较理想的动物模型。电针能改善 APP 转基因小鼠海马 CA1 区超微结构,可能是改善 AD 小鼠学习、记忆能力的形态学基础。

13. 针刺对多发性梗塞痴呆大鼠脑葡萄糖转运蛋白 1 表达的影响[186]

"针刺对多发性梗塞痴呆大鼠脑葡萄糖转运蛋白 1 表达的影响"为国家自然科学基金重点项目(No. 30630074)、国家自然科学基金资助项目(No. 30772839;30873302)、天津市应用基础及前沿技术研究计划重点项目(No. 08JCZDJC15800)、天津市高等学校科技发展基金计划项目(No. 20080217)、天津中医药大学第一附属医院"拓新工程"基金科研项目(院 No. 0801)。

该研究研究目的是观察"益气调血,扶本培元"针法对多发性梗塞痴呆(MID)模型认知功能的改善作用。采用栓子注入法制作 MID 模型,将雄性 Wistar 大鼠随机分为正常组、假手术组、模型组、针刺组和非穴组,每组 15 只。针刺组选取膻中、中脘、气海及双侧血海、足三里;非穴组选取双侧肋下各 2 个固定非穴点,每日 1 次,治疗 6 天,休息 1 天,共治疗 3 周。采用 Morris 水迷宫检测造模后大鼠的学习记忆功能;免疫组化法观察各组大鼠海马 CA1 区、CA3 区、DG 区及大脑皮层葡萄糖转运蛋白 1(GLUT1)的表达。结果模型组大鼠学习记忆能力显著下降($P<0.05$);而与模型组与非穴组比较,针刺组大鼠发现平台所需时间明显缩短($P<0.05$ 或 $P<0.01$),跨越原平台次数和原平台区域的停留时间均明显增加($P<0.05$)。模型组大鼠各脑区 GLUT1 的表达量明显高于正常组和假手术组($P<0.05$)。除皮层外,针刺组大鼠海马 CA1、CA3、DG 区的 GLUT1 表达量与模型组及非穴组比较差异均有统计学意义($P<$

0.05）。由此认为"益气调血，扶本培元"针法能够上调 GLUT1 表达，促进葡萄糖的跨膜转运，从而增强血管性痴呆大鼠脑组织的葡萄糖代谢，改善脑组织的缺血缺氧，进而改善认知功能。

四、帕金森病

经过长期临床观察及实验证明，针灸在一定程度上可以缓解帕金森病的症状，提高患者生活质量。有研究发现，在 6-羟基多巴毁损纹状体模型中，针灸治疗帕金森可以提高超氧化物歧化酶（SOD）活力和谷胱甘肽过氧化物酶（GSH-PX）活力，降低丙二醛（MDA）含量，从而起到保护细胞膜结构和功能的完整性。

针灸治疗帕金森的作用机制方面，近几年来的研究主要集中在改善神经电活动、清除自由基、如何发挥多巴胺神经元的正常功能等方面。现代医学的研究进展非常迅速，成果丰硕，如基因治疗和干细胞移植等，已在动物身上显示出了良好的应用前景。针灸作用原理也应及时追踪国际研究进展，在过去的研究基础上，提出具有中医特色的理论、方案，开拓思路，增加研究的角度，如诱导帕金森内源性神经干细胞的增殖、分化，寻找针灸保护变性多巴胺神经元或阻止其进一步发展的活性物质、探索针灸治疗与残存神经元可塑性的关系等，以深入、系统地揭示针灸治疗帕金森的作用机制。

1. 电针对帕金森病模型鼠的治疗作用及机制研究[187]

"电针对帕金森病模型鼠的治疗作用及机理研究"为国家自然科学基金资助项目（No. 30472245）、北京市教委重点项目（No. kz200510025014），由首都医科大学王晓民教授负责。

该研究在以往的研究基础上，采用帕金森病大鼠模型，在百会和大椎穴位给予 100 Hz 的电针刺激治疗，观察拮抗脑内阿片肽系统对电针治疗作用的影响。然后，采用帕金森病的小鼠亚急性模型在足三里和三阴交穴位上给予不同频率的电针刺激治疗，以动物的运动功能、纹状体多巴胺递质及其代谢物的含量、黑质多巴胺能神经元的存活为指标，评价不同参数电针的疗效，从而筛选出最有效的电针治疗参数。并运用分子生物学、细胞形态学和神经化学等手段，观察电针治疗对黑质纹状体部位活性氧、抗氧化系统以及氧化应激标志物的影响，致炎因子的含量和基因表达情况。结合以往的研究结果，比较电针治疗在不同的帕金森病动物模型上疗效及作用机制的差异，以期全面阐明电针防治帕金森病的机制，借此推动针灸疗法的国际化和科学化。

结果表明，100Hz 电针既能增加 MFB 损伤侧大鼠黑质和腹侧中脑背盖区（VTA）的内源性 BDNF 基因表达，也能增加 MFB 损伤侧腹侧中脑 BD-NF 蛋白质的含量。可见，电针对 DA 能神经元的保护作用与电针促进了内源性的 BDNF 的合成有关。

2. 电针对帕金森病模型大鼠神经免疫调节机制的研究[188-191]

"电针对帕金森病模型大鼠神经免疫调节机制的研究"为国家自然科学基金资助项目

（No.30973787），由湖北中医药大学马骏教授负责。

免疫炎性机制可能参与了 PD 神经变性的发病过程。该研究在前期研究工作基础上，采用 6-羟基多巴胺（6-OHDA）单侧纹状体立体定向微量注射法制备大鼠旋转 PD 模型，运用电针风府、太冲进行治疗，研究小胶质细胞和炎症细胞因子在 PD 发病机制中的作用。揭示电针治疗 PD 的作用机制，在于电针可抑制小胶质细胞的激活，减轻炎症反应前的细胞因子的释放，从而发挥对 DA 能神经元的保护和促进修复作用，进而防治 PD 的发生与发展。确定电针是保护 DA 能神经元及小胶质细胞的形态及功能免受损伤的有效方法，为针灸临床更有效防治 PD 提供可靠实验依据。

研究将 50 只 Wistar 大鼠随机分为正常组、假手术组、模型组、风府太冲组和双固一通组，以 6-羟基多巴胺右侧纹状体微量注射法制备偏侧帕金森病（PD）大鼠旋转模型，假手术组以生理盐水替代 6-OHDA 进行微量注射。正常组、假手术组、模型组不做任何治疗；风府太冲组在造模的基础上电针风府、太冲穴，双固一通组在造模基础上电针风府、太冲、关元、足三里 4 穴，两组均每日治疗 1 次，共治疗 2 周。对比观察针刺风府、太冲和"双固一通"取穴法对 PD 模型大鼠胶质细胞源性神经营养因子（GDNF）及其功能性受体 Ret（一种原癌基因表达的蛋白）表达的影响。研究发现电针治疗能使 PD 大鼠黑质和纹状体 GDNF 表达增强，使黑质 Ret 高表达，说明电针不仅能提高 GDNF 的表达水平，还能提高 GDNF 的作用效应，"双固一通"取穴在提高 GDNF 表达方面较单纯取风府、太冲穴作用强。

3. 头部电针透穴对帕金森病模型大鼠黑质神经生长因子表达的影响[192]

"头部电针透穴对帕金森病模型大鼠黑质神经生长因子表达的影响"为哈尔滨科技厅优秀学科带头人基金项目（No.2006 RFXYS 044），由黑龙江省中医研究院王顺教授负责。

该研究主要探讨头部电针透穴疗法对帕金森病模型大鼠的保护作用机制。选取健康 Wistar 大鼠 36 只随机分为正常组、假手术组、模型组和透针组，每组 9 只。其中假手术组于左侧纹状体微量注射生理盐水；模型组和透针组以 6-羟基多巴胺左侧纹状体微量注射法制备偏侧帕金森病大鼠旋转模型；透针组在模型制备成功后采用头部电针透穴疗法进行治疗，穴取百会、太阳，百会沿皮向太阳透刺，接电针仪，每日治疗 1 次，6 日为一疗程，共治疗 2 个疗程；其他组不予治疗干预。疗程结束后，各组大鼠以免疫组织化学方法检测酪氨酸羟化酶（TH）阳性细胞的形态、数量；以原位杂交技术检测脑源性神经生长因子（BDNF）mRNA 的表达。结果透针组大鼠黑质多巴胺能神经元 TH 阳性表达面密度、数密度及积分光密度分别为 0.065 ± 0.011，0.014 ± 0.003，0.470 ± 0.099，模型组分别为 0.039 ± 0.008，0.008 ± 0.002，0.266 ± 0.065，透针组与模型组比较大鼠黑质多巴胺能神经元 TH 阳性表达面密度、数密度及积分光密度均增高（均 $P<0.05$）。透针组大鼠黑质 BDNF mRNA 表达的面密度、数密度及积分光密

度分别为 0.100±0.012,0.014±0.003,1.158±0.130,模型组分别为 0.047±0.012,0.007±0.001,0.602±0.108,透针组与模型组比较 BDNF mRNA 表达在面密度、数密度及积分光密度方面均增加($P<0.05$)。由此认为头部电针透穴疗法对帕金森病模型大鼠黑质多巴胺能神经元有较好的保护作用,其机制可能与激发 BDNF 的神经营养作用,进而改善多巴胺能神经元形态、增加多巴胺能神经元数量有关。

五、面神经炎

周围性面神经麻痹是针灸临床最常见病症,疗效肯定。针灸选穴以局部和远端取穴相结合为主。治疗手段和方法多种多样,既有传统的针刺、艾灸、拔罐、三棱针刺血,又有现代发展的皮肤针、电针、穴位注射、TDP、微波、高压氧等。大量临床研究表明:在传统中医理论指导下,采用针灸治疗对本病具有良好的效果,针灸能改善局部神经代谢,提高神经兴奋性,促进损伤神经再修复。"十五"期间,以循证医学为指导,科研工作者进行了"针灸治疗 Bell's 面瘫系统分析及临床 RCT 研究",由美国中华医学基金项目资助(No.98680),获得 2005 年中华中医药学会科技成果二等奖。"不同频率电针对周围神经再生与修复影响的临床与实验研究"获2006 年中国针灸学会科技三等奖。

针灸可促进受损周围神经功能的恢复,针刺坐骨神经痛患者,神经局部血流量于针刺后 5分钟、30 分钟、45 分钟与针刺前比较均有显著增加,而对照组则无变化,提示针刺的治疗效应确与改善末梢神经血液循环有关。用平补平泻法针刺地仓、颊车、阳白、下关、合谷等穴,治疗周围性面神经麻痹,通过肌电图观察表明针刺能使原有病理改变的肌电图随临床症状的好转而好转,使失去神经支配的肌纤维重新获得神经支配,使病损的神经功能逐渐得以恢复。这可能与针灸的消炎镇痛和促进神经纤维再生等作用有关。动物实验表明,用毫针点刺神经干表面,可提高该神经的兴奋性,使其支配的肌肉收缩增强,此效应在停针后仍可持续数分钟之久,在兴奋性未恢复至原水平之前若再针刺还可使兴奋性进一步提高。对神经损伤引起肢体瘫痪的造模动物,断续波电针组的水肿等反应较对照组和西药组明显为轻;电针组有较多的新生髓鞘,再生的细胞也较多,而对照组及西药组则较少。表明断续波电针可促进损伤局部炎性水肿的消退,加速局部变性坏死及崩解产物的消除,改善局部微循环,提高神经细胞的氧利用率,从而促进损伤神经的修复和再生。

有学者认为,在面神经炎急性期如采用针灸治疗可促进面神经的炎症水肿与变性,从而使患者预后不佳。但更多的针灸工作者认为,针灸治疗本病的最佳时期就在急性期,通过针刺可以有效控制面神经炎症发展,促进患者及早康复。有学者采用临床随机对照的研究设计方案,结果显示:急性期 Bell's 麻痹采用针灸治疗是有效的,或至少与药物强的松治疗相当。早期针灸治疗更有助于完全性面瘫患者面肌功能的恢复,但取穴要偏少,刺激量要小。

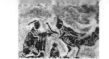

1.电针促进面神经损伤修复的 CNTF 及其 JAK-STAT 信号转导机制研究[193-198]

"电针促进面神经损伤修复的 CNTF 及其 JAK-STAT 信号转导机制研究"为国家自然科学基金资助项目(No.30772834),由成都中医药大学李瑛教授负责。

该研究将 80～85 日龄日本大耳白兔面神经用特制止血钳压榨 5 分钟,损伤长度约 3cm,造成面神经损伤模型,5 天为 1 个疗程,连续治疗 3 个疗程。于每个疗程结束后进行各组睫状神经营养因子(CNTF)及其受体、面神经激酶(JAK1)、转录激活因子(STAT)3、STAT1 蛋白水平的检测。结果第 1 个疗程后,电针组 CNTF 及其受体、JAK1、STAT3 表达显著降低,与模型组比较,统计学上有显著性意义($P < 0.05$);第 2 个疗程后,电针组 CNTF 及其受体、JAK1、STAT3 表达显著升高,与模型组比较没有统计学意义($P > 0.05$);第 3 个疗程后,电针组 CNTF 及其受体、JAK1、STAT3 表达持续升高。各个疗程 STAT1 蛋白水平组间没有显著性差异。由此认为电针可以通过特定性调节 CNTF 受体介导的 JAK1-STAT3 信号通路对损伤面神经进行修复。对 STAT1 蛋白水平调节不具有特定性。在运用电针治疗面神经损伤的过程中,需要恰当掌握刺激量,把握好"中病即止"的原则。

2.推拿配合针灸治疗面神经麻痹的临床与机理研究[199]

"推拿配合针灸治疗面神经麻痹的临床与机理研究"由黑龙江中医药大学承担。

该研究主要研究内容包括:①观察推拿配合电针对损伤面神经传导功能的影响(肌电图的影响);②观察推拿配合电针对面神经损伤临床症状的影响;③观察推拿配合电针对面神经损伤口唇、甲襞微循环的影响。通过临床试验从临床症状、面神经传导速度及潜伏期、口唇、甲襞微循环角度客观评价推拿配合针刺治疗面神经损伤的临床疗效,阐述推拿配合针刺促进损伤面神经再生修复,揭示推拿配合针刺促进损伤面神经再生修复的意义。

六、偏头痛

中医认为偏头痛是因风火痰涎,或风寒入侵,或肝阳上亢,致使经络痹阻,阴阳失调,气血逆乱于头部而成。主要与肝胆、脾肾有密切联系。

偏头痛是由神经-血管功能障碍引起的头痛,临床以反复发作的偏头痛或双侧头痛为主要特征,常伴有恶心、呕吐等不适,轻者数月一发,重者数日一发,甚者发作持续数小时以至数日难以缓解。本病多见于中青年女性,无明显的季节性,常伴有家族史。针灸治疗偏头痛具有显著疗效,作为一种简单、价廉、有效的治疗手段,且副反应小,已在临床上得到广泛应用。

1.偏头痛循经取穴针刺效应的脑内神经信息响应特征研究[200-207]

"偏头痛循经取穴针刺效应的脑内神经信息响应特征研究"为国家自然科学基金资助项目(No.30772835),由成都中医药大学梁繁荣教授负责。

该研究分别以健康受试者和偏头痛患者为研究载体,采用 FMRI 成像技术结合任务和静息两种状态对循经取穴针刺的大脑神经信息响应特征进行了研究。通过比较少阳表里经穴在针刺和留针静息状态下脑功能的响应特征发现:①针灸临床选取有表里属络关系的经穴治疗疾病可能与针刺刺激时能唤起共同的大脑激活区有关;②表里经脉腧穴在主治功能方面又各有所长,很大程度上是基于针刺持续性效应的发挥中,不同经脉腧穴对应的大脑功能网络差异性决定的。通过健康受试者与偏头痛患者的对比以及比较不同循经针刺治疗前后,偏头痛患者大脑功能连接的特点和对偏头痛患者大脑功能连接强度的变化发现:①偏头痛患者的大脑结构与健康受试者相比存在显著差异,偏头痛患者在右侧脑岛表现为显著性的灰质密度减少。②循本经取穴治疗较循表里经、循他经和非穴治疗能产生与右脑岛更广泛的功能连接;③循本经治疗与循表里经、循他经治疗和非穴治疗后相比,偏头痛患者大脑功能强度呈现出显著的双向变化,并集中分布在边缘系统和额叶。项目研究结果证实了"循经取穴针刺效应在脑内的神经信息响应有征可寻"的研究假说,为循经取穴的临床运用提供了更为充分的科学依据,促进了针灸学的传承与发展。

2. 针刺肝胆经腧穴治疗偏头痛的临床机理研究[208]

"针刺肝胆经腧穴治疗偏头痛的临床机理研究"为国家自然科学基金资助项目(No. 30472115)、湖南省科技计划项目(No.04SK3037-4)和湖南省卫生厅中医药科研基金资助项目(No.98228),由中南大学湘雅医院种广伟主治医师负责。

该研究在中医理论指导下,通过偏头痛流行病学调查及对临床患者反复观察验证,提出针刺肝胆经腧穴治疗偏头痛,应用症状量表和生活质量量表观察偏头痛患者治疗前后临床症状的变化;检测了患者治疗前后血浆 CGRP、SP 含量的变化;测定了模型大鼠血中 10 多个神经递质/神经肽(生化指标)的含量变化;运用 HE 染色法观察了针刺治疗前后偏头痛大鼠下丘脑组织形态学改变;应用 RT-PCR 技术检测了偏头痛大鼠针刺前后 CGRP、5-HT 1F 和诱导型一氧化氮合酶基因的表达变化;采用 Western blot 技术探讨了偏头痛大鼠针刺前后 G 蛋白的表达变化;应用蛋白质组学技术建立了偏头痛模型大鼠下丘脑和肾上腺组织蛋白质二维电泳图谱,同时研究了针刺治疗前后偏头痛大鼠下丘脑和肾上腺组织蛋白质的改变。从分子生物学角度阐明了针刺肝胆经腧穴治疗偏头痛的作用机理。

结果发现,针刺治疗组疗效>针刺对照组>西药对照组;针刺治疗后上述多项指标均有明显的改善。说明针刺肝胆经腧穴治疗偏头痛具有良好的效果,其针刺效应可能是通过调节机体神经-内分泌-免疫网络功能而实现的。

该研究所采用针刺肝胆经腧穴治疗偏头痛,提高了临床疗效,经过 5 年追踪展示,疗效平均持续时间为 9.7 个月,最长的可达 4 年之久,显示了针刺的优势。通过多方法(HE 染色法、RT -

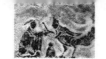

PCR、Western blot、蛋白质组学）、多层次（生化、形态学、细胞、分子基因及蛋白质水平）、多指标（5 - HT、CGRP、SP、NO、NT、ANP、TXB$_2$、6 - K - PGF、NPγ、5 - HT 1F、NOS、ET、G 蛋白亚基）检测显示，偏头痛患者及模型大鼠多种神经递质/肽含量异常，基因及蛋白质表达失调，针刺可有效地调节这些神经递质/肽的含量和基因及蛋白质的表达。应用蛋白质组学技术建立了偏头痛模型大鼠下丘脑和肾上腺组织蛋白质二维电泳图谱，发现多种蛋白质表达失调与偏头痛发病机制相关，同时针刺可以调控下丘脑和肾上腺组织中部分蛋白质上调/下调，这可能是针刺治疗偏头痛的作用机理之一。

总之，针刺肝胆经腧穴治疗偏头痛是一种疗效高、操作简单、价格低廉且无明显毒副作用的方法；其作用机理可能是通过调节机体神经-内分泌-免疫网络功能而实现的。

该研究的主要特色是首先在国内提出针刺肝胆经腧穴治疗偏头痛。采用临床研究与实验研究相结合，从多方法、多层次和多指标研究其作用机制。采用基因及蛋白质组学技术研究针刺治疗偏头痛的分子机制。该研究首次建立了蛋白质组学技术研究针刺治疗偏头痛的技术平台，并运用蛋白质组学方法研究针刺治疗偏头痛的分子机理。

3. 针灸治疗偏头痛的神经生物学机制研究[209]

偏头痛是由神经-血管功能障碍引起的头痛，临床以反复发作的偏头痛或双侧头痛为主要特征，常伴有恶心、呕吐等不适，轻者数月一发，重者数日一发，甚者发作持续数小时以至数日难以缓解。针刺调节多种神经递质和血管活性肽，影响生化指标等神经生物学方面取得长足进展。临床实践与动物实验均有效地证明了针刺可以调节与血管收缩相关的神经肽、神经递质和生化因子的代谢，调整交感神经功能，纠正血管异常舒缩状态并抑制神经源性炎症，从而达到止痛的效果，对治疗偏头痛有着确切疗效，且简便易行、安全性高、副反应小。研究针刺对多巴胺、兴奋性氨基酸、钙离子通道、皮层扩布性抑制等的作用还未见报道；还可考虑建立适当的偏头痛动物模型，观察针刺干预对其三叉神经二级传导神经元神经电位、即早基因 c - fos 表达的影响，来反映针刺对三叉神经痛觉传递功能的活动水平的影响。

七、神经痛

神经痛是最常见的慢性病理性疼痛之一，有关神经痛产生的外周和中枢机制一直是近年来痛觉研究的热点之一。近代医家、生理学家研究都证实，许多外周和中枢结构及多种化学物质参与了神经痛的形成及调制过程。针刺人体腧穴可以促进脑和脊髓释放出钾离子、钙离子、5 - HT、内源性阿片肽等化学物质，可使神经递质的发生改变，进而阻滞痛觉的神经传导发挥针刺镇痛的效果。

1. 针刺抗神经痛的 GDNF 机制及针刺与基因治疗使用的探索[210—214]

"针刺抗神经痛的 GDNF 机制及针刺与基因治疗合用的探索"为国家自然科学基金资助

项目(No. 30472232),由复旦大学吴根诚教授负责。

该研究主要研究 GDNF 及其受体在神经痛及电针镇痛中的作用及其内源性 SOM 机制,探讨针刺治疗配合基因治疗可行性。研究表明多次电针对大鼠神经痛有较好的治疗作用。神经痛的不同时程及电针镇痛时,DRG 及脊髓背角部位,内源性 GDNF 及其受体胶质细胞源性神经营养因子(GFRα-1)的表达发生变化,提示 GDNF 及 GFRα-1 系统可能在神经痛及电针镇痛中起作用。GDNF 及 GFRα-1 系统可能在大鼠神经痛中起到拮抗痛觉过敏作用,并且电针可能部分通过激活内源性 GDNF 及 GFRα-1 系统的功能,而对大鼠神经痛起到治疗作用。GDNF 及 GFRα-1 系统可能部分通过维持、激活内源性 SOM 的作用而在神经痛及电针镇痛中起拮抗痛觉过敏的作用。应用转基因技术,将可以高效表达、分泌 GDNF 蛋白的成纤维细胞株移植至神经痛大鼠脊髓蛛网膜下腔,对大鼠神经痛有较强的治疗作用。提示脊髓蛛网膜下腔移植 GDNF 基因修饰的成纤维细胞与电针治疗合用具有一定的协同效应。

2. 针刀疗法对第 3 腰椎横突综合征大鼠中枢 CCK-8 mRNA 表达的影响[215-218]

"针刀疗法对第 3 腰椎横突综合征大鼠中枢 CCK-8 mRNA 表达的影响"为国家重点基础研究发展计划项目(No. 2006CB504508),由北京中医药大学针灸推拿学院郭长青教授负责。

该研究通过观察第 3 腰椎横突综合征大鼠中枢不同部位八肽胆囊收缩素(CCK-8)mRNA 阳性细胞表达的变化,探讨针刀疗法治疗第 3 腰椎横突综合征的中枢镇痛机制。选用 SD 雄性大鼠,随机分为正常组、模型组、电针组和针刀组,后 3 组采用埋置明胶海绵的方法建立第 3 腰椎横突综合征的动物模型,电针组和针刀组分别给予电针左侧肾俞、腰阳关和针刀松解局部治疗。实验第 28 天进行取材,应用原位杂交方法检测各组动物下丘脑 CCK-8 mRNA 阳性细胞的表达。结果造模后,大鼠脊髓背角、下丘脑和缰核 CCK-8 mRNA 的阳性细胞表达较正常增多,阳性强度增高,有显著性差异($P < 0.01$),电针组和针刀组中枢各部位 CCK-8 mRNA 阳性细胞表达较模型组减少,阳性强度降低,有显著性差异($P < 0.05$,$P < 0.01$)。由此认为针刀疗法和电针可通过降低中枢 CCK-8 mRNA 的表达,达到中枢镇痛的目的。

3. 变频电针配合改良药笔灸法治疗带状疱疹后遗神经痛[219]

"变频电针配合改良药笔灸法治疗带状疱疹后遗神经痛"为浙江省"重中之重"学科针灸推拿学建设经费资助项目(浙教高科[2008]255 号),由浙江中医药大学附属第三医院王晨瑶主治医师负责。

该研究主要观察变频电针配合改良药笔灸法治疗带状疱疹后遗神经痛的临床疗效。将37 例带状疱疹后遗神经痛患者随机分为对照组 19 例,采用口服布洛芬胶囊加维生素 B_1 治疗,治疗组 18 例,采用变频电针配合改良药笔灸法治疗,比较两组视觉模拟评分(VAS)变化及临床疗效。治疗组带状疱疹后遗神经痛的治疗总有效率为 94.44%,优于对照组的73.68%($P<0.05$);两组治疗后 VAS 评分较治疗前均有改善($P<0.05$),但两组治疗后比较差异无统计学意义($P>0.05$)。由此认为变频电针配合改良药笔灸法能有效缓解带状疱疹后遗神经疼痛。

八、记忆障碍

记忆包括识记、保持、再现,与神经心理功能有密切关系。根据神经生理和生化研究将记忆分为瞬时记忆(分、秒之内)短时记忆(几天)和长时记忆(月、年)。记忆和遗忘是伴随的,遗忘有时间规律和选择性。新近识记的材料遗忘最快,逐渐发展到远事遗忘,曾经引起高度注意的事情较难忘记。记忆障碍指个人处于一种不能记住或回忆信息或技能的状态,有可能是由于病理生理性的或情境性的原因引起的永久性或暂时性的记忆障碍。针灸在改善记忆方面有较好的作用。

1. 针刺改善糖尿病学习记忆障碍的机理研究[220-223]

"针刺改善糖尿病学习记忆障碍的机理研究"为国家自然科学基金资助项目(No.30572416),由中国中医科学院针灸研究所晋志高研究员负责。

糖尿病导致学习记忆障碍的发病引起人们的极大关注,但目前对糖尿病学习记忆障碍的发病机理和针刺治疗机理的研究还缺乏深入研究。该研究拟采用行为学、电生理制菌片胞外记录和膜片钳记录技术、免疫组织化学、激光共聚焦扫描显微技术等多学科多种先进技术方法,从整体、细胞和分子等多层次上研究针刺对糖尿病合并脑缺血造成学习记忆障碍的改善作用及其机制,着重研究针刺对海马细胞胞内钙稳态的调节机制,进一步阐明其对海马细胞代谢和神经细胞突触可塑性的影响,探索学习记忆障碍的发病机理,为针刺治病的机理研究提供新内容。

将 Wistar 大鼠70 只分为正常对照组,糖尿病+假手术组,脑缺血组,糖尿病+脑缺血组。腹腔注射链脲佐菌素(STZ)建立糖尿病模型,3 天后双侧颈总动脉夹阻再灌注2 次。术后1 个月用跳台和 Morris 水迷宫判断其学习记忆能力,取海马组织,HE 染色观察 CA1 区的细胞分布。结果电击后5 分钟模型组的被动回避反应下台潜伏期明显缩短($P<0.01$),24 小时后仍小于其他各组($P<0.05$)。模型组学会主动回避反应的训练次数显著多于其他3 组($P<0.001$)。模型组在目标象限停留的时间最短($P<0.01$),游泳的距离也最短($P<0.05$)。研究认为糖尿病合并脑缺血再灌注可在短期内造成学习记忆障碍,糖尿病可加重脑缺血造成的脑损伤。

2. 电针结合银杏酮酯对记忆障碍大鼠学习记忆及海马细胞因子的影响[224]

"电针结合银杏酮酯对记忆障碍大鼠学习记忆及海马细胞因子的影响"为教育部高等学校

博士学科点专项科研基金项目（No. 20040268003）、上海市自然科学基金项目（No. 09 ZR 1432100）、上海市教委重点学科建设项目（No. J 50301），由上海中医药大学张志雄教授负责。

该研究通过研究电针结合银杏酮酯（GBE 50）对 D-半乳糖致衰老大鼠学习记忆障碍和海马细胞因子含量的影响，探索针药结合治疗对学习记忆改善作用的机制。将 SD 大鼠随机分成正常对照组、模型组、电针组、银杏酮酯组和针药结合组，采用腹腔注射 D-半乳糖的方法建立记忆障碍衰老大鼠模型。电针组在造模第 21 天开始给予电针治疗，选用百会、双侧足三里穴，隔天 1 次，治疗 21 天；银杏酮酯组在造模第 21 天开始按 150mg/kg 给予 GBE 50 灌胃，每天 1 次，持续 21 天；针药结合组在给予 D-半乳糖腹腔注射和 GBE50 灌胃后给予电针治疗。治疗结束后采用 Morris 水迷宫实验，观察大鼠行为学变化以及放射免疫分析方法检测各组大鼠海马白介素-1β（IL-1β）、IL-6 和肿瘤坏死因子-α（TNF-α）的含量。结果模型组与正常对照组相比逃避潜伏期明显延长，游泳距离百分比明显减少（$P<0.05$，$P<0.01$）；而电针组、银杏酮酯组和针药结合组与模型组相比，逃避潜伏期均显著缩短（$P<0.05$，$P<0.01$），游泳距离百分比明显增大（$P<0.01$），且针药结合组逃避潜伏期与电针组和银杏酮酯组相比差异有统计学意义（$P<0.05$）。模型组与正常对照组相比，大鼠海马 IL-1β 和 TNF-α 含量增高，IL-6 含量明显降低（$P<0.05$，$P<0.01$）；与模型组比较，电针组、银杏酮酯组、针药结合组大鼠海马 IL-1β 含量均明显降低（$P<0.05$，$P<0.01$），银杏酮酯组和针药结合组 IL-6 含量均显著升高（$P<0.01$），电针组和针药结合组 TNF-α 含量明显下降（$P<0.05$）。由此认为电针和 GBE 50 对大鼠海马 IL-1β、IL-6 和 TNF-α 含量均有不同程度的调节作用，同时还可抑制 D-半乳糖引发的中枢神经系统免疫炎性反应，针药合用则在改善学习记忆方面有一定的协同作用。

九、坐骨神经损伤

坐骨神经为腰髓 4、5 和骶髓 1、2、3 神经根组成。损伤原因多由股部或臀部火器伤引起，有时髋关节脱臼和骨盆骨折亦可合并坐骨神经损伤，药物注射性损伤亦不少见。完全断裂时膝以下肌肉全瘫，但腘绳肌一般影响不大，如为部分损伤则表现为腓总神经或胫神经的部分瘫痪。

电针对坐骨神经慢性压迫性损伤大鼠脊髓氨基酸类递质水平的影响[225]

"电针对坐骨神经慢性压迫性损伤大鼠脊髓氨基酸类递质水平的影响"为江苏省高校自然科学重大基础研究计划项目（No. 05 KJA 36011）、江苏省自然科学基金基础研究计划项目（BK 2008458），由南京中医药大学闫丽萍研究员负责。

该研究通过观察神经病理性痛大鼠脊髓相应节段氨基酸类递质水平的变化及电针对其的影响，探讨电针干预神经病理性痛的脊髓机制。将雄性 SD 大鼠，随机分为：空白组、假手术组、模型组、电针组 4 组，每组 10 只。采用坐骨神经慢性压迫性损伤（CCI）法制备神经病理性

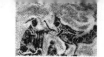

痛模型。电针组电针刺激大鼠损伤侧委中穴与环跳穴30分钟,每日1次,共7天。测定手术后第10、16天机械痛阈和热痛阈;以OPA柱前衍生法+HPLC荧光检测法测定脊髓相应节段谷氨酸(Glu)、天门冬氨酸(Asp)、谷氨酰胺(Gln)、C-氨基丁酸(GABA)、甘氨酸(Gly)和牛磺酸(Tau)水平的变化。结果与基础值比较,模型组和电针组CCI后第10天机械痛阈和热痛阈降低(均$P<0.01$);与CCI后10天比较,电针组CCI后16天时机械痛阈和热痛阈均升高($P<0.01$)。与假手术组比较,模型组机械痛阈和热痛阈降低($P<0.01$),脊髓相应节段Glu、Asp、Gln和GABA水平均升高($P<0.05,P<0.01$),Gly和Tau的水平则降低($P<0.05$);与模型组比较,电针组CCI后16天机械痛阈和热痛阈升高($P<0.01$),脊髓相应节段Glu、Asp、Gln、Gly和Tau的水平均被逆转($P<0.01,P<0.05$),GABA的水平则进一步升高($P<0.01$)。电针减轻大鼠神经病理性痛的机制可能与有效地减少脊髓兴奋性氨基酸递质的释放、促进抑制性氨基酸递质的释放有关。

十、脑心综合征

脑心综合征是因急性脑病如脑出血、蛛网膜下腔出血、急性颅脑外伤累及下丘脑、脑干自主神经中枢所引起类似的急性心肌梗死、心内膜下出血、心肌缺血、心律失常或心力衰竭的统称。当脑病渐趋平稳或好转时则心脏病症状及心电图(ECG)异常随之好转或消失。有研究表明,针灸可改善脑心综合征症状,预防脑心综合征的发生。

1. 针刺对脑心综合征大鼠颈交感神经节去甲肾上腺素转运蛋白 mRNA 和心肌 β_1 肾上腺素能受体 mRNA 表达的影响[226]

"针刺对脑心综合征大鼠颈交感神经节去甲肾上腺素转运蛋白 mRNA 和心肌 β_1 肾上腺素能受体 mRNA 表达的影响"为安徽省自然科学基金项目(No.070413121)、安徽省人才开发专项资金项目(No.2008Z036)由安徽中医学院周美启教授负责。

该研究通过观察针刺干预对脑心综合征(CCS)大鼠颈交感神经节去甲肾上腺素转运蛋白(NET)mRNA 和心肌 β_1 肾上腺素能受体(β_1-AR)mRNA 表达的变化,探讨 CCS 发病的交感通路机制以及针刺对其防治的作用机制。Wistar 大鼠18只随机分为伪手术对照组6只,其余采用胶原酶加肝素联合注射尾状核复制 CCS 模型。复制成功的大鼠12只再分为模型组和电针组各6只。电针组大鼠电针水沟、风府、内关、心俞穴,每次20分钟,每天1次,连续3天。于实验72小时后观察脑和心肌组织病理形态学变化;采用荧光定量 PCR 法检测各组大鼠颈交感神经节 NET mRNA 以及大鼠心肌 β_1-AR mRNA 表达。结果伪手术组脑和心肌组织结构正常;模型组大鼠脑组织内可见大量红细胞,部分血细胞溶解,可见含铁血黄素沉积,血肿周围脑组织水肿,神经细胞肿胀,胞核碎裂溶解或消失,有大量炎性细胞浸润,心肌细胞变性、坏死,大量平滑肌断裂;电针组脑组织内红细胞明显少于模型组,脑组织轻度水肿,神经细胞变性坏死程度较轻,有少量炎性细胞浸润,心肌细胞变性、坏死程度较轻,仅有少量平滑肌断裂。模型组 NET mRNA 相对表达量较伪手术对照组减少($P<0.01$);电针组 NET mRNA 相对表达量较模型组增加($P<0.01$)。模型组 β_1-AR mRNA 相对表达量较伪手术对照组减少($P<0.01$);电针组 β_1-AR mRNA 相对表达量较模型组增加($P<0.01$)。由此认为颈交感神经节 NET mRNA 表达下调可能参与 CCS 的发生发展,针刺早期防治可拮抗这种变化,能有效阻止 NET mRNA 表达下调;心肌 β_1-AR mRNA 表达下调可能参与 CCS 的发生发展,针刺早期防治可能直接干预 β_1-AR mRNA 表达下调,或干预其上游调控因素 NET mRNA 表达的下调,这些可能是针刺防治 CCS 交感通路作用机制之一。

2. 电针不同穴组防治脑心综合征作用机制的研究[227]

"电针不同穴组防治脑心综合征作用机制的研究"为安徽省自然科学基金项目(No. 070413121)、安徽省教育厅自然科学研究计划项目(No.2006 KJ 341 B),由安徽中医学院针灸基础与技术安徽省重点实验室培育基地周美启教授负责。

该研究研究目的是筛选出针刺防治脑心综合征的有效穴组,并初步探讨针刺防治脑心综合征的作用机制。选取 Wistar 大鼠随机分为正常组($n=8$)、伪手术组($n=8$)、模型组($n=12$)、水沟-风府组($n=12$)、内关-心俞组($n=12$)。采用胶原酶加肝素联合注射建立脑出血动物模型。水沟-风府组选取水沟、风府、予以治疗,内关-心俞组选取内关、心俞予以治疗,每次电针 20 分钟,每天 1 次,共 3 次。采用心率变异性分析系统检测大鼠心率变异性,高效液相色谱法测定大鼠脑组织兴奋性氨基酸(EAA)含量。结果与伪手术组比较,模型组 R-R 间期(RRI)延长,R-R 间期总变异(TV)增大,低频成分/高频成分(LF/HF)减小($P<0.01$);两针刺组与模型组比较,RRI 缩短,TV 减小,LF/HF 增大($P<0.01$);针刺两组之间比较,差异无统计学意义($P>0.05$)。与伪手术组比较,模型组 Glu、Asp 含量显著升高($P<0.05$,$P<0.01$);两针刺组大鼠脑组织内 Glu、Asp 含量均低于模型组($P<0.05$);针刺两组之间比较,脑组织 Glu、Asp 含量的差异无统计学意义($P>0.05$)。由此认为电针水沟-风府或内关-心俞均可防治脑心综合征,且两穴组可相互替代。交感神经系统兴奋性降低及脑内 EAA 的水平升高可能参与脑心综合征的发生发展;电针降低脑出血模型大鼠脑内 EAA 的水平可能是其防治脑心综合征的作用机制之一。

十一、其他疾病

1. 艾灸预处理诱导 HSP70 经线粒体信号转导通路对急性胃黏膜损伤细胞凋亡干预机制的研究[228-235]

"艾灸预处理诱导 HSP70 经线粒体信号转导通路对急性胃黏膜损伤细胞凋亡干预机制的

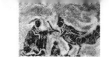

研究"为国家自然科学基金资助项目（No.30772707），由湖南中医药大学易受乡教授负责。

热休克蛋白被认为是细胞保护的物质基础，文献表明艾灸既能使热休克蛋白表达上调，又对细胞凋亡有干预作用，但艾灸上调 HSP70 后通过什么途径来干预细胞凋亡并实现其对胃黏膜损伤的保护作用，目前国内外尚未见报道。新近文献表明 HSP70 主要通过影响凋亡线粒体信号传导通路中线粒体膜通透性、凋亡启动与诱导因子、执行物质及调控因子等关键位点来干预细胞凋亡的进程。故该研究通过在体及离体实验，观察艾灸预处理对 HSP70 表达及胃黏膜细胞凋亡的影响，探讨艾灸预处理是否通过诱导 HSP70 来干预线粒体信号转导通路中线粒体膜通透性、凋亡启动因子细胞色素 C（cyt-c）、Smac；凋亡诱导因子 Alfi 凋亡执行物质 Caspase9、Caspase3 的活性；以及凋亡调控因子 Bcl-2、bax 等相关物质来实现其对细胞凋亡的影响。揭示艾灸-热休克蛋白线粒体通路细胞与凋亡细胞保护的内在关系，阐明艾灸对细胞保护作用的分子生物学机制。

2. 针灸结合康复训练对颅脑损伤认知功能的影响[236]

"针灸结合康复训练对颅脑损伤认知功能的影响"是由暨南大学医学院第六附属医院（江门市五邑中医院）承担的。

针灸康复法与现代康复技术隶属于两个完全不同的理论体系，但治疗对象、治疗作用和最终目的上的重合，自然使治疗技术与方式产生磨合与渗透。该研究对针灸疗法与康复医学有机结合的深入研究方向做了大胆的理论探讨。根据康复疾病各阶段的特点，如何适时结合应用针灸疗法，是研究的重要契机点。通过分析颅脑损伤患者运动和认知功能在治疗前后的变化，研究针灸结合康复训练对脑损伤后运动和认知功能的影响，探讨其作用机制，为颅脑损伤的临床康复治疗探索优化的治疗方案。脑损伤后康复训练和针刺疗法对功能恢复有积极的作用，并可减少废用、误用综合征的发生，提高了患者生存质量，针灸康复法与现代康复中运动疗法的促通技术有机结合是中西康复结合康复医学的一个亮点，值得临床推广应用。

3. 针灸治疗糖尿病周围神经病变的临床研究[237]

"针灸治疗糖尿病周围神经病变的临床研究"为临沂市科技局项目（No.0312125），由临沂市中医医院承担。

该研究属于中医治疗学范畴，侧重于糖尿病周围神经病变治疗的研究。针对目前糖尿病周围神经病变气阴两虚、痰瘀阻络的主要病机特点，从中医的整体观出发，选取大椎、胰俞、脾俞、曲池、足三里、合谷、内关、阳陵泉、阴陵泉、悬钟、三阴交等为主穴，然后根据疼痛部位适当配以阿是穴，通过针灸以达到益气养阴、活血通络的目的。

自 2001 年开展该项研究以来，制订了严格的诊断标准和疗效评定标准，综合性实验室观测指标，通过 30 例病人临床验证及与 30 例西药基础对照组对比观察，完全达到了预期目的。

治疗组总有效率83.3%,明显高于对照组的40%,其在改善症状、降低血糖、调节血脂及血液流变学、提高神经传导速度方面,明显优于对照组,经统计学分析,有显著性差异。说明针灸通过降糖、降脂,改善血液循环等作用,促进了糖尿病周围神经病变的修复,改善了临床症状,保护了肢体功能。总之,针灸治疗糖尿病周围神经病变具有针对性强、作用专一、疗效显著的特点,且无明显毒副作用。

4.铍针与毫针治疗臀上皮神经卡压综合征的临床对照观察[238]

"铍针与毫针治疗臀上皮神经卡压综合征的临床对照观察"为中国中医科学院望京医院院级项目(No. WJ2009-01),由中国中医科学院望京医院顾力军副主任医师负责。

该研究将2009年9月至2010年5月来该院就诊的118例臀上皮神经卡压综合征患者,按随机数字表分为铍针治疗组与毫针对照组各59例,分别予铍针与毫针进行治疗。通过统计分析对其疗效进行比较。结果治疗组治疗前软组织张力指数202.63 ± 11.70,治疗后为280.93 ± 13.98;治疗前疼痛指数为5.81 ± 0.17,治疗后为0.83 ± 0.15。对照组治疗前软组织张力指数193.98 ± 11.70,治疗后为255.09 ± 13.98;治疗前疼痛指数为5.73 ± 0.17,治疗后为1.54 ± 0.15。两组治疗后张力指数及疼痛指数比较,差异有统计学意义($P<0.01$)。随访3个月,治疗组治愈49例,显效8例,好转1例,无效1例,总有效率98.31%;对照组治愈31例,显效15例,好转9例,无效4例,总有效率93.22%。两组疗效经秩和检验,差异有统计学意义($T=21.00,P<0.05$)。由此认为铍针能有效降低皮神经周围的压力,松解粘连,最后消除感觉末梢所受的刺激和压迫,迅速缓解疼痛。而毫针治疗短期止痛效果好,但对皮神经周围的压力降低不明显,最终随访效果不明显。

第二节　消化系统疾病

针灸对消化系统疾病的治疗具有较好的疗效。大量的临床观察和实验研究显示,针灸对消化系统的功能具有良好的全面调节作用,它表现在对唾液的分泌、食管的运动及胃、肝、胆、胰、肠等功能活动均有调节作用。针灸对机体的刺激信息通过周围神经传入到中枢神经系统,经过中枢神经系统再将信息经传出神经传到消化系统的不同器官,达到对消化系统的调节作用。目前对胃肠运动和胆汁分泌与排泄调节的机理研究较多,主要认为是神经调节和体液调节的结果。

一、细菌性痢疾

细菌性痢疾是运用针刺治疗较早的一种急性传染病,针刺每日治疗2次以上,强刺激泻法,久留针,疗效好,见效快,无论是改善症状还是促使大便转阴,其疗效都超过中西药物。

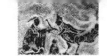

针刺治疗细菌性痢疾除了能提高机体免疫防御功能外,对肠道局部也有影响,可抑制亢进的肠蠕动及扩张肠血管,增加肠血流量,有助于肠道病变的愈合。尤其在解决腹痛、里急后重、减少排便次数等方面有较快的疗效。

二、消化性溃疡

针灸治疗消化性溃疡病,方法颇多,如针刺、艾灸、耳针、穴位注射、穴位埋线、穴位敷贴和针挑疗法等,均取得了良好疗效。近十多年来的临床研究表明,针灸针灸治疗消化性溃疡的穴位有一定特异性。

针对消化性溃疡,针灸可以调整自主神经功能,降低胃黏膜兴奋性,减少促胃液素和胃酸分泌,有保护胃黏膜、促进溃疡愈合等作用。胃溃疡发生穿孔,针刺还可使大网膜向胃壁创口移动,包裹创面,形成粘连;并能提高腹膜的吸收功能和机体防御功能,促进伤口愈合。十二指肠球部变形若为活动性溃疡引起者,针刺后可使其变形缓解,龛影暴露,借此可以提高十二指肠球部溃疡 X 线诊断的准确率。

三、胃下垂

针灸治疗胃下垂具有见效快、疗程短的特点。除了毫针刺法外,还采用灸法、芒针、埋线和配合中药的综合疗法。针灸不仅可较快改善临床症状,治疗后的 X 线观察也显示:针刺可使胃蠕动增强,提高胃肌张力,使胃下垂得以回升。研究发现针刺足三里穴,血清 5-HT、胃泌素显著下降。表明针刺的调整作用可使胃窦组织 G 细胞、嗜铬细胞中的 5-HT、胃泌素增多,血液中 5-HT、胃泌素含量减少,缓解过量 5-HT、胃泌素对靶细胞的刺激,从而使胃窦部运动趋于正常,胃节律恢复正常,胃排空不受阻碍,原胃运动节律紊乱导致的恶心、呕吐、腹胀、纳呆等症状也随之消失。

四、肝胆病症

针刺在肝胆疾病的治疗中发挥着重要的作用。针灸操作以毫针刺法、电针、耳穴按压为主,此外还有艾灸、穴位注射、穴位埋线以及配合中药,也取得了一定的疗效。

针灸对肝脏功能有一定影响,对肝硬化患者运用中药敷贴局部或邻近穴位,能减轻乏力、纳呆、腹胀、腹水等症。对于胆石症,针刺有影响胆色素代谢、预防结石形成、加强胆囊收缩、促进胆汁分泌和排石等作用。通过对大量胆石症患者的临床实践观察,针刺巨阙、不容、阳陵泉、足三里等穴,对胆道口括约肌有明显的解痉作用,并且能促进胆总管的收缩。

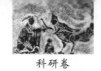

五、下食管括约肌松弛

1. 电穴位刺激减少一过性下食管括约肌松弛发生的机理研究[239,240]

"电穴位刺激减少一过性下食管括约肌松弛发生的机理研究"为国家自然科学基金资助项目(No.30472233),由北京大学谢鹏雁教授负责。

一过性下食管括约肌松弛(TLESR)是胃食管反流发生的最主要机制。该研究通过对TLESR形成过程中神经体液因素的干预,来探讨电针刺内关穴减少TLESR的机制。结果发现电针刺猫内关穴可以显著减少胃扩张所诱发的TLESR,并可以减少TLESR时发生反流的比例。还可以显著抑制孤束核和迷走神经背核、最后区的c-fos阳性及NADPH-d阳性细胞数,显著增加延髓网状结构中NADPH-d阳性细胞数目。胃组织内胆囊收缩素受体(CCKA)、L-精氨酸和纳络酮可以逆转电针刺内关穴对TLESR的减少作用,而潘氯酚和他可林则无以上作用。另外,发现切断正中神经组增加了TLESR的发生率,切断迷走神经组无法诱发TLESR,切断交感神经组增加了胃扩张对TLESR的诱发。由此认为电针刺猫内关穴可以显著减少胃扩张所诱发的TLESR,其作用机制是电刺激通过正中神经传入,作用于中枢内的CCKA受体、阿片受体和精氨酸-氧化氮途径调控的。并且迷走神经在TLESR的形成过程中起到了至关重要的作用;交感神经对TLESR的形成起到了一定的抑制作用。该研究为胃食管反流病的治疗新的治疗途径提供了理论基础。

六、胃黏膜损伤

胃黏膜损伤是临床常见病,针灸对其有良好效果。足三里已证实对胃黏膜有保护作用,是治疗胃肠疾病的常用穴位。针灸足三里可以改善神经调节。徐颖等[241]发现电针足三里可增加中枢和外周神经系统重要递质血管活性肠肽(VIP)、胃黏膜血流量、跨壁电位差,损伤指数下降。针灸足三里亦可以调节胃肠激素的分泌,任婷婷等[242]发现电针足三里可以提高胃黏膜损伤中血清胃泌素、血浆胃动素含量。于天源等[243]以酸化乙醇致胃黏膜损伤大鼠为模型,发现电针足三里可使血清中SOD、NOS的表达提高,MDA、ET的表达降低,从而达到保护胃黏膜的作用。

1. 腧穴"胃病方"保护和逆转胃黏膜损伤及其针刺信号传导与整合机制的研究[244~246]

"腧穴'胃病方'保护和逆转胃黏膜损伤及其针刺信号传导与整合机制的研究"为国家自然科学基金资助项目(No.30572422),由山西中医学院冀来喜教授负责。

该研究通过对临床治疗胃病最常用的3个腧穴不同组合配伍的效应比较,选出最优的穴位组合,命名为腧穴"胃病方",并对其作用机制进行了初步探讨。同时还观察腧穴"胃病方"的

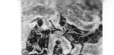

针刺信号在中枢的传导与整合途径。选用清洁级 Wistar 大鼠,首先从胃溃疡指数的计算、组织学观察、超微结构观察来筛选腧穴"胃病方"。然后采用酶联免疫吸附法检测血清中表皮生长因子(EGF)及逆转录-多聚酶链反应法测胃黏膜上皮表皮生长因子受体(EGFR)mRNA 表达。并用免疫组织化学检测颈髓、延髓及下丘脑的 c-fos 表达,用电生理学方法检测三穴在背侧网状亚核神经元活动。结果显示足三里、内关和中脘可作为治疗胃病的基本处方,其机制可能与 EGF、EGF mRNA 增高有关,针刺刺激腧穴"胃病方"后,c-fos 阳性细胞在颈 1 节段中灰质的第 Ⅳ、Ⅴ 板层、延髓的孤束核、三叉神经背核及背侧网亚核等核团和下丘脑背外侧区表达较多。延髓背侧网状亚核可能为三穴在中枢共同整合部位之一。

2. 针刺对应激性胃黏膜损伤大鼠血浆和下丘脑中 β-内啡肽含量的影响[247]

"针刺对应激性胃黏膜损伤大鼠血浆和下丘脑中 β-内啡肽含量的影响"的研究目的是从脑-肠轴角度探讨针刺在预防和治疗应激性胃黏膜损伤方面的作用机制。将雄性 Wistar 大鼠随机分为正常组、模型 1 组、模型 2 组、治疗组、预防组,每组 8 只。采用乙醇灌胃法造成大鼠应激性胃黏膜损伤模型。治疗组先造模后针刺,预防组先针刺后造模;模型 1 组和模型 2 组的造模时间分别同治疗组和预防组。穴选足三里、中脘、内关,针刺干预 5 天。实验结束前 1 小时各组用 10% 碳粉混悬液灌胃,然后取材,计算碳粉推进百分率(胃肠推进百分率),肉眼观察大鼠的胃黏膜形态,Guth 法计算胃黏膜损伤指数,酶联免疫法测定血浆和下丘脑中 β-内啡肽的含量。结果与正常组比较,两个模型组的胃肠推进百分率均明显降低($P<0.05$),肉眼可见胃黏膜损伤明显,损伤指数明显升高($P<0.05$,$P<0.01$),血浆及下丘脑中 β-内啡肽含量均明显升高($P<0.01$);与相应的模型组相比,预防组的胃肠推进百分率显著提高($P<0.05$),治疗组和预防组大鼠的胃黏膜损伤程度明显减轻,损伤指数明显降低($P<0.05$,$P<0.01$),血浆中 β-内啡肽含量明显降低($P<0.05$,$P<0.01$),下丘脑中 β-内啡肽含量显著升高($P<0.01$)。由此认为针刺促进胃黏膜损伤的修复,提高胃肠功能的作用,与其降低血浆中 β-内啡肽含量,增加下丘脑中 β-内啡肽含量有关。针刺足三里、中脘、内关预防胃黏膜损伤的效果明显。

七、溃疡性结肠炎

溃疡性结肠炎,是原因不明的主要发生在结肠黏膜层的炎症性病变,以溃疡糜烂为主。临床表现为腹痛、腹泻、粪中含血、脓和黏液,常伴有里急后重,便后腹痛可暂时缓解。病程日久,反复发作,患者可出现贫血、消瘦、低热等现象。针灸治疗溃疡性结肠炎的现代临床报导,虽然明确标明本病病名的文章至 20 世纪 80 年代方始出现,但是早在 50 年代的有关针灸治疗慢性肠炎、慢性腹泻的资料中已有提及。综合海内外的临床工作,目前在穴位刺激方法上,用得比

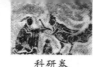

较多的是艾灸之法,既用传统的着肤灸,也应用现代经穴灸疗仪照射。其次,也采用体针、耳针、埋线及粗针等法。动物实验研究表明,针灸对小肠的分泌、吸收功能也有显著的影响。如在有小肠瘘的犬身上进行实验观察时发现,针刺公孙穴能引起小肠液的分泌增加,同时小肠对葡萄糖的吸收率也显著增高,但针刺曲泽穴时,则无此效应。这说明针刺对小肠分泌及吸收的影响存在着穴位特异性。

1. 艾灸治疗溃疡性结肠炎经穴效应及其调控机制研究[248-258]

"艾灸治疗溃疡性结肠炎经穴效应及其调控机制研究"为国家自然科学基金资助项目(No. 90709029),由上海中医药大学吴焕淦教授负责。

该研究将建立大鼠溃疡性结肠炎(UC)模型,随机分为模型组、电针组、隔药灸组,并设正常组作对照,研究发现隔药灸治疗 UC 近期痊愈率为 52.11%。UC 大鼠结肠上皮细胞凋亡较正常大鼠显著增加,经隔药灸与电针治疗后结肠上皮细胞凋亡显著减少;UC 大鼠结肠上皮 bax、Bcl-2 与 Fas、FasL 表达的面积与强度均显著高于正常大鼠,隔药灸、电针治疗能够显著下调它们的表达,可调节 bax 与 Bcl-2 表达的相对比例。UC 大鼠 PBMC 培养上清液能使正常大鼠中性粒细胞凋亡延迟,而经隔药灸、电针治疗后的大鼠 PBMC 培养上清液则能调节中性粒细胞凋亡延迟;UC 大鼠 PBMC 培养上清液中 IL-1β、IL-6、TNF-α 浓度异常增高,经过隔药灸、电针治疗后,PBMc 培养上清液中 IL-1β、IL-6、TNF-α 浓度均显著降低。UC 发病过程中存在结肠上皮细胞凋亡异常,隔药灸通过调控 Bcl-2/bax、Fas/FasL 途径,可调节 UC 大鼠结肠 Bcl-2、bax 与 Fas、FasL 的表达,抑制 UC 大鼠结肠上皮细胞凋亡的活跃状态;通过抑制 PBMC 释放细胞因子 IL-1β、IL-6、TNF-α,调节中性粒细胞凋亡延迟。隔药灸灸补脾胃调和阴阳治疗 UC 疗效确切。

该研究应用"俞募配穴"(大肠俞、天枢),"合募配伍"(上巨虚、天枢)治疗溃疡性结肠炎,从信号传导及转录激活因子(STAT-3、STAT-4)信号传导角度,探讨溃疡性结肠炎 Th1/Th2 细胞极化的细胞内信号转导途径,以及针灸干预的信息传导机制;研究艾灸经穴效应与 Th1/Th2 细胞平衡的相关性,并分析部分相关特定穴的红外辐射特性。实验结果显示经穴配伍是影响经穴效应的重要因素,俞募配伍、合募配伍是治疗溃疡性结肠炎有效的经穴处方,合理的经穴配伍能够产生协同作用。针灸能够通过调节 Th1/Th2 细胞极化的细胞内信号转导途径及转录激活因子 STAT-3 和 STAT4,发挥对溃疡性结肠炎异常免疫功能状态的调节作用。

八、胃肠动力障碍

在生理情况下,针刺健康人(即无胃肠器质性疾病)足三里穴对胃的张力、胃蠕动频率、波幅和胃的排空时间都有影响。针刺对胃的运动功能表现为双向良性调整作用。如针刺胃瘘犬的足三里穴时,原来胃运动功能低者,轻刺激可使之兴奋,胃收缩波幅升高,频率加快,但胃内压变化不大;原来胃功能亢进者,重刺激可使之抑制,收缩波幅减少,频率大多减低,胃内压下降。针刺还可对抗阿托品对胃的抑制作用,如果先施针,则阿托品对胃运动的抑制作用不出现或不明显。

1. 胃俞、中脘不同治疗特点与迷走神经背核 GABA 和 NMDA 受体的关系

"胃俞、中脘不同治疗特点与迷走神经背核 GABA 和 NMDA 受体的关系"为国家自然科学基金资助项目(No. 30772706),由山东中医药大学乔海法教授负责。

该研究组在研究中发现,胃肠动力障碍导致的疾病中,针刺胃俞与中脘的效应不但没有协同,甚或相互拮抗。已有实验研究表明,分别针刺背部腧穴与腹部腧穴对大鼠胃运动表现出增强和抑制两方面的作用。而神经节段学说无法解释上述现象。研究表明,延髓内的迷走神经背核是调节胃运动的最基本核团之一,包括人类在内的许多动物支配胃的副交感神经节前纤维主要起始于迷走神经背核,有 GABA 和 NMDA 受体共同表达的该核胃投射神经元可能参与胃运动的调节。因此,本研究采用在体与离体相结合的方法,运用分子生物学、生化及膜片钳技术,深入探讨迷走神经背核胃投射神经元 GABA 和 NMDA 受体在胃俞、中脘不同针刺效应中的作用,以揭示胃俞、中脘不同针刺效应的分子机制,为阐明腧穴的协同和拮抗机制提供科学证据。不仅切入点新,而且,对于合理诠释和应用腧穴理论,研究腧穴特异性和主治规律具有重要意义。

2. 电针足三里穴对胃肠功能紊乱模型大鼠脏器微循环的影响及穴位脏腑相关性理论探讨[259-261]

"电针足三里穴对胃肠功能紊乱模型大鼠脏器微循环的影响及穴位脏腑相关性理论探讨"为国家重点基础研究发展计划项目(No. 2006CB504507、No. 2010CB530502),由山东中医药大学吴富东教授负责。

该研究通过观察电针足三里穴对胃肠功能紊乱模型大鼠胃、肠、肝、脑微循环的影响,探讨足三里穴与胃之间穴位脏腑相关特异性。选取 48 只 SD 大鼠随机均分为正常组,结果模型组,足三里 1、2 组、三阴交 1、2 组。大鼠腹腔注射利血平制作胃肠功能紊乱模型。正常和模型组及三阴交 1 组、足三里 1 组束缚 7 天,三阴交 2 组、足三里 2 组连续电针 7 天,第 8 天三阴交和足三里 1、2 组采用激光多普勒微循环血流分析仪监测各组大鼠胃、肠、肝、脑等器官表面微循环。模型组胃、肠微循环血流量明显低于正常对照组($P<0.05$),电针即刻(1 分钟)明显高于电针前($P<0.05$);较模型组,足三里 1、2 组电针即刻(1 分钟)胃微循环血流量升高($P<0.05$),且明显高于三阴交 1、2 组,有显著性差异($P<0.05$);电针即刻(1 分钟)三阴交 2 组和足三里 1、2 组肠微循环血流量明显高于模型对照组($P<0.05$)。针刺对各组大鼠肝及脑微循

环的影响无显著性差异($P>0.05$)。由此认为电针足三里穴能有效调节胃肠功能紊乱模型大鼠胃、肠，尤其是胃微循环血流量，具有穴位特异性，为足三里穴与胃之间穴位脏腑特异性相关理论提供一定科学依据。

九、克隆氏病

克隆氏病又名局限性肠炎、肉芽肿性肠炎、慢性肠壁全层炎，是一原因不明的疾病。其主要表现为全肠壁的非特异性肉芽肿性炎症，可侵及胃肠道的任何部位，而以回肠最多见，多呈节段性分布。临床上以腹痛、腹泻、腹块、瘘管形成和肠梗阻为特点，伴有发热、贫血、营养障碍以及关节、皮肤、眼、口腔黏膜、肝脏等肠外损害。本病有终生复发倾向，重症患者迁延不愈，预后不良。发病年龄多在 15～30 岁，但首次发作可出现在任何年龄组，男女罹病近似。本病分布于世界各地，国内较欧美少见。

1. 艾灸对克隆氏病结肠上皮屏障的保护作用及其调节机制[262-265]

"艾灸对克隆氏病结肠上皮屏障的保护作用及其调节机制"为国家自然科学基金资助项目（No.3077283），由上海中医药大学施茵教授负责。

该研究以 TNF-α、TNFR 诱导的结肠上皮细胞异常凋亡和紧密连接蛋白闭合蛋白（Occludin）、封闭蛋白（Claudin）、闭锁小带（ZO-1）表达异常所导致结肠上皮屏障损伤为切入点，以冀探明艾灸对克隆氏病结肠上皮屏障的保护作用及其调节机制。采用随机对照方法，进行临床与动物实验研究，探讨结肠型轻型克隆氏病 TNF-α、TNFR 诱导的结肠上皮细胞凋亡、紧密连接蛋白 Occludin、Claudin、ZO-1 及其 mRNA 表达的异常与结肠上皮屏障损伤的关系。并从组织学、细胞学、分子生物学等角度，阐明 TNF-α、TNFR 是加速结肠上皮细胞凋亡，抑制紧密连接蛋白 Oecludin、Claudin、ZO-1 表达的主要调节因子，证实艾灸可能是通过调控 TNF-α、TNFR 诱导的结肠上皮细胞凋亡、紧密连接蛋白 Occludin、Claudin、ZO-1 及其 mRNA 的表达，达到修复克隆氏病结肠上皮屏障损伤的目的。

2. 隔药灸结合针刺对克罗恩病患者肠黏膜 TNF-α、TNF R1、TNF R2 表达及肠上皮细胞凋亡的影响[266,267]

"隔药灸结合针刺对克罗恩病患者肠黏膜 TNF-α、TNF R1、TNF R2 表达及肠上皮细胞凋亡的影响"为国家重点基础研究发展计划项目（No.2009CB522900）、国家自然科学基金资助项目（No.30772831）上海市重点学科资助项目（No.S30304），由上海市针灸经络研究所吴焕淦教授负责。

该研究通过观察隔药灸结合针刺对克罗恩病患者肠黏膜 TNF-α、TNF R1、TNF R2 含量以及肠上皮细胞凋亡的影响，探讨其对克罗恩病肠上皮屏障损伤的保护作用。将 60 例符合轻、中度克罗恩病诊断标准的患者分为治疗组和对照组（各 30 例），治疗组予以隔药灸结合针刺治疗，12 次为 1 个疗程，疗程间休息 3 天，共治疗 6 个疗程；对照组予以常规西药美沙拉嗪口服，连续服用 12 周。采用克罗恩病活动指数评价两种治疗方法的临床疗效，同时观察患者治疗前后肠黏膜 TNF-α、TNF R1、TNF R2 含量及肠上皮细胞凋亡情况。结果治疗组和对照组临床总有效率分别为 86.67%、63.33%；组间疗效比较，差异有统计学意义（$P<0.05$）；两组治疗后肠黏膜 TNF-α、TNF R1、TNF R2 含量和肠上皮细胞凋亡率均明显降低（$P<0.01$）；组间治疗后比较，肠黏膜 TNF-α、TNF R1 含量及肠上皮细胞凋亡率差异有统计学意义（$P<0.05$）。由此认为隔药灸结合针刺可能是通过降低克罗恩病肠黏膜异常增高的 TNF-α、TNF R1、TNF R2，从而抑制肠上皮细胞的异常凋亡，达到保护肠上皮屏障损伤和减轻肠道炎症反应之目的。

十、肠易激综合征

肠易激综合征（IBS）被称为结肠功能紊乱、过敏性结肠炎、痉挛性结肠炎、黏液性结肠炎等。是一种较常见的与精神因素有关，以肠道生理功能紊乱为主的消化系统疾病，病理学基础为胃肠动力异常。临床表现以腹泻与便秘交替，腹痛为主要特征。属中医学"泄泻"、"腹痛"、"便秘"等范畴。其发病机理与脾、胃、肝、肾关系密切，常因情志不调、饮食不节、劳倦过度等因素而诱发或加重。针灸治疗"泄泻"、"腹痛"、"便秘"，古代医学文献早有记载，近年来针灸治疗该病研究增多，已取得初步成效。

1. 自由基与肠易激综合征的关系及针灸对此影响的临床和实验研究[268]

"自由基与肠易激综合征的关系及针灸对此影响的临床和实验研究"为甘肃省自然科学基金资助项目（No.3ZS041－A25－071），由甘肃省医学科学研究院（甘肃省肿瘤医院）薛媛承担。

该研究采用 IBS 的经典造模方法造模，观察造模后及用针刺天枢、足三里，艾灸神阙等穴对 IBS 大鼠 SOD、MDA、NO 的影响。发现 IBS 模型大鼠血浆中 SOD 活性降低，MDA 和 NO 的含量增加；针灸能提高 IBS 模型大鼠血浆中 SOD 活性，降低 MDA 和 NO 含量。该研究认为 IBS 机体抗氧化能力低下，自由基代谢产物储积；针灸疗法可以提高 IBS 机体的抗氧化能力，减少自由基代谢产物储积和其对组织细胞的损伤。临床研究根据 Rome II 诊断标准，选择 IBS 患者 200 例，随机分为针灸治疗组和对照组各 100 例，两组患者在治疗前后统一静脉抽血，检验体内血浆自由基 SOD、MDA、NO 含量。针灸治疗组予针刺天枢、神阙、足三里、内关、合谷、太冲，以平补平泻法、灸法灸神阙 5 分钟，10 天为 1 个疗程，中间休息 3 天，2～4 个疗程。对照组：柳氮磺吡啶片 1 次/日，10mg/(kg·次)，10 天为 1 个疗程，共治疗 2～4 个疗程。治疗前后分别对患者进行症状疗效比较,并观察两组血浆 SOD、MDA、NO 变化情况。该研究结果认为针灸对 IBS 患者疗效明显,针灸对 IBS 患者血浆 SOD、MDA、NO 影响显著。从动物实验和临床两方面探讨血浆中自由基(SOD、MDA、NO)含量的变化与 IBS 的发病有无关系针灸疗法对 IBS 患者的血浆中自由基(SOD、MDA、NO)含量的变化有何影响。探讨针灸疗法和药物柳氮磺胺吡啶(SASP)对 IBS 患者的血浆中自由基(SOD、MDA、NO)含量的变化的影响有何差异。用大鼠实验性 IBS 动物模型进行造模前、后,不同方法处理前后检测血清 SOD、MDA、NO 的含量有何差异。临床和动物实验研究结果一致。上述研究表明,针灸在治疗 IBS 方面,不论从临床还是试验研究,都值得进一步推广应用。

2. 眼针对肠易激综合征模型大鼠结肠组织 5 – HT 重摄取转运体表达的影响[269–271]

"眼针对肠易激综合征模型大鼠结肠组织 5 – HT 重摄取转运体表达的影响"为国家重点基础研究发展计划资助项目(No. 2007 CB 512702),由辽宁中医药大学王德山教授负责。

该研究通过观察眼针对 IBS 模型大鼠结肠组织 5 -羟色胺重摄取转运体(SERT)表达的影响,探讨眼针治疗 IBS 的作用机制。取雄性 Wistar 大鼠 30 只,随机分成对照组、IBS 模型组、眼针组,每组 10 只。采用束缚刺激与应激刺激相结合的方法建立 IBS 动物模型,选取下焦区、大肠区、肝区及脾区行眼针干预,每 12 小时针刺 1 次,共针刺 7 天。各组采用 Western blot 法、RT-PCR 法检测结肠组织中 SERT 的蛋白和 mRNA 表达。结果与对照组比较,模型组 SERT 的 mRNA 和蛋白表达均下调($P<0.05$);与模型组比较,眼针组 SERT 的 mRNA 和蛋白表达均上调($P<0.05$)。认为眼针干预可有效上调 IBS 模型大鼠 SERT 表达水平,进而对 IBS 起到治疗作用。

3. 眼针疗法对 IBS 模型大鼠结肠组织色氨酸羟化酶表达的影响[272]

"眼针疗法对 IBS 模型大鼠结肠组织色氨酸羟化酶表达的影响"为国家重点基础研究发展计划资助项目(No. 2007CB512702),由辽宁中医药大学王德山教授承担。

该研究将实验动物分成正常对照组、IBS 模型组、眼针组,采用束缚刺激与应激刺激相结合的方法建立 IBS 动物模型并进行眼针干预。各组采用 Western blot 法、RT – PCR 法检测远端结肠组织中 TPH1 的蛋白和 mRNA 表达。结果与正常对照组比较,IBS 模型组 TPH1 的蛋白和 mRNA 表达均上调;与 IBS 模型组比较,眼针组 TPH1 表达下调明显。由此认为 IBS 模型大鼠结肠组织 TPH1 表达上调,提示 5 – HT 合成水平提高,可能是结肠组织 5 – HT 水平升高的重要原因。眼针干预可改善 IBS 大鼠 TPH1 表达至正常水平。

十一、便 秘

针灸治疗习惯性便秘,以足阳明胃经腧穴为主。毫针深刺腹部相关穴位,可使慢传输便秘患者结肠蠕动增加,便意出现。通过 CT 下深刺及大便隐血试验检查表明,深刺腹部穴是安全的。

1. 麻子仁方联合针灸治疗老年习惯性便秘疗效观察[273]

"麻子仁方联合针灸治疗老年习惯性便秘疗效观察"由冀中能源邢台矿业集团有限责任公司章村分公司医院承担。

该研究主要研究针灸用于老年习惯性便秘患者的治疗。现代研究证明针刺三焦、大肠、直肠下段具有较好调整胃肠分泌及全身代谢的作用,诸穴合用,使疏泻有常,升降有序,腑气通降,大便得行。基于以上观点,该研究采用体针与耳穴贴压相结合的方法,通过刺激经络,调节人体失衡之阴阳,补其不足,泻其有余,使气机通畅则疾病自解。麻子仁方与针灸两者合理应用有效促进平滑肌蠕动,及时解除便秘带来的痛苦,大大提高患者的生活质量。实验中应用麻子仁方联合针灸治疗通过对 80 例老年习惯性便秘患者,随机分组进行对比。结果为治疗组 40 例中,治愈 32 例,显效 5 例,有效 3 例,总有效率 100%。对照组 40 例,治愈 15 例,显效 6 例,有效 3 例,无效 14 例,总有效率 65%,治疗组明显优于对照组($P < 0.05$)。由此认为针刺结合方剂治疗老年习惯性便秘有较好疗效。

十二、反流性食管炎

反流性食管炎系指由于胃和(或)十二指肠内容物反流入食管,胃食管反流分为生理性和病理性两种。生理性胃食管反流见于正常人,无临床意义。若反流较正常人发生频繁,不能及时清除酸性消化性胃液以及胃蛋白酶、胆汁、胰液,就会引起食管黏膜的炎症、糜烂、溃疡和纤维化等病变。由于老年人的食管功能降低,因此患本病的机会更多。经过针灸治疗反流性食管炎疗效显著。

1. 观察针药并用治疗反流性食管炎的临床疗效[274]

"观察针药并用治疗反流性食管炎的临床疗效"项目将 120 例反流性食管炎患者随机分为 4 组。针药组 30 例,采用针刺结合中药治疗;中药组 30 例,口服中药治疗;针刺组 30 例,采用针刺治疗;西药组 30 例,口服奥美拉唑肠溶胶囊治疗。4 组均治疗 60 天为 1 个疗程,治疗前及治疗 1 个疗程后检测患者血浆胃泌素和胃动素,并进行疗效评价。结果治疗前各组患者血浆胃泌素和胃动素水平差异无统计学意义,与治疗前比较,治疗后各组患者血浆胃泌素和胃动素水平明显升高($P < 0.01$);针药组血浆胃泌素和胃动素水平明显高于西药组和中药组($P < 0.05$)。由此认为,针药并用可显著提高反流性食管炎患者血浆胃泌素和胃动素水平,调节胃-食管运动,增加下食管括约肌压力,防止食物反流。

十三、腹　泻

腹泻分为急性和慢性两种。急性腹泻最常见的原因是感受风寒、湿热等外邪及不洁。此类腹泻一般发作较急，发病时间较短，多伴有肛门灼热、大便臭秽、怕冷、发热等症状。慢性腹泻则大多由急性腹泻未愈转化而来，由于脏腑虚弱导致，如久病后气虚乏力、脾胃虚弱、肾阳亏虚等。此症发作较缓，发病时间较长，常伴有面色萎黄、喜暖、腰膝酸软、腹泻发作与情绪相关等表现。针灸治疗腹泻以腹部穴位配合四肢的穴位为主。此外，也可进行耳穴贴豆，每日自行按压、刺激穴位，能够有效缓解腹泻引发的各种症状。

针药并用对中风后腹泻的疗效及肠黏膜通透性的影响[275]

"针药并用对中风后腹泻的疗效及肠黏膜通透性的影响"项目的研究目的是观察针灸配合参苓白术散治疗中风后腹泻的疗效，以及对肠黏膜通透性的影响。将76例患者按数字随机表法分成治疗组和对照组，每组38例，治疗组采用针灸配合参苓白术散治疗，对照组采用药物治疗，两组患者分别在治疗前和治疗一周后进行腹泻积分和肠黏膜通透性评估。结果两组患者治疗后腹泻积分、血浆二胺氧化酶和 D-乳酸与同组治疗前比较，差异均具有统计学意义（$P<0.05$）；治疗组治疗后腹泻积分、血浆二胺氧化酶和 D-乳酸与对照组比较，差异具有统计学意义（$P<0.05$）。由此认为，针灸配合参苓白术散能有效治疗中风后腹泻，并改善肠黏膜通透性。

十四、消化系癌症

消化系癌症引起的焦虑及睡眠障碍[276]

"消化系癌症引起的焦虑及睡眠障碍"项目的研究目的是观察针刺结合放松训练对改善晚期消化系癌症患者焦虑和睡眠质量的作用。选取43例有焦虑症状及睡眠障碍的晚期消化系癌症患者为干预组，按与干预组相同性别、癌症类型、年龄相近的原则另选取有焦虑症状及睡眠障碍的43例晚期消化系癌症患者为对照组，对干预组给予针刺结合放松训练的干预，对照组采取常规护理。干预前后应用匹兹堡睡眠指数量表（PSQI）及焦虑自评量表（SAS）评价两组患者睡眠质量和焦虑情况。结果干预组与对照组相比，焦虑情况得到明显改善（$P<0.01$），睡眠情况也得到显著提高，PSQI 的7个维度都明显改善（$P<0.01$）。认为针刺结合放松训练能够有效地改善晚期消化系癌症患者焦虑情况和睡眠质量，可以在临床中推广使用。

十五、药物胃肠道副作用

药物的胃肠道副作用已经在一定程度上影响了药物的临床应用，因此必须引起足够的重视。为了减小副作用的影响,可以采取相应的预防和治疗措施。针灸可在一定程度上缓解药物的胃肠道副作用。

温针灸减低阿司匹林抗风湿致胃肠道副作用的研究[277]

"温针灸减低阿司匹林抗风湿致胃肠道副作用的研究"由黑龙江中医药大学进行研究。该研究用随机数字表法将 SD 大鼠分为空白组、模型组、温针灸组与奥美拉唑组,每组 10 只,用阿司匹林灌胃造模。灌胃后温针灸组取中脘、下脘、双侧足三里与双侧内关,平补平泻手法针刺穴位后用温针灸架进行温针灸 30 分钟,每日 1 次,连续治疗 7 天。参照 Guth 标准测量大鼠胃溃疡指数,黄嘌呤氧化酶法(羟氨法)测血清和胃黏膜的超氧化物歧化酶(SOD)活力,硫代巴比妥酸法测其 MDA 含量。结果与空白组比较,模型组各指标均有明显变化($P<0.01$);温针灸组的血清和胃黏膜 SOD 活力均提高,MDA 含量均降低,溃疡指数减小,与模型组比较差异有统计学意义($P<0.01$);奥美拉唑组的溃疡抑制率优于温针灸组($P<0.05$),但是温针灸组在提高血清和胃黏膜 SOD 活力和降低胃黏膜 MDA 含量方面优于奥美拉唑组($P<0.05$)。由此认为温针灸能明显减低阿司匹林所致的胃肠道副作用,其机制可能与抗氧自由基损伤有关。

十六、功能性消化不良

针刺俞、募穴对功能性消化不良大鼠血清大分子代谢产物的影响[278]

"针刺俞、募穴对功能性消化不良大鼠血清大分子代谢产物的影响"为国家重点基础研究发展计划(No. 2006 CB 504501)、国家自然科学基金青年科学基金(No. 30901933)、教育部博士点创新基金(No. 200806330008)、四川省中医药管理局项目(No. 2007 XS 20)、成都中医药大学优秀博士创新基金,由成都中医药大学余曙光教授负责。

该研究主要探讨针刺俞、募穴和配穴对功能性消化不良(FD)大鼠影响的部分代谢组学机制。选用 Wistar 雄性大鼠 50 只,随机分为对照组、模型组、胃俞组、中脘组、胃俞联合中脘组,每组 10 只。采用夹尾法复制 FD 大鼠模型,分别电针胃俞、中脘以及胃俞+中脘,采用 1H NMR 扩散编辑实验检测血清大分子代谢物,并进行主成分分析和正交偏最小二乘判别分析。与对照组相比,模型组大鼠血清中 N-乙酰糖蛋白(NAc)和高密度脂蛋白(HDL)含量明显降低,极低密度脂蛋白/低密度脂蛋白(VLDL/LDL)明显升高($P<0.05$);针刺各组均能提高 NAc 的含量,降低 VLDL/LDL($P<0.05$);与胃俞组和中脘组相比,胃俞+中脘组除了升高 NAc,降低 VLDL/LDL 之外,还能提高模型大鼠降低的 HDL($P<0.05$)。由此认为针刺俞募穴均对 FD 大鼠的血清大分子代谢产物有影响,俞募配穴法的影响更为明显。

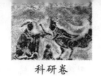

十七、急性胰腺炎

电针'足三里'急性胰腺炎大鼠血清促炎因子及胰腺核因子-κB 活性的影响"[279]

该研究主要是探讨电针足三里穴治疗重症急性胰腺炎(SAP)的作用机制。取 66 只雄性 SD 大鼠随机分为假手术组、模型组、电针组,每组 22 只。通过胆胰管注射 3.5% 牛磺胆酸钠制作 SAP 模型。电针组在模型制作成功后及处死前给予电针足三里穴治疗各 30 分钟。3 组大鼠均于造模后 3 小时($n=7$)、6 小时($n=7$)、12 小时($n=8$)分批处死,检测各时间点腹水量,观察胰腺病理学评分变化,并用 ELISA 方法检测血清 TNF-α、IL-6 浓度的变化,运用免疫组化法检测胰腺组织核因子-κBP65(NF-κBP65)表达水平。结果各时间点模型组的胰腺组织病理评分、腹水量、血清 TNF-α 和 IL-6 浓度及胰腺 NF-κBP65 表达水平均较假手术组均增高($P<0.05$);电针组各时间点上述各项指标均较模型组明显降低(均 $P<0.05$)。由此认为电针足三里穴可以减轻牛磺胆酸钠诱导的 SAP 大鼠胰腺病理损伤,其机制可能与抑制 NF-κB 的活性、降低血清促炎因子 TNF-α、IL-6 浓度有关。

十八、肝纤维化

针刺对四氯化碳致肝纤维化大鼠肝脏中细胞外基质生成的抑制作用[281]

"针刺对四氯化碳致肝纤维化大鼠肝脏中细胞外基质生成的抑制作用"为国家自然科学基金项目(No. 30873424)、江苏省针灸学重点实验室开放项目(No. KJA200801)、江苏省自然科学基金项目(No. BK200856)、教育部博士点基金(No. 20103237110010)、江苏省六大人才高峰资助项目(09-B-010)、江苏高校优势学科建设工程资助项目(No. ysxk-2010),由南京中医药大学郑仕中教授负责。

该研究主要观察针刺治疗对四氯化碳致大鼠实验性肝纤维化的改善作用,以及对纤维化肝脏中细胞外基质主要成分表达的影响。将 46 只大鼠随机分为正常组(10 只)、模型组(12 只)、非穴组(12 只)、穴位组(12 只)。采用 50% CCl$_4$ 橄榄油溶液腹腔注射进行肝纤维化造模,同时针刺穴位组大鼠的太冲、期门、肝俞,并电针足三里进行治疗;非穴组取穴为上述各穴左侧平移 0.5cm 处。造模和治疗 6 周后,颈总动脉取血用酶联免疫吸附法检测血清透明质酸(HA)、层粘连蛋白(LN)、Ⅲ型前胶原(PCⅢ)水平;然后处死大鼠,分离肝组织进行病理切片观察;并分离各组大鼠的肝星状细胞,以 Western blot 法检测 α 平滑肌肌动蛋白(α-SMA)、α-(Ⅰ)型胶原蛋白[α_1(I)collagen]、纤连蛋白(fibronectin)、基质金属蛋白酶-9(MMP-9)及金属蛋白酶组织抑制剂-1(TIMP-1)的蛋白表达,以 Real-time PCR 法检测 α-SMA、α_1(I)collagen 和 fibronectin 的 mRNA 表达。结果与正常组相比,模型组大鼠各项肝纤维化血清指标

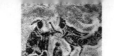

（HA、LN、PCⅢ含量）均明显升高（$P<0.01$，$P<0.05$）；与模型组相比，穴位组血清 HA、LN 水平显著下降（$P<0.05$），非穴组无明显降低。针刺穴位可以降低肝星状细胞中 α-SMA、$\alpha 1$(Ⅰ)collagen 和 fibronectin 的蛋白与基因表达（$P<0.01$，$P<0.05$），并上调 MMP-9 的蛋白表达（$P<0.05$），而对 TIMP-1 无明显影响（$P>0.05$）。由此认为针刺穴位能有效改善 CCl_4 导致的大鼠肝纤维化损伤，减少肝星状细胞分泌细胞外基质，从而抑制肝纤维化。

十九、脂肪肝

脂肪肝是指由于各种原因引起的肝细胞内脂肪堆积过多的病变。它正严重威胁国人的健康，成为仅次于病毒性肝炎的第二大肝病，已被公认为隐蔽性肝硬化的常见原因。脂肪肝是一种常见的临床现象，而非一种独立的疾病。其临床表现轻者无症状，重者病情凶猛。一般而言，脂肪肝属可逆性疾病，早期诊断并及时治疗常可恢复正常。针灸对脂肪肝的治疗研究也取得初步进展。

电针对非酒精性脂肪肝大鼠肝细胞色素 P4501A1 和脂质过氧化的影响[282]

"电针对非酒精性脂肪肝大鼠肝细胞色素 P4501A1 和脂质过氧化的影响"，该研究将 33 只 SD 大鼠随机分为正常组（11 只）和非酒精性脂肪肝病（NAFLD）组（22 只），后者以高脂饲料饲养建立 NAFLD 大鼠模型。8 周末，处死其中 3 只（正常组 1 只，NAFLD 组 2 只），病理组织学检查以验证造模成功，然后将 NAFLD 组进一步分为 NAFLD 模型组（10 只）和电针组（10 只）。电针足三里、丰隆、三阴交、太冲穴，每日 1 次，治疗 4 周。12 周末处死所有动物，比色法检测肝内 SOD 活性、MDA 含量，免疫组化法检测肝细胞色素 P4501A1（CYP1A1）表达。结果与正常组比较，模型组大鼠肝组织中 SOD 活性显著降低，MDA 含量增高，CYP1A1 吸光度值显著升高（$P<0.05$）；与模型组比较，电针组大鼠肝组织中 SOD 活性显著增高，MDA 含量降低，CYP1A1 吸光度值显著降低（$P<0.05$）。由此认为电针治疗能抑制非酒精性脂肪肝 CYP1A1 表达的上调，减轻脂质过氧化反应。

二十、其他疾病

针灸对某些肝脏疾病具有一定的治疗作用，它可改善肝的功能和肝病的临床体征。如针刺能促使急性黄疸型病毒性肝炎的恢复，降低黄疸指数和血清谷丙转氨酶。艾灸膈俞、肝俞、脾俞、期门等穴也能使慢性肝炎病人自觉症状有所改善。病理组织学方面的研究证明，艾灸动物的期门穴对动物药源性早期肝硬化有一定的疗效。临床观察和动物实验证明，针灸是通过提高机体的免疫及利胆效应，达到对肝脏功能的调整作用，特别是通过利胆作用达到对肝脏疾病的治疗。另外，用同位素血管内注射法发现，针灸不同的穴位对肝血流量有不同的影响。针刺慢性肝炎患者右阳陵泉、章门穴可使肝脏血管阻力紧张度降低，充盈度增大，肝血流量增多，肝微循环状况得到显著改善,肝微循环的改善对肝细胞功能的恢复具有促进作用。针刺还可促使肝细胞内物质代谢,在大鼠实验中发现,针刺可增强肝细胞的功能活动,如糖原密聚、胆小管及血窦下间隙扩张、高尔基体发达等,从超微结构变化分析显示肝细胞的合成率增加。

针灸具有显著的调节胆囊功能,并可促使胆汁的分泌与排泄。如用 X 线观察或超声波探测发现,针刺健康人阳陵泉穴时,75％的胆囊影像明显缩小。对胆囊、胆道造瘘患者进行针刺,大多数于针后 15 分钟胆汁流量明显增加,作用高峰在针后 30 分钟左右。电针胆总管引流患者的丘墟、阳陵泉、日月等穴,针后 30 分钟可见胆总管出现明显的规律性收缩,促使胆道造影剂通过奥狄括约肌而进入十二指肠。用静脉胆道造影与定时连续摄片的方法或测定胆总管压力变化的方法以及动物实验都证明,针刺能促进胆总管的运动和降低奥狄括约肌张力的作用。如给机体注射吗啡造成胆总管压力升高后,针刺太冲等穴可使压力迅速降低,如在注射吗啡前针刺,则可阻止吗啡的效应。以上结果说明针刺对胆囊、胆总管的运动具有调节作用。

针刺对胰腺的功能也具有一定的调节作用。临床观察中发现,针刺四缝穴治疗蛔虫患者时,其肠中胰蛋白酶、胰淀粉酶和胰脂肪酶的含量均有增加。在动物实验中发现,针刺家兔的四缝穴可使胰液的分泌量明显增加。

第三节　呼吸系统疾病

针灸治疗呼吸系统疾病达十余种,最主要有上呼吸道感染、急慢性支气管炎、支气管哮喘等。针灸对呼吸系统功能的调节主要体现在,对肺容量、肺通气量、气道阻力、肺顺应性等肺通气方面的影响,对肺换气和组织换气的调节,对呼吸运动的调节等几方面。如针刺正常人的足三里穴,可使肺通气量和耗氧量均明显增加,而且能及时改善肺部血流状况,使肺组织得到足够的血、氧供应,提高机体内外气体交换能力,从而起到良性调节作用。

针灸对呼吸功能的影响与穴位作用的特异性具有明显的关系,如针刺家兔、猫、犬的素髎、水沟、会阴等穴,对呼吸中枢产生强烈的影响,对呼吸停止有良好的作用。但针刺素髎、水沟穴时,无论在呼吸功能增强的程度上和阳性率上,都较针刺会阴穴好。研究中发现,针刺家兔人中穴有明显的呼吸起动效应或节律恢复作用,对实验性呼吸节律紊乱有一定调整作用,并较其他对照穴位明显。

针刺不同穴位对呼吸功能影响的性质也存在不同。如针刺足三里、冲阳、厉兑、中脘、肺俞等穴,均可不同程度引起呼吸和代谢功能加强,尤以针刺足三里时效果明显;而针刺天枢、梁门等穴,反而会使呼吸及代谢功能呈现抑制效应。

选用不同的穴位,针灸效应出现的时间也会出现一定的差异。针刺人迎穴可使肺通气量即时性增加,而针刺大杼、风门、肺俞等穴,则需要在连续针刺 1 周后才表现出这一效应,一旦获效,即使停针,仍可继续维持一定时间。

针灸手法也在一定程度上影响针灸的效应。同一动物,采用重雀啄法针刺,可引起动物的主动呼气,而采用轻雀啄法针刺则引起吸气深度减小。用电针急救实验性休克动物,弱刺激(0.005~0.02mA)对呼吸多呈兴奋作用,而较重的刺激(0.03~0.38mA)呈抑制作用,强度越大,呼吸的抑制越重。这提示应用电针急救休克病人应控制好刺激强度,否则有可能加重呼吸运动的抑制。

一、哮 喘

针灸治疗哮喘,不仅具有良好的近期疗效,也有一定的远期效果,是目前我国防治哮喘的常用方法之一。研究过程中发现针刺治疗哮喘在起临床效能和免疫学机制的基础上,可能不是通过糖皮质激素发挥作用,而是受针刺激发的体内其他内源性途径调节起到治疗作用。为证明这一假说,科研人员又进一步研究针刺治疗哮喘与肾上腺皮质激素的关系。结果证明,针刺能明显降低肾上腺切除(ADX)大鼠哮喘模型气道阻力,增加肺顺应性,降低嗜酸粒细胞计数,不影响皮质酮水平,表明针刺治疗哮喘与皮质激素的存在与否无关。针刺血清注射同样能降低 ADX 大鼠哮喘模型气道阻力,降低嗜酸粒细胞计数,进一步表明针刺血清具有抗哮喘作用且与皮质激素的存在与否无关,针刺血清中存在非皮质激素类其他内源性调节途径。同时 ADX 针刺全血清和分段血清均能降低 Sephadex G-200 诱导的大鼠高嗜酸粒细胞血症模型外周血嗜酸粒细胞数目,证明针刺的作用不依赖肾上腺皮质激素,而是存在不同分子量的非皮质激素类的其他内源性调节因子。用液相色谱方法进行分析表明,ADX 针刺血清中至少存在四种特异蛋白质成分。由此证明针刺治疗哮喘与皮质激素的存在与否无关,而是存在非皮质激素类其他内源性调节途径。上述研究已获得上海市科学技术进步三等奖。

针灸治疗支气管哮喘还与针灸对 β 肾上腺素能受体的影响有关。采用受体功能实验法观察哮喘豚鼠的肺条和气管条对异丙肾上腺素的松弛反应,结果发现,与正常动物相比,哮喘豚鼠的肺条和气管条的 β 受体对其激动剂异丙肾上腺素的亲和力均降低,电针刺激可使其肺条和气管条对其激动剂亲和力恢复至正常,但对正常动物并不产生影响。由此证明针灸对豚鼠肺组织 β 受体数量具有一定的调节作用。

针灸治疗支气管哮喘还与改善机体的免疫功能相关。观察针刺前后血清免疫球蛋白的变化可以发现,哮喘患者针刺后 IgA 明显升高,IgG 和 IgM、IgE 较治疗前均有不同程度的降低,其中 IgE 较治疗前可减低 50% 以上,说明针灸治疗支气管哮喘在一定程度上是通过改善机体的免疫功能实现的。

1. 针刺抗哮喘效应的生物信息传导途径与机制研究[283]

"针刺抗哮喘效应的生物信息传导途径与机制研究"为国家自然科学基金资助项目

(No. 81173341，No. 81173332，No. 30701123，No. 30873299，No. 81001548)、上海市重点学科项目(No. S30304)、浙江省"重中之重"学科(针灸推拿学)科研开放基金资助项目(No. ZTK2010A02)，由上海中医药大学杨永清教授负责。

基于基因表达序列分析技术(SAGE)的针刺抗哮喘响应基因研究表明，哮喘针刺组存在独特的内环境稳态基因功能分类，独有的通路(KEGG)通路是胰岛素信号通路、GnRH信号通路、ErbB信号通路、金属硫蛋白-2。Veen分析表明针刺诱导内源性皮质激素在哮喘防治中的重要作用。该研究将32只大鼠随机分为正常组、模型组、针刺组、假针刺组，每组8只。后3组均造模：大鼠一次性腹腔注射卵蛋白10mg和氢氧化铝200mg的生理盐水混悬液1mL以及1mL灭活百日咳菌苗处于致敏状态14天。模型组第15天起连续14天每天超声雾化吸入1%卵蛋白诱发哮喘30分钟。针刺组大鼠造模后亦连续14天每天超声雾化吸入1%卵蛋白前针刺大椎、风门、肺俞，每次30分钟，每2天1次。假针刺组与针刺组取穴及疗程相同，造模后每天超声雾化吸入1%卵蛋白前针刺穴位皮肤1mm，不留针。正常组不予干预处理。检测各组大鼠气道阻力评价呼吸功能，采用肺组织病理学检测评价气道重建情况，并运用免疫组化技术检测大鼠气道平滑肌T型钙通道3个亚单位Cav3.1、Cav3.2、Cav3.3蛋白表达情况。研究发现针刺能抑制哮喘气道重建，降低气道阻力，抑制气道平滑肌增生，其机制可能与抑制气道平滑肌细胞T型钙通道蛋白，尤其是Cav3.1蛋白表达水平相关。差异表达基因的生物过程分析表明，针刺抗哮喘作用是调节内源性皮质激素产生，抑制免疫反应的生物过程。完成了MT-2和钙结合蛋白A9(S100A9)的分子克隆和蛋白质表达，获得了其毫克级的纯化蛋白。基于蛋白质组技术的针刺抗哮喘应答蛋白研究表明：针刺的抗哮喘作用包括两分，一是针刺的非特异作用，如对能量代谢、信号转导、细胞骨架、抗氧化等不同类型蛋白的调节；二是针刺对哮喘病理状态的特异作用，如对抗炎和免疫调节相关蛋白的调节。差异表达蛋白的生物过程分析表明，在蛋白质层面，针刺抗哮喘作用与抑制上皮形态发生、嘌呤代谢生物过程密切相关。

2. 电针对大鼠肺缺血再灌注损伤保护作用机制的研究[284]

"电针对大鼠肺缺血再灌注损伤保护作用机制的研究"为国家自然科学基金资助项目(No. 30572419)，由广州中医药大学赖新生教授负责。

该研究通过观察电针预防或减轻肺缺血再灌注损伤的作用，研究电针预防肺缺血再灌注的作用途径及作用机制。选取80只SD大鼠，随机分为模型组、电针1组、电针2组和电针3组。实验中双肺维持稳定的通气，剥离左右肺动脉，左肺动脉缺血60分钟(电针1、2组)或90分钟(电针3组)后再灌注30分钟。模型组(1/R组)不予电针刺激；电针1组在手术开始时，电针2组及电针3组在缺血开始时各给予电针刺激(肺俞、合谷、尺泽)30分钟。用T-PCR检测双肺组织中TNF-α，IL-4，IL-6 mRNA表达；分别测定左右肺灌洗液的白蛋白浓度及

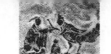

肺组织湿/干比,以评价血管通透性;测定血浆弹性蛋白酶。结果左肺经缺血-再灌注,血管通透性均增加,但1组缺血左肺蛋白含量与对照肺右肺之间差异无显著意义($P>0.05$);与1/R组比较,血浆弹性蛋白酶均减少且有显著差异($P<0.01$);1组左肺组织细胞因子mRNA与对照肺无显著意义($P>0.05$)。由此认为电针刺激对缺血再灌注(1/R)肺细胞因子的产生有抑制作用,这可能是电针预防肺缺血再灌注损伤的作用机制之一。

3. 针刺对大鼠气道重建模型气道平滑肌细胞T型钙通道功能影响的研究[285-292]

"针刺对大鼠气道重建模型气道平滑肌细胞T型钙通道功能影响的研究"为国家自然科学基金资助项目(No.30701123),由上海市中医药研究院王宇教授负责。

国内外研究结果表明,支气管平滑肌细胞增殖是哮喘气道重建的主要病理基础,并且T型钙通道在细胞增殖机制过程中占有重要作用。这提示支气管平滑肌细胞上的T型钙通道在哮喘气道重建机制中具有重要意义。该研究组的以往临床与实验研究表明,针刺对过敏性哮喘具有良好疗效。该研究在以往工作基础之上,利用全细胞膜片钳技术、RT-PCR、免疫组化等技术,通过对过敏性哮喘大鼠气道重建模型施以针刺治疗,观察针刺对过敏性哮喘大鼠气道重建模型支气管平滑肌细胞T型钙通道电流以及T型钙通道三个亚单位alphalG、alphalH和alphalL在支气管平滑肌细胞中表达的影响。从而从离子通道水平揭示针刺防治哮喘气道重建机理,并阐明T型钙离子通道在哮喘气道重建中的关键作用,为哮喘的治疗提供一个新的研究思路。

4. 子午流注纳子针法对哮喘患者IL-4、PEF及治疗强度的影响[293]

"子午流注纳子针法对哮喘患者IL-4、PEF及治疗强度的影响"为广西青年科学基金(桂科青0832095),由深圳市第三人民医院理疗科李雁教授负责。

该研究主要观察子午流注纳子针法对哮喘患者IL-4、呼气峰流量(PEF)及治疗强度的影响。将60例哮喘患者随机分为子午流注纳子针法组和常规针法组各30例,治疗4个疗程。观察针刺前后IL-4、PEF及治疗强度并进行比较。结果两组针法均能降低哮喘患者IL-4、PEF及治疗强度的水平,子午流注纳子针法组优于常规针法组。子午流注纳子针法治疗支气管哮喘疗效优于常规针法。

5. 多种方法联用治疗哮喘

针灸治疗哮喘目前已在临床发挥出了一定的优势,运用多种针灸方法组合治疗,对于缓解哮喘的发作有确切的疗效。如用三棱针挑刺,不但能减轻和缓解哮喘的症状,使肺功能好转,而且能使患者血清组织胺含量下降,末梢血嗜酸性粒细胞减少。在相关背俞穴部位针刺后再行刺络拔罐,有较明显的疗效。另外化脓灸、伏灸、穴位埋线、穴位注射自血(或抗炎抗过敏的中西药物)、穴位激光照射等疗法,对哮喘发作均有较好效果,可迅速增加肺的通气量,解除呼

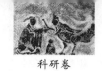

吸困难。

根据"冬病夏治"的学术思想,于每年三伏天用隔姜灸或药物发泡灸(即伏灸)治疗哮喘,对于治疗和预防该病均有较好的效果。各地三伏灸防治哮喘逐渐成为向民众普及穴位贴敷方法。

二、肺纤维化

肺纤维化是肺脏间质组织由胶原蛋白、弹性素及蛋白糖类构成,当成纤维细胞受到化学性或物理性伤害时,会分泌胶原蛋白进行肺间质组织的修补,进而造成肺脏纤维化,它也是肺脏受到伤害后,人体修复产生的结果。肺纤维化多在 $40\sim50$ 岁发病,男性多于女性。呼吸困难是肺纤维化最常见症状,轻度肺纤维化时,呼吸困难仅在剧烈活动时出现,因此常常被忽视或误诊为其他疾病。当肺纤维化进展,在静息时也发生呼吸困难,严重的肺纤维化患者可出现进行性呼吸困难。50%患者有杵状指和发绀,在肺底部可闻及吸气末细小泡裂音。早期虽有呼吸困难,但 X 线胸片可能基本正常;中后期出现两肺中下野弥散性网状或结节状阴影,偶见胸膜腔积液,增厚或钙化。肺组织纤维化的严重后果,可导致正常肺组织结构改变,功能丧失。没有气体交换功能的纤维化组织代替肺泡,导致氧气不能进入血液。使患者呼吸不畅,缺氧、酸中毒、丧失劳动力、靠呼吸机生存,最后衰竭、死亡。

艾灸调控肺纤维化大鼠 TGF - β 信号通路分子机制研究[294-302]

"艾灸调控肺纤维化大鼠 TGF - β 信号通路分子机制研究"由国家重点基础研究发展计划项目(No.30472236),由成都中医药大学李戎教授负责。

该研究立足中医理论,遵循"塞因塞用"的中医治疗法则,借鉴并提炼古代艾灸治疗"肺痿"、"肺胀"的方法和经验,以博莱霉素气管灌注形成大鼠肺纤维化模型,艾灸肺俞、膏肓俞后,运用电镜、酶联免疫吸附法、免疫组化、RT - PCR 对其肺纤维化程度以及肺组织转化生长因子(TGF - β)信号通路相关信号分子进行检测,深入探讨艾灸抑制肺纤维化的作用机制,以期揭示艾灸治疗肺纤维化的信号传导关键环节,为艾灸治疗肺纤维化的临床运用提供依据,将针灸作用原理研究进一步向前推进。

三、慢性阻塞性肺病

慢性阻塞性肺病(COPD)是一种可以预防和可以治疗的常见疾病,其特征是持续存在的气流受限。气流受限呈进行性发展,伴有气道和肺对有害颗粒或气体所致慢性炎症反应的增加。急性加重和合并症影响患者整体疾病的严重程度。此病患病人数多,死亡率高,社会经济负担重,已成为影响人类健康的重要公共卫生问题。

现在中医对该病也有所认识,如"穴位埋线治疗慢性阻塞性肺疾病的临床研究及其对患者

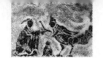

血清 TNF - α、IL - 8 的干预作用",由上海中医药大学附属岳阳中西医结合医院负责。

该研究通过观察穴位埋线治疗慢性阻塞性肺疾病(COPD)的疗效及其对患者血清 TNF - α、IL - 8 的干预作用。将 COPD 稳定期患者随机分为埋线组(40 例)和对照组(41 例),埋线组予以穴位埋线治疗联合西医常规治疗,对照组予以西医常规治疗。比较两组治疗前后 6 个月内 COPD 急性加重(AECOPD)次数、重度 AECOPD 次数、肺功能、血清中 TNF - α、IL - 8 水平。结果埋线组患者治疗后 6 个月内 AECOPD 次数、重度 AECOPD 次数较治疗前明显减少($P < 0.01$),血清中 TNF - α、IL - 8 水平较治疗前明显降低($P < 0.01$),且与对照组治疗后相比差异均有统计学意义($P < 0.05$)。但两组治疗前后肺功能均未见差异($P > 0.05$)。由此认为穴位埋线治疗 COPD 患者可以减少 AECOPD 次数,特别是重度 AECOPD 次数,改善患者生活质量,其治疗机制可能与下调患者血清中 TNF - α 和 IL - 8 水平有关。

第四节 内分泌系统疾病

针灸对内分泌系统的调节作用是指用针灸刺激人体后,引起内分泌系统功能及相应的生物活性物质(激素)在一定时间内引发机体产生一系列生理、病理改变的效应。大量的研究证实,针灸对机体内分泌系统有着广泛的调节作用,针灸对机体的多种效应,往往与调节内分泌系统的功能有关。针灸影响内分泌腺或内分泌细胞分泌激素及激素从产生到发挥作用的每一个环节,从而协调了激素对机体的调节功能。但针刺在对内分泌系统的调节中与神经系统有着密切的联系,神经系统的某些机制在这里发挥着重要的作用。

近十年的研究表明,针灸对内分泌系统中各内分泌腺的功能有不同的调节作用。研究成果较多地集中于针刺对下丘脑、垂体、胰腺、甲状腺、肾上腺及性腺等方面的影响,具体体现在对糖尿病、甲状腺疾病、性腺疾病等内分泌功能失调或障碍疾病的防治规律和机理研究上。

一、甲状腺病

针灸治疗内分泌系统疾病的研究以甲状腺疾病为最多,包括单纯性甲状腺肿、甲状腺功能亢进、甲状腺结节、甲状腺肿瘤等,其中对甲状腺功能亢进研究最多。针灸或针药结合治疗对于缓解和消除眼征、其他临床症状有良好的效果。同时血清 T_3 和 T_4 含量明显下降,甲状腺碘摄取率明显下降。

用隔附子饼灸治疗桥本氏甲状腺炎的实践表明,艾灸可以改善临床症状和体征,对气虚和阳虚的症状改善尤为明显。

二、肥胖病

单纯性肥胖是近十多年来针灸临床发展最为迅速的病症之一,针灸减肥的疗效较好,临床

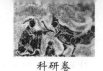
初步表明毫针加电刺激减肥有较好的近期和远期疗效。针灸减肥的方法多样,除常用的电针、耳针外,皮肤针、芒针、埋线、针刀、穴位注射和器械按摩也有较好效果,尤其是埋线法受到较为普遍的关注。针灸减肥机理研究逐渐深入,针刺减肥效果与针刺影响糖代谢、内分泌及消化液分泌,下丘脑摄食中枢、饱食中枢的调节反应有关。还与饮食调控、适当运动和心理因素有关。

1. 针灸治疗单纯性肥胖的疗效比较与分析[304]

"针灸治疗单纯性肥胖的疗效比较与分析"由河北医科大学第二医院承担。

该研究观察了近 80 例单纯性肥胖患者,并将 80 名患者随机分成 3 组。体针组采用体针辨证治疗,按胃肠腑热型、脾虚湿阻型、脾肾阳虚型进行辨证;耳体结合组在体针辨证基础上配合耳穴贴压施治。治疗组在耳体结合治疗基础上结合背俞穴推罐,并观察治疗前后肥胖相关指标体重、体质指数、体质百分率,血脂变化及临床主要症状改善情况。以体针组作为对照,以耳穴贴压和体针组作为参考,观察在二者基础之上配合背俞穴推罐对单纯性肥胖的治疗效果。结果发现患者体重逐渐趋近于 BMI;多食,乏力嗜睡,肢体困重,腹胀便秘,脉沉细,舌苔黄腻,舌质暗红等体征得到显著改善;血脂代谢指标 TC、TG、HDL - C、LDL - C 亦获得改善。经过治疗后达到针灸治疗肥胖症的效果。

该研究的创新点主要为治疗组中背俞穴的应用。项目组成员根据多年临床经验发现:背俞穴在治疗一些脏腑功能失调性疾病、内分泌性疾病方面有较好的效果。背俞推罐上从第七颈椎,下至第五腰椎,治疗范围和调节脏腑较广,对于从根本上调节脏腑功能,可以和体针辨证治疗起到协同作用。就背俞穴的位置而言,其位于脊突旁开 1.5 寸的侧线上。而调节内脏功能活动的交感神经,起于脊髓外侧柱,距体表的背俞穴近最。因此刺激背俞穴,可提高肥胖患者较低下的交感神经功能。在治疗手法上采用推罐治疗,病人较舒适,还可减少对针刺的恐惧,便于坚持完成治疗。

2. 电针对肥胖大鼠下丘脑 SOD、$Na^+ - K^+ - ATP$ 酶活性的影响[305,306]

"电针对肥胖大鼠下丘脑 SOD、$Na^+ - K^+ - ATP$ 酶活性的影响"为黑龙江省教育厅科学技术研究项目(No. 11511431),由牡丹江医学院杨春壮教授负责。

该研究通过观察电针对肥胖大鼠下丘脑 SOD、$Na^+ - K^+ - ATP$ 酶活性的影响,探讨针灸减肥的机制。用高脂饲料喂养制作肥胖大鼠模型。针刺肥胖大鼠足三里和中脘穴,并接通电针仪,连续治疗 14 天。结果电针组下丘脑组织 SOD 和 $Na^+ - K^+ - ATP$ 酶活性均比肥胖模型组提高($P<0.01$)。由此认为肥胖大鼠下丘脑组织 SOD、$Na^+ - K^+ - ATP$ 酶活性的提高可能是针刺减肥的作用机制之一。

3. 电针对食源性肥胖大鼠 $pAMPK\alpha$ 表达的影响[307]

"电针对食源性肥胖大鼠 $pAMPK\alpha$ 表达的影响"为国家自然科学基金项目

（No.0873307）、国家重点基础研究项目项目（No.2011CB505206），由南京中医药大学针药结合实验室徐斌教授负责。

该研究通过观察电针对食源性肥胖大鼠中枢及胰腺组织中磷酸化腺苷酸激活蛋白激酶α（pAMPKα）表达的影响，探讨针灸减肥的可能机制。选取 SD 大鼠 50 只，随机分成正常组 8 只和高脂组 42 只，造模 12 周后挑选体重超过正常组体重 15% 的大鼠 16 只，随机分为电针治疗组（电针组）8 只及肥胖模型组（模型组）8 只，电针组大鼠针刺足三里、内庭穴位减肥（2/15Hz，3mA），每次 15 分钟，每天 1 次，共 30 次。治疗结束后，采用免疫组织化学方法测定各组下丘脑腹内侧核（VMN）及胰腺组织 pAMPKα 的表达。结果电针组与模型组比较，体重明显下降（$P<0.01$），与正常组体重相近（$P>0.05$）。电针组大鼠胰腺中 pAMPKα 平均光密度明显高于模型组（$P<0.01$），与正常组相近（$P>0.05$）；各组下丘脑腹内侧核中 pAMPKα 平均光密度差异无显著性意义（$P>0.05$）。由此认为电针可通过升高胰腺 pAMPKα，即增加能量消耗达到治疗食源性肥胖的目的。

4. 巳时申时电针对女性单纯性肥胖胰岛素的影响与其基础状态的关系[308]

"巳时申时电针对女性单纯性肥胖胰岛素的影响与其基础状态的关系"为山东省中医药科技发展计划项目（No.2005-092），由山东省中医药研究院针灸研究所陈少宗教授负责。

该研究将 28 例成年女性单纯性肥胖患者为观察对象，电针主穴为减肥穴、梁丘。每天电针 1 次，每次 30 分钟，每周电针 5 次，连续电针 4 周。14 例巳时内电针、14 例申时内电针。分析电针前后胰岛素的变化幅度与其针前水平的相关性。结果本组患者电针治疗 4 周后胰岛素水平明显下降，而且其下降的幅度与针刺之前胰岛素的基础水平具有十分密切的直线数量关系（相关系数 $r=0.771>r_{0.01(26)}$、$P<0.01$）。认为此实验从数量关系角度证实了针刺的双向良性调节作用。

5. 不同强度电针对肥胖大鼠血脂、脂肪组织巨噬细胞趋化蛋白-1 及肿瘤坏死因子-α 的影响[309]

"不同强度电针对肥胖大鼠血脂、脂肪组织巨噬细胞趋化蛋白-1 及肿瘤坏死因子-α 的影响"为重庆市卫生局资助项目（No.07-2-63）、重庆市九龙坡区科委资助项目（No.06370302），由生命科学院唐成林教授负责。

该研究通过观察电针对单纯性肥胖大鼠脂肪组织炎性细胞因子的影响，探讨电针治疗肥胖的作用机制及不同强度电针的效应差异。将 SD 大鼠随机分为正常组、模型组、强电针（5V）组、弱电针（2.5V）组，每组 10 只。除正常组外其余各组大鼠均用高脂饲料喂养。电针组取足三里、三阴交穴，采用不同强度电针，每日 1 次，每次 15 分钟，连续治疗 14 天。观察大鼠体质量、Lee's 指数、血脂和血糖的变化，用反转录-聚合酶链反应法检测大鼠附睾脂肪组织巨噬细胞趋化蛋白-1(MCP-1)和 TNF-α mRNA 的表达。结果模型组大鼠体质量、Lee's 指数 TG、TC、LDL-C、Glu 及 MCP-1 mRNA、TNF-α mRNA 的表达均显著高于正常组，HDL-C 显著低于正常组(均 $P<0.01$)；强电针组和弱电针组肥胖大鼠电针治疗后体质量、Lee's 指数、TG、TC、LDL-C、Glu 及 MCP-1 mRNA、TNF-α mRNA 表达均明显降低($P<0.01, P<0.05$)，HDL-C 明显升高($P<0.01, P<0.05$)，且强电针组优于弱电针组($P<0.05, P<0.01$)。Glu 含量两电针组比较，差异无统计学意义($P>0.05$)。由此认为电针足三里、三阴交穴对单纯性肥胖大鼠有一定的良性调节作用，强电针组比弱电针组效果好，其作用机制与对脂肪组织中炎性细胞因子的影响有关。

6. 不同强度电针对单纯性肥胖大鼠脂肪组织 C-反应蛋白、白细胞介素 6 基因表达的影响[310]

"不同强度电针对单纯性肥胖大鼠脂肪组织 C-反应蛋白、白细胞介素 6 基因表达的影响"为重庆市卫生局资助项目(No.07-2-63)、重庆市九龙坡区科委资助项目(No.06370302)项目。

该研究是通过观察电针对单纯性肥胖大鼠脂肪组织 C-反应蛋白(CRP)、IL-6 表达的影响，比较不同强度电针刺激的减肥效应差异。用普通鼠饲料喂养的 SD 雄性大鼠 10 只作为对照组；用高脂饲料喂养制作肥胖大鼠模型，并将造模成功的肥胖大鼠 30 只随机分为模型组、针刺 1 组、针刺 2 组，每组 10 只。针刺 1 组、针刺 2 组针刺一侧足三里和三阴交穴，并分别施以强度为 1V 和 2V 的电针刺激，每次治疗 10 分钟，每日 1 次，连续治疗 14 天。分别计算各组大鼠治疗前后的 Lee's 指数，实验室检测大鼠 TC、TG、HDL-C、LDL-C，并采用 RT-PCR 技术测定脂肪组织 CRP、IL-6 基因 mRNA 表达水平。结果治疗后两个针刺组大鼠 Lee's 指数、脂肪组织 CRP、IL-6 基因 mRNA 表达以及 TC 和 TG 含量与模型组比较均有明显下降($P<0.05$ 或 $P<0.01$)，且针刺 2 组大鼠较针刺 1 组下降更为明显($P<0.05$)。两个针刺组 LDL-C、HDL-C 的含量与模型组比较均有统计学意义($P<0.05$ 或 $P<0.01$)，但针刺 1 组与针刺 2 组比较差异无统计学意义($P>0.05$)。由此认为针刺能降低肥胖大鼠脂肪组织 CRP、IL-6 基因表达，改善肥胖大鼠机体的炎性反应状态，且 2V 电针刺激比 1V 电针刺激效果更好。

7. 针灸治疗肥胖的机理研究[311-316]

"针灸治疗肥胖的机理研究"为国家重点基础发展计划项目(No.39270838)，由南京中医药大学刘志诚研究员负责。

该研究临床实验中观察了针灸对肥胖患者有关神经递质、激素、受体及调节酶的作用，观察了 34 例单纯性肥胖病并发高脂血症患者的主要症状、体征、肥胖指标、脂质含量(TC、TG、LDL-C、HDL-C)、动脉硬化指数(AI)、腰髋比值(W×C/H×C)、血浆血栓素 B_2(TXB₂)和 6-酮前列腺素 F1α(6-Keto-PGF1α)针灸前后的浓度变化。研究发现,针灸对患者 TC、TG、LDL-C、HDL-C、AI、W×C/H×C、TXB₂、6-Keto-PGF1α 具有良性调整作用,针灸除具有良好的减肥作用外,亦有抗心血管疾病发病的作用。动物实验中研制了单纯性肥胖动物模型,应用神经生理、生化、形态和放免等技术观察了针刺前后肥胖动物下丘脑摄食中枢等神经核团 5-HT 能和儿茶酚胺能神经递质、ATP 酶、神经细胞自发放电及脂肪细胞超微结构的变化,探索针刺调整胰岛素抵抗的细胞机制。结果表明肥胖机体存在着糖、脂、水盐、能量诸多方面的代谢异常以及神经、内分泌调节异常。针灸通过对神经、激素及细胞三种不同水平调节的影响逆转肥胖机体的代谢异常,减少能量摄入,增加能量消耗,最终实现减肥效应。揭示针灸减肥的神经及神经体液调节机制。

8. 电针和穴位埋线对单纯性肥胖大鼠脂质代谢基因 PPAR－γmRNA 表达及相关脂代谢酶的影响[317]

"电针和穴位埋线对单纯性肥胖大鼠脂质代谢基因 PPAR－γmRNA 表达及相关脂代谢酶的影响"为国家中医药管理局项目(No. ZYYS 22006 0032),由解放军总医院石现教授承担。

该研究选 SD 雄性大鼠 120 只,随机选 12 只作为正常组,其余采用高脂高糖饮食制备单纯肥胖大鼠模型。将造模成功的 36 只肥胖大鼠随机分为模型组、电针组和埋线组,各 12 只。电针组和埋线组均取足三里、天枢、脾俞穴,分别给予电针和穴位埋线干预,电针每天 1 次,埋线 7 天 1 次。15 天后,观察各组大鼠体质量变化,检测各组大鼠血清 TC、TG、LDL－C 水平,检测肝脏脂蛋白脂酶(LPL)和肝脂酶(HL)活性,脂肪组织过氧化物酶体增殖物活化受体 γ (PPAR－γ)mRNA 表达。结果干预后,电针组和埋线组体质量及增加体质量均低于模型组(均 $P<0.01$)。与正常组比较,模型组血清 TC,LDL－C 水平显著升高(均 $P<0.01$);肝脏 LPL、HL 活性下降($P<0.05$,$P<0.01$),脂肪组织 PPAR－γmRNA 表达水平减弱($P<0.01$)。与模型组比较,电针组和埋线组血清 TC 均下降($P<0.05$,$P<0.01$),LDL－C 水平亦下降($P<0.01$,$P<0.05$),TG 水平 3 组间差异无统计学意义($P>0.05$),肝脏 LPL 活性有所升高($P<0.01$,$P<0.05$),HL 活性亦升高(均 $P<0.01$),脂肪 PPAR－γmRNA 表达水平升高(均 $P<0.01$)。认为电针和穴位埋线可通过提高脂肪 PPAR－γmRNA 的表达,增强肝脏 LPL 和 HL 活性,降低血清 TC 和 LDL－C 水平,从而达到减肥和调节脂质代谢紊乱的目的。

三、糖尿病

十多年来针灸治疗糖尿病及其并发症的进展较快,临床主要采用毫针、电针、耳针、艾灸、穴位注射等方法,常用穴有背俞穴、四肢脾、胃、肾、肺经穴。实践表明,不同类型的糖尿病,针灸疗效各异。体型较胖、病情轻中度、高胰岛素分泌或胰岛素分泌相对不足的 2 型糖尿病针灸疗效较好;对体型较瘦、病情重度、胰岛素分泌绝对不足的 1 型或 2 型糖尿病患者,针灸疗效较差。对糖尿病并发症早期患者,针灸疗效较好。

糖尿病周围神经病变(DPN)以对称性的多发性周围神经病变最多见,针灸治疗 DPN 主要取阳明经穴,注重补益气血、行气活血穴位的应用及配伍。

针灸疗法可在糖尿病发病的不同环节、不同层次上多方位发挥作用,最终产生一种集束效应而表现为很好的临床疗效。对于高胰岛素分泌型患者,针刺可使血浆胰岛素水平降低,胰岛素分泌指数增加;对于胰岛素分泌不足型患者,针刺可使其胰岛素水平及胰岛素各项比值增加。针灸对糖尿病的影响是多方面的,针刺后糖尿病患者血液比黏度明显好转,血细胞比容、血沉及其方程 k 值明显下降。2 型糖尿病(NIDDM)患者经针刺治疗后,在血糖下降的同时,血清 T_3、T_4 也会随之下降,cAMP 明显下降,cGMP 明显升高,血液比黏度有所改善。

针刺对糖尿病患者的胰腺功能有调节作用,它通过改善 β 细胞的分泌功能来增加胰岛素的含量,从而改善糖尿病患者的高血糖状况。针刺对甲状腺功能的调节作用,可以使血中偏低的血清 T_3、T_4 含量增加,偏高的血清 T_3、T_4 含量降低。针刺对促甲状腺激素(TSH)也有调节作用,其结果使血中血清 T_3、T_4 含量受 TSH 的控制,改善了血清 T_3、T_4 对 TSH 激素的反馈调节作用,同时也通过调节促甲状腺激素受体,使垂体-甲状腺轴异常的功能恢复正常。

1. 针刺对胰岛抵抗干预作用的机理研究[318-320]

"针刺对胰岛抵抗干预作用的机理研究"为国家自然科学基金资助项目(No. 30472239),由广州中医药大学易玮教授负责。

该研究在中医理论的指导下,结合荧光定量 RT-PCR、Western blot 等现代分子生物学实验技术,观察针刺对高糖高脂高盐饮食诱导的胰岛素抵抗(IR)大鼠模型的改善效应,并从受体前、受体和受体后三个作用水平进行了作用机制探讨。通过实验研究发现:针刺可以调节空腹血糖、空腹胰岛素,增加胰岛素敏感指数,对模型大鼠胰岛素抵抗具有改善效应;且对肝脏和胰腺具有较好的保护效应。在受体水平,针刺可以通过增加骨骼肌 insR - β mRNA 和蛋白表达,从而促进胰岛素生物效应的发挥。在受体后水平,针刺可以减少 TNF - α、FFA 的过度分泌,增加骨骼肌细胞中葡萄糖转运蛋白(GLUT4)的 mRNA 和蛋白表达,降低 PPARY 的 mRNA 和蛋白表达,通过调节糖代谢和脂质代谢,改善模型大鼠 IR 状态。根据实验研究的结果,项目组成员总结提出"针刺对 IR 干预作用的主要途径是从受体及受体后水平调节,进而影响胰岛素信号转导,改善 IR 状态"的理论,为临床开展针刺治疗 IR 及其相关疾病奠定了坚实的理论基础。

2. 针灸改善 2 型胰岛 β 细胞功能和抑制 β 细胞凋亡的机制研究[321]

"针灸改善 2 型胰岛 β 细胞功能和抑制 β 细胞凋亡的机制研究"为国家自然科学基金资助项目(No. 30772827),由济宁医学院孙志教授负责。

该研究进行了临床和动物实验的机理研究,研究结果显示,针灸治疗 2 型糖尿病可达到有效率 85％临床疗效。在取得很好临床疗效的同时,患者血糖较治疗前明显下降,空腹胰岛素水平显著增高,胰岛素分泌指数明显增加,这说明针灸治疗 2 型糖尿病的机理之一是改善胰岛 β 细胞功能,从而提高了胰岛素的分泌水平。实验研究方面,针灸组在取得良好降糖作用的同时,其空腹胰岛素水平和胰岛素分泌指数(HOMA - β)明显增高;对四组动物的胰岛细胞形态观察结果表明,针刺组胰腺腺泡、胰岛结构完整,胰岛内细胞排列大体规整,大小、形态接近正常,胞浆肿胀、纤维组织增生少见,改变显著好于西药组而接近正常组;胰岛 β 细胞胰岛素表达方面,针灸组胰岛结构趋向完整,细胞分布欠规则,胰岛素染色颗粒明显,针灸可明显提高胰岛 β 细胞胰岛素表达水平,从而有效改善了胰岛 β 细胞功能;同时,针刺组胰岛 β 细胞凋亡率明显低于盐水组,说明针灸可有效抑制 2 型糖尿病胰岛 β 细胞凋亡,这一发现,对有效治疗 2 型糖尿病具有重要意义。

3. 针灸衰老模型小白鼠"气海穴"对生殖内分泌影响的实验研究[327]

"针灸衰老模型小白鼠'气海穴'对生殖内分泌影响的实验研究"为吉林省教育厅"十一五"科学技术研究项目(No. 吉教教合字[2005]第 148 号),由长春中医药大学承担。

该研究选用昆明种雌性小鼠 50 只,随机分为 5 组(常规饲养组、模型组、模型针穴组、模型灸穴组、模型针尾组),每组 10 只。常规饲养组正常饲养,模型类各组衰老造模(模型组只造模、模型针穴组针刺气海穴、模型灸穴组灸气海穴、模型针尾组针刺尾部)。结果:性腺激素、性腺器官重量比较显示:模型组明显低于常规饲养组;模型针穴组、模型灸穴组明显高于模型组,而针穴组与灸穴组无明显差异;模型针尾组与模型组无明显差异。实验证明衰老模型小鼠性激素分泌和性腺器官重量明显低于同龄正常饲养小鼠,通过针灸小鼠气海穴能促进性腺激素分泌,增加性腺器官重量。针与灸无显著差异,只有经穴才是有效刺激点。而血中雌二醇含量可作为肾中精气是否充盈的客观指标之一。通过实验得出了针灸小白鼠气海穴有促进性腺激素分泌、增加性腺器官重量、改善性腺器官结构、提高性机能、延缓衰老的作用。中医的肾部分包括了现代医学的生殖内分泌功能,血浆中的睾酮含量可以作为肾中精气是否充盈的客观指标之一。针与灸无明显区别,只有经穴才是有效的针灸刺激点。

目前,国内中医工作者主要从自由基学说、生物化学、神经免疫等方面探讨针灸抗衰老机理,而从生殖内分泌角度探讨针灸抗衰老的极少。该研究丰富和完善了针灸尤其针灸抗衰老方面的科学理论,为相关学术理论的发展提供了一定的科学数据、思路、方法,因此,具有较高的科学价值和实用价值。可以促进针灸在人们养生保健抗衰老方面的广泛运用,进而可产生良好的经济效益和深远的社会效益。

4. 不同参数电针刺激对糖耐量受损患者血糖的影响[323]

"不同参数电针刺激对糖耐量受损患者血糖的影响"为中国中医科学院团队创新项目

（No. ZZ 2006082），由中国中医科学院针灸研究所孟宏研究员负责。

该研究对 120 例糖耐量受损患者经糖尿病宣教后，随机分为空白对照组和 3 组不同频率电针干预治疗组。电针组取双侧脾俞、肾俞、足三里、三阴交穴，频率分别为 5Hz、50Hz、100Hz，电流强度 1mA，连续波，持续 20 分钟。每日治疗 1 次，10 次为 1 个疗程，共治 6 个疗程。监测各组治疗前后人体质量指数、空腹血糖、餐后 2 小时血糖、糖化血红蛋白变化。结果对照组治疗前后人体质量指数、空腹血糖、餐后 2 小时血糖、糖化血红蛋白无明显变化（$P > 0.05$）；电针干预 50Hz、100Hz 组在疗程结束后，人体质量指数、空腹血糖、餐后 2 小时血糖、糖化血红蛋白亦无明显变化（$P > 0.05$）；电针干预 5Hz 组治疗后餐后 2 小时血糖、糖化血红蛋白明显下降，与本组治疗前及与对照组比较差异均有统计学意义（$P < 0.01$，$P < 0.05$）。认为糖耐量受损患者在饮食调控、适当运动基础上结合低频电针干预有利于餐后 2 小时血糖、糖化血红蛋白等指标的恢复。

5. 针刺对 2 型糖尿病患者血清瘦素的影响[324]

"针刺对 2 型糖尿病患者血清瘦素的影响"为中国博士后科学基金（No. 20090461491），由南京军区南京总医院蔡辉教授负责。

该研究主要探讨瘦素与 2 型糖尿病胰岛素抵抗的关系以及针刺对 2 型糖尿病患者血清瘦素的影响。将 80 例 2 型糖尿病患者随机分为针刺组（40 例）和优降糖组（40 例）。针刺组以脾俞、肺俞、胰俞、胃俞、肾俞、足三里、三阴交为主穴，结合辨证取穴，每次留针 30 分钟，隔日治疗 1 次，共 12 周；优降糖组根据血糖调节剂量持续用药 12 周。治疗前后检测空腹血糖（葡萄糖氧化酶法）、空腹胰岛素（放射免疫法）、空腹瘦素（酶联免疫法），并计算胰岛素敏感指数和胰岛素抵抗指数。与治疗前比较，针刺组和优降糖组治疗后的空腹血糖、胰岛素抵抗指数均明显下降（$P < 0.01$），胰岛素敏感指数明显回升（$P < 0.01$）；针刺组空腹胰岛素和空腹瘦素下降明显（$P < 0.01$），优降糖组空腹胰岛素有所上升（$P < 0.01$）。治疗后，针刺组空腹胰岛素、瘦素及胰岛素抵抗指数均明显低于优降糖组（$P < 0.01$），胰岛素敏感指数针刺组高于优降糖组（$P < 0.01$）。认为针刺对瘦素的调节可能是其治疗 2 型糖尿病、改善胰岛素抵抗的机制之一。

6. 穴位埋线早期干预对糖尿病大鼠血浆内皮素及胃窦一氧化氮含量的影响[325]

"穴位埋线早期干预对糖尿病大鼠血浆内皮素及胃窦一氧化氮含量的影响"项目的研究目的是探讨 ET、NO 在糖尿病胃肠运动功能障碍发病进展过程中的作用和穴位埋线法早期干预的作用机理。采用前瞻性随机对照动物试验，用自制的高脂饲料喂养＋链脲佐菌素腹腔注射的方法制作出 38 只糖尿病模型大鼠，随机分为穴位埋线治疗组和模型空白对照组，每组 19 只，另外取 13 只健康大鼠作为正常空白对照组。穴位埋线治疗组大鼠用埋线治疗，7 天 1 次，共埋线 12 次；模型空白对照组大鼠给予自由饮食，不做任何处理，饲养 12 周。12 周后抽血和取胃窦组织进行血浆内皮素和胃窦一氧化氮含量的测定。结果模型空白对照组大鼠血浆内皮素含量明显高于穴位埋线治疗组和正常空白对照组,差异有统计学意义($P<0.05$),穴位埋线治疗组与正常空白对照组血浆内皮素含量比较无统计学意义($P>0.05$);模型空白对照组大鼠胃窦 NO 含量明显低于穴位埋线治疗组和正常空白对照组,差异有统计学意义($P<0.05$),穴位埋线治疗组与正常空白对照组胃窦 NO 含量比较,无统计学意义($P>0.05$)。认为血浆 ET、胃窦 NO 含量的变化提示,糖尿病胃肠局部微循环障碍是糖尿病胃肠并发症的主要病理基础,早期采用穴位埋线法进行干预,能降低 ET,升高 NO 水平。

四、糖尿病周围神经病变

糖尿病周围神经病变(DPN)是指在排除其他原因的情况下,糖尿病患者出现与周围神经功能障碍相关的症状和(或)体征。DPN 确切发病机制尚不完全清楚,是多因素共同作用的结果,包括代谢紊乱,血管损伤,神经营养因子缺乏,细胞因子异常,氧化应激和免疫因素等均发挥作用。近年的研究发现胰岛素样生长因子有维持神经生长和功能的特性,胰岛素缺乏引起血液循环中胰岛素样生长因子减少,可能与 DPN 的发病有关。还有葡萄糖自动氧化使反应性氧化产物形成,导致细胞氧化应激和线粒体功能障碍。除严格控制血糖以外,西医对该病的治疗手段局限,临床尚无特别有效的治疗方法,大多基于 DPN 的病理机制针对性用药,其疗效不一,且价格昂贵。针灸在治疗上具有综合调节的优势,取得了一定进展。

温针对大鼠糖尿病周围神经病变坐骨神经传导速度及 MDA、SOD、TAOC 的作用[326]

"温针对大鼠糖尿病周围神经病变坐骨神经传导速度及 MDA、SOD、TAOC 的作用"为哈尔滨市科技局科技创新人才研究专项资金优秀学科带头人项目(No. 2007RFXXS061),由黑龙江中医药大学附属第二医院孙远征教授负责。

该研究运用温针治疗 DPN 模型大鼠,观察该法对大鼠坐骨神经传导速度以及氧化和抗氧化能力的影响,从神经保护的角度探讨温针治疗 DPN 的可能机制。用链尿佐菌素(STZ)肌肉注射诱导形成糖尿病周围神经病变模型,随机分为模型组、弥可保组、温针组。温针组每日针刺大鼠双侧脾俞、肾俞、环跳和后三里穴,得气后在针尾缠绕艾绒点燃施灸 30 分钟,弥可保组每日肌肉注射弥可保 50 $\mu g/kg$。另设正常组进行对照,模型组和正常组只作捆绑处理,共治疗 8 星期。分别于治疗前及治疗后观察一般状态、血糖,测定坐骨神经传导速度,用化学比色法测定坐骨神经 MDA、SOD 和总抗氧化能力(TAOC)。结果治疗后,弥可保组和温针组坐骨神经感觉传导速度明显优于模型组($P<0.01$),MDA 水平明显低于模型组($P<0.01$),SOD 和 TAOC 水平明显高于模型组($P<0.01$)。而温针组与弥可保组相比较,以上各项亦有明显差异($P<0.05$)。由此认为温针能有效提高 DPN 模型大鼠神经传导速度,并且能有效地

减轻氧化应激对神经的损伤程度。

五、代谢综合征

代谢综合征(MS)是指以胰岛素抵抗(IR)为核心,以糖、脂、蛋白质等一系列物质代谢紊乱为主要病理机转,以肥胖、高血压、2 型糖尿病、高脂血症为主要临床表现的一大组证候群。针灸在中医整体观念、异病同治及治未病的理论指导下,在提高临床疗效、减低化学合成药物的副作用、延长患者的有效治疗时间方面,都显示了其治疗本综合征的潜力。

近年来研究表明,肥胖的发生与发展可导致糖耐量降低、脂代谢紊乱、血压升高相继发生或加重,逐渐进展为 MS。大量实验研究及临床观察报道已证实,针刺治疗单纯性肥胖疗效显著,在此基础上结合肥胖相关并发症如 MS 的发病机制深入探讨其疗效机制显得十分必要。现代医学在 MS 患者的胆固醇、甘油三酯、血压、血糖水平未达到药物治疗的标准以前未有特效疗法,只能采取饮食控制及运动疗法,或是针对严重肥胖患者采用风险及不良反应较大的手术治疗。针刺治疗单纯性肥胖疗效显著,其对糖耐量降低、脂代谢紊乱、血压升高及相关心脑血管疾病的显著疗效亦被广泛认可,因此完全可以在现代医学理论体系的指导下,将针刺作为肥胖 - IR - MS -糖尿病、高血压、高脂血症-心脑血管疾病等一系列慢性进展性内分泌代谢性疾病的干预疗法,早期防治[227]。

六、甲　亢

甲亢是多种原因引起的甲状腺激素分泌过多的一种常见的内分泌疾病,男女老幼均可罹患,但女性多见,且多在 20～40 岁之间,也可见于婴儿与老年人。甲亢对人体的危害是多方面的,其特征为甲状腺肿大,基础代谢增加和自主神经系统失常,出现一些特殊的合并症,如心律失常、心功能下降、肌病、周期性麻痹、糖尿病等,有的发生甲亢危象,危及生命。目前,对甲亢的治疗尚没有一种比较理想的方法,中医采用针药并用、电针治疗甲亢,取得了较好疗效。

声电鍉针治疗对甲亢 TSH 影响[328]

"声电鍉针治疗对甲亢 TSH 影响"是应用声电鍉针结合西药治疗甲亢,观察甲亢病人血清促甲状腺激素(TSH)含量变化。将 30 例患者随机分组,单纯西药组 15 例,口服他巴唑 5～10mg,心得安 10mg,维生素 B_1 20mg,维生素 C 300mg,每日 3 次,3 个月为一个疗程。针药结合组 15 例,应用 SDZ - Ⅰ 型声电鍉针仪对病人进行十四经激发感传气至病所治疗。十二经从井穴,督脉从腰俞,任脉从关元开始做向心性感传治疗,气至病所后继续治疗 30 分钟,每日 1 次,每次一条经,同时结合药物治疗(疗法同单纯西药组),28 天为一疗程。结果针药结合组治愈 6 例,显效 5 例,好转 3 例,无效 1 例,有效率为 93.3%;西药对照组治愈 3 例,显效 2 例,好转 6 例,无效 4 例,有效率为 73.3%。针药结合组治疗前 TSHX 为(0.274±0.153)ulv/mL,

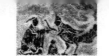

治疗后为(1.093 ± 0.188)ulv/mL（p＜0.01）；西药对照组治疗前 TSHX 为(0.247 ± 0.123)ulv/mL，治疗后为(0.286 ± 0.137)ulv/mL（$P＞0.05$）。结果表明，声电鍉针治疗可以使甲亢病人、促甲状腺激素含量上升至生理水平，对甲亢病人 TSH 的影响呈良性调整过程。声电鍉针气至病所治疗使血清游离三碘甲腺原氨酸FT_3，血清游离甲状腺素FT_4下降，TSH 回升，高代谢改善，是通过下丘脑、腺垂体、甲状腺轴的自控系统等作用途径调整了甲状腺功能，表现为甲状腺激素与合成代谢的调整。证明感传治疗具有多环节，多途径的同步整合作用。感传治疗使病人得以康复，是经络调整功能使机体从病理向生理过程转化的良性调控作用。

第五节　泌尿生殖系统疾病

针灸能够治疗急慢性肾炎、肾盂肾炎、泌尿系结石、神经损伤所致神经源性膀胱功能紊乱疾病、阳痿、月经失调、不孕、不育等疾病，说明针灸对泌尿生殖系统功能有良好的调节作用。其调节作用主要表现在，对肾脏泌尿功能及输尿管运动、膀胱运动功能、女性生殖系统功能、男性生殖系统功能等的调节。神经-内分泌-免疫网络是其作用的主要途径和机制。

一、性功能障碍

性功能障碍包括男性的遗精、阳痿、早泄，以及不射精或精液异常导致的不育，女性的不孕症，男女性冷淡等。近十多年来针灸对于非器质性因素所致的性功能低下的治疗明显增加，并表明针灸有显著的作用，主要选用任脉、督脉、肾经、肝经腧穴。针刺要求有较强的针感，最好能够向前阴放散。

针灸治疗男性不育症（包括精子缺乏、精子异常、精子活动力低下等）可以通过调整性激素分泌，有利于精子的成熟和储存，从而维持正常的生育条件。针灸治疗性功能障碍的临床实践表明，对神经性性功能障碍针灸具有明显疗效。

二、肾炎和肾功能不全

临床观察表明，针灸对急性肾炎，不仅可改善症状，而且针灸治疗后尿量增多，有利于水肿的消失。对慢性肾功能不全者，在透析疗法的基础上，加用隔药饼灸，可改善症状和促进代谢产物及毒性物的排泄，增强激素合成和分泌，减轻肾组织损伤。

三、肾绞痛

肾绞痛是泌尿生殖系统的急性疾病之一。因其发病急暴，疼痛剧烈，病人难以忍受。现代医学往往以杜冷丁止痛，但长期使用可出现成瘾性及眩晕、恶心、呕吐等副作用。近年来，采用针灸疗法治疗本症,可以取代杜冷丁,能迅速缓解疼痛,并可促进结石的排出,且方法简便易行,患者痛苦小,可用于本病的治疗与预防。

三才刺、透灸并用对肾绞痛大鼠前列腺素的影响"[329]

"三才刺、透灸并用对肾绞痛大鼠前列腺素的影响"为辽宁省教育厅创新团队项目(No.2008T120),由辽宁中医药大学王巍教授负责。

该研究通过观察不同针灸并用法对肾绞痛大鼠前列腺素的影响差异,确立取得最佳效应的特异针灸手法及其机理。采用1‰乙二醇加1‰氯化铵水作为诱石剂建立草酸钙结石致大鼠肾绞痛模型,观察不同针灸并用法对肾绞痛大鼠血、尿中前列环素(PGI_2)和血栓素(TXA_2)的水平变化的影响。结果与模型组比较,"三才刺、透灸"并用法和常规针灸并用法均可降低血、尿中 PGI_2 和 TXA_2 的水平,但"三才刺、透灸"并用法更显著。认为"三才刺、透灸"并用法对肾绞痛大鼠的镇痛作用优于常规针灸并用法,其作用机制可能是降低肾绞痛大鼠血、尿中 PGI_2 和 TXA_2 的水平,与选穴可能关系不密切。

四、女性尿道综合征

目前认为女性尿道综合征与中枢神经敏感性增强和机能亢进有关,临床治疗上常用的影响膀胱、尿道功能的药物,仅仅针对外周器官,故效果较差,膀胱训练、尿道扩张等效果也不理想。骶神经刺激疗法虽有确切的治疗效果,但仅适用于约50%的患者,且需手术安放电极和刺激器,并有不良反应。针灸补肾温阳法具有较好的疗效,适用于所有患者,无明显不良反应,但由于该疗法采用一般针刺方法,难以达到骶神经刺激疗法产生的感应部位,即刺激感持续抵达盆底和阴部,所以100%改善率较低。综合上述两种疗法优点,上海市针灸经络研究所发展成了(中西医结合的)针灸神经刺激疗法治疗女性尿道综合征。该法的作用机理可能是通过刺激阴部神经或髂腹下神经抑制脊髓内躯体神经感觉性传入纤维,也可能是发生改变的中枢神经系统对正常刺激产生过度释放反应,引起神经反射亢进而抑制外周器官的过度活动。

五、尿潴留

针灸治疗各种原因所致的尿潴留有较好的疗效。临床治疗效果表明针灸腹部穴位、肢体远端穴位、俞募配穴法等都是有效方法,其中以产后、术后及精神因素引起者效果最好。对神经源性膀胱疾病,针刺可降低膀胱排尿阈值,增加膀胱肌张力,升高膀胱内压而促使排尿;并能促使逼尿肌收缩,使残余尿量减少,甚至消失。

临床观察表明,针灸治疗尿潴留的疗效因病症而异。针灸对于产后、腹腔及肛门直肠术后尿潴留、精神紧张所致功能性尿潴留疗效显著;对由脑血管病引起者疗效次之;对因脊髓病变、损伤所致尿潴留以及尿路梗阻、包茎、前列腺肥大、膀胱颈部狭窄、膀胱肿瘤或结石等导致的梗

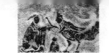

阻性尿潴留疗效均不理想。说明针灸对尿潴留有一定的适应证,临床报道以针灸治疗产后、术后尿潴留居多,其他原因所致尿潴留方面缺乏充足资料以评价其疗效。对脊髓和颅脑损伤所致尿潴留的治疗方面的临床观察还为数不多,还应进一步拓展研究。

有人报道在家兔身上通过记录肾动脉血流量、输尿管蠕动的频率及幅度和肾泌尿量的变化观察电针双侧三阴交、照海穴对肾泌尿功能及输尿管运动的影响,结果表明,电针后引起肾血流量显著增加,输尿管蠕动频率加快、幅度增大,肾泌尿量显著增多,针刺效应持续的时间较长,能维持 2 小时以上。有人观察针刺健康家兔左肾俞穴前后其尿量、尿渗透压等变化,发现针后能明显增加双侧肾的尿排出量,而尿渗透压随之下降,利尿作用发生在起针 60 分钟之后,且可维持 2~6 小时。

针灸对泌尿功能的调整作用也因选用的经脉、穴位和手法不同而有所差异。曾经有报道针刺"照海"穴可使水负荷的健康人表现为利尿作用,针刺肾俞、复溜穴则表现为抗利尿作用,针刺足三里、解溪穴则无作用。有人给经深度麻醉的犬静脉注射速尿,造成持续而强有力的利尿情况下,针刺一侧涌泉穴可抑制对侧肾脏的利尿作用,而针刺肾俞穴则可对抗针刺涌泉穴所引起的这种抑制作用。有研究表明,机体在急性水负荷、盐水负荷的情况下,针刺"肾俞"穴有抗利尿的作用。这可能与针灸的双向调节作用有关。因为在急性水负荷、盐水负荷情况下,全身及肾脏调节功能处于亢奋状态,针刺效果差,甚至有抑制作用。

动物实验证实,在神经系统完整的情况下,针刺家兔膀胱的运动功能与其充盈量有关。膀胱内水容量在 10~50mL 时,膀胱内压常在 5.2~7.8kPa 之间,多呈平静状态;当膀胱内水容量达 40~60mL 时,膀胱基础内压常在 7.8~11.7kPa 之间,可出现小的节律性收缩,有时也可出现大而慢的节律性收缩;采用捻转手法针刺膀胱俞可使膀胱内压上升达 7.8~15.6kPa,可使处于节律性收缩状态的膀胱收缩加强,而针刺对照穴点一般不影响膀胱收缩功能。针刺肾俞穴突触效能可引起膀胱轻微收缩或舒张,甚至无反应;但若用较强的捻转结合提插方式针刺上述穴位,则均可对处于较高紧张性或出现大节律性收缩的膀胱功能产生明显的抑制效应。

动物实验观察了电针家兔双侧三阴交、照海、肾俞等穴对肾血流量、输尿管运动和肾神经自发放电的影响,结果表明针刺引起的利尿很可能是由于肾血流量增加及通过肾交感神经、体液等多种因素而产生的。家兔输尿管具有电活动和机械活动,正常情况下沿着输尿管由近端向远端顺向传递。输尿管平滑肌之间存在密切的功能联系,在肾盂附近存在初级起搏点。输尿管蠕动的起搏电位始于肾盂及输尿管近端,活动电位以每秒 2~6cm 的速度向远端传递,通过复杂的兴奋-收缩耦联机制产生蠕动而将尿导入膀胱。另外,输尿管蠕动增强与尿量增多有一定的相关性。泌尿量增大,对输尿管的牵张作用可促进其蠕动增强。但输尿管同时受肾交感神经支配,针刺可能引起肾交感兴奋性降低,增加平滑肌的收缩性,提高起搏点的频率。

临床研究和动物实验证实,凡是对膀胱有影响的穴位下,其针体附近的神经均走向 $L_1 \sim$ S_4 范围的各脊髓节段,恰与支配膀胱的盆神经(属 $S_2 \sim S_4$)、腹下神经($T_{12} \sim L_2$)、阴部神经($S_1 \sim S_4$)进入脊髓的节段相同或相近。研究表明,针灸既能治疗糖尿病性膀胱病变(低张力性膀胱所致尿潴留),又能治疗压力性尿失禁,其作用机理主要是通过兴奋盆丛神经、阴部神经或相应脊髓节段而起作用。这可能是针灸对膀胱功能产生影响的作用途径之一。

1. 从 T 型 Ca^{2+} 通道电生理及 Ca^{2+} 信号转导机制探讨针刺调节不稳定膀胱的穴位特异性[330-333]

"从 T 型 Ca^{2+} 通道电生理及 Ca^{2+} 信号转导机制探讨针刺调节不稳定膀胱的穴位特异性"为国家自然科学基金资助项目(No.30572410),由上海中医药大学陈跃教授来负责。

该研究主要探讨针刺治疗不稳定膀胱(USB)的穴位特异性,研究 Ca^{2+} 信号转导机制与膀胱动力学变化之间的相关性,确立膀胱经穴与膀胱功能相关的物质基础。将大鼠随机分为肾俞组、会阳组、肾俞加会阳组、药物组、模型组、假手术组,每一组按不同时间节段分为 4 组,予相应处理,并进行尿动力学及膀胱逼尿肌组织生化指标测定。结果钙离子通道开放增强、钙离子信号转导异常是 USB 发生的重要原因。针刺可以通过改善 USB 尿动力状态、抑制逼尿肌细胞内 Ca^{2+} 通道开放、调节钙离子信号转导等途径治疗 USB;针刺调节 USB 具有穴位特异性。针刺肾俞、会阳、肾俞加会阳均可改善 USB 尿动力状态。针刺一次后,肾俞加会阳穴、会阳穴的总体效果优于肾俞穴,肾俞穴与会阳穴配伍无显著的拮抗效应。针刺肾俞加会阳、会阳在抑制逼尿肌细胞内 T 型 Ca^{2+} 通道开放、降低 ATPase 和 CaM 含量,减少逼尿肌细胞中的 PLC、IP3 产生方面效果优于针刺肾俞,在对逼尿肌肌动蛋白水平的调节方面,以针刺肾俞加会阳的效果最为显著。针刺效应存在衰减现象。肾俞加会阳穴、会阳穴在针刺后 2 小时尿动力即有明显改善,且在 12 小时后最显著,其后逐渐衰减。

2. 电针次髎穴对逼尿肌反射亢进大鼠骶髓排尿中枢 c-fos 表达的影响[334]

该研究将成年雌性 SD 大鼠 44 只,脊髓横断术后纳入 37 只,分为假手术组 5 只、模型组 16 只、电针组 16 只。电针组于大鼠出现尿失禁后给予电针双侧次髎,每日 1 次,每次 2 小时,共治疗 14 次。治疗前后进行尿流动力学检测,于末次治疗后用免疫组化染色法观察骶髓排尿中枢原癌基因 c-fos 表达的情况。结果逼尿肌反射亢进大鼠的最大膀胱内压较假手术组升高($P<0.05$),最大膀胱顺应性降低($P<0.05$),骶髓排尿中枢 c-fos 表达增多($P<0.05$)。治疗后,电针组的最大膀胱内压明显降低($P<0.05$),最大膀胱顺应性明显升高($P<0.05$),骶髓排尿中枢 c-fos 表达较模型组减弱($P<0.05$)。认为电针次髎穴能抑制脊髓横断大鼠的膀胱活动过度状态,可以降低骶髓排尿中枢 c-fos 的表达,表明 C 纤维活动减弱,这可能是电针次髎治疗逼尿肌反射亢进的机制之一。

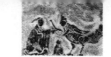

3. 电针不同穴位对脊髓损伤后尿潴留大鼠脊髓中脑源性神经营养因子及其酪氨酸受体激酶 B 表达的影响[335]

"电针不同穴位对脊髓损伤后尿潴留大鼠脊髓中脑源性神经营养因子及其酪氨酸受体激酶 B 表达的影响"为国家重点基础研究发展计划项目"穴位效应规律的研究"的子项目（No. 2005 CB 523308），由湖北中医药大学尹晶教授负责。

该研究主要研究电针不同穴位对脊髓损伤后尿潴留大鼠脊髓中脑源性 BDNF 及其酪氨酸受体激酶 B(TrkB)表达水平和逼尿肌兴奋性的影响及作用机制，探讨不同穴位的相对特异性。将 SD 雌性大鼠随机分为 5 组：正常组、假手术组、模型组、电针关元穴治疗组（关元组）、电针水道穴对照组（水道组），每组 20 只。按照重物坠击方法建立脊髓损伤后尿潴留模型。关元组和水道组每天给予电针治疗，共治疗 10 天。通过肌条实验测定各组大鼠离体逼尿肌兴奋性，并采用免疫组织化学染色法检测损伤段脊髓中 BDNF 及其受体 TrkB 的表达水平。结果模型组逼尿肌兴奋性比正常和假手术组低，关元组和水道组均明显高于模型组（均 $P<0.05$），且关元组优于水道组（$P<0.05$）。模型组脊髓中 BDNF 及其受体 TrkB 表达水平比正常组和假手术组高，关元组和水道组均明显高于其他组（$P<0.05$），且关元组优于水道组（$P<0.05$）。认为穴位电针治疗脊髓损伤后尿潴留的机制可能是通过促进脊髓中具有营养和修复神经功能的 BDNF 及 TrkB 表达的提高，使受损的脊髓神经通路得到修复，从而增强了逼尿肌排尿反射活动及其兴奋性。关元穴作用效应优于水道穴，说明不同穴位具有相对特异性。

六、前列腺病

前列腺病发病率较高，可分为急性前列腺炎和慢性前列腺增生（或肥大）。但因对本病确切的病因、病理迄今尚无定论，并由于前列腺特有的脂膜屏障特性，因此该病缺乏良好的治疗手段。通过临床观察针灸对前列腺病的效应，掌握部分治疗规律。针灸治疗前列腺病的方法多样，有针刺、艾灸、刺络、电针、芒针、耳针、激光针、穴位注射、磁疗、脐疗等十余种，以针刺最常用。操作时重视得气以及放射性针感，多主张针感传至会阴、尿道口、睾丸、肛门等区域。

1. α-受体激动剂联合穴位针灸治疗前列腺术后尿失禁的临床研究[336]

"α-受体激动剂联合穴位针灸治疗前列腺术后尿失禁的临床研究"由滕州市中心人民医院承担。

该研究将 106 例前列腺术后尿失禁病人随即分成 3 组，第 1 组为对照组，单纯进行盆底肌肉训练；第 2 组为服药组，在盆底肌肉训练的基础上口服 α-受体激动剂（盐酸米多君）；第 3 组为联合治疗组，在盆底肌肉训练的基础上，应用 α-受体激动剂联合穴位针灸同时给以电刺激。观察各组尿失禁病人恢复/好转时间，最大尿道闭合压、最大尿流率、膀胱残余尿变化，同时于

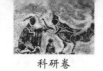
疗程结束 3 个月、6 个月分别观察疗效、最大尿道闭合压、膀胱残余尿、最大尿流率变化。

经过治疗后发现对轻度尿失禁病人服药组及联合治疗组均有良好的近期治疗效果,联合治疗组恢复/好转的时间明显缩短。对中、重度尿失禁病人联合治疗组疗效明显优于功能锻炼组及服药组,主要表现为最大尿道闭合压升高,尿垫试验漏尿量减少,最大尿流率变小,由高尿流率曲线转为接近正常曲线。治疗结束后 3 个月、6 个月分别监测疗效、最大尿道闭合压、最大尿流率、膀胱残余尿等方面比较无显著性差异,而联合治疗组与另两组比较在最大尿道闭合压及疗效等方面具有显著性差异。对中、重度尿失禁病人,联合治疗组在疗效、最大尿道闭合压与另两组比较有显著性差异;最大尿流率、膀胱残余尿无显著性差异。

2. 电针配合中药熏蒸对慢性非细菌性前列腺炎患者前列腺液中 IL - 8 和 TNF - α 的影响[337]

"电针配合中药熏蒸对慢性非细菌性前列腺炎患者前列腺液中 IL - 8 和 TNF - α 的影响"的研究目的是观察电针配合中药熏蒸治疗慢性非细菌性前列腺炎的临床疗效及对慢性非细菌性前列腺炎患者前列腺液(EPS)中 IL - 8 和 TNF - α 的影响。将 48 例慢性非细菌性前列腺炎患者随机分为治疗组和对照组,每组 24 例。治疗组采用电针配合中药熏蒸治疗,对照组口服普适泰片治疗。同时对两组患者治疗前后慢性非细菌性前列腺炎患者 EPS 中的 IL - 8 和 TNF - α 进行检测。治疗 3 个疗程后,对比两组疗效及治疗前后 EPS 中 IL - 8 和 TNF - α 的水平变化。结果治疗组总有效率为 91.6%,对照组为 66.7%,两组比较差异有统计学意义($P < 0.05$);两组治疗后 IL - 8 和 TNF - α 都有降低,治疗组与对照组比较,差异均有统计学意义($P < 0.05$)。认为电针配合中药熏蒸治疗慢性非细菌性前列腺炎疗效明确,并能降低慢性非细菌性前列腺炎患者 EPS 中 IL - 8 和 TNF - α 的水平。

七、泌尿系结石

针刺或加脉冲电刺激治疗泌尿系结石,对缓解肾绞痛、促进排石有较好效果。临床研究表明,当绞痛发作时,电针的解痉、镇痛作用起效快捷。对结石小于 1cm、表面光滑、位于输尿管中下段和膀胱者有较好的疗效。电针刺激在一定条件下能增强输尿管蠕动,促进排石,特别在"体外震波碎石"疗法中有利于推挤结石和排出。在中西医结合治疗急腹症的动物实验研究中观察到:电针刺激可增加输尿管蠕动和尿流量,强刺激效应较弱刺激好,但刺激过强又会引起抑制作用。以造影剂在尿路(肾盂、输尿管)中停留的时间来判断肾盂收缩和输尿管蠕动的情况,结果表明:弱刺激手法可减弱肾盂的收缩,减慢输尿管的蠕动;强刺激手法可使肾盂收缩增加,输尿管蠕动加快,排空加快,而且针刺的后效应可维持一段时间。

采用针药结合治疗泌尿系结石取得了较为满意的效果,针刺的同时,可以配合服用中药排石煎剂,也可以穴位注射法。

八、不孕症

大量的临床和实验结果证实,针刺确有促进卵泡发育的作用。有研究表明,针刺中极、隐白、太冲穴,并配合头部取穴针刺,可使无排卵型功能性子宫出血患者血清中黄体生成素(LH)、卵泡刺激素(FSH)、雌二醇(E_2)、孕酮(P)和催乳素(PRL)等激素含量趋于正常。

1. 针刺加电针促排卵治疗不孕症疗效观察[338]

将 65 例患者随机分为两组,治疗组 38 例,对照组 27 例。治疗组采用针刺治疗;对照组口服枸橼酸氯米芬片 50mg,每天 1 次。结果治疗组治愈率为 76.3%,对照组为 48.1%,两组比较差异有统计学意义($P<0.05$)。认为针刺加电针可促排卵治疗不孕症,其治愈率优于口服枸橼酸氯米芬片。

2. 电针对排卵障碍不孕大鼠模型血 FSH、LH 水平影响[339]

"电针对排卵障碍不孕大鼠模型血 FSH、LH 水平影响"为海南省教育厅项目(No.Hjkj200752),由海南医学院附属医院朱叶教授负责。

该研究主要评估电针对排卵障碍不孕大鼠模型的促排卵作用。选用 SD 雌性大鼠幼鼠于出生第 9 日龄注射丙酸睾丸酮制作大鼠模型,采用放免测定等方法对电针治疗后的大鼠的内分泌功能进行观察。实验证明电针能明显提高大鼠血清促 FSH 和促 LH 的水平以改善大鼠内分泌机能促进卵泡的发育和排卵。

九、急性尿失禁

尿失禁(UI)是指客观存在的不自主的尿液流出,并对社会活动和卫生造成不良影响。至今尿失禁种类的定义尚未能完全统一,常见的有压力性尿失禁、急迫性尿失禁、混合性尿失禁,其中以压力性尿失禁(指咳嗽、打喷嚏和跑跳等增加腹压活动时出现的尿失禁)最为多见。中医认为本病属于"小便不禁"的范畴,多由于下元不固、膀胱失约,或湿热、瘀血积于膀胱、产后伤等导致。尿失禁的治疗方法很多,但近年来较多临床报道显示:针灸治疗本病具有疗效显著、疗程短、无副作用、复发率低等特点。

电针急性尿失禁的量效关系[340-345]

"电针急性尿失禁的量效关系"为国家自然科学基金资助项目(No. 81072761)、上海市科委基金资助项目(No. 11DZ1973502)、上海市重点学科项目(No. S30304)。

该项目主要调查电针治疗 UI 量效关系,采用临床多中心随机对照试验,将 199 例符合入选标准的病人以 2∶1 比例被随机分配到针刺治疗组和药物治疗组。针灸组 131 例患者接受电针刺激与手法刺激,药物治疗组 68 例患者接受口服苯甲酸甲硝唑治疗。结果两组国际尿失

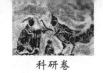
禁评分简易量表(ICIQ-SF)分数加上国际前列腺症状评分(I-PSS)的总得分在治疗3个、6个、9个疗程后均显著低于治疗前。随着疗程的增加累积效果亦在增加。在每一疗程结束后,针灸治疗效果明显好于药物治疗组($P<0.05$)。认为电针加手法刺激治疗急性尿失禁和口服苯甲酸甲硝唑,尿路症状的改善程度和疗程呈正相关,而针灸疗法的效果更明显。

十、其他疾病

有人采用针刺肝俞、肾俞穴对包括功能性月经紊乱、原发性闭经、继发性闭经和原发性不孕症等在内的内分泌失调患者进行治疗,结果发现除了临床症状得到改善外,患者的基础体温连续测定双相率明显提高,阴道上皮细胞成熟指数计数居中与交替出现率明显增高,FSH、LH、E2、P亦有明显改变,并有明显的促排卵作用。

针灸在产科中可以达到催产、引产、减轻临产痛楚并减少并发症的作用。临床上通过针刺合谷、足三里、三阴交等穴位对继发性宫缩乏力产妇和过期妊娠产妇进行催产,并与催产素静脉滴注作对照,两组的疗效相当,但是针刺催产能够减轻产后宫缩痛,降低胎儿窘迫发生率,且针刺组宫缩强度大、持续时间长、分娩快、胎盘自行剥离、产后出血少、对胎儿心率无影响。

第六节 循环系统疾病

循环系统疾病是常见病,尤其在内科疾病中所占比重甚大。循环系统疾病是指心脏、血管和调节血液循环的神经机构的疾病,以心脏病最多见。心脏病常迁延不愈,影响生活和劳动,病死率亦高,随着传染病的控制,心血管病在人口死亡原因中所占地位更为突出。循环系统疾病的发病随年龄的增高而增加,临床观察证明,针灸对这类疾病有较好的治疗效果。

实验研究和临床观察均表明针灸对心脏活动、血管运动及毛细血管通透性皆有一定的调整作用,从而实现对循环系统疾病的治疗作用。针灸对心率、心律、心功能及心脏本身营养过程具有双向良性调整作用。针刺对血管运动的调整作用与针刺传入冲动在脑干各级水平和脊髓内同神经节段或相近神经节段的血管舒缩中枢激起的变化有关,其中既有神经反射调节,也有体液调节参与。针刺对毛细血管通透性有双向良性调整作用。针刺对循环系统的作用机理与心交感神经的传导、心血管中枢的参与、体液因素的介入有关。

一、心脏衰竭

针刺对洋地黄类药物治疗心衰可能的增效减毒作用机制研究思路[346]

"针刺对洋地黄类药物治疗心衰可能的增效减毒作用机制研究思路"为国家自然科学基金资助项目(No. 30873295、No. 30801485)、财政部资助中国中医科学院自主选题项目(No. ZZ 2007001)、国家重点基础研究发展计划(No. 2006 CB 504506),由中国中医科学院针灸研究所喻晓春研究员负责。

洋地黄作为广泛使用的治疗心衰的强心药,极易引起心律失常等毒副作用。寻找促使洋地黄增效减毒的方法对提高洋地黄的疗效和安全性意义重大。研究表明,针灸可改善缺血性心脏功能损害,抑制缺血性心律失常,针灸与化疗药物联用亦可减少其毒副作用,提示针灸与洋地黄联用可能起到增效减毒的作用。针刺有可能通过调节众多与心肌细胞内钙调节相关的分子、结构或功能,抑制心衰的发展;通过改善心肌细胞肌浆网钙泵功能、提高心肌肌钙蛋白对Ca^{2+}的敏感性,来增强心肌收缩功能,并降低洋地黄非毒性的起效浓度,从而起到对洋地黄的增效减毒作用。上述思路为针药结合治疗心衰提供了新的线索。

二、心神经官能症

随着社会生活节律的加快,心神经官能症的发生率越来越高。针灸治疗本病有很好的疗效,弥补了现代医学在治疗上的短缺和不足。有人应用针刺方法治疗病窦综合征,对患者症状和体征有明显的改善。除常规毫针刺法外,用皮内针埋针法治疗也取得较好疗效。

有学者就针灸治疗心脏神经官能症与西药治疗心脏神经官能症疗效与副作用临床观察比较。将 65 例患者随机分为针刺组 30 例与药物组 35 例,治疗 8 周。结果第 1 周、第 4 周、第 8 周进行两组有效率比较差异无显著性。治疗后第 1 周、第 4 周 HAMD 评分中两组差异性有显著性($P<0.05$),第 8 周评分差异无显著性($P>0.05$),TESS(评定药品或某种治疗安全性的指标)评分差异有显著性。两组治疗后第 1 周、第 4 周、第 8 周 TESS 总分比较差异有显著性($P<0.01$)。结论针刺治疗与药物治疗心脏神经官能症疗效相当,但针刺治疗见效快于西药黛力新,且未见副作用,值得临床应用。

三、冠心病

针灸对冠心病心绞痛的发作有明显的减轻和缓解作用,并能促使异常心电图趋于正常。除常规针刺外,腕踝针、耳针、头针、穴位注射、穴位敷贴等其他方法治疗冠心病的研究增多。不同的治疗方法具有不同的特点,比如穴位敷贴、耳穴贴压,具有病人痛苦小、治疗作用持久的特点;穴位注射、穴位贴敷具有针药治疗的双重作用;穴位药物离子导入有利于病人长期治疗。

由于冠心病的不同临床类型其病变的部位、范围、血管狭窄程度和心肌血供不足的发展速度、范围、程度的不同,故针灸治疗冠心病的研究有必要对其进行分型研究。近年的临床研究在这方面有了较大进展,特别是对不稳定型心绞痛和急性心梗的研究,确立了针灸在临床急诊中的地位。

"九五"以来的临床研究应用复合干预的治疗较多,如用针药结合综合治疗与单纯药组比较的研究方法,符合随机对照的科研原则。更客观有效地证明了针刺治疗冠心病的客观疗效,也提供了对冠心病更有效的治疗途径和方法。

针灸治疗冠心病的研究得出以下结论:针灸治疗对冠心病患者血液状态和微循环障碍有明显的改善作用。针刺可能抑制血管内皮细胞、心肌细胞合成和释放内皮素,同时有效调节心血管传入神经末梢和血管内皮细胞合成和释放降钙素基因相关肽。针刺后患者的心血管激素(ET)、过氧化脂质(LPO)明显降低,而 SOD、谷胱甘肽氧化物酶(GSH-PX)则明显升高,说明针刺对冠心病患者 ET 的调整作用与改善冠脉血液循环、降低血液黏稠度、减轻 LPO 对血管内皮细胞的损伤、提高抗氧化酶活性、改善心肌细胞的缺血、缺氧状态有关。

四、心律失常

针灸有一定的抗心律失常的作用。电针治疗急性心肌梗死与西药比较,不仅具有与西药相似的镇痛作用,还有缓解心律失常和抗心衰的作用,可避免西药的副作用和禁忌证。由于心律失常是急性心肌梗死引起死亡的主要原因,而针刺的有效治疗和预防心律失常,对于降低急性心肌梗死的死亡率有积极意义。但针刺治疗心律失常,一般以冲动起源异常和心肌疾病、冠心病引起者较为满意,对传导阻滞引起者效果较差。

现有资料表明,针刺对正常人不同生理状态下的心率具有调节作用。针刺正常人内关穴,可使较快的心率(每分钟 75 次以上)减慢,过慢的心率(每分钟 51 次以下)加快,而心率在 51～75 次/分范围以内时,针刺多不起作用。当心率发生病理性改变时,针刺的调节作用更为明显。针刺对心率的调节效应与基础心率有关。动物实验观察到,在家兔静脉注射肾上腺素升高血压而反射性地引起心率减慢的模型上,针刺可使心率明显加快。针刺穴位既可以通过脊髓侧角交感神经链到达内脏器官引起心律失常,又可以在脊髓等处抑制内脏器官包括心脏的病理性传入冲动,从而纠正某些心律失常。还有研究认为针刺治疗心律失常也可能与延髓腹外侧区的活动有关。

1. 针刺预处理抑制缺血性心律失常的机制:细胞内钙-连接因子-心肌缝隙连接电导特性的研究[347-350]

"针刺预处理抑制缺血性心律失常的机制:细胞内钙-连接因子-心肌缝隙连接电导特性的研究"为国家自然科学基金资助项目(No.30572417),由中国中医科学院针灸研究所喻晓春研究员负责。

心肌的缝隙连接是细胞间电传导切,调有序的重要保证。最新的研究表明,心肌缺血可使心室肌缝隙连接的主要功能蛋白 Cx43 出现功能重塑,引起缝隙连接出现电脱偶联而致心律失常。缺血预处理可抑制缺血时交感末梢释放的递质,减轻 Cx43 及其缝隙连接的功能损害,从而抑制缺血性心律失常。该研究表明,针刺预处理可以影响交感神经的兴奋性,它有可能与

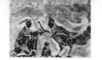

缺血预处理一样,通过抑制缺血时交感兴奋引起的心肌细胞内钙升高,从而改善 Cx43 的功能重塑,减轻细胞间缝隙连接的损害,进而抑制心律失常的发生。该研究拟以大鼠心肌缺血为模型,采用电生理学、Western blot、免疫荧光标记＋心肌细胞内钙离子检测技术等,阐明细胞内钙-Cx43 功能重塑,减轻细胞间缝隙连接电导特性在介导针刺预处理抗缺血性心律失常中的作用机制。为针刺防治缺血性心律失常及针刺治未病的机制提供分子水平的现代科学基础。

2. 针刺治疗心律失常等心脏疾病的临床与基础研究进展[351]

较多临床报道提示,针刺对某些心血管疾病,尤其是对与神经系统功能失衡有关的心律失常,具有一定的疗效。针刺效应与疾病类型、穴位选择、刺激方式(针刺手法或电针参数)等诸多因素有关。基础研究则表明,针刺对心律失常等心血管疾病的效应有赖于神经通路的信息传递,特别是神经信号的双向传输及脑内递质的多维整合。针刺信号还可能影响某些胞内信号的转导及基因表达,并通过体液、内分泌乃至心脏局部的多重调节而减轻心律失常和其他心血管疾病。因此,针刺对心律失常等心血管疾病的效应是由多因素、多层次、多方位的整体调节而实现的,但有关细节尚待探明。

3. 电针内关穴抑制刺激兔下丘脑诱发的室性心律失常作用机制的研究[352]

"电针内关穴抑制刺激兔下丘脑诱发的室性心律失常作用机制的研究"的研究目的是探索下丘脑弓状核区及其中阿片肽受体是否参与电针内关穴抑制刺激兔下丘脑诱发的室性心律失常(HVA)作用。首先观察损毁弓状核区对电针内关穴抑制室性期前收缩(HVE)的影响。选用健康家兔 4 只,用乌拉坦麻醉、人工呼吸、注射三碘季胺酚制动。恢复 2 小时后,恒流电刺激下丘脑中线区(50 Hz,波宽 0.5 毫秒,刺激电流强度为 0.4～ 0.8 mA,刺激时间为 5～10 秒,每 5 分钟 1 次),出现数目较稳定的 HVE 后,行内关电针 3 分钟,共 4 次。电损毁弓状核区,20 分钟后,再观察电针内关穴的效果。再研究弓状核微量注射吗啡对 HVE 的影响。选家兔 12 只,吗啡和生理盐水组各 6 只。当引起稳定的 HVE 后,向弓状核区注射吗啡($2\mu g/\mu L$),再观察 HVE 的改变。最后研究弓状核区微量注射纳络酮对电针内关穴抑制 HVE 效应的影响。选家兔 12 只,纳络酮和生理盐水组各 6 只,在同一只动物上依序进行:弓状核区微量注射纳络酮前电针内关穴抑制 HVE 效应观察;弓状核区微量注射纳络酮或生理盐水对 HVE 的影响;弓状核区微量注射纳络酮($2\mu g/\mu L$)对电针内关穴抑制 HVE 效应的影响。结果电针兔内关穴可以显著抑制 HVE;损毁弓状核区后,电针内关穴抑制 HVE 的效应消失;在弓状核区微量注射吗啡能抑制 HVE 的发生;而在弓状核区微量注射纳络酮后,电针内关穴抑制 HVE 的效应出现反转。认为电针内关穴抑制 HVE 的效应与弓状核内阿片受体有关。

五、高血压病

现代研究发现针灸对早期、中期原发性高血压病疗效较好,对症状性高血压病也有一定效果。临床除了注意到穴位降压效果的相对特异性外,还注意到两穴相配,对于降压及提高临床有效率作用优于单穴。

针刺治疗高血压病患者无论收缩压或舒张压都有所降低,针后平均动脉压较针前显著降低,血管外周阻力减少,心功能改善。疗程结束后血清胆固醇及其与磷脂的比值也有显著下降。说明针刺治疗有全面调整高血压病患者的心血管功能和脂质代谢、改善血液黏滞性、改善血液动力学、调节神经递质等作用。而且,针灸对血压的影响具有双向性调整作用,即对高血压者有降压作用,对血压低者有升压作用。

1. 捻转补泻手法对应激性高血压大鼠血管内皮功能影响的分子机制研究[353-356]

"捻转补泻手法对应激性高血压大鼠血管内皮功能影响的分子机制研究"为国家自然科学基金资助项目(No. 30772833),由北京中医药大学刘清国教授负责。

该研究以应激性高血压大鼠模型为对象,运用免疫组化、实时荧光定量聚合酶链式反应技术(Q-PCR)、蛋白质印迹等技术,观察捻转补泻手法对应激性高血压大鼠内皮功能的影响。完成了原计划书中捻转补泻手法对 ET、CGRP、NO、血管性血友病因子(vWF)、5-HT 影响等的观察。试验发现,捻转补泻手法具有明显差异性并可通过血管内皮对血压调节。在前期研究取得良好势头的基础上,后期拓展了捻转补泻手法对信号转导通路 Ach-NO-cGMP、下丘脑一氧化氮合成酶-1(NOS-1)、CGRP、ET-1基因和蛋白表达的研究。为验证动物实验取得的结果,运用人体诱发电位技术,进一步探索手法调控血压机制。研究发现,捻转补法和泻法产生不同效应;捻转补泻手法可通过血液和交感中枢中血管内皮因子、Ach-NO-cGMP信号转导通路对血压调控;捻转补泻法可改变下肢神经在大脑皮层不同信号的传导速度。基于该研究,项目组将从不同信号转导通路及蛋白调控的角度进一步探索捻转补泻手法的差异和对血压调控的机制。

2. 太冲穴中等强度针刺对高血压大鼠血压及血浆内皮素含量的影响[357]

"太冲穴中等强度针刺对高血压大鼠血压及血浆内皮素含量的影响"为国家重点基础研究发展计划项目"穴位效应规律的研究"子项目(No. 2005 CB 523308),由广州中医药大学针灸推拿学院赖新生教授负责。

该研究以不同刺激参数的捻转手法针刺自发性高血压大鼠(SHR)太冲穴,比较其降压效应及对血浆 ET-1 的影响,探讨针刺太冲穴治疗原发性高血压的最佳降压手法参数,同时为针刺手法量学提供有益依据。实验选用 SHR28 只,随机分为模型组、轻刺激组、中刺激组和重刺激组(每组均 7 只),并以同体重正常血压 SD 大鼠 7 只作为正常组。3 个针刺组分别以不同参数针刺大鼠双侧太冲穴,每次针刺 5 分钟,每天 1 次,在针刺结束后 15 分钟采用 BP-6 无创血压测量系统对大鼠进行血压测定,针 7 天,采用放射免疫法检测各组大鼠血浆 ET-1 含

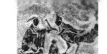

量。轻、中、重 3 种针刺参数捻转角度、频率以及是否穿透足底皮肤分别为：0b、0 次/分、穿透足底皮肤，180b、60 次/分、不穿透足底皮肤，360b、120 次/分、穿透足底皮肤。结果与轻刺激、重刺激组比较，针后第 2 天，中刺激组的收缩压显著降低（$P<0.01$）；第 6、7 天，中刺激组收缩压显著低于模型组和轻、重刺激组（$P<0.01$）。组内比较，中刺激组的收缩压于刺激后第 2、5、6、7 天明显降低（$P<0.01$）。模型组血浆 ET-1 水平显著高于正常组（$P<0.01$）；中刺激组血浆 ET-1 水平显著低于模型组（$P<0.01$）；而轻刺激和重刺激组的 ET-1 浓度与模型组比较，差异无统计学意义（$P>0.05$）。由此认为 太冲穴不同量化参数的针刺降压效应具有差异性，太冲穴中等强度刺激可降低高血压大鼠血压及血浆内皮素含量。

3. 不同穴组电针对大鼠血压及心率变异性的影响[358]

"不同穴组电针对大鼠血压及心率变异性的影响"为国家重点基础研究发展计划项目（No. 2005CB523306，No. 2006CB504506）、国家自然科学基金重大研究计划（No. 90709031），由中国中医科学院针灸研究所机能室刘俊岭研究员负责。

该研究探讨电针不同穴组对失血性低血压大鼠的血压、心率及植物性神经活动的影响。选取雌性 Wistar 大鼠 70 只，随机分为模型对照组、内关-大陵组、外关-阳池组、天枢-外陵组、大肠俞-气海俞组、百会-前神聪组、光明-悬钟组，每组 10 只。采用颈动脉放血法造成低血压模型，电针上述穴位 30 分钟，记录颈动脉血压和颈-胸导联心电图，分析心率变异性（HRV）频谱的变化。结果发现失血后，大鼠平均动脉压与失血前比较明显降低（$P<0.05$），心率变化不大。与对照组比，失血后 15 分钟、30 分钟时电针内关-大陵组和光明-悬钟组，失血后 30 分钟时电针天枢-外陵组、百会-前神聪组平均动脉压均显著升高（$P<0.05$）。失血 30 分钟时，内关-大陵组和光明-悬钟组的升压作用明显优于外关-阳池组、大肠俞-气海俞组及百会-前神聪组（$P<0.05$）。失血后，HRV 中低频带（LF）、低频带/高频带（LF/HF）比值、极低频带（VLF）明显增加；与对照组比，电针内关-大陵组和光明-悬钟组失血后 30 分钟 LF、LF/HF 及 VLF 均明显降低（$P<0.05$），提示电针改善了交感迷走神经的失衡状态。认为电针不同的穴组对低血压大鼠的血压、心率及自主神经有不同的调节作用，内关大陵和光明悬钟的调节作用较强，这一作用有可能是通过调整自主神经的平衡而实现。

4. 电针曲池、足三里、神门对自发性高血压大鼠血压及血管紧张素Ⅱ、醛固酮及心钠素的影响[359]

"电针曲池、足三里、神门对自发性高血压大鼠血压及血管紧张素Ⅱ、醛固酮及心钠素的影响"为国家重点基础研究发展计划项目（No. 2006CB504503、No. 2005CB523308），由北京中医药大学针灸学院朱江教授负责。

该研究通过观察电针不同穴位对自发性高血压大鼠（SHR）血压及血浆血管紧张素Ⅱ

（Ang Ⅱ）、醛固酮（ALD）及心钠素（ANP）的影响，探讨不同穴位对 SHR 血压影响的规律及可能机制。选取雄性 SHR 大鼠 60 只随机分为模型组、曲池组、足三里组、神门组、肩髃组及尾尖组，每组 10 只，另选 10 只同体重 Wistar 大鼠作为正常组。分别电针曲池、足三里、神门、肩髃及尾尖，连续波，频率 2 Hz，强度 2 mA，电针 30 分钟。使用无创血压测量系统检测针刺前后各组大鼠收缩压和舒张压，放射免疫法检测血浆 Ang Ⅱ、ALD 及 ANP 含量。结果曲池组、足三里组、神门组收缩压及舒张压较针刺前及模型组均明显降低（$P < 0.05$）；肩髃组、尾尖组收缩压及舒张压与针刺前及模型组比较，差异均无统计学意义（$P > 0.05$）；曲池组和神门组治疗后收缩压低于肩髃组和尾尖组（$P < 0.05$）；曲池组、足三里组及神门组舒张压较肩髃组及尾尖组显著降低（$P < 0.05$）。模型组血浆 Ang Ⅱ 显著低于正常组，血浆 ALD 水平显著高于正常组（$P < 0.05$）；曲池组、足三里组、神门组血浆 Ang Ⅱ 及足三里组、神门组 ALD 水平与模型组比较显著下降（$P < 0.05$）；神门组血浆 Ang Ⅱ 及 ALD 水平低于尾尖组（$P < 0.05$）。模型组血浆 ANP 水平显著低于正常组（$P < 0.05$）；治疗后神门组血浆 ANP 水平显著高于模型组和肩髃组（$P < 0.05$）。认为电针曲池、神门、足三里可以即刻降低 SHR 血压，其降压作用可能与对血浆 Ang Ⅱ、ALD 及 ANP 的调整作用有关，并有一定的穴位特异性作用。

六、动脉粥样硬化

动脉粥样硬化是西方发达国家人民的主要死亡原因。随着我国人民生活水平提高和饮食习惯改变，该病也逐渐成为我国人民的主要死亡原因。该病始发儿童时期而持续进展，通常在中年或者中老年出现症状。由于动脉粥样硬化斑块表现为脂质和坏死组织的骤聚，因此往往认为动脉粥样硬化是退行性病变。现在认为，本病变是多因素共同作用的结果，首先是病变处平滑肌细胞、巨噬细胞及 T 淋巴细胞的聚集；其次是包括胶原、弹性纤维及蛋白质多糖等结缔组织基质和平滑肌细胞的增生；第三是脂质，其中主要含胆固醇结晶、游离胆固醇和结缔组织。粥样硬化斑块中脂质及结缔组织的含量决定斑块的稳定性以及是否易导致急性缺血事件发生。

王占奎[360]等将缺血性脑血管病颈动脉粥样硬化患者随机分为针灸观察组、针刺对照组和药物对照组各 30 例，通过颈动脉彩超的测定证实针灸对颈动脉粥样硬化斑块有消退作用，以扁平斑、软斑效果较好，能够明显缩小颈动脉粥样硬化斑块的厚度和面积；针灸可改善颈动脉和脑动脉血流状况，有助于减轻和防止颈动脉粥样硬化的发生和发展。张霞[361]等研究发现，氧自由基（OFR）在动脉粥样硬化的发生过程中有直接或间接的重要作用，OFR 在心肌缺血性损伤的发展过程中亦起重要作用，针刺内关等穴位可通过迅速增高 SOD、谷胱甘肽过氧化物酶（GSH-Px）的活力从而减轻氧自由基的损伤作用。

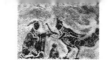

1. 针灸对缺血性脑血管病颈动脉粥样硬化患者的临床研究[362]

"针灸对缺血性脑血管病颈动脉粥样硬化患者的临床研究"为天津市卫生局中医、中西医结合医学科研基金资助项目(No.200047),由天津中医药大学第一附属医院承担。

脑卒中为老年人死亡的三大原因之一,颈动脉是脑供血的主要通路,颈动脉粥样硬化与缺血性脑卒中有一定的相关性,充分认识二者之间的关系,早期发现颈动脉粥样硬化,并采取适当的干预措施,对于防治缺血性脑卒中有十分重要的意义。

该研究从脾虚失运、因痰致瘀、痰瘀互结,沉积血脉为动脉粥样硬化病理关键立论,以健脾祛痰,活血化瘀为针刺大法,通过对颈动脉粥样硬化患者彩色多普勒超声、血脂、血流变脂质过氧化物及超氧化物歧化酶、内皮素及降钙素基因相关肽水平等临床检查指标的系统观察,将90例缺血性脑血管病颈动脉粥样硬化患者随机分为针灸观察组、针刺对照组、药物对照组各30例。通过颈动脉彩超的测定,观察颈动脉内径,颈动脉内中内膜厚度(IMT),收缩期最大血流速度(V_{max});舒张期最小血流速度(V_{min});收缩期峰值血流速度(P_s);舒张末期最小值(MD);阻力指数(RI);搏动指数(PI);有无动脉粥样硬化斑块等。研究结果发现针灸对颈动脉粥样硬化斑块有消退作用,其中以扁平斑、软斑效果较好,能够明显减小颈动脉粥样硬化斑块的厚度和面积;针灸对患者颈总动脉、颈内动脉、颈外动脉的 PS、MD 和 PI 均有不同程度的增加,降低 RI,增加双侧颈动脉的内径厚度,减小 IMT,证明针灸可改善颈动脉和脑动脉血流状况,有助于减轻和防止颈动脉粥样硬化的发生和发展。

该研究通过对 90 例缺血性脑血管病颈动脉粥样硬化患者的临床观察,其疗效显著,操作简便,安全有效,无任何毒副作用,适用于各种颈动脉粥样硬化患者。由于该治疗方法某些穴位的针刺操作具有一定的特殊性,首次治疗前最好在相关人员的指导后再独立针刺操作,这样才能获得更好的疗效。

2. 调理脾胃针法治疗糖尿病下肢动脉硬化闭塞症临床观察[363]

"调理脾胃针法治疗糖尿病下肢动脉硬化闭塞症临床观察"的研究目的是探寻治疗糖尿病下肢动脉硬化闭塞症的有效疗法。按随机数字表法将 53 例患者分为治疗组和对照组。治疗组以调理脾胃法为主,取曲池、合谷、中脘、足三里、丰隆、阴陵泉、三阴交、血海、地机、解溪等穴,每日针刺 2 次,10 天为一疗程,疗程间隔 2 天;对照组以拜阿司匹林、前列地尔等静脉注射治疗。结果治疗组总有效率为 92.16%,明显优于对照组的 80.18%。下肢动脉多普勒显示治疗组较对照组有明显改善。认为调理脾胃针法治疗糖尿病下肢动脉硬化闭塞症疗效显著,优于西药治疗。

七、血液成分调节

针灸对血液成分的调节,对维持机体内环境的平衡具有非常重要的意义,它使血液中各种有形成分、化学成分、血液酶系及各种电解质等趋向生理平衡。研究表明,针灸对血液红细胞(RBC)、血红蛋白(Hb)、白细胞(WRC)、血小板(Bp)的量和功能有明显调节作用,对血液中血浆蛋白、血氨、血脂、血糖、电解质、酶及其他生物活性物质具有良性的双向调节作用。

针刺正常人的足三里、合谷穴,可见红细胞总数一过性增多,血红蛋白含量上升,但维持时间不久即恢复正常。隔蒜灸治疗可使难治性肺结核患者的红细胞数目及血红蛋白明显升高。急性阑尾炎患者,针刺后则出现网织红细胞(Ret)逐渐增多,针后第5日又逐渐恢复。

针灸对各类贫血患者红细胞数目的调节更为显著而持久。缺铁性贫血患者,针刺膈俞、膏肓、足三里穴后,网织红细胞剧增,病理性异染红细胞色调复常。针灸治疗脾亢性全血细胞减少症,也可使红细胞和其他血细胞明显升高。针灸对疟疾感染引起的小儿贫血也有良好的治疗效果。针灸还可影响红细胞沉降率,针刺或电针正常人或动物的足三里、合谷穴,可引起血沉增快,2～8天方可恢复正常。电针犬的坐骨神经,更可使血沉加速2～6倍。而对某些血沉增快的炎症患者,针灸治疗后,除临床症状明显改善外,血沉却比治疗前明显减慢。针灸也可影响红细胞的流动性,并呈现相对的穴位特异性。动物实验发现,电针内关穴可显著提高红细胞的流动性,而电针足三里穴则无影响。但如果同时电针足三里和内关穴,则表现出非常明显的协同作用。

针刺正常动物的足三里、合谷穴后,可使白细胞总数上升,针后3小时达最高水平,分类计数显示中性粒细胞百分比上升,而淋巴细胞及嗜酸粒细胞比例相应下降,24小时后复原。针刺对白细胞的调节与穴位特异性有很大关系。针刺哑门、华盖穴可引起白细胞总数和中性粒细胞比例增加,具有促进骨髓造血功能的作用。针刺脑户穴及督脉C_5～C_6间部位则引起白细胞总数下降。针刺脑户、哑门等穴出现嗜酸粒细胞减少。针刺陶道、华盖穴则可观察到嗜酸粒细胞增多。针刺动物足三里穴可使白细胞数明显上升,而针丰隆穴或非穴位对照点则无此变化或变化甚微。

针灸效应与刺激方法、针刺手法及留针时间密切相关。针刺家兔足三里穴可使白细胞先减少后增加,改用电针则有抑制白细胞增高的趋势。实验性白细胞减少症动物,针刺足三里穴可使白细胞升高,艾灸则无作用。应用烧山火手法针刺足三里穴,可使嗜酸粒细胞减少;改用透天凉手法,则可使之上升。刺络放血方法对实验性发热家兔降温和降低白细胞的作用明显优于针刺疗法。

针灸对血小板计数和凝血过程也有明显的双向调节作用。针刺合谷、内关穴可使正常人血小板数升高。针刺大椎、血海、足三里、内关、曲池等穴则可使脾切除后血小板过高症患者的血小板逐渐下降至正常范围。针灸对血小板的影响与针灸时间有一定关系。在已、申、亥时辰对针灸三阴交穴治疗脾阳虚证的疗效进行观察,虽然在三个时辰针灸均可提高脾阳虚家兔血

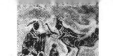

小板计数,但疗效存在一定的差异,已时治疗效果最佳,申时次之,亥时最差。

有研究证实针灸可提高人体血清铁含量,认为针灸可能是通过促进铁或其他造血物质的吸收、转运、利用等代谢途径促进 Hb 的合成而改善贫血。近些年研究认为,肾脏所分泌的促红细胞生成素(EPO)是调节和稳定 RBC 的主要体液物质,针灸也可能是通过某种途径使 EPO 分泌增多刺激骨髓造血过程,促进了 RBC 与 Ret 的生成与释放而缓解了机体的贫血状态,从而达到治疗效果。有人认为针刺对血液成分的调节作用必须在中枢和传入、传出神经系统功能和结构完整的条件下才能产生效应。它是借助于血管周围交感神经纤维传入针刺局部刺激冲动,并在垂体、肾上腺以及自主神经等系统的参与和影响下,完成对血液成分生成与分配的综合调节的。

八、心肌缺血

1. 内关穴埋针对心肌缺血小型猪心肌组织转化生长因子-β_3 mRNA 和蛋白表达的影响[364]

"内关穴埋针对心肌缺血小型猪心肌组织转化生长因子-β_3 mRNA 和蛋白表达的影响"为贵州省长基金[黔省专合字 2005(309)]、贵州省科技厅资助[黔科通 2005(85)],由贵阳针灸学院针灸推拿系崔瑾教授负责。

该研究通过研究内关穴位埋针对心肌缺血损伤小型猪心肌转化生长因子(TGF)-β_3 mRNA 和蛋白表达的影响,探讨穴位埋针抗心肌缺血的可能机制。将 32 只小型猪随机分为假手术组、模型组、内关组和膈俞组,采用左冠状动脉前降支结扎建立心肌缺血模型,内关组和膈俞组分别进行内关、膈俞穴埋针治疗,用 Real-time PCR 和 Western blot 方法检测 TGF-β_3 mRNA 和蛋白表达水平。结果假手术组有少量 TGF-β_3 mRNA 和蛋白表达,模型组 TGF-β_3 mRNA 和蛋白表达量比假手术组升高($P<0.05$),内关及膈俞穴位埋针治疗可上调 TGF-β_3 mRNA 和蛋白表达量,与模型组比较差异有统计学意义($P<0.01$),且在上调 TGF-β_3 mRNA 和蛋白表达量方面内关优于膈俞($P<0.05$)。认为内关穴位埋针可能通过上调 TGF-β_3 mRNA 和蛋白表达,刺激内皮细胞增殖,促进侧支循环建立,增加缺血心肌血流,实现对心肌组织的保护作用。

2. 电针内关、太冲穴对急性心肌缺血家兔心功能的影响[365,366]

"电针内关、太冲穴对急性心肌缺血家兔心功能的影响"为国家重点基础研究成果计划项目(No. 2005 CB523308,No. 2006CB504509)、安徽高等学校省级自然科学研究项目(No. KJ2009 B200Z),由安徽中医学院胡玲教授负责。

该研究通过研究电针内关、太冲穴对急性心肌缺血家兔心功能的影响,比较同名经原穴间的效应差异。将健康青紫蓝家兔 50 只,随机选择 8 只作为正常组,余经股静脉注射垂体后叶素造急性心肌缺血模型。将造模成功的家兔随机分为模型组、内关组、太冲组和非经穴组,每组 8 只。观察电针前后各组家兔心功能变化情况。结果内关组及太冲组家兔的室内压上升段最大变化率(＋dp/dt max)、室内压下降段最大变化率(－dp/dt max)与模型组比较显著升高($P < 0.01$)。内关组的左心室收缩压力峰值(LVSP)与模型组比较显著升高($P < 0.05$),电针太冲穴对 LVSP 的调节作用不显著($P > 0.05$)。非经穴组的＋dp/dt max、－dp/dt max 及 LVSP 与正常组比较明显降低($P < 0.01$),与模型组比较差异无统计学意义($P > 0.05$)。认为电针内关、太冲穴对急性心肌缺血家兔的心功能均有一定的改善作用,且心包经的络穴内关对心脏功能的调节作用优于其同名经的原穴太冲。

3. 电针内关穴对心肌缺血再灌注大鼠心肌组织一氧化氮、一氧化氮合酶和细胞内钙的影响

"电针内关穴对心肌缺血再灌注大鼠心肌组织一氧化氮、一氧化氮合酶和细胞内钙的影响"为湖南省自然科学基金重点项目(No.00 JJY 1006)、湖南省教育厅项目(No.08 C 633),由湖南中医药大学严洁教授负责。

该研究通过观察电针内关穴对实验性心肌缺血再灌注损伤大鼠心肌细胞内钙超载及内源性保护物质 NO、一氧化氮合酶(NOS)的影响,为针刺防治心血管疾病及经脉脏腑相关理论提供实验依据。选用 50 只 Wistar 雄性大鼠随机分为假手术组、缺血再灌注模型组、电针内关组、电针列缺组、电针合谷组。采用冠脉结扎法建立心肌缺血再灌注模型,各电针组于冠脉结扎前后各电针 20 分钟(频率 30Hz/100Hz,电流 2～4 mA)。硝酸还原酶比色法检测各组心肌组织 NO、NOS 的含量,在钙荧光探针(3－AM)染色后于激光共聚焦显微镜下检测心肌细胞内 Ca^{2+} 荧光强度。结果与假手术组比较,模型组心肌组织 NOS 含量明显降低($P < 0.05$),心肌细胞内 Ca^{2+} 荧光强度明显升高($P < 0.01$);电针心包经内关穴组与模型组比较,心肌组织 NO、NOS 含量明显升高($P < 0.05$),心肌细胞内 Ca^{2+} 荧光强度明显降低($P < 0.01$);电针肺经列缺穴及电针大肠经合谷穴与模型组比较,各指标的差异无统计学意义($P > 0.05$)。认为电针心包经内关穴可上调心肌内源性保护物质的水平,降低 Ca^{2+} 超载,且这种效应存在经脉(穴)与脏腑间的相对特异性联系。

4. 电针对急心肌缺血再灌注心律失常的影响[367]

"电针对兔心肌缺血再灌注心律失常的影响"为湖北省教育厅科研资助项目(No.Q200716004),由湖北中医药大学孙国杰教授负责。

心肌缺血再灌注对心肌损伤主要是通过氧自由基生成增多、Ca^{2+} 超载、血管内皮细胞功能障碍、中性粒细胞激活、心肌细胞凋亡等多种机制相互作用产生。

该研究将 18 只家兔随机分成 3 组,即假手术组(S 组)、缺血再灌组(IR 组)、电针治疗组(EA 组)。采用结扎左冠状动脉前降支 30 分钟,再灌注 60 分钟后制备家兔心肌缺血再灌注模型,以再灌性心律失常、左心室功能和血清 NO 含量为观察指标。结果发现 EA 组再灌注心律失常发生率低于 IR 组($P<0.05$),左心室内压最大上升和下降速率及左室收缩压均高于 IR 组($P<0.01$,$P<0.05$),血清 NO 含量显著提高($P<0.01$)。研究认为电针对心肌缺血再灌性心律失常具有保护作用,其机制可能与提高 NO 含量有关。

5. 电针对心肌缺血模型大鼠孤束核 c-fos 表达及心电图 STⅡ的影响[368]

"电针对心肌缺血模型大鼠孤束核 c-fos 表达及心电图 STⅡ的影响"为湖南省教育厅青年基金项目(No.104B047),由湖南中医药大学针灸推拿学院李江山教授负责。

该研究通过观察针刺内关、足三里对心肌缺血模型大鼠孤束核(NTS)c-fos 表达及心电图 STⅡ的影响,阐明延髓初级中枢在内关、足三里穴共同调节心功能中的作用。将 36 只雄性 SD 大鼠随机分为生理盐水组、模型组、足三里组、内关组、偏历组及合阳组,每组 6 只,腹腔注射异丙肾上腺素造成心肌缺血模型。电针治疗 20 分钟,采用 c-fos 蛋白免疫组织化学技术观察大鼠 NTS 内 c-fos 表达和电生理技术观察大鼠心电图 STⅡ的变化。结果心肌缺血模型大鼠 NTS 内 c-fos 的表达明显增加($P<0.01$),而足三里组、内关组与模型组比较,NTS 内 c-fos 阳性细胞数均明显减少($P<0.01$);足三里组、内关组 NTS 内 c-fos 阳性细胞数显著低于偏历组、合阳组($P<0.01$)。足三里组、内关组大鼠缺血性心电图 STⅡ电位值显著降低($P<0.01$),其电位降低值大于偏历组、合阳组($P<0.01$)。认为 NTS 是针刺内关、足三里共同调节心功能的整合中枢之一。

6. 针刺辅助低温对缺血再灌注心肌的保护作用[369-372]

"针刺辅助低温对缺血再灌注心肌的保护作用"为国家自然科学基金项目(No.39670898,No.39970921)、卫生部科研资助项目(96-1-342、89-2-3314),由上海交通大学王祥瑞教授负责的。

王祥瑞教授之前的研究已经证明,针刺对心肌缺血有明显调节作用。由于体外心脏手术需在低温下进行,为此,该研究主要是观察低温与针刺合用对心肌缺血的保护,探索其作用机理。研究选择心肌缺血再灌注动物模型和体外循环心脏手术病人,观察针刺辅助低温与 c-fos,HSP 基因表达之间的关系,以及对心肌细胞能量代谢、线粒体功能的影响。研究结果表明:①针刺加低温在心肌缺血再灌注期静脉血乳酸和心肌损伤指标的升高明显低于对照组和单用针刺组。而针刺加针刺辅助低温组 HSP mRNA,c-fos 基因表达率较对照组有增高趋势。②针刺辅助低温心脏手术病人术后循环系统、精神神经并发症明显低于全麻组,后者并发症发生率为 14.4%。③内关、列缺和云门增加缺血心肌再灌注区心肌线粒体 99mTc-MIBI 摄取率,降低线粒体破坏程度。④动物实验表明针刺以及辅助低温加速自由基清除,抑制 IL-8 产生,减少自由基产生及中性粒细胞和心肌细胞的黏合来保护细胞功能。本研究阶段结果证实针刺对缺血性心肌有保护作用,低温对针刺的作用有协同作用。

7. 电针刺激对心内直视术时心肌保护功能的研究[373]

"电针刺激对心内直视术时心肌保护功能的研究"为国家自然科学基金资助项目(No. 39670898),由上海交通大学王祥瑞教授负责。

该研究在动物实验和心脏手术心内直视术病人上应用血流动力学监测,心肌酶谱、超氧化物歧化酶、过氧化物丙二醛、心肌亚细胞结构电镜观察和心肌细胞热休克蛋白 mRNA 基因表达率测定等方法,从整体和亚细胞水平研究电针刺激对缺血心肌的保护作用。结果表明针刺具有稳定血流动力学指标,降低术中心血管活性药物用量,减少术后循环并发症作用,改善缺血心肌亚细胞结构的破坏程度。可通过提高机体氧自由基消除能力,缓解缺血心肌大量释放氧自由基而对组织造成损伤,增加冠脉血流量,并诱发缺血心肌细胞热休克蛋白 mRNA 基因表达率轻度增加,可能为针刺激发体内调节机制一个方面,该研究论证了针刺增加机体抵抗缺血的能力,但作用机理有待进一步研究。

九、室性心动过速

心律失常为临床常见病、多发病,已成为危害我国中老年人身体健康和生命的主要疾病。其中室性心动过速是一类起源于房室束分叉以下的异位心律,为连续 3 个或 3 个以上的室性早搏所组成的心动过速。其发生机制主要包括激动折返及环形运动、异常自律性增高、后除极或触发活动等。针灸治疗心律失常已积累了丰富的经验,以其疗效稳定、毒副作用小等优点,成为越来越多心律失常患者治疗方法的重要选择。大量的临床和实验研究已经证实了如针刺内关治疗心律失常具有其独特的优越性,对心律(率)具有显著性调整作用。

1. 电针大陵穴对室性心动过速大鼠心率、心律失常时间及血管活性肠肽含量的影响[374]

"电针大陵穴对室性心动过速大鼠心率、心律失常时间及血管活性肠肽含量的影响"为国家重点基础研究发展计划项目(No. 2005 CB 523308),由湖北中医药大学针灸骨伤学院樊展教授负责。

该研究将 70 只清洁级 SD 大鼠随机分为正常组、模型组、大陵组、太渊组,正常组 10 只,其余各 20 只。采用股静脉插管注射氯化铯造成大鼠室性心动过速模型,大陵组针刺大陵穴,太渊组针刺太渊穴,连接 BL-410 四道生物机能实验系统,连续记录大鼠肢体导联心电图,观察心率、心律失常总持续时间的变化,采用放射免疫法检测血管活性肠肽(VIP)含量。结果电针大陵穴后大鼠心率与模型组和太渊组相比明显下降,心律失常总持续时间缩短($P<0.01$,$P<0.05$);造模后大鼠血浆 VIP 含量较正常组显著降低($P<0.05$),大陵组与模型组比较明显升高($P<0.01$)。认为电针大陵穴有较好的调节心律失常的作用。

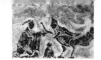

2.电针内关对室性心动过速大鼠心率及血浆儿茶酚胺含量的影响[375]

"电针内关对室性心动过速大鼠心率及血浆儿茶酚胺含量的影响"为国家重点基础研究发展计划项目(No.2005 CB 523308),由湖北中医学院针灸骨伤系邓丽霞教授负责。

项目选择 SD 大鼠 50 只,随机分为正常组、假手术组、模型组、电针内关组、电针列缺组,每组 10 只。采用股静脉注射氯化铯(CsCl)的方法建立大鼠 VT 模型,并连续观测心电图,记录心率变化。电针内关组和电针列缺组在造模成功后分别电针内关穴和列缺穴 5 分钟。采用荧光法检测各组大鼠血浆中去甲肾上腺素(NE)、肾上腺素(E)的含量。结果模型组、电针内关组及电针列缺组大鼠在注射 CsCl 造模后心率均显著增快($P<0.01$);模型组与电针列缺组在整个观察期内心率未见恢复;电针内关组在电针治疗 5 分钟后心率明显减慢,与模型组及电针列缺组比较差异均有统计学意义($P<0.01$)。5 组大鼠血浆 NE、E 含量比较,模型组较正常组、假手术组均显著升高($P<0.01$),而电针内关组较模型组和电针列缺组均显著降低($P<0.01$)。认为电针内关可能通过抑制交感-肾上腺髓质系统活性,减少儿茶酚胺的释放,调整心率。

十、高脂血症

高脂血症主要是以血浆中胆固醇(TC)、甘油三酯(TG)、低密度脂蛋白升高,高密度脂蛋白降低为表现的一种血脂代谢紊乱状态,是导致动脉粥样硬化进而形成心脑血管病的主要危险因素之一。因针灸治疗高脂血症均选择常用穴位,操作简便,近年来,诸多针灸治疗高脂血症的报道见于国内刊物,显示针灸具有良好的降脂作用。

1.针刺对高脂血症小鼠抗氧化能力及血管内皮保护功能的影响[376]

"针刺对高脂血症小鼠抗氧化能力及血管内皮保护功能的影响"为河北省中医药管理局重点支持项目(No.2009058),由河北医科大学中医学院杨继军教授负责。

项目将昆明雄性清洁级小鼠 120 只,随机分为正常组(40 只)、模型组(40 只)、针刺组(20 只)和药物组(20 只)。后 3 组采用高脂饮食饲料喂养制备高脂血症小鼠模型。造模成功后,针刺组针刺双侧丰隆、曲池、三阴交穴后接通韩氏电针仪干预 10 分钟,每日 1 次,连续干预 10 天;药物组灌服辛伐他汀药物,每日 1 次,连续 10 天;其他两组不予干预。检测血清 TC、TG、LDL - C、HDL - C、MDA、NO、ET 含量和 SOD 活力。结果第 15 天检测模型组小鼠血清 TG 为(1.31±0.32)mmol/L,TC 为(5.72±0.85)mmol/L,LDL - C 为(2.68±0.55)mmol/L,含量均高于正常组的 TG(0.70±0.21)mmol/L、TC(3.08±0.74)mmol/L、LDL - C(1.83±0.36)mmol/L 含量;模型组小鼠血清 HDL - C 含量是(0.60±0.26)mmol/L,低于正常组 HDL - C 含量(0.94±0.30)mmol/L,表明造模成功。造模成功后针刺组针刺 10 天,小鼠血清 MDA 为(21.58±3.54)μmol/mL、ET 为(44.51±5.23)pg/mL,其含量均低于模型组小鼠血清的 MDA(29.94±

2.79)μmol/mL、ET(67.07±11.98)pg/mL 含量；针刺组小鼠血清 SOD 活力为(264.57±14.46)U/mL、NO 含量为(85.02±10.06)μmol/L，均高于模型组的 SOD 活力(222.66±25.48)U/mL、NO 含量(63.83±9.19)μmol/L。认为针刺可降低高脂血症小鼠血清 MDA、ET 含量，提高 SOD 活力和 NO 含量，表明该针刺配穴法能够抵抗高脂血症小鼠脂质过氧化，清除机体自由基，调节和改善自由基代谢平衡，并具有保护血管内皮功能的作用。

2. 加用腕踝针治疗对原发性高血压病患者血尿酸及超敏 C 反应蛋白的影响[377]

"加用腕踝针治疗对原发性高血压病患者血尿酸及超敏 C 反应蛋白的影响"的研究目的是观察腕踝针配合药物治疗原发性高血压对血尿酸(BUA)及超敏 C 反应蛋白(hs-CRP)的影响。该研究将 77 例原发性高血压患者随机分为两组，对照组 37 例予常规降压药治疗，治疗组 40 例在对照组治疗基础上给予腕踝针治疗，测定并比较两组治疗前后 BUA、hs-CRP 值，分析腕踝针治疗与其相关性。结果两组患者治疗后 BUA、hs-CRP 值均较治疗前下降($P<0.05$)，但治疗组 BUA、hs-CRP 降低程度更明显，两组治疗后 hs-CRP、BUA 值比较差异显著($P<0.05$)。认为腕踝针配合药物可明显降低原发性高血压病患者 BUA、hs-CRP 水平。

第七节　运动系统疾病

运动系统疾病是针灸临床一大类具有疗效优势的病症，针灸治疗该病既有良好镇痛作用，又有改善功能的作用。与手术相比，针灸不破坏正常组织；与麻醉止痛药物相比，针灸不会导致身体其他功能的紊乱。

"九五"以来由于汲取了针灸科研成果，治疗运动系统疾病的疗效进一步提高。外加针灸镇痛的研究成果的推广与应用，更进一步使针灸疗效得到保证与提高。如不同电针刺激参数的镇痛研究发现，低频、混合变化频率的电针效果更好，一次治疗的电刺激时间过长会出现"针刺耐受"现象。为针灸治疗运动系统疾病提供了依据。循经感传、热敏点灸等研究成果也为针灸治疗运动系统疾病，提高疗效，发挥了支撑作用。

一、类风湿性关节炎

类风湿性关节炎是一种以慢性对称性多关节炎表现为主的全身性自身免疫疾病，临床表现为关节肿胀疼痛，僵硬，畸形和功能严重受损等。由于其病理过程难以控制，致残率高，严重损害患者身心健康，降低生存质量，已成为医学界关注的难治性疾病。大量研究证明针灸具有良好的抗炎、镇痛和免疫调节等作用。临床报道显示：针刺治疗类风湿性关节炎与消炎痛、甲氨蝶呤加双氯灭痛等西药对照有显著差异。针灸治疗的方法多样，有针刺、灸法、温针、耳压、穴位注射、埋线、蜂针等，疗效肯定，无副作用，成为治疗类风湿性关节炎的有效方法。

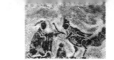

二、肩周炎

肩周炎又称肩关节组织炎,是肩周肌肉、肌腱、滑囊和关节囊等软组织的慢性炎症,50岁左右的人比较常见。但办公室的工作人员由于长期伏案工作,肩部的肌肉韧带处在紧张状态,故50岁以下人中也不少见。肩关节是人体全身各关节中活动范围最大的关节,其关节囊较松弛,关节的稳定性大部分靠关节周围的肌肉、肌腱和韧带的力量来维持。由于肌腱本身的血液供应较差,而且随着年龄的增长而发生退行性改变,加之肩关节在生活中活动比较频繁,周围软组织经常受到来自各方面的摩擦挤压,故而易发生慢性劳损。肩周炎主要表现在肩部疼痛,肩关节活动受限、怕冷、压痛、肌肉痉挛与萎缩。

针灸治疗肩周炎,以局部取穴为主,采用针刺、梅花针重叩出血、局部拔罐等治法,并重视整体调整,配合远道穴位,结合活动肩关节,有效率不断提高。

治疗肩周炎取穴方法有许多种,包括局部取穴、辨证取穴、特定穴取穴(输穴、筋会)、经外奇穴取穴(中平、肩痛、颈臂、颈夹脊)、阿是穴、全息取穴,临床上各种取穴方法都被证明有一定疗效,可以根据实际情况酌情选穴。

治疗方法主要有毫针刺法(加透刺、齐刺、合谷刺、巨刺、阻力刺、雀啄刺)、灸法(如温针灸、直接灸、隔药敷灸)、拔罐法(如走罐、药罐、刺络拔罐)、皮内针、火针等。

三、颞颌关节紊乱

颞颌关节紊乱属中医学"颊痛"、"口噤不开"等范畴。针灸治疗颞颌关节紊乱常用经穴有足阳明胃经下关穴、颊车穴,此为治疗颞颌关节紊乱主穴;手少阴心经络穴通里,手厥阴心包经络穴内关穴。配合温针灸法、灸法,效果显著。

1.温针灸运动疗法治疗颞颌关节紊乱病的临床研究[378]

"温针灸运动疗法治疗颞颌关节紊乱病的临床研究"为河北省科委立项项目(No.042761162),由河北医科大学中医院/河北省中医院承担。

根据颞颌关节紊乱病病变局限,部位较深的发病特点,在脏腑经络相关理论指导下,依据祖国医学"药之不达,针之所及"的理论,选取18~55岁的患者为研究对象,运用温针灸运动疗法治疗颞颌关节紊乱病,并对210例患者的开口度、颞颌关节杂音、牙合关系、临床症状及颞颌关节的X光片等进行观察,对治疗后开口度的变化、改善临床症状,恢复颞颌关节-牙合关系-神经肌肉三者的功能失调进行研究。

该研究将颞颌关节紊乱病患者210例随机分为治疗组、对照1组和对照2组各70例。治疗组采用温针灸运动疗法,穴取合谷、下关、翳风等,配合张闭口运动;对照1组单纯采用毫针刺法;对照2组采用局部封闭疗法,比较3组疗效。结果治疗组总有效率为94.13%,

对照 1 组总有效率为 87.11%，对照 2 组总有效率为 85.17%，3 组疗效差异有显著性意义（$P<0.05$），治疗组优于两个对照组。结论温针灸运动疗法治疗颞颌关节紊乱病具有良好疗效。

四、腰椎间盘突出症

针灸治疗腰椎间盘突出症疗效独特，副作用小，受广大患者喜爱。临床常用针灸方法有毫针疗法、温针灸疗法、电针疗法、针刀疗法、穴位注射疗法、刺络拔罐疗法、腹针疗法。针灸亦可配合其他方法进行治疗，如推拿、中草药汤剂等方法。针灸治疗腰椎间盘突出症方法众多，有效率基本在 80% 以上，针灸取穴以腰部夹脊穴及足太阳膀胱经、足少阳胆经腧穴为主。

1. 针刺配合中药离子导入治疗腰椎间盘突出症疗效观察[379]

"针刺配合中药离子导入治疗腰椎间盘突出症疗效观察"是由上海市嘉定区中医医院陶善平主任负责。

该研究将 100 例腰椎间盘突出症患者随机分为治疗组和对照组，每组 50 例。治疗组采用针刺配合中药离子导入治疗，对照组采用中药离子导入治疗，10 次为 1 个疗程，共治疗 2 个疗程，并随访 1 年。观察两组治疗前后总体疗效、主要症状改善情况、改善指数、改善率及 1 年后随访复发情况。结果发现治疗组治疗后总体疗效、主要症状改善情况、改善指数、改善率以及 1 年后随访复发情况与对照组比较均有较大提高。研究认为针刺配合中药离子导入是一种治疗腰椎间盘突出症的有效方法。

2. 平衡针对腰椎神经根压迫模型大鼠血浆 β-内啡肽、促肾上腺皮质激素的影响[380]

"平衡针对腰椎神经根压迫模型大鼠血浆 β-内啡肽、促肾上腺皮质激素的影响"为国家重点基础研究发展计划项目（No.2007 CB 512704），由北京军区总医院王文远教授负责。

该研究为初步探求平衡针治疗腰椎间盘突出神经根压迫症状的作用机制。将 SD 雄性大鼠随机分为空白组、假手术组、模型组、治疗组，每组 30 只，各组中又分为 7 天取材组和 14 天取材组各 15 只，用肠线环扎 L_4 神经根造模。治疗组针刺腰痛穴、臀痛穴，每日 2 次。用热痛测试仪检测各组大鼠造模前及造模后第 4、7、10、14 天的缩爪潜伏期，采用放射免疫分析法测定血浆 β-EP 及 ACTH 的变化。结果模型组大鼠痛敏现象明显增强（$P<0.05$），血浆 β-EP、ACTH 的含量呈增高趋势；经过平衡针治疗，治疗组痛敏现象至治疗第 10 天起较模型组明显降低（$P<0.05$），血浆中 β-EP 的含量第 7 天时就较模型组显著降低（$P<0.05$），血浆中 ACTH 含量第 14 天时显著低于模型组（$P<0.05$）。提示平衡针有很好地减轻疼痛作用，其机制可能是通过影响 ACTH 分泌代谢而调节机体应激状态，而是否通过调节 β-EP 分泌代谢发挥作用尚需进一步增设时间点观察。

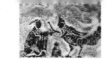
五、膝骨性关节炎

膝骨性关节炎是以关节软骨病变为主要病理特征的临床综合征,主要表现为关节疼痛和不同程度的功能障碍。针灸治疗膝骨性关节炎能明显缓解膝骨关节炎的疼痛。温针灸具有刺法和灸法的双重作用,艾绒燃烧时产生的热能,通过针体传入关节腔深部,直到温通经络、疏风散寒,改善气血运行的作用。

1. 不同针灸法对膝骨性关节炎疗效对比的实验与临床研究[381]

该研究以木瓜蛋白酶注射入日本大耳白兔膝关节腔内,造成实验性膝骨性关节炎的动物模型,分成六组:第一组空白对照组,第二组模型组,第三组药物治疗组,第四组针刺组,第五组电针组,第六组温针组。分别用3种不同针灸方法即针刺、电针、及温针法治疗,药物对照组用玻璃酸钠治疗。治疗结束后检测观察白细胞介素 IL-1β,肿瘤坏死因子 TNF-α,血液流变学的变化。结果发现模型组与空白组比关节软骨细胞中 IL-1β 表达量明显高于正常关节软骨($P<0.05,P<0.001$),药物治疗组能有效降低软骨中 IL-1β 的表达($P<0.05,P<0.001$),其他治疗组表现出与药物组相类似的治疗效果,显著降低了 IL-1β 的表达量。不同针灸法治疗比较,单纯针刺组疗效弱于电针组与温针组,电针组和温针组治疗结果相似。模型组与空白组比关节软骨基质中 TNF-α 表达量明显高于正常关节软骨($P<0.05$),药物能够降低软骨中 TNF-α 的表达,其他治疗组表现出与药物组相类似的治疗趋势。各治疗组之间对比无显著性差异($P>0.05$)。在血流变方面结果显示各组有改善和加速血液循环的作用,各组间对比无显著性差异($P>0.05$)。研究认为针灸对实验性膝骨性关节炎,局部肿胀有消肿的作用。关节活动度有不同程度的恢复,针灸可改善关节液中白细胞介素 IL-1β 的含量,也对肿瘤坏死因子 TNF-α 的含量有改善的趋势。

2. 铍针配合手法治疗对膝骨关节病功能障碍及疼痛的影响[382]

"铍针配合手法治疗对膝骨关节病功能障碍及疼痛的影响"为北京市中医药科技项目(No.JJ2009-45),由北京按摩医院邓宁教授负责。

该研究采用随机对照的方法,将100例患者随机分为治疗组(铍针配合手法)50例,对照组(单纯手法)50例。运用软组织张力测试系统,分别计算两组在治疗前后的软组织位移量及香蕉面积的变化;同时进行膝关节损伤功能评定,统计疗效。结果治疗后两组患者所测软组织位移量均较治疗前增加,香蕉面积比例均减小($P<0.05$);治疗组位移量和香蕉面积比例的改善优于对照组($P<0.05$)。两组患者治疗后各项膝关节损伤功能评分较治疗前均有改善,并且治疗组在改善功能障碍和缓解疼痛方面优于对照组(均 $P<0.05$)。两组患者治疗总有效率比较,差异无统计学意义($P>0.05$),但治疗组显效率66%高于对照组20%($P<0.05$)。提示

铍针配合手法能有效改善膝关节功能障碍和缓解疼痛。

六、胶原性关节炎

1977 年 Trentham 等首次建立了由 Ⅱ 型胶原诱导的大鼠实验性关节炎模型。80 年代至 90 年代初期,国外大量重复,并在临床表现、病理组织学和免疫学等多方面对其进行了广泛、深入的观察研究,使模型不断成熟和完善。目前,它作为人类类风湿性关节炎和其他自身免疫性疾病研究的模型已趋公认。目前已发现电针可能通过下调膝关节滑膜组织细胞分泌 PGE2 的水平,减轻局部的炎性反应和滑膜增生,对关节组织产生明显的保护作用,减少对伤害性感受器的刺激而减轻疼痛。电针不仅可抑制 CIA 大鼠关节滑膜细胞分泌的 IL - 1β,同时也有效抑制 TNF - α 的水平。

1. 电针足三里三阴交穴对胶原性关节炎大鼠滑膜细胞分泌功能的影响[383]

"电针足三里三阴交穴对胶原性关节炎大鼠滑膜细胞分泌功能的影响"为国家自然科学基金资助项目(No. 30371802)、国家重点基础研究发展计划项目(2005 CB 523306),由浙江中医药大学第三临床医学院方剑乔教授负责。

该研究取 36 只 Wistar 大鼠随机分为正常对照组、模型对照组和电针治疗组。模型对照组和电针治疗组采用牛Ⅱ型胶原在大鼠背部正中线作多点皮内注射诱发关节炎(CIA)模型。电针治疗组选取足三里、三阴交穴进行电针刺激,频率 2 Hz,强度 2 mA,时间 30 分钟,连续治疗 30 天。处理前后分别观察 CIA 大鼠足跖肿胀度、痛阈;采用 ELISA 法检测大鼠膝关节滑膜细胞培养上清液中前列腺素 E2(PGE2)、肿瘤坏死因子-α(TNF - α)、IL - 1β 水平。结果:模型对照组大鼠足跖肿胀度,滑膜细胞培养上清中 PGE2 浓度和 TN F - α、IL - 1β 含量均高于正常对照组大鼠,差异有统计学意义($P<0.05$,$P<0.01$),痛阈低于正常对照组大鼠,差异有统计学意义($P<0.05$)。与模型对照组比较,电针治疗组大鼠足跖肿胀度减小,痛阈升高,关节滑膜细胞培养上清中 PGE2 浓度下降,TNF - α 和 IL - 1β 含量降低,差异有统计学意义($P<0.05$)。提示电针足三里、三阴交穴对胶原性关节炎大鼠具有良好的治疗作用,该作用可能与抑制关节滑膜细胞的分泌功能有关。

七、原发性骨质疏松症

原发性骨质疏松症是临床上一种常见病、多发病,是以骨量减少、骨的微观结构退化为特征的、致使骨的脆性增加的以及易于发生骨折的一种全身性疾病。针灸介入原发性骨质疏松症的治疗与研究是"九五"以来的新领域,十多年来在临床和实验研究上都取得了一定的进展。针灸不仅能较快减轻骨痛等临床症状,而且对提高雌激素水平,改善腰椎骨矿密度效果也十分

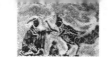

明显。针灸临床并进行了不同选穴、针法与灸法，以及针灸相结合不同治疗方案的比较研究，初步提示针刺与艾灸结合治疗，其疗效更优越。进一步的研究表明，针灸治疗骨质疏松症的临床疗效是针灸抑制骨吸收、促进骨重建双向调整的结果。

1. 针刺治疗原发性骨质疏松症的研究概况与述评[384,395]

"针刺治疗原发性骨质疏松症的研究概况与述评"为北京市自然科学基金重点项目（No.7111007），由中国中医科学院宋培晶研究员负责。

（1）针刺治疗原发性骨质疏松症的基础研究概况

近年来对于针刺治疗骨质疏松进行了初步的相关基础实验和临床试验。在基因水平的研究上，萨仁等通过对针刺（平刺）、艾灸及西药尼尔雌醇对去势大鼠的治疗进行比较，认为针刺、艾灸与西药通过调控降低 TNF-α mRNA 及 IL-1α 的表达，使 TNF-α 蛋白和 IL-1α 蛋白含量降低，抑制破骨细胞生成。但相比西药及模型组，针刺组及艾灸组 BGP 含量明显增高，可见尼尔雌醇只是抑制破骨细胞生成，而针刺及艾灸既可抑制破骨细胞生成，又可促进成骨细胞生成，使模型鼠的骨代谢恢复正态平衡。其治疗作用优于尼尔雌醇。王晓红等采用王富春补虚化瘀针法，对去势大鼠的治疗进行实验观察，认为针刺可增强骨质疏松大鼠 I 型胶原 mR-NA 在成骨细胞表达，促进骨形成。李晶等对去势大鼠进行针刺（补法）及艾灸治疗后的生化研究，认为两种疗法均可使碱性磷酸酶（ALP）含量增高，提示促进骨形成；均可使脱氧吡啶啉（DPD）含量降低，提示抑制骨吸收。对两种疗法进行比较无统计学意义（$P > 0.05$），疗效相当。关于针刺对性腺轴的影响，赵英侠等对去势大鼠所造成骨质疏松模型进行针刺和艾灸，结果表明可以提高雌激素水平，抑制骨吸收，促进骨形成，对雌激素缺乏引起的骨质疏松症有一定的治疗作用，又将 HRP 分别注射于大鼠命门穴区与相关内脏卵巢及肾上腺实质内，发现三者的传入神经在脊神经节 $T_{13} \sim L_2$ 节段互相重叠，为针刺和艾灸命门穴提高血清雌激素水平的作用提供了形态学依据。通过去势后大鼠经针刺治疗后的血清进行研究，认为该血清可促进成骨细胞增殖分化，促使破骨细胞凋亡，起到减少破骨细胞数量及吸收陷窝数量和面积，抑制破骨细胞骨吸收功能的作用。

由于目前针刺治疗骨质疏松症的研究刚刚起步，尚未出现针对不同针刺方法的治疗效果及实验观察的文献。现根据上述现有研究中包括的内容，对不同的治疗方式，相应的检测指标及疗效简单整理，列表比较见表 1-1：

表 1 - 1　针刺治疗骨质疏松症效果对照表

治疗方式		检测指标	效　　果
针刺	平刺	雌激素↑	抑制破骨细胞形成,促进成骨细胞形成
		TNF-α↓	
		骨生物力学	改善骨最大载荷,最大应力,最大挠度
		血清	促进成骨细胞增殖分化,破骨细胞凋亡
	电针	雌激素↑	使成骨细胞活性升高,
		促卵泡激素(FSH)↓	破骨细胞活性降低
		促黄体激素(LH)↓	
		促黄体激素(LH)↓	
	补虚化瘀	I型胶原 mRNA 活性↑	提高成骨细胞活性,促进骨形成

从基础研究可以看出针刺可以有效地影响、改善动物体内引起原发性骨质疏松症的病理因素,从而为针刺治疗骨质疏松症提供了现代医学理论依据。

(2)针刺治疗原发性骨质疏松症的临床概况

针刺临床研究主要以针刺与其他药物及非药物疗法对照为主要形式进行。

①针刺与中药对照:何劲等对 192 例原发性骨质疏松症患者患者分为针刺治疗组和口服骨松宝对照组,进行为期 3 个月多中心随机对照临床试验。针刺组选取悬钟穴(双侧)、肾俞穴(双侧)、命门穴,悬钟用补法,命门穴平刺。结果显示两组均可升高骨密度,但针刺组改善疼痛效果好于口服药物组。李湘海等对 60 例肝肾亏虚型原发性骨质疏松症患者平均分成两组,两组年龄、性别、平均骨密度差异无统计学意义,分别采用补肾健脾针刺疗法和中药仙灵骨葆胶囊治疗 3 个月。针刺组取穴为关元、命门、足三里(双侧)、肾俞(双侧)。经治疗,两组骨密度增高显著,而组间骨密度比较仍无统计学意义($P>0.05$)。

②针刺与灸法结合及对照:刘广霞等报道了针灸督脉对 28 例老年性骨质疏松症患者的治疗效果,对治疗前后 X 线平片采用 SD - 1000 型光子骨密度仪进行检测,总有效率达 78.6%。欧阳钢等将 62 例原发性骨质疏松症患者随机分为针刺组 32 例,艾灸组 30 例,观察结果为两组均可提高腰椎部骨密度,针刺组优于艾灸组。

(3)针刺与西药对照:李沛等将 90 例绝经后骨质疏松症患者随机平均分为针刺组、艾灸组、西药组 3 组,进行为期 4 个月的临床治疗观察,采用 SF - 36 患者生存质量量表,从生理功能、社会功能、躯体疼痛及精神健康等维度进行评估。针刺组选取三阴交(双侧)、悬钟(双侧)、肾俞(双侧)、命门,悬钟透刺三阴交,行针均用补法;灸法采用相同选穴雀啄灸;西药组口服钙尔奇滴咀嚼片。结果显示以悬钟透刺三阴交的针刺疗法有更好的临床疗效,且可以更有效改

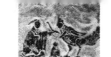

善患者生存质量。王剑发等采用针刺配合 TDP 照射与口服乙炔雌二醇戊醚对照,针刺加 TDP 组无论在升高骨密度、减少子宫内膜厚度,还是调节激素方面均明显优于西药组。农泽宁等观察针灸疗法及维丁钙片对原发性骨质疏松前期骨量减少患者的治疗效果,认为无论是短期还是长期,针灸组的治疗效果,对 NO、SOD 的调节效果明显优于对照组维丁钙片的治疗效果,可有效清除自由基,改善患者骨密度,改善血清骨钙素。

当前针刺对于骨质疏松症的研究方兴未艾,基础研究多集中在神经-内分泌-免疫网络范围内,对在成骨过程及破骨过程中起到关键性调节作用的细胞因子、激素类物质,从细胞水平到基因水平展开研究。对于中医证型与现代医学机制相关性的研究认为:脾虚证,尤其是脾气虚证,与免疫系统关系密切;肾虚证与下丘脑-腺垂体系统有直接联系。是否可以在这两种相关性的基础上分别展开系统的、有针对性的对应研究,以探讨针刺作用于肾虚证、脾虚证两种证型骨质疏松症的现代医学作用机制,并由免疫系统与内分泌系统分子水平的相互影响进一步对脾肾相关性展开研究。

针刺治疗的具体环节,选穴较为雷同,而鲜有与辨证论治及经络理论联系起来进行研究和探讨。针刺疗法作为中医学治疗体系的一部分,其疗效与辨证论治与否有很大关联。不同的选穴,反映在细胞因子、激素类物质的变化可能会有所不同。

对骨质疏松的治疗不仅要考虑骨量的增加,更需要改善骨质结构,如骨小梁的修复、重建,这一过程需要成骨细胞和破骨细胞的协同作用,因此疗效的评估不应只看某一指标的变化,更应该考虑如何发挥针刺的整体调节作用,使各细胞因子间保持一个相对平衡的关系。

原发性骨质疏松症是一种渐进性、累积性、退行性病变,伴随有疼痛、失眠、多梦、疲劳、四肢麻木、怕冷、便秘、腹泻、急躁、肥胖等并发功能性兼症。针刺在这些症状的改善上有较好的疗效,对于患者有益的身心调节,有助于改善免疫系统和内分泌系统失衡状况。探讨针刺调节功能性兼症对于治疗原发性骨质疏松症的分子生物学机制,有助于增加对该病的全面、系统认识。

2. 针灸对男性骨质疏松症患者骨代谢的影响[396]

"针灸对男性骨质疏松症患者骨代谢的影响"为江苏省科技厅社会发展基金项目(No. BS2004559),由江苏省省级机关医院康复医学科欧阳钢教授负责。

该研究将 55 例男性骨质疏松症患者随机分为治疗组 25 例、对照组 30 例。治疗组口服阿仑磷酸钠的基础上再进行针灸治疗,对照组则口服阿仑磷酸钠,两组均连续治疗 6 个月后观察临床症状积分及骨代谢指标的变化。结果治疗后两组的症状积分较治疗前均有明显下降($P < 0.01$),治疗组较对照组下降更为明显($P < 0.01$);治疗后两组患者的睾酮(T)、E2 水平与治疗前比较无统计学差异($P > 0.05$),而碱性磷酸酶(ALP)、骨钙素(BGP)、甲状旁腺素(PTH)、尿吡啶酚(PYD)/尿肌酐(Cr)与治疗前比较均有明显的下降($P<0.01$),治疗后两组间比较,治疗组对 PTH、PYD/Cr 的改善程度明显优于对照组($P<0.05$)。认为针灸疗法可改善男性骨质疏松症患者临床症状及骨代谢指标,针药联合治疗优于单纯药物疗法。

八、急性腰扭伤

骨骼肌急性损伤在生活、劳动和运动中是很常见的。如果治疗不正确及时,往往会造成肢体功能障碍,给工作、生活带来严重影响。针刺治疗急性腰扭伤效果具有临床优势,远部采用单穴疗法,如取督脉、手足太阳经远部穴位或某些奇穴,行针时配合腰部活动,或结合局部拔罐、艾灸,提高了临床疗效。

手法干预对促进大鼠骨骼肌急性损伤后恢复的作用机理研究[397-399]

"手法干预对促进大鼠骨骼肌急性损伤后恢复的作用机理研究"为国家自然科学基金资助项目(No.30572423),由上海中医药大学严隽陶教授负责。

手法治疗骨骼肌损伤临床疗效确实,应用广泛。但目前,对于手法治疗骨骼肌急性损伤的机理缺乏深入了解,尤其是损伤后的组织结构变化和功能恢复之间的相关性研究较少。该研究通过对急性骨骼肌损伤的实验动物模型进行手法干预,应用电生理、组织形态学、分子生物学等手段,动态观察了手法干预对成年、老年家兔骨骼肌急性损伤后骨骼肌卫星细胞增殖数量、形态及其卫星细胞增殖分化相关的细胞因子、骨骼肌功能等方面的变化情况,以了解不同年龄骨骼肌损伤后骨骼肌再生修复规律及其差异,并对成年家兔骨骼肌重复损伤后的修复规律进行了动态观察。研究结果表明,推拿手法对家兔骨骼肌急性钝挫伤及重复损伤后的治疗作用主要是通过促进肌卫星细胞的激活、增殖而促进其再生修复。骨骼肌再生能力随着患者年龄的增加及重复损伤而减弱,推拿手法可以改善胶原纤维增生的程度,但并不能完全抑制纤维修复,即在骨骼肌修复过程中不能完全以再生修复替代疤痕修复。首次损伤经过及时治疗,可以明显提高再损伤后骨骼肌功能的恢复和再生修复。

九、跟腱末端病

火针治疗对跟腱末端病大鼠跟腱区组织病理变化影响的研究[400]

"火针治疗对跟腱末端病大鼠跟腱区组织病理变化影响的研究"为北京市教委科技以及社科计划资助项目(No.KM200810029004)、北京市教委运动人体科学学科可持续发展与平台建设项目(No.PXM2010-014206-098350),由首都体育学院史清钊教授负责。

该研究通过观察跟腱末端病大鼠在1次与4次火针治疗后末端止点部位病变状况,分析探讨火针治疗末端病的机制。采用88只雄性 SD 大鼠,以"电击跳跃法"训练8周建立大鼠跟腱末端病模型,对治疗组 80 只鼠施以火针治疗 1～4 次,火针治疗后处死大鼠,取大鼠跟腱末端进行苏小精-伊红(HE)染色法染色,在显微镜下观察每个样本跟腱末端、纤维软骨区、跟骨区、腱骨关节面、腱围共 5 个区域。结果造模组与安静对照组在组织形态上出现较大的差异,出现典型的末端病病变现象,如腱纤维模糊、紊乱,潮线轮廓不规则出现明显的"涨潮"现象,钙化软骨区明显增厚等。火针治疗组末端病病理学表现比对照组有所改善,尤其是在 4 次火针治疗后,主要表现在跟腱、纤维软骨区和腱骨关节面。认为在 1 次火针治疗第 3、4 天后,末端区病变较对照组有所改善,4 次火针治疗比 1 次火针能更有效地促进末端结构的恢复。

十、股骨头缺血性坏死

股骨头缺血性坏死(ANFH)是骨科常见的疑难病症之一,晚期可发生髋关节创伤性关节炎,导致关节软骨破坏,股骨头塌陷,使关节功能丧失,是一种潜在致残的疾病,严重威胁人民健康,直接影响患者的生存质量。现代医学早期多采用股骨减压、髂骨移植、介入术等,后期以关节置换为主,但治疗多为侵入性治疗,风险大,代价高。近年来,各国学者在大量临床和动物实验研究基础上,提出了许多种发病机制学说,如脂肪栓塞、骨内高压、小动脉损伤、小静脉损伤、血管内凝血、血液凝溶功能紊乱等。虽然这些学说研究角度不同,但是公认多种原因引起的股骨头微循环障碍是 ANFH 的发病机制。而血液流变学是影响股骨头微循环的重要因素之一。有学者应用电针针刺股骨头坏死模型兔的髀关等穴 14 天,经治疗,发现电针可以明显升高局部血流量,电针治疗股骨头坏死可改善股骨头微循环而获效。

丹参穴位注射对股骨头缺血性坏死患者髋关节功能的影响[401]

"丹参穴位注射对股骨头缺血性坏死患者髋关节功能的影响"为浙江省教育厅项目(No. 20030872),由浙江省中医院张海峰教授负责。

该项目将 62 例股骨头缺血性坏死病人髋随机分为髓芯减压组 30 例和丹参穴注组 32 例。注射用丹参(冻干,400 mg)用 5 mL 生理盐水溶解,于丹参穴注组患者股骨头缺血性坏死侧的环跳穴、居髎穴注射,每穴注射 2.5 mL,每周 3 次,连续治疗 6 个月。依据成人股骨头缺血性坏死疗效评价法在首次治疗后 1 个、3 个、6 个月时分别对两组进行评分比较。结果两种治疗方法均可以明显减轻股骨头缺血性坏死患者的疼痛症状($P<0.01$),但丹参穴注明显优于髓芯减压($P<0.01$)。在髋关节活动度、生活能力、行走距离的改善上,髓芯减压组治疗前后比较无明显改善($P>0.05$),丹参穴注组在治疗 1、3、6 个月时均有明显改善($P<0.01$);丹参穴注明显优于髓芯减压($P<0.01$)。提示丹参穴位注射可以明显改善股骨头缺血性坏死患者的髋关节功能和生活能力。

十一、颈 椎 病

椎动脉型颈椎病又称颈性眩晕,以头晕、头痛、耳鸣、恶心呕吐、颈项不适等为主症,以中老年人多见。但随着现代生活方式的改变,生活节奏的加快,电脑的普及,其发病年龄更年轻化,发病率有上升趋势,并且严重影响人们的日常生活。针灸结合推拿、中药等多种疗法对于眩晕的治疗近年来得到了中医界同仁的广泛认同。有学者认为针灸治疗颈椎病有调节心神的作用,并能降低血液黏度,改善局部微循环以促进炎症吸收,消除或减轻对病变颈椎附近的神经、血管的刺激而发挥作用。亦有学者认为艾灸配合针刺治疗颈型颈椎病疗效较好,能改善颈椎的生理曲度,消除患者的痛苦。

针挑与牵旋手法对椎动脉型颈椎病血流的影响及机制研究[402]

"针挑与牵旋手法对椎动脉型颈椎病血流的影响及机制研究"为暨南大学自然科学研究基金项目(No.99046),由暨南大学附属第一医院陈栋教授负责。

该研究主要比较针挑合牵旋手法与单纯手法对椎动脉型颈椎病(VATCS)椎基底动脉血液流变学、血管舒缩弹性、血液黏度的影响及其作用机制。将198例患者随机分成治疗组101例与对照组97例,治疗组采用牵旋手法结合针挑进行治疗,对照组采用牵旋手法治疗,治疗前后经颅多普勒超声检测左右双侧椎动脉(V_A)、基底动脉(B_A)的收缩峰期血流速度(V_{peak})、舒张末期血流速度(V_{min})、搏动指数(PI)、阻力指数(RI)值及治疗组治疗前后全血表观黏度和血浆黏度值。治疗组双侧 V_A、B_A 的 V_{peak}、V_{min} 值经治疗后明显加快,接近或已经恢复至正常值范围,而 V_A、B_A 的 PI 及 RI 值有显著下降,与对照组比较差异有统计学意义($P<0.05$)。治疗组治疗前与治疗后比较,全血表观黏度和血浆黏度值有明显改善($P<0.05$,$P<0.01$)。由此认为针挑与牵旋手法可明显改善椎基底动脉血流,促进血管舒缩弹性的恢复,增加脑部血供,降低血流黏稠度。

十二、肌 张 力 增 高

肌张力增高是脑卒中患者的常见后遗症,在我国约有80%的脑卒中患者存在不同程度的肌张力增高。严重影响了患者的肢体运动功能恢复和今后的生活质量。经过研究认为,在脑卒中后肌张力增高的治疗中应以协调肌群间肌张力的平衡为重点,运用电针刺激拮抗肌群,能够对抗上肢屈肌优势及下肢伸肌优势,协调肌群间肌张力的平衡控制和抑制痉挛建立正常运动模式。在治疗过程中发现,在电针仪断续波的作用下,来自拮抗肌肌梭的冲动沿着纤维上行脊髓通过中间神经元的抑制作用使痉挛肌的活动受到抑制,进而平衡肌张力对抗痉挛。

韩淑凯等[403]治疗本病取手三阳经穴为主。手指屈伸困难者排刺合谷、曲池连线;阳池、天井连线和阳溪、小海连线。上肢屈曲者排刺手三里、臂臑连线;外关、肩髃连线和支正、肩贞连

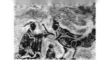

线。上肢内旋者排刺曲池、巨骨连线;天井、肩髎连线以及小海、臑俞连线。在两穴的连线上每隔 2 寸刺 1 针,一般每线 5～7 针。每日选 2 组,轮流使用,垂直刺入肌腱浅层即止,施以平补平泻手法,留针 30 分钟;配合皮肤针循经叩刺手太阴肺经、手厥阴心包经及手少阴心经的五腧穴、原穴、络穴、郄穴,上肢内旋者加肩胛骨内侧缘,每日选 2 条经络,每日 1 次,7 天为 1 个疗程。通过 3 个疗程的治疗,结果显示,针刺疗法的总有效率为 94.7%,优于单纯西药静脉输液治疗。

十三、慢性软组织损伤

慢性软组织损伤属祖国医学慢性伤筋范畴,是临床常见病。慢性损伤部位在反复的变质、渗出、增生过程中,形成了粘连、疤痕、钙化等病理组织结构。祖国医学文献记载与现代临床实践证明,针灸疗法对慢性软组织损伤具有较好的疗效。有学者通过实验发现,通过火针组织中锌、钙含量明显升高,而病损组织中锌、钙含量的增高,可激活多种酶的活性,加强了局部组织器官的活动能力,提高了局部新陈代谢,使灼伤坏死的组织被很快吸收,促进周围健康组织再生,修复原有组织结构。

火针治疗慢性软组织损伤的实验研究[404]

"火针治疗慢性软组织损伤的实验研究"为江苏省科委科技指导性计划项目项目（No. BS99355）、江苏省中医药管理局科研基金资助项目（No.9937）。

该研究通过观察火针治疗慢性软组织损伤的锌、钙元素含量的变化。将慢性软组织损伤的模型兔分为火针组、温针组和不治疗组 3 组,在整个实验过程中分阶段对各组损伤部位进行锌、钙等化学元素检测观察对照比较。结果火针组的锌、钙含量变化与温针组、不治疗组相比,有显著性差异（$P<0.05$ 或 $P<0.01$）。提示火针疗法能提高慢性损伤软组织中锌、钙元素的含量,促进损伤的修复。

第八节　免疫系统疾病

针灸的促防卫与调节免疫作用是针灸治疗作用发挥的重要途径之一。针灸对免疫球蛋白、补体、细胞因子、白细胞、吞噬细胞、B 淋巴细胞、T 淋巴细胞、自然杀伤细胞（NK）、抗原提呈细胞、红细胞免疫功能等均具有明显的双向调节作用。

针灸调节非特异性免疫应答的作用主要体现于:可提高吞噬细胞的数量及功能;促进机体内细胞因子的合成分泌及生物学活性;提高血清补体含量及效价;提高 NK 细胞数量,特别是能提高 NK 细胞的活性。

针灸对特异性细胞免疫的影响主要体现于三个方面:调节应答过程中细胞因子的合成、分泌,从而调节细胞免疫应答;促进 T 细胞的克隆扩增;改善 CD4＋T 细胞与 CD8＋T 细胞比值。

针灸对特异性体液免疫的调节主要体现于:可促进辅助性 T 淋巴细胞分泌细胞因子;调节各种免疫球蛋白的分泌合成;促进细胞的活化、增殖及分化。针灸可影响正常人血清免疫球蛋白含量。有资料表明,连续针刺健康人上巨虚穴 12 天后,血清 IgG、IgA 含量虽然都在正常范围内变动,但针后均较针前有所增加。其中 IgG 较 IgA 增高明显,而 IgM 基本无变化。但对中老年人或感染性疾病患者而言,不论针刺或艾灸均能使其血清 IgG、IgA、IgM 的含量增高。对过敏性疾病患者而言,针灸对其血清 IgM、IgG 常呈双向调节作用。

针灸对细胞因子的影响研究较多的首推 IL-2。经大量实验证实,针刺对机体内 IL-2 水平有着明显而确定的影响。针刺可明显改善肿瘤患者外周血中低下的 IL-2,电针能够提高正常大鼠 IL-2 诱生水平。经证实,针刺能使脾淋巴细胞内 IL-2 含量升高。针灸还能调节机体内其他细胞因子如 IL-5、IL-4、IL-6、IL-12、TNF 等的合成、分泌及其生物学活性。此外,针和灸均能诱生干扰素(INF),且不同手法和穴位均能不同程度地提高 IFN 效价。实验还表明,刺激量、刺激方式及其持续时间和间隔期的长短,均可影响其促诱生或诱生 IFN 的效果。

针灸正常人或动物后,可提高白细胞数量。多数实验结果表明,针灸对白细胞数量的增加有一定的时间规律。以正常家兔为例,电针双侧足三里穴,针刺后 30 分钟,末梢血液中白细胞总数较针前往往有一个抑制相,而后逐渐上升,针后 3 小时达到高峰,以后又逐渐下降,24 小时恢复正常。由此可见,电针刺激后白细胞总数先呈现一个降低相,而后出现增高相,但总的来说以增高为主,其中又以中性粒细胞增多最为明显。艾炷灸能提高内毒素致热家兔白细胞总数及中性粒细胞总数。刺络放血疗法,可使发热家兔外周血中白细胞总数提高。

针灸对机体内吞噬细胞的数量和吞噬功能有调整作用,这种作用与机体所处的功能状态密切相关:当机体吞噬功能低下时,针刺可使其吞噬作用增强;当吞噬作用过于活跃时,针刺可使其吞噬作用指数下降。针刺环磷酰胺免疫抑制大鼠足三里穴,6 天后发现可使腹腔巨噬细胞吞噬百分率和吞噬指数显著升高,而血清溶菌酶无明显改变,提示针刺时血清溶菌酶水平并不一定与巨噬细胞吞噬功能同步增长。

针灸对 B 细胞的调节主要影响 B 细胞的抗体合成,体现在针灸对免疫球蛋白的影响。此外,B 细胞激活时可产生细胞因子,参与各种免疫应答调节,因此针灸对免疫应答的双向调节作用也体现在针灸对 B 细胞分泌细胞因子的调节上。针灸对 T 细胞亚群的主要影响有以下几点:针灸对 T 细胞的影响具有双向性和调整性,其效果与机体原有的功能状态密切相关;针灸对 CD4$^+$T 细胞的影响较大,而对 CD8$^+$T 细胞的影响不明显,可使紊乱的 CD4$^+$/CD8$^+$ 比

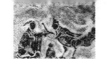

值趋于正常。

1. CD4＋CD25＋T 细胞在针灸及其诱导的活性分子调节免疫抑制效应中的作用[405]

"CD4＋CD25＋T 细胞在针灸及其诱导的活性分子调节免疫抑制效应中的作用"为上海市科委针灸专项研究项目项目(No. 06 DZ 19734)、上海市重点学科建设项目(No. S 30304)，由上海中医药大学附属龙华医院裴建教授负责。

针灸及其诱导的效应分子对免疫抑制效应的调节作用是针灸免疫调节研究中的前沿方向之一。该研究研究运用了免疫学技术、功能蛋白组学技术，采用磁珠分离方法筛选 CD4＋CD25＋Tr 细胞，双相电泳技术和质谱分析方法(MALDI‐TOF‐TOFMS)，探究 Jak‐Stat5 信号通路在 CD4＋CD25＋Tr 细胞免疫应答效应中的作用，明确针灸血清对 CD4＋CD25＋Tr 细胞增殖及其对 Jak‐Stat5 信号通路的影响，通过双相电泳比较艾灸血清与正常血清、荷瘤血清，进行差异分析，明确针灸血清差异变化，并对差异蛋白进一步进行质谱分析。结果揭示针灸信息作用于免疫效应细胞表面的靶位点及信号传导通路，特别是与针灸效应相关的活性分子的研究，为"针灸血清"研究方法不断深入的提供实验依据，进一步丰富该领域的原创性研究，对针灸学科的发展，有着积极的意义，为指导针灸治疗免疫性疾病、免疫相关性疾病以及针灸的预防保健提供了更深入的科学依据，填补该领域研究的国内外空白。同时也将有助针灸治疗更有效地应用于临床实践，推动针灸效应的基础研究，加快产学研相结合的研究。

2. 针灸对腹腔镜术后机体免疫功能的影响[406]

"针灸对腹腔镜术后机体免疫功能的影响"这一项目通过将 100 例行腹腔镜胆囊切除术(LC)的术后患者随机分为针灸组和常规组，分别于术前 1 天和术后第 3 天、1 周取外周静脉血，测定免疫球蛋白 IgA、IgM、IgG、$CD3^+$、$CD4^+$、$CD8^+$ 及 NK 细胞活性并进行比较。结果患者外周血 $CD3^+$、$CD4^+$、$CD4^+$/$CD8^+$ 及 NK 细胞活性，术后第 3 天、第 7 天，针灸组患者明显高于常规组($P<0.05$)；IgA、IgG、IgM 术后第 3 天、第 7 天针灸组高于常规组($P<0.05$)。提示针灸能提高机体的体液免疫和细胞免疫功能，促进机体的恢复。

3. 不同穴位针刺对进行性力竭游泳大鼠免疫平衡的保护作用[407]

"不同穴位针刺对进行性力竭游泳大鼠免疫平衡的保护作用"为江西省教育厅科学技术研究项目(No. GJ J 09284)，由江西中医学院体育教学部张玮教授负责。

该研究通过观察足三里或血海穴位针刺对大强度运动大鼠免疫失衡的干预作用，探讨不同穴位的相对特异性。将 32 只雄性 SD 大鼠随机分为正常组、模型组、血海组与足三里组，每组 8 只。其中模型、血海、足三里组进行为期 13 天的递增负荷游泳训练，血海、足三里组每日训练结束 20 分钟后进行 20 分钟的穴位针刺干预。各组大鼠实验结束后 8 小时取股动脉血与脾脏，采用 ELISA 法测定血清干扰素‐C(IFN‐C)、IL‐4 含量，用电子天平称重脾脏。结果与模型组比较,血海组、足三里组第1次力竭游泳时间延长($P<0.01$,$P<0.05$);与正常组相比,模型组脾脏指数及血清 IFN - C、IFN - C/IL - 4 水平均降低($P<0.01$,$P<0.05$);与模型组相比,血海组与足三里组血清 IL - 4 含量降低($P<0.05$,$P<0.01$),足三里组 IFN - C、IFN - C/IL - 4 水平升高($P<0.05$,$P<0.01$);足三里组血清 IFN - C 含量高于血海组($P<0.05$)。提示针刺足三里能延长进行性力竭游泳大鼠的力竭时间,上调血清 IFN - C 含量和 IFN - C/IL - 4 比例,可能与其纠正大强度运动所导致的 Th1/Th2 失衡有关;针刺足三里的效果比血海明显。

4. 艾灸调节免疫抑制效应的作用机制[408]

"艾灸调节免疫抑制效应的作用机制"为国家自然科学基金资助项目(No. 39900196),由上海中医药大学裴建主任医师负责。

该研究从免疫细胞因子在中枢神经系统的基因和蛋白表达水平,免疫靶细胞和外周血血清中细胞因子含量的分子水平变化方面,探索内源性细胞因子在针灸调节免疫抑制效应中的调控机制。采用 BALB/C 小鼠 H22 移植性实体瘤造成免疫抑制模型,随机分为荷瘤组、治疗组、非穴位治疗组以及正常组和正常小鼠治疗组,共五组。采用 RT - PCR、原位杂交、免疫组织化学 ABC 方法,结果显示,艾灸信号引起中枢神经系统大脑皮层神经细胞胞浆 IL - 1β、IL - 2、IL - 6 mRNA 及蛋白表达改变;艾灸刺激导致脾淋巴细胞 IL - 2 及其受体 IL - 2Ra、IL - 2R 及 L - 2Rg mRNA 表达变化,和 125I - IL - 2 放射配基检测脾淋巴细胞 IL - 2 受体(IL - 2R)数量改变;IL - 2R 介导的 Jak - Stat 信号途径中 Jak1、Jak3、Stat5a 和 Stat5b mRNA 表达变化;艾灸刺激后的外周血清能明显提高脾淋巴细胞细胞因子 IL - 1 及 L - 2 水平;SDS - PAGE 电泳初步发现,荷瘤小鼠经艾灸治疗后外周血清在 26.5KD 表达变化。艾灸信号引起大脑皮层 IL - 1、IL - 2、IL - 6 mRNA 改变,导致相应与免疫抑制效应有关的特异蛋白表达,作用于免疫靶细胞引起相关细胞因子表达水平改变,从而调整免疫网络,正向调节肿瘤免疫抑制状态。

参考文献

[1] 陈雅云,曾园山,陈玉玲.电针在脊髓损伤修复中的应用基础研究概况[J].针刺研究,2005,30(2):120 - 124.

[2] 曾园山,李晓滨,郭家松,等.督脉电针与神经干细胞移植在脊髓损伤修复中的作用[J].中国康复医学杂志,2005,20(6):468 - 470.

[3] 丁英,曾园山,陈雅云,等.督脉电针与夹脊电针对受损伤的脊髓背核神经元存活及其表达 NOS 的影响此较[J].中国康复医学杂志,2006,21(1):8 - 10.

[4] 李晓滨,曾园山,陈玉玲,等.督脉电针与神经干细胞移植联合应用促进脊髓全横断大鼠

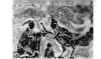
受损伤的神经元存活及其轴突再生[J].解剖学报,2006,37(1):30-35.

[5]　陈雅云,曾园山,张伟,等.督脉电针与 NSCs 移植联合应用对大鼠脊髓全横断损伤组织神经营养素-3 含量及其受体表达的影响[J].中国康复医学杂志,2006,21(9):779-781.

[6]　陈雅云,曾园山,张伟,等.督脉电针对移植在大鼠脊髓全横断损伤处的神经干细胞存活分化和迁移的影响[J].解剖学报,2006,37(4):381-386.

[7]　李晓滨,曾园山,陈玉玲,等.督脉电针与神经干细胞移植联合应用促进脊髓全横断大鼠受损伤的神经元存活及其轴突再生[J].解剖学报,2006,37(1):30-35.

[8]　李晓滨,曾园山,陈玉玲,等.督脉电针与神经干细胞移植联合应用促进大鼠受损伤脊髓组织产生神经生长活性物质[J].解剖学报,2006,37(6):622-626.

[9]　李晓滨,曾园山,陈玉玲,等.督脉电针与神经干细胞移植联合应用促进大鼠脊髓全横断损伤的前角运动神经元存活以及减轻后肢肌萎缩[J].中国康复医学杂志,2006,21(2):104-107.

[10]　Zhang Zean,Wang Qiangli,Zhi Yuzhu,et al. Effect of electro acupuncture on expression of HSP70 genes in rat spinal cords following spinal cord injury[J]. Neural Regeneration Research,2007,12(2):722-726.

[11]　Zhang Z,Hatori T,Nonaka H. An expeimental model of brain metastaasia of Lung carcinoma[J]. Neuropathology,2008,28(1):24-28.

[12]　Saito N,Hatori T,Murata N,et al. A double three step theory of brain metastasis in mice:the role of the plamater and matrix metalloproteinases[J]. Neuropathol Appl Neurobiol. 2007,33(3):288-298.

[13]　Saito N,Hatori T,Murata N,et al. Comparison of metastatic brain tumour models using three different methods:the morphological role of the pia mater[J]. Int J Exp Pathol,2008,89:38-44.

[14]　李志刚,付平,刘日坤,等.电针对急性脊髓损伤大鼠保护作用的机理研究[J].中国中医基础医学杂志,2005,11(11):856-858.

[15]　李志刚,刘如春.脊髓损伤的中医治疗方法探讨[J].中国医学研究与临床,2005,10(3):48-51.

[16]　路玫,曹大明,李道明,等.针灸对 CTX 小鼠骨髓细胞 DNA 切除修复相关蛋白的调节[J].中国针灸,2009,29(10):821-824.

[17]　路玫,曹大明,赵喜新,等,针灸对 CTX 荷瘤小鼠骨髓细胞 DNA 修复基因表达的调控

研究[J].辽宁中医,2010,37(12):1.

[18] 路玫,曹大明,赵喜新,等.针灸对环磷酰胺化疗小鼠骨髓细胞周期调节蛋白 Cyclin D1 表达及细胞周期的动态研究[J].中国中西医结合杂志,2011,31(2):253-258.

[19] 余曙光,罗松,韩婷,等.电针对老年性痴呆大鼠海马神经元突触形态可塑性的影响研究[J].中华神经医学杂志,2006,5(4):369-371.

[20] 刘洁,胡湘明,吴晓英,等.针灸对不完全性截瘫兔损伤脊髓神经元内线粒体影响的动态研究[J].中国针灸,2003,23(12):743-747.

[21] 刘洁,胡湘明,刘光国,等.针灸对兔不完全性截瘫不同组织 β-内啡肽影响的动态研究[J].中国中西医结合急救杂志.2003,10(8):282-284.

[22] 刘洁,王群,胡湘明,等.不完全性截瘫兔不同组织 β-内啡肽的动态变化[J].中国中西医结合急救杂志,2003(01):9.

[23] 王群,刘洁,李明庄,等.兔不完全截瘫各组织中强啡肽 A 动态变化研究[J].标记免疫分析与临床,2003,10(4):225-228.

[24] 刘洁,胡湘明,王群,等.针灸对不完全性截瘫兔不同组织血管升压素动态变化的影响[J].中国中西医结合急救杂志,2005,12(6):335-337.

[25] 刘洁,胡湘明,李杰,等.针刺对不完全性截瘫兔损伤脊髓神经元内细胞核影响的动态研究[J].湖南中医学院学报,2006,26(2):37-39.

[26] 孙立明,李岩,周震,等.火针对脊髓损伤模型大鼠凋亡细胞的影响[J].针灸临床杂志,2011,27(1):58-61.

[27] 苑晓晨,宋金玲,李志刚等.不同时段电针对急性脊髓损伤大鼠作用机制的蛋白质组学分析[J].针刺研究,2009,4(34):75-82.

[28] 吴永刚,孙申田,刘丽莉.针刺对急性脊髓损伤 SCEP 影响的研究[J].中国针灸,1998,18(6):351-353.

[29] 吴永刚,刘成德,孙忠人,等.针刺对实验性脊髓损伤组织形态学的影响[J].上海针灸杂志.1999,18(3):33-34.

[30] 周雪,吴良芳,谌宏鸣,等.猫脊髓部分去传入后神经营养素家族表达的时空变化[J].华西医大学报,2002,33(2):165-168.

[31] 周雪,吴良芳,王廷华,等.针刺对部分去背根猫脊髓背角与备用背根节神经营养素家族及其 mRNA 表达的影响[J].中国针灸,2002,22(11):769-771.

[32] 覃华丽,周雪,章为,等.猫部分背根切断后背根节一氧化氮合酶的表达变化[J].四川大学学报(医学版),2004,35(1):29-31.

[33]　章为,周雪,王廷华,等.成年猫备用背根节内神经营养素-3对节内神经元的神经营养作用[J].四川大学学报(医学版),2004,35(1):25-28.

[34]　Zhao Li, Wang Yue, Sun Ning. Electro acupuncture regulates TRPM7 expression through the trkA/P13K pathway after cerebral ischemia reperfusion in rats[J]. Life Sciences,2007,81:1211-1222.

[35]　Tian Shunlian,Jiang Hui,Zeng Yah,et al. NGF - induced reduction of an outward - rectifying TRPM7 - 1ike current in rat CAlhippocampal neurons[J]. Neuroscience Letters,419(7):93-98.

[36]　Sun Ning,Zou Xiaojing,Shi Jing,et al. Electro acupuncture regulates NMDA receptor NRI subunit expression via P13 - K pathway in a rat model of cerebral. Ischemia reperfusion[J]. Brain Research,2005,1064:98-107.

[37]　Zhao Li,Shi Jing, Tian Shunlian,et al. Effect of Electro acupunctureon TRPM7 mR-NA Expression after Cerebral lschemia/reperfusion in Rats via TrkA Path way[J]. Journal of Huazhong University of Science and Technology,2005,25(3):247-250.

[38]　林雪,杜元灏.电针刺激对急性脑梗塞大鼠脑血管动脉平滑肌细胞 cAMP 的影响[J].中国中医基础医学杂志,2007,13(11):860-862.

[39]　王玲妹,李平.PET 在针刺研究中的应用进展[J].天津中医药,2006,23(8):351-352.

[40]　陈烨,陈绍洋,王强,等,大麻素受体激动剂预处理对大鼠局灶性脑缺血再灌注损伤的保护[J].中华医学杂志.2008,88(31):2219-2222.

[41]　鲍春龄,东红升.头穴针刺对脑出血大鼠脑组织能量代谢的影响[J].针刺研究.2008,33(2):93-97.

[42]　鲍春龄,东红升,东贵荣.头穴透刺对脑出血大鼠脑组织 GLUTl 表达的影响[J].中国康复医学杂志,2007,22(12):1067-1069.

[43]　郭琳,许军峰,杨明星,等,醒脑开窍针法对脑缺血再灌注大鼠脑组织病理形态的影响[J].中医杂志,2009,50(10):908-910.

[44]　刘健,许军峰,王广军,等.卡配因与脑缺血细胞凋亡的研究进展[J].生物医学工程学杂志,2009,26(5):1150-1153.

[45]　李丹,邹伟,王珑,等.针刺对实验性脑出血急性期大鼠脑组织 Nestin 表达的影响[J].中医药学报,2010,38(2):60-62.

[46]　邹伟,刘芳,孙晓伟,等.头针对急性脑出血大鼠 BDNF 和 NGF 表达的影响[J].中医药学报,2010,38(6):14-17.

[47] 刘芳,张国威,邹伟,等.针刺对脑出血大鼠继发性神经损伤保护机制的研究[J].中国基层医药,2009,16(3):420-422.

[48] 张国威,邹伟,刘芳,等.针刺对脑出血急性期大鼠脑损伤及脑水肿拮抗作用的机理研究[J].针灸临床杂志,2010,26(5):46-51.

[49] 邹伟,匡洪宇,于学平,等.王迎新,郭新年,"百会"透"曲鬓"头针疗法对急性期脑出血大鼠脑水肿及基质金属蛋白酶9表达的影响[J].中医药信息,2010,27(5):81-84.

[50] 张国威,邹伟,刘芳,等."百会"透"曲鬓"对急性脑出血大鼠脑组织 AQP-4 表达影响的实验研究[J].中医药信息,2010,27(3):75-79.

[51] 王珑,邹伟,李丹,等.针刺对实验性脑出血大鼠脑组织 PAR-1 表达的影响[J].针灸临床杂志,2010,26(2):48-51.

[52] 范郁山,赵彩娇,黄尉,等,沿皮浅刺内关公孙穴对脑梗塞大鼠 Bcl-2bax 的影响[J].辽宁中医杂志,2010,37(7):1390-1393.

[53] 范郁山,赵彩娇,黄尉,等.浅刺针法对脑梗塞大鼠血浆 NOS、ET-1 的影响[J].陕西中医,2010,31(4):498-500.

[54] 范郁山,赵彩娇,黄尉,等.沿皮浅刺内关、公孙穴对脑缺血大鼠细胞凋亡调控基因 Bcl-2、bax 及血浆 ET-1 的影响[J].中华现代医学与临床,2010,10:9-12.

[55] Du Juan,Wang Qiang,Hu Bo,et al. Involvement of ERK 1/2 activation in Electroacupuncture pretreatmem via cannabinoid CBl receptor in rots[J]. Brain Research,2010,1360:1-7.

[56] Hu Bo,Wang Qiang,Chen Ye,et al. Neuroprotective effect of WIN55,212-2 pretreatment against focal cerebral ischemia through activation of extracellular signal-regulated kinases in rats[J]. European Journal of Pharmacology,2010,645(1-3):102-107.

[57] 马磊,侯丽宏,赵昱,等.大麻素 CB2 受体参与电针预处理诱导的延迟相脑保护作用[J].中华神经医学杂志,2010,9(4):235-239.

[58] 赵昱,侯丽宏,马磊,等.Notch 信号通路在电针预处理诱导大鼠脑缺血耐受中的作用[J].中华麻醉学杂志,2010,30(4):461-464.

[59] 赵昱,马磊,侯丽宏,等.Notch 信号通路对成年哺乳动物中枢神经系统的调控[J].国际麻醉学与复苏杂志,2010,31(4):343-345.

[60] 贾济,侯丽宏,陈绍洋.Notch 信号通路和 Notch 相关疾病[J].麻醉监护与论坛,2009,10(5):224-227.

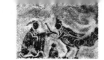

[61]　马磊,赵昱,侯丽宏,等.Notch 信号通路在神经干细胞中发生的作用[J].中华神经医学杂志,2009,10(8):1060-1062.

[62]　尚艳杰,马程程,蔡玉颖.中西医治疗中风偏瘫肌肉痉挛状态的研究进展[J].中西医结合心脑血管病杂志,2006,11(3):238-239.

[63]　付于,于建春,丁晓蓉,等.SAMP10 鼠脑衰老相关基因 HSP86、HSP84 的表达及针刺影响的研究[J].中国针灸,2006,26(4):283-286.

[64]　刘存志,于建春,韩景献.针刺对多发梗塞性痴呆大鼠海马 CuZnSOD mRNA 及蛋白表达的影响[J].中国针灸,2006,26(4):129-132.

[65]　陈付艳,聂坤,于建春,等."益气调血、挟本培元"针法对 SAMP10 鼠痴呆状况和大脑总胆固醇的影响[J].中医杂志,2008,49(8):715-717.

[66]　付于,于建春,丁晓蓉,等.针刺对快速老化小鼠 SAMP10 转录调节因子 NF-E2、YB-1、LRG47 的影响[J].中国针灸,2006,26(9):651-654.

[67]　丁晓蓉,于建春,于涛,等.针刺对快速老化小鼠 SAMP10 皮质衰老相关基因表达谱的影响[J].上海针灸杂志,2006,25(1):39-42.

[68]　管遵惠,郭翠萍,叶建,等.子午流注配合灵龟八法治疗中风病的临床观察及机理探讨[J].针灸临床杂志,2004,20(6):29-34.

[69]　管遵惠,郭翠萍,丁丽玲.择时取穴针灸法治疗中风病 150 例[J].云南中医学院学报,2004,27(3):44-49.

[70]　董建萍,孙伟义,王顺,等.头部电针透穴治疗脑卒中后抑郁症临床观察[J].中国针灸,27(4):241-244.

[71]　赵佳辉,王顺,桑鹏.头穴透刺治疗 60 例脑卒中后尿失禁临床观察[J].黑龙江中医药,2009,38(5):41.

[72]　王顺,张静.不同经穴针刺对脑卒中偏瘫痉挛大鼠血清 cAMP、cGMP 含量影响的研究.中国中医药科技,2012,19(1):54-55.

[73]　王顺,刘鹏.不同经穴针刺对脑卒中偏瘫痉挛大鼠脑组织 Glu mRNA 表达的影响[J].中国中医药科技,2012,19(1):55-56.

[74]　王顺,丛宇.不同经穴针刺对脑卒中偏瘫痉挛状态大鼠血清 IP-3、DAG 含量影响的研究[J].中国中医药科技,2012,19(1):52-54.

[75]　杜艳军,孙国杰,孔立红.电针水沟对脑出血大鼠大脑皮质 NPY 调节作用的动态观察[J].中国中医急症,2011,20(2):254-256.

[76]　张英,段轶轩,黄俊涛,等.不同时间电针对急性脑出血大鼠炎性免疫反应的影响[J].中

医药信息,2011,28(1):84-87.

[77] 孙世晓,刘泓雨,杨春壮,等.电针对局灶性脑缺血大鼠半暗带神经细胞凋亡及凋亡相关基因 Bcl-2、bax、c-fos 蛋白表达的影响[J].中医药学报,2011,39(1):65-68.

[78] 任素莲,王东吉,武凡,等.头针疗法对脑缺血-再灌注损伤大鼠胞浆型磷脂酶 A_2 的影响[J].光明中医,2012,27(2):314-316.

[79] 张红星,王琼,周利,等.头针抗大鼠急性脑缺血再灌注炎症损伤的作用机制[J].中西医结合学报,2009,7(8):769-774.

[80] 王冠,孙晓伟,邹伟.百会穴透曲鬓大脑中动脉缺血再灌注大鼠神经功能评分和 NF-κB 表达的影响[J].针灸临床杂志,2009,25(10):37-39.

[81] 余亚娟.针刺对局灶性脑缺血再灌注大鼠神经细胞凋亡的影响[J].咸宁学院学报(医学版),2009,23(4):277-278.

[82] 周利,张红星,王琼,等.头针对大鼠急性脑缺血再灌注损伤炎性反应中核因子-JB、环氧化酶-2 的影响[J].针刺研究,2009,34(10):304-308.

[83] 李丽,龚剑秋,丁光宏,等.头排针治疗脑梗死过程中颈动脉血液动力学能量变化研究[J].针刺研究,2009,34(10):334-338.

[84] 王鹏琴,刘若实,周杰,等.眼针对局灶脑缺血再灌注损伤保护机制研究——神经功能及半暗区细胞凋亡影响[J].中华中医药学刊,2011,29(4):735-737.

[85] 王鹏琴,周杰,刘若实,等.眼针对局灶性脑缺血再灌注损伤大鼠神经功能梗塞体积及超微结构影响[J].辽宁中医杂志,2011,38(2):360-363.

[86] 高原,王哲,王健,等.眼针疗法对脑缺血再灌注大鼠脑源性神经营养因子表达的影响[J].中国中医急症,2011,20(6):904-905,919.

[87] 刘丹,孙申田,樊爽,等.不同时间针刺对局灶性脑缺血再灌注大鼠 GDNF 和 bFGF 蛋白表达的影响[J].现代中西医结合杂志,2011,13(5):1588-1589.

[88] 彭伟军,崔寒尽,廖翔,等.醒脑开窍针刺法对重度颅脑损伤患者血液流变学指标的影响[J].中国中医急症,2011,20(4):517-518,530.

[89] 郑宇,张露芬,任晓暄,等.石氏"醒脑开窍"针法对脑缺血再灌模型大鼠血浆 AngⅡ、CGRP 及 ET 含量的影响[J].北京中医药大学学报,2011,37(2):140-144.

[90] 刘智斌,牛文民,杨晓航,等.保肝护脑针法对脑缺血再灌注大鼠谷胱甘肽抗氧化系统的影响[J].陕西中医,2012,33(3):371-373.

[91] 王长德,杜青,陈丽萍,等.息风化痰通络法配合针刺对急性脑梗死患者血浆同型半胱氨酸的影响[J].中国中医急症,2011,20(1):3-4,7.

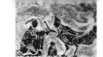

[92]　桑鹏,王顺,赵佳辉.头穴透刺对急性脑梗死患者 TNF－α、IL－6、SOD、MDA 影响的研究[J].中国中医药科技,2011,14(7):331－332.

[93]　唐强,张立,魏铁花,等.电丛针治疗脑梗死患者运动功能障碍的随机对照疗效观察[J].针刺研究,2009,34(6):193－197.

[94]　黄伟,吴绪平,丁昀,等.电针水沟对脑缺血大鼠海马降钙素基因相关肽、神经肽γ含量的影响[J].针刺研究,2009,34(2):13－15,42.

[95]　罗燕,许能贵,易玮,等.电针对局灶性脑缺血大鼠大脑皮层缺血灶周围区星形胶质细胞的影响[J].针刺研究,2009,34(4):101－105.

[96]　沈梅红,李忠仁,项晓人,等.电针对脑缺血再灌注大鼠大脑皮层超微结构的影响[J].针刺研究,2009,34(6):167－170.

[97]　蔡绍皙,于文娟,张莉,等.电针对脑缺血再灌注大鼠外周血内源性内皮祖细胞的作用[J].针刺研究,2009,34(4):114－119.

[98]　蔡玉颖,刘志顺,王顺,等.电针经穴对脑缺血再灌注损伤大鼠下丘脑-垂体-肾上腺轴相关激素的影响[J].针刺研究,2009,10(34):297－303.

[99]　邹伟,王珑,孙晓伟,等.头针透刺对脑出血大鼠脑组织 ICAM-1 表达影响的研究[J].针灸临床杂志,2012,28(1):56－58.

[100]　王玉敏,高俊虹,喻晓春,等,王洪新.小牛血清去蛋白提取物联合针刺对脑缺血大鼠治疗作用的观察[J].针刺研究,2009,34(2):9－11.

[101]　陈锋,严志康,杨波.头皮针对脑缺血再灌注大鼠缺血区脑组织 bc－l 2、caspase－3 蛋白表达以及血液流变的影响[J].针刺研究,2009,34(12):363－367.

[102]　甘平,李群,高焕民,等.电针治疗猕猴脑缺血及再渣后脑内氨基酸的变化[J].中医临床研究,2012,4(6):16－18.

[103]　甘平,郭景春,杨茹,等.针刺抗脑缺血损伤时脑内α-氨基丁酸的作用[J].上海针灸杂志,2003,22(9):3－6.

[104]　夏艳,郭景春,赵鹏,等.脑内牛磺酸含量的降低可减弱针刺抗脑缺血作用[J].中国神经科学杂志,2003,19(1):32－35.

[105]　Gao Huanmin, Guo Jingchun, Zhao Peng, et al. The neuroprotective effects of electro acupuncture on focal cerebral ischemia in monkey[J]. Acupuncture and Electrotherapeutics research,2002,27:45－57.

[106]　Guo Jingchun,Li Rong,Zhao Peng. Effect of taurine in combination with electroacupuncture on neuronal damage following transient focal cerebral ischemia in rats[J].

Acup and Electrother Res,2002,27(2)：129－136.

[107] Gao Huanmin,Guo Jingchun,Zhao Peng. The neuroprotective effects of electroacupuncture on focal cerebral ischemia/reperfusion in monkey[J]. Acup and Electrother Res,2002,27(1)：45－57.

[108] Xu Zhenfeng,Wu Gencheng,Cao Xiaoding. Effect of electroacupuncture on the expression of interleukin-1 beta mRNA after transient focal cerebral ischemia[J]. Acup and Electrother Res,2002,27(1):29－35.

[109] Chen Gang,Cheng Jieshi,Ye Jiannong. Application of a novel micro-injector in the determination of indole derivatives in the rat pineal gland by capillary electrophoresis with electrochemical detection[J]. Fresenius J Anal Chem,2001,370:930－934.

[[110] Wu Xudong,Cao Xiaoding. Effects of electroacupuncture in blood-brain barrier after cerebral ischemia-reperfusion in rat[J]. Acup and Electrother Res,2001,26:1－9.

[111] Wei Guangwei,Cao Xiaoding. Regulation of glial cell line-derived neurotrophic factor expression by electroacupuncture after transient focal cerebral ischemia[J]. Acup and Electrother Res,2000,25:81－90.

[112] Sun Anyang,Cheng Jieshi. Neuroprotective effect of poly(ADP-ribose)polymerase inhibitors in transient focal cerebral ischemia of rats[J]. Acta Pharmacol Sin,1998,9(2):104.

[113] 李荣,郭景春,程介士.督脉穴位电针对暂时性脑缺血所致神经细胞死亡的影响[J].针刺研究,2003,28(1):10－16.

[114] 李荣,郭景春,程介士.电针和碱性成纤维生长因子(bFGF)对脑缺血时神经细胞的保护作用[J].生理学报,2002,54(4)：321－324.

[115] 高焕民,程介士.针刺结合孤啡肽脑室注射对大鼠脑缺血的影响[J].针刺研究,2002,27(1)：20－24.

[116] 许贞峰,姜建伟,吴根诚,等.电针对局灶性脑缺血及再灌注大鼠皮质 IL-1Ra mRNA 的调节[J].针刺研究,2002,27(1)：14－19.

[117] 董劲松,陈伯英.针刺时 c－fos 反义寡核苷酸对缺血大鼠皮质 BDNF 表达的影响[J].针刺研究,2001,26(2):97－101.

[118] 徐佳,葛林宝,陈汉平.电针远近部位穴位对暂时性脑缺血大鼠脑组织、血清一氧化氮含量影响的比较研究[J].针刺研究,2001,26(4)：243－246.

[119] 赵鹏,程介士.电针对大鼠局部脑缺血再灌注时纹状体一氧化氮含量的影响[J].中国

学术期刊文摘,2000,6(3):378-380.

[120] 陈英辉,黄显奋.累加电针对脑缺血大鼠皮层脑源性神经营养因子的表达及脑梗塞体积的影响[J].针刺研究,2000,25(3):165-168.

[121] 戴高中,陈跃来,顾法隆,等.电针对脑出血模型大鼠脑组织一氧化氮、内皮素、总抗氧化能力的影响[J].中国针灸,2002,22(7):488-490.

[122] 戴高中,陈跃来,顾法隆,等.电针对大鼠脑出血模型海马组织氨基酸含量的影响[J].针刺研究,2002,27(1):36-39.

[123] 戴高中,陈跃来,顾法隆,等.电针对脑出血大鼠脑组织病理形态学及脑组织含水量和神经损伤积分值的影响[J].中国中西医结合杂志,2002,22(2):133-135.

[124] Chen Gang, Chong Jieshi. Application and preparation of amperometric microsensor for determination of nitric oxide[J]. Journal of Shanghai Medical University,1998,25(6):448-451.

[125] 许能贵,汪帼斌,佘世锋,等.针刺百会、大椎穴对局灶性脑缺血大鼠皮层脑源性神经营养因子表达的影响[J].广州中医药大学学报,2004,21(6):439-442.

[126] 汪帼斌,许能贵,佘世锋,等.电针局灶性脑缺血大鼠缺血区突触结构的影响[J].中国临床康复,2005,9(5):115-117.

[127] 易玮,许能贵,汪帼斌,等.电针对局灶性脑缺血大鼠缺血区皮层神经生长因子表达的影响[J].广州中医药大学学报,2006,23(1):35-38.

[128] 徐振华,许能贵,易玮,等.脑缺血大鼠缺血同侧海马齿状回突触可塑性的变化[J].中国临床康复,2006,19(10):37-40.

[129] 东贵荣,王钊,吴宝柱,等.头穴治疗急性脑出血即刻效应的机理探讨[J].针刺对体感诱发电位的影响,1994,2:26-29.

[130] 闫也,赵用,李亚明,等.眼针治疗缺血性中风SPECT-rCBF的临床研究[J].辽宁医学院学报,2009,30(3):212-214.

[130] 任平,马贤德,关洪全.眼针疗法对急性局灶性脑缺血再灌注大鼠模型血清中 TNF-α 含量的影响[J].中医药导报,2010,16(7):96-97.

[131] 唐勇,尹海燕,曾芳,等.针刺原位诱导阿尔茨海默病海马内源性神经干细胞的思考[J].中西医结合学报,2005,3(5):351-354.

[132] 曾芳,赵纪岚,周奇志,等.电针对老年性痴呆模型大鼠海马线粒体酶活性的影响[J].中国老年学杂志,2006,26(1):68-70.

[133] 曾芳,余曙光,唐勇,等.老年性痴呆复合模型研究进展[J].中国神经免疫学和神经病

学杂志,2007,14(4):197-199.

[134] 彭静,曾芳,何宇恒,等.电针对 SAMP8 小鼠海马线粒体作用的研究[J].针刺研究。2007,32(6):364-367.

[135] 邵欣,曾芳,余曙光.神经细胞粘附分子与老年性痴呆突触可塑性研究进展[J].四川生理科学杂志,2006,28(3):118-121.

[136] Yu Jianchun,Liu Cunzhi,Zhang Xuezhu,et al. Acupuncture improved cognitive impairmen caused by multi-infarct dementia in rats[J]. Physiology and Behavior,2005,86(4):434-441.

[137] Liu Cunzhi,Zhang Xuezhu,Fu Weiwei,et al. Acupuncture prevents cognitive deficits An oxidative stress in cerebral multi-infarction rats[J]. NeurosciLett,2006,393(1)45-50

[138] Ding X,Yu J,Yu T,et al. Acupuncture regulates the aging-related changes in gene profik expression of the hippocampus in senescer ce-accelerated mouse(SAMPl0)[J]. Neurosci Lett,2006,399(1-2):11-16.

[139] Liu Cunzhi,Yu Jianchun,Cheng Haiyan,et al. Spatial memory performance and hippocmnpal neuron number in osteoporotic SAMP6 mice[J]. Experimental Neurology,2006,201(2):452-460.

[140] Yu Jianchun,Yu Tao,Han Jingxian. Aging related Changes in the Transcriptional Profile of Cerebrumin Senescence-accelerated Mouse(SAMPl0)is Remarkably Retarded by Acupuncture Acupuncture[J]. Electro-Therapeutics Research,2005,30(1-2):27-42

[141] Cheng Haiyan,Yu Jianchun,Han Jingxian,et al. Acupuncture improves cognitive deficits and regulates the brain cell proliferation of SAMP8mice[J]. Neuroscience Letters,2008,432(2):111-116.

[142] Yu Jianchun,Zhang Xuezhu,Liu Cunzhi,et al. Effect of Acupuncture Treatment on Vascular Dementia[J]. Neurological research,2006,28(7):97-103.

[143] 王彤,于建春,邢海涛,等."益气调血,扶本培元"针刺法对多发梗塞性痴呆大鼠海马 bcl-2、bax 蛋白表达的影响[J].上海中医药大学学报,2006,20(3):58-60.

[144] 付于,于建春,丁晓蓉,等.SAMP10 鼠脑衰老相关基因 HSP86、HSP84 的表达及针刺影响的研究[J].中国针灸,2006,26(4):283-286.

[145] 刘存志,于建春,王彤,等.大鼠多发梗塞性痴呆模型的建立及针刺的干预作用[J].中

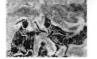

国中医药信息杂志,2005,12(9):31-33.

[146] 刘存志,于建春,张雪竹,等,多发梗塞性痴呆大鼠海马抗氧化酶活性的变化及针刺的干预作用[J].中华中医药杂志,2005,20(12):724-726.

[147] 王彤,于建春,姜文,等,多发梗死痴呆动物模型的改进与评价[J].天津中医药,2006,23(3):234-236.

[148] 于建春,韩景献.翻译起始因子EIF3-P66在快速老化模型鼠(SAMP/10)中的异常表达和针刺的调节作用[J].天津中医药,2005,22(2):104-107.

[149] 付于,于建春,丁晓蓉,等.快速老化小鼠SAMP10的NF-E2,YB-1,LRG47基因表达与脑衰老的相关性[J].中华老年医学杂志,2006,25(5):380-383.

[150] 于建春,彭永康,韩景献.双向电泳分析快速老化痴呆鼠脑蛋白的异常表达及针刺的影响[J].针刺研究,2006,31(2):73-76.

[151] 王彤,于建春,韩景献.益气调血扶本培元针刺法对多发梗塞痴呆大鼠脑细胞凋亡相关蛋白Bcl-2、bax的影响[J].浙江中医杂志,2006,41(1):18-21.

[152] 王彤,于建春,刘存志,等.针刺对MID大鼠病理形态及空间学习记忆的影响[J].上海针灸杂志,2006,25(10):44-45.

[153] 刘存志,于建春,韩景献.针刺对多发梗塞性痴呆大鼠海马CuZnSOD mRNA及蛋白表达的影响[J].中国针灸,2006,26(2):129-132.

[154] 刘存志,于建春,李谈,等.针刺对多发梗塞性痴呆大鼠海马nNOS mRNA及蛋白表达的影响[J].针刺研究,2005,30(4):199-202.

[155] 褚芹,于建春,韩景献.针刺对快速老化模型鼠SAMP8认知功能的改善作用[J].中国行为医学科学,2005,14(11):964-965,994.

[156] 王磊,梁跃,肖川.针刺对快速老化鼠SAMP10体温的影响[J].上海针灸杂志,2006,25(10):41-43.

[157] 丁晓蓉,于建春,于涛,等.针刺对快速老化小鼠SAMP10皮质衰老相关基因表达谱的影响[J].上海针灸杂志,2006,25(1):39-42.

[158] 付于,于建春,丁晓蓉,等.针刺对快速老化小鼠SAMP10转录调节因子NF-E2、YD-1、LRG4 7的影响[J].中国针灸,2006,26(9):651-654.

[159] 刘存志,于建春,王彤,等.针刺改善多发梗死性痴呆大鼠认知损害的研究[J].中国行为医学科学,2005,14(12):1060-1062.

[160] 丁晓蓉,韩景献.针灸抗脑衰老的研究进展[J].针刺研究,2006,31(2):125-128.

[161] 罗燕,许能贵,易玮,等.电针对局灶性脑缺血大鼠缺血灶周围区星形胶质细胞谷氨酸

转运体的影响[J].安徽中医学院学报,2009,28(1):30-33.

[162] 杜亦旭,许能贵,易玮,等.电针对不同时间段局灶性脑缺血大鼠缺血区突触界面参数的影响[J].新中医,2008,40(1):93-95.

[163] 杜亦旭,许能贵,易玮,等.电针对不同时间段局灶性脑缺血大鼠缺血区突触数密度、面密度的影响[J].广州中医药大学学报,2008,25(3):224-228.

[164] 罗本华,于建春,韩景献.论足三里主治肾虚[J].陕西中医,2010,31(9):1188-1189

[165] 李国民,成海燕,于建春."三焦气化失司-衰老"学说与"肾虚衰老学说"关系初探[J].江苏中医药,2010,42(8):5-6.

[166] 罗本华,于建春,成海燕,等.论三焦气化是脑神的基础[J].辽宁中医杂志,2010,37(6):1004-1007.

[167] 阐伯红,于建春,刘存志,等.Rho信号通路抑制中枢神经轴突再生的研究进展[J].中国老年学杂志,2009,29(20):2683-2685.

[168] 余亚娜,于建春,韩景献.大脑萎缩与血脑屏障在阿尔茨海默病中的相关性[J].中国老年学杂志,2009,21(29):2825-2827.

[169] Yu JC. Age-related decrease in constructive activation of Akt/PKB in SAMP10 hiPpocampus. Biochem Biophys Res Commun[J]. 2009,378(1):103-107.

[170] Yu JC. Changes in Histomorphometric and Mechanical Properties of Femurs lnduced by Acupun ctere at the Shenshu Point in the SAMP6 Mouse Model of Senile Osteoporosis[J]. Gerontlogy,2009,55(3):322-332.

[171] Yu JC. Acupuncture protected cerebral multi-infarction rats from memory impairment by regulating the expression of apoptosis related genes Bcl-2 and bax in hippocampus[J]. Physiol Behav, 2009,96(96):155-161.

[172] 曲由,聂坤,于建春,等.应用不同材质容器对硝酸银染色效果的影响[J].天津医药,2009,37(11):952-954.

[173] 长海霞,汪德瑾,于建春,等.动物实验中小鼠固定方法的探讨[J].针刺研究,2009,34(6):429.

[174] 余亚娜,于建春,刘存志,等.论三焦气化说[J].中医杂志,2009,50(5):389-392.

[175] 蔡雨菲,于建春,韩景献.国外针刺临床研究述评[J].中医杂志,2009,50(4):364-367.

[176] 褚芹,于建春,潘建明,等.快速老化模型小鼠SAMP8行为学的增龄性变化[J].现代生物医学进展,2008,10(8):1801-1803.

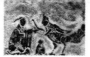

［177］ 成海燕,于建春,彭应梅,等.针灸治疗阿尔茨海默病研究进展［J］.辽宁中医杂志,
2008,35(4):630-633.

［178］ Liu ZB,Niu wm,Yang XH,et al. Study on Perfume Stimulating Olfaction with Vola-
tile Oil of Acoms Gramineus for Treatment of the Alzheimers Disease Rat［J］.Jour-
nal of Traditional Chinese Medicine,2010,30(4):283-7.

［179］ 杨晓航,刘智斌,牛文民,等.嗅三针对阿尔茨海默病大鼠海马毒蕈碱型受体的影响
［J］.针刺研究,2011,36(4):90-94.

［180］ 牛文民,刘智斌,杨晓航,等.嗅三针对血管性痴呆大鼠学习记忆功能及海马生长抑素、
精氨酸加压素含量的影响［J］.针刺研究,2009,34(1):106-109.

［181］ 朱晓冬,蒋希成,毛翔.针刺对 D-半乳糖复制阿尔茨海默病模型大鼠脑组织中 β-
AP、Tau 蛋白表达的影响［J］.中医学报,2011,26(8):954-955.

［182］ 沈梅红,唐青青,李忠仁,等.电针对 $A\beta$ 诱导的阿尔茨海默病大鼠模型海马长时程增
强的影响［J］.针刺研究,2011,2(35):3-7.

［183］ 薛卫国,张忠,许红,等.电针对淀粉样前体蛋白转基因小鼠海马微血管淀粉样沉积的
影响及其与低密度脂蛋白相关受体 1 的关系［J］.针刺研究,2011,36(4):95-100.

［184］ 邵瑛,赖新生,关楚威,等.通督调神固本电针法对高血压-高血脂复合血管性痴呆模型
大鼠学习记忆干预的初步研究［J］.针刺研究,2009,12(34):368-375.

［185］ 薛卫国,葛桂玲,张忠,等.电针对转基因阿尔茨海默病小鼠海马 CA1 区超微结构的影
响［J］.针刺研究,2009,34(10):309-314.

［186］ 杨宏波,张雪竹,韩景献,等.针刺对多发性梗塞痴呆大鼠脑葡萄糖转运蛋白 1 表达的
影响［J］.中医杂志,2011,52(3):506-510.

［187］ 贾军,李博,孙作厘,等.电针防治帕金森病的实验研究［J］.科技导报,2007,25(23):74
-80.

［188］ 王彦春,程宇核,马骏,等.电针对帕金森病模型大鼠 GDNF 及其功能性受体 Ret 表达
的影响［J］.中国针灸,2010,30(9):739-743.

［189］ 王彦春,程宇核,马骏.略论帕金森病的中医辨证及护脑原则［J］.湖北中医杂志,2010,
32(8):37-38.

［190］ 黄攀攀,马骏,王彦春,等.针刺对帕金森病模型大鼠中脑黑质脑源性神经营养因子及
其受体 TrKB 的影响［J］.湖北中医学院学报,2010,12(2):3-5.

［191］ 黄攀攀,马骏,王彦春,等.太冲、风府穴对帕金森病大鼠学习记忆能力及脑源性神经营
养因子影响的实验研究［J］.中医药通报,2010,9(2):55-57.

[192] 戚秀杰,王顺.头部电针透穴对帕金森病模型大鼠黑质神经生长因子表达的影响[J].中国针灸,2011,31(5):435-439.

[193] 孙运花,李瑛,吴巧凤,等.电针治疗面神经损伤的现状及其相关机制探讨[J].上海针灸杂志,2009,28(6):369-370.

[194] 彭晓华,孙运花,李瑛,等.面神经损伤动物模型的实验观察[J].四川中医,2009,27(12):20-21.

[195] 郑翔,李瑛,孙运花,等.大鼠睫状神经营养因子 mRNA 的设计及其有效性验证的体外实验方法[J].江苏大学学报(医学版),2010,20(1):79-83.

[196] 张微,李瑛,史庆卫,等.面神经损伤动物模型的制作[J].时珍国医国药,2010,182(21):2659-2660.

[197] 张微,李瑛,孙运花,等.CNTF 及其信号转导机制的实验研究现状[J].辽宁中医杂志,2011,38(2):379-381.

[198] 史庆卫,孙运花,张微,等.电针对面神经损伤模型的形态学观察[J].辽宁中医杂志,2011,38(4):735-736.

[199] 史珊怡,李同军,于志国.推拿与电针结合治疗面神经麻痹 40 例临床观察[J].中医药信息,2009,26(2):71.

[200] 曾芳,刘旭光,李学智,等.肠易激综合征脑功能成像的研究进展[J].世界华人消化杂志,2008,16(13):1435-1439.

[201] 李学智,刘旭光,宋文忠,等.针刺治疗慢性偏头痛患者脑内葡萄糖代谢变化的 PET-CT 研究[J].成都中医药大学学报,2008,31(3):1-5.

[202] 赵凌,任玉兰,余毓如,等.基于数据挖掘技术分析古代针灸治疗偏头痛的经穴特点[J].中国中医基础医学杂志,2008,14(10):774-776.

[203] Li Xuezhi,Liu Xuguang,Liang Fanrong. Functional brain imaging studies on specificity of meridian and acupoims [J]. Neural Regeneration Research,2008,3(7):777-781.

[204] 赵凌,游自立,唐勇,等.运用功能磁共振成像观察大脑中的针刺效应[J].时珍国医国药,2009,20(6):1343-1345.

[205] 赵凌,任玉兰,梁繁荣.基于数据挖掘技术分析历代针灸治疗偏头痛的用穴特点[J].中国针灸.2009,9(6):467-472.

[206] Zhao L,Liang FR. Application of resting state FMRI in acupuncture and moxibusfion studies[J]. World Journal of Acupuncture-Moxibustion,2009,19(3):9-14.

[207]　梁繁荣.功能性磁共振成像技术在针刺研究中的应用评述[J].实用中医药杂志,2010,26(4):275-277.

[208]　钟广伟,李炜,罗艳红,等.针刺肝胆经穴治疗偏头痛多中心随机对照研究[J].中国针灸.2009,29(4):259-263.

[209]　郑苏,彭力,穆敬平,等.针灸治疗偏头痛的神经生物学机制研究[J].上海针灸杂志,2012,3(31):207-209.

[210]　Dong ZQ,Ma F,Xie H,et al. Down-regulation of GFRalpha-1 expression by anti-sense oligodeoxynucleotide attenuates electroacupuncture analgesia on heat hyperalgesia in a rat model of neuropathiepain[J]. Brain Res Bull,2006,69(1):30-36.

[211]　Dong ZQ,Wang YQ,Ma F,et al. Down-regulation of GFRalpha-1expression by antisense oligodeoxynucleotide aggravates thermal hyperalgesia in a rat model of neuropathic pain[J]. Neuropharmacology,2006,50(4):393-403.

[212]　Dong ZQ,Xie H,Ma f,et al. Effects of electroacupuncture on expression of somatostatin and preprosomatostatin mRNA in dorsal root ganglions and spinal dorsal horn in neuropathic pain rats[J]. NeurosciLett,2005,385(3):189-194.

[213]　Dong ZQ,Ma F,Xie H,et al. Changes of expression of glial cell line-derived neurotrophic factor and its receptor in dorsal root ganglions and spinal dorsal horn during electroacupuncture treatment in neuropathic pain rats[J]. Neurosci Lett,2005,376(2):143-148.

[214]　董志强,马飞,笪翠娣,等.累加电针提高神经痛大鼠背根神经节 GDNF mRNA 的表达[J].上海针灸杂志,2005,24(2):33-36.

[215]　刘乃刚,郭长青,孙红梅,等.针刀疗法对第3腰椎横突综合征大鼠中枢 CCK-8 mRNA 表达的影响[J].中华中医药杂志,2011,26(5):962-966.

[216]　孙红梅,刘乃刚,李晓泓,等.针刀松解法对第三腰椎横突综合征家兔 5-HT 和 β-EP 以及局部组织病理学的影响[J].辽宁中医杂志,2011,38(1):1-3.

[217]　钟鼎文,金燕,郭长青,等.针刀松解法对膝骨性关节炎模型大鼠血清炎性细胞因子的影响[J].山东中医药大学学报,2011,35(1):64-66.

[218]　嵇波,郭长青,钟鼎文,等.针刀松解法与电针对膝骨关节炎大鼠中枢啡肽类物质影响的比较研究[J].上海中医药大学学报,2011,25(7):83-85.

[219]　王晨瑶,方剑乔.变频电针配合改良药笔灸法治疗带状疱疹后遗神经痛[J].针刺研究,2012,37(2):64-66.

[220] 景向红,蔡虹,石宏,等.糖尿病合并脑缺血导致学习记忆障碍模型的建立[J].基础医学与临床,2007,27(6):680-684.

[221] 蔡虹,石宏,逯波,等.针刺对糖尿病合并脑缺血再灌注大鼠海马CA1区胆碱能神经纤维泪性的影响[J].针刺研究,2007,32(3):182-183.

[222] 景向红,蔡虹,石宏,等.针刺对糖尿病合并脑缺血大鼠学习记忆障碍行为的影响[J].针刺研究,2007,32(2):105-110.

[223] Jing Xianghong,Chen Shuli,Shi Hong,et al. Electroacupuncture restores learning and memor:impairment induced by both diabetes mellitus and cerebral ischemia in rats[J]. Neurosci Lett,2008,442:193-198.

[224] 沈蓉,徐颖,张志雄,等.电针结合银杏酮酯对记忆障碍大鼠学习记忆及海马细胞因子的影响[J].针刺研究,2009,34(10):329-333.

[225] 闫丽萍,吴辛甜,殷忠勇,等.电针对坐骨神经慢性压迫性损伤大鼠脊髓氨基酸类递质水平的影响[J].针刺研究,2011,36(10):353-356,379.

[226] 曹健,周美启,吴生兵,等.针刺对脑心综合征大鼠颈交感神经节去甲肾上腺素转运蛋白mRNA和心肌β_1肾上腺素能受体mRNA表达的影响[J].针刺研究,2011,36(8):252-257.

[227] 吴生兵,周美启,周逸平,等.电针不同穴组防治脑心综合征作用机制的研究[J].针刺研究,2009,34(10):315-318,328.

[228] 易受乡,郁洁,常小荣,等.艾灸促进胃黏膜细胞HSP70表达上调对细胞凋亡线粒体信号转导途径的影响[J].世界华人消化杂志,2008,24(16):2689-2694.

[229] 易受乡,郁洁,常小荣,等.艾灸预处理对急性胃黏膜损伤大鼠胃黏膜细胞Cyt-c、Apaf-1及其细胞凋亡调控因子的影响[J].中国科技论文在线,2009,23(2):2515-2522.

[230] 易受乡,郁洁,常小荣,等.艾灸及槲皮素预处理对胃黏膜细胞凋亡及HSP70表达的影响[J].中华中医药学刊,2009,27(11):2245-2248.

[231] 易受乡,郁洁,常小荣,等.槲皮素阻断热休克蛋白70表达对艾灸预处理抑制胃黏膜损伤细胞凋亡的影响[J].中国中医药信息杂志,2009,16(10):30-33.

[232] 洪金标,易受乡,黄芸,等.艾灸血浆对乙醇损伤的人胃黏膜上皮细胞的影响[J].世界华人消化杂志,2010,31(18)3287-3293.

[233] Yi Shouxing,Yu Jie,Chang Xiaorong,et al. Effect of Moxibustion on Expression of HSP70 and Apoptosis-related Factors in Rats with Acute Gastric Mucosal amage[J]. Acupunct,Tuina. Sci,2010,8(1):5-11.

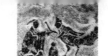

[234]　郁洁,易受乡,常小荣,等.艾灸足三里、梁门穴对大鼠不同组织器官 HSP7 表达的影响[J].湖南中医药大学学报,2009,29(4):67－69.

[235]　彭宏,洪金标,林亚平.针灸与热休克蛋白 60、热休克蛋白 70 和细胞凋亡关系研究进[J].现代中西医结合杂志,2010,19(14):1805－1807.

[236]　徐亚林,黄如训.针灸结合康复训练对颅脑损伤患者运动和认知功能的影响[J].中国实用神经疾病杂志,2007,10(7):19－20.

[237]　李瑾,高华.针灸治疗糖尿病周围神经病变临床研究[J].山东中医杂志,2005,24(9):546－547.

[238]　顾力军,常德有,沈红强,等.铍针与毫针治疗臀上皮神经卡压综合征的临床对照观察[J].北京中医药,2011,30(2):125－127.

[239]　Wang Chi,Feng De,Zhou et al. Effects and mechanisms of electroacupuncture at PC6 on frequency of transient lower esophageal sphincter relaxation in cats[J]. World Gastroenterol,2007,13(36):4873－80.

[240]　Shuai X,Xie P,Liu J,et al. Different effects of electroacupuncture on esophageal motility and serum hormones in cats with Dis Esophagus. Online. Early articles. DOI:1111/J. 1442－2050.2007.00757

[241]　徐颖,申国明,吕磊,等.血管活性肠肽参与电针对大鼠胃黏膜损伤的保护作用[J].中国中西医结合消化杂志,2003,11(4):215-217.

[242]　任婷婷.针刺足三里、中脘穴对胃黏膜损伤家兔模型血清胃泌素和血浆胃动素含量的影响[J].中医药信息,2007,24(1):48－49.

[243]　于天源,袁英,孙阿娟,等.电针大鼠足三里穴对胃黏膜保护作用的时效关系研究[J].中华中医药杂志,2007,22(10):72－75.

[244]　冀来喜,闫丽萍,王海军,等.针刺"内关"、"中脘"、"足三里"对背侧网状亚核神经元放电的影响[J].针刺研究,2009,34(1):27－30.

[245]　冀来喜,闫丽萍,王海军,等.电针保护大鼠急性胃黏膜损伤基本腧穴配伍"胃病方"的筛选[J].针刺研究,2008,33(5):296－300.

[246]　冀来喜,闫丽萍,王海军,等.电针腧穴"胃病方"对胃黏膜损伤大鼠 EGF 及 EGFRmR-NA 表达的调节[J].中国针灸,2008,28(10):757－759.

[247]　韩焱晶,代伟伟,彭磊,等.针刺对应激性胃黏膜损伤大鼠血浆和下丘脑中 β-内啡肽含量的影响[J].针刺研究,2011,36(10):341－346.

[248]　Zhou En Hua,Li Hui Rong,Wu Huan Gan,et al. Down－Regulation of Protein and

mRNA Expression of IL - 8 andICAM - 1 in Colon Tissue of Ulcerative Colitis Patients by Partition - Herd Moxibustion[J]. Dig Dis Sci,2009,54(10):2198 - 2206

[249] 吴焕淦,严洁,余曙光,等.灸法研究的现状与发展趋势[J].上海针灸杂志,2009,28(8):1 - 6.

[250] 口锁堂,吴焕淦.艾灸对溃疡性结肠炎大鼠结肠及下丘脑辣椒索受体 1 表达的影响[J].上海针灸杂志,2009,28(8):435 - 438.

[251] 吴焕淦,姚怡,沈雪勇,等.溃疡性结肠炎患者大肠经原穴与下合穴红外光谱的比较研究[J].中国针灸,2008,28(1):49 - 55.

[252] 崔云华,周爽,吴焕淦,等.从细胞凋亡角度验证隔药灸对溃疡性结肠炎大鼠环氧合酶 2 及前列腺素 E2 的调节作用[J].中国组织工程研究与临床康复,2008,24(12):4680 - 4684.

[253] 口锁堂,吴焕淦,刘慧荣,等.灸量的认识及意义[J].中华中医药学刊,2008,26(5):935 - 937.

[254] 施茵,涂小予."灸补脾胃调和阴阳"在溃疡性结肠炎中的运用与发展[J].中华中医药学刊,2007,25(12):2492 - 2494.

[255] 吴焕淦,刘立公,陈跃来,等.灸法的继承与创新[J].上海针灸杂志,2007,26(12):39 - 41.

[256] 穆敬平,吴焕淦,张志权,等.针灸治疗溃疡性结肠炎的 Meta 分析[J].中国针灸,2007,27(9):687 - 690.

[257] 马晓芃,桑小宁,吴焕淦,等.针灸对溃疡性结肠炎大鼠肠黏膜形态学及 GHIGF - I 表达的影响[J].中华中医药学刊,2007,25(7):1362 - 1364.

[258] 锁堂,吴焕淦,施达仁.白介素与溃疡性结肠炎[J].世界华人消化杂志,2006,4:405 - 411.

[259] 王晓燕,吴富东,王世军,等.电针足三里穴对胃肠功能紊乱模型大鼠脏器微循环的影响及穴位脏腑相关性理论探讨[J].浙江中医药大学学报,2011,25(5):415 - 417.

[260] 王晓燕,吴富东,王世军,等.针刺足三里穴对胃黏膜血流量影响的研究进展[J].针灸临床杂志,2009,25(10):53 - 54.

[261] 王晓燕,吴富东,王世军,等.电针足三里穴对胃肠功能紊乱模型大鼠微循环的影响及穴位脏腑相关性探讨[J].微循环学杂志,2011,21(2):81 - 82.

[262] 施茵,吴焕淦,秦秀娣,等.艾灸对克隆氏病大鼠结肠黏膜 TNF - α、TGF - β1 表达的影响[J].中国中医基础医学杂志,2009,15(11):864 - 867.

[263] 包春辉,施茵,马晓芃,等.克罗恩病的发病机制及针灸治疗进展与思考[J].上海针灸杂志,2010,29(11):681-686.

[264] 施茵,吴焕淦,张立恒,等.艾灸对克隆化病大鼠结黏膜 TNF-α、TNF RI、TNF R2 的影响[C]//第十三届针灸对机体功能的调节机制及针灸临床独特经验学术研讨会暨第三届经络分会委员会会议论文集.厦门:中国针灸学会实验针灸分会,2008.120-128.

[265] Shi Yin,Zhou En hua,Wu Huan gan,et al. Moxibustion Treatment Restores the Intestinal Epithelium Barrier in Rats with Crohn'sDisease by Down-Regulating TNF-a,TNFR1 and TNFR2[J]. Chin J Integr Med,2011,17(3):1-6.

[266] 施茵,包春辉,吴焕淦,等.隔药灸结合针刺对克罗恩病患者肠黏膜 TNF-α、TNFR1、TNFR2 表达及肠上皮细胞凋亡的影响[J].上海中医药杂志,2011,45(1):46-50.

[267] Zhao Chen,Ding Juying,Ma Jindan,et al. Acupuncture on the Basic Fibroblast Growth Factor and Type Ⅰ Collagen in Colons of Rats with Crohn's Disease[J]. Acupunct. Tuina. Sci. 2011,9(1):1-6.

[268] 薛媛,口锁堂,田旭东,等.自由基与肠易激惹综合征的关系及针灸对此影响的实验研究[J].卫生职业教育,2005,23(23):100-101.

[269] 宋士一,王艳杰,王德山,等.眼针对肠易激综合征模型大鼠结肠组织 5-羟色胺重摄取转运体表达的影响[J].针刺研究,2011,36(4):101-104,115.

[270] 王艳杰,王德山,关洪全,等.眼针对肠易激综合征大鼠血清和结肠组织中 P 物质及血管活性肠肽含量的影响[J].针刺研究,2010,35(2):8-11,26.

[271] 张立德,于丹,曲怡,等.眼针对脑缺血再灌注损伤大鼠脑组织细胞间黏附因子-1表达的影响[J].针刺研究,2010,36(12):409-413.

[272] 宋士一,王德山,王艳杰,等.眼针疗法对 IBS 模型大鼠结肠组织色氨酸羟化酶表达的影响[J].辽宁中医杂志,2010,37(10):2063-2065.

[273] 张海霞.麻子仁方联合针灸治疗老年习惯性便秘疗效观察[J].河北中医,2009,31(3):359-360.

[274] Lu Daijing. Therapeutic Effect Observation on Combined Acupuncture and Chinese Medicine for Reflux Esophagitis[J]. Acupunct Tuina Sci,2011,9(1):26-30.

[275] 王巨庆.针药并用对中风后腹泻的疗效及肠黏膜通透性的影响[J].上海针灸杂志,2011,30(3):158-159.

[276] 王传宪.针刺结合放松训练对晚期消化系癌症患者焦虑及睡眠质量的影响[J].中国中

西医结合消化杂志,2011,19(4):106-108.

[277] 孙世林,孙忠人,刘敏,等.温针灸减低阿司匹林抗风湿致胃肠道副作用的研究[J].针刺研究,2011,36(2):28-31.

[278] 吴巧凤,毛森,蔡玮,等.针刺俞、募穴对功能性消化不良大鼠血清大分子代谢产物的影响[J].针刺研究,2011,35(8):287-292.

[279] 薛奇明,李宁,薛平,等.电针"足三里"对急性胰腺炎大鼠血清促炎因子及胰腺核因子-κB活性的影响[J].针刺研究,2011,36(8):272-277.

[280] 张峰,马进,陆茵,等.针刺对四氯化碳致肝纤维化大鼠肝脏中细胞外基质生成的抑制作用[J].针刺研究,2012,37(2):8-14.

[281] 孔德松,郑仁中,陆茵,等.肝内肌成纤维细胞的来源及其在肝纤维化中作用的研究[J].中国药理学通报,2011,27(3):297-300.

[282] 冯雯琪,刘群英,曾志华.电针对非酒精性脂肪肝大鼠肝细胞色素 P4501A1 和脂质过氧化的影响[J].针刺研究,2009,34(2):89-92,119.

[283] 王宇,孙婧,金融,等.针刺对哮喘大鼠气道重建模型气道平滑肌细胞 T 型钙通道蛋白表达的影响[J].中国针灸,2012,32(6):534-540.

[284] 孙冬梅,杨进荣,刘坛树,等.温和灸三俞穴结合针刺治疗支气管哮喘临床研究[J].新中医,2012,44(5):102-104.

[285] Wang Yu,Yang Yongqing ,Ma Shulan,et al. SDS-PAGE Analysis of Components in Serum with Anti-asthma Activity Derived from Rats Treated by Acupuncture[J]. Journal of Acupuncture and Tuina Science,2009,7(1):8-12.

[286] Wang Yu,Cui Jianmei,Ma Shulan,et al. Proteomics Analysis of Component in Serum with Anti-asthma Activity Derived from Rats Treated by Acupuncture[J]. Journal of Acupuncture and Tuina Science,2009,7(6):326-331.

[287] 张铁锋,修清玉,王宇,等.普米克令舒对哮喘大鼠气道阻力及气道重构的影响[J].上海交通大学学报(医学版),2009,29(5):500-503.

[288] 尹磊淼,宋凯,张庆华,等.大鼠钙结合蛋白 S100A9 基因克隆、表达及纯化研究[J].中国医药生物技术,2010,5(6):405-409.

[289] Yin LM,Jiang GH,Wang Y,et al. Use of serial analysis of gene expression to reveal the specific regulation of gene expression profile in asthmatic rats treated by acupuncture[J]. Journal of Biomedical Science,2009,16(1):46-58.

[290] 尹磊淼,徐玉东,王宇,等.针刺正常大鼠肺组织 SAGE 标签数据库的基因分类研究

[J].上海针灸杂志,2010,29(5):315-317.

[291] Xu YD,Cui JM,Wang Y,et al. The early asthmatic response is;associated with gly-colysis,caleium binding and mitochondria activity as revealed by proteomic analysis in rats[J]. Respiratory Research,2010,11(1):107-117.

[292] 尹磊森,张庆华,王宇,等.基因表达连续分析标签数据库的实时定量多聚酶链反应验证[J].中国医学科学院学报,2010,32(1):51-54.

[293] 李雁,邵仲殿.子午流注纳子针法对哮喘患者IL-4、PEF及治疗强度的影响[J].四川中医,2012,30(2):124-125.

[294] 李戎,李富红,李文军,等.艾灸肺俞、膏肓俞对BLMA5所致肺纤维化大鼠肺组织干扰素-γ影响的实验研究[J].新中医,2005,37(11):92-94.

[295] 李戎,李文军,蔡永宁,等.艾灸"肺俞""膏肓"影响BLMA5诱导肺纤维化大鼠TGF-β_1表达实验研究[J].中国针灸,2005,25(11):790-792.

[296] 李戎.论艾灸肺俞、膏肓俞治疗肺纤维化的中医理论基础与施治依据[J].辽宁中医杂志,2004,31(4):291-293.

[297] 李戎,李文军,蔡永宁,等.艾灸"肺俞"、"膏肓"对BLMA5诱导肺纤维化大鼠肺组织肿瘤坏死因子的影响[J].辽宁中医杂志,2005,32(4):354-355.

[298] 李戎,周蜜娟,李翠霞,等.艾灸"肺俞"、"膏肓"对博莱霉素A5诱导肺纤维化大鼠Ⅰ/Ⅱ型细胞因子平衡调节的影响[J].针刺研究,2005,30(3):164-166.

[299] 李戎,闫智勇,李文军,等.艾灸"肺俞""膏肓"对BLMA5诱导大鼠肺纤维化的影响[J].中国针灸,2004,24(3):204-207.

[300] 李戎,闫智勇,李文军,等.肺纤维化发生与防治机理的重要因素——细胞因子作用机制研究[J].中国中医药现代远程教育,2004,2(6):23-26.

[301] 李戎,闫智勇,唐勇,等.肺俞、膏肓俞、四花穴灸治肺痿(肺纤维化)沿革[J].中国针灸,2004,24(6):429-431.

[302] 李戎,闫智勇,李文军,等.针灸治疗肺纤维化疗效评价[J].中国中医药现代远程教育,2004,2(4):32-34.

[303] 汤杰,陈路军,李璟,等.穴位埋线治疗慢性阻塞性肺疾病的临床研究及其对患者血清TNF-α、IL-8的干预作用[J].辽宁中医杂志,2011,38(3):523-525.

[304] 卜彤文,张雅兰.针灸治疗单纯性肥胖症的研究现状[J].中国临床康复,39(10):150-153.

[305] 杨春壮,刘春玲,徐永良,等.电针对肥胖大鼠下丘脑SOD、Na^+-K^+-ATP酶活性的

影响[J].牡丹江医学院学报,2010,31(3):42-44.

[306] 杨春壮,徐永良,刘春玲,等.针刺对肥胖大鼠血脂及肿瘤坏死因子-α 的影响[J].中华中医药学刊,2010,28(7):1439-1440.

[307] 林静,夏有兵,卢明香,等.电针对食源性肥胖大鼠 pAMPKα 表达的影响[J].新中医,2012,44(2):105-107.

[308] 陈少宗,宋立忠.巳时申时电针对女性单纯性肥胖胰岛素的影响与其基础状态的关系[J].辽宁中医杂志,2012,39(2):336-337.

[309] 余敏,肖晓秋,唐成林,等.不同强度电针对肥胖大鼠血脂、脂肪组织巨噬细胞趋化蛋白-1及肿瘤坏死因子-α 的影响[J].针刺研究,2011,36(4):79-84.

[310] 刘祖丽,唐成林,余敏,等.不同强度电针对单纯性肥胖大鼠脂肪组织 C-反应蛋白、白细胞介素 6 基因表达的影响[J].中医杂志,2011,52(4):693-696.

[311] 刘志诚等.针灸对单纯性肥胖病并发高脂血症患者的脂质 TXB_2、6-Keto-FGF1α 的影响[J].针刺研究,1996,21(4):17.

[312] Sun Fengmin, Liu Zhicheng. Effect of Acupuncture on Energy Metabolism in Simple Obesity[J]. Int. J. of Clin Acup. 1997,8(2):123.

[313] Sun Fengmin, Liu Zhicheng. Effect of Acupuncture on Caloric Intake of Patients withSimple Obestity[J]. Int. J. of Clin Acup. 1994,5(4):379.

[314] 孙凤岷,刘志诚,王沂争,等.针灸减肥及其对水盐代谢的影响[J].针刺研究,1996,21(2):19.

[315] 刘志诚,孙凤岷,韩燕,等.针刺治疗单纯性肥胖症的实验研究[J].针刺研究,1998,23(1):69.

[316] 刘志诚.针刺治疗对单纯性肥胖胃肠实热型患者的良性调整作用探讨[J].中国中西医结合杂志,1995,15(3):137.

[317] 高磊,孔显娟,石现.电针和穴位埋线对单纯性肥胖大鼠脂质代谢基因 PPAR-γmRNA 表达及相关脂代谢酶的影[J].中国针灸,2011,31(6):535-538.

[318] 易玮,孙健,许能贵.针刺对胰岛素抵抗大鼠模型肝脏和胰腺的形态学影响[J].新中医,2007,39(1):104-109.

[319] 孙健,许能贵,易玮.针刺对大鼠实验性胰岛素抵抗的调整作用[J].广州中医药大学学报,2007,24(2):123-125.

[320] 易玮,许能贵,孙健.针刺对胰岛素抵抗模型大鼠血清胰岛素抗体和肿瘤坏死因子 a 的影响[J].中国针灸,2007,27(7):525-527.

[321] 孙志,韩海荣,孔令斌,宋观礼.针灸对 2 型糖尿病大鼠降糖作用的实验研究[J].针灸临床杂志,2008,24(8):48-49.

[322] 刘晓艳.针灸衰老模型小鼠"气海"穴对性腺及性腺激素影响的实验研究[J].四川中医,2009,27(6):17-19.

[323] 孟宏,郝晋东,王宏才,等.不同参数电针刺激对糖耐量受损患者血糖的影响[J].针刺研究,2011,36(6):220-223.

[324] 蔡辉,赵凌杰,赵智明,郭郡浩,等.针刺对Ⅱ型糖尿病患者血清瘦素的影响[J].针刺研究,2011,36(8):288-291.

[325] 陈耀龙,陈淑慧,陈荣钟.穴位埋线早期干预对糖尿病大鼠血浆内皮素及胃窦一氧化氮含量的影响[J].世界中医药.2010,5(1):69-71.

[326] 孙远征,王伟华,毛翔.温针对大鼠糖尿病周围神经病变坐骨神经传导速度及 MDA、SOD、TAOC 的作用[J].上海针灸杂志,2011,30(2):134-136.

[327] 黄殿祺,艾炳蔚.针刺对肥胖诱导代谢综合征干预作用的研究[J].长春中医药大学学报,2012,2(28):90-92.

[328] 解玉庆,赵泉林,陈春林.声电鍉针治疗对甲亢 TSH 影响的观察[J].黑龙江中医药,1997,2:47-48.

[329] 王巍,张洁."三才刺、透灸"并用对肾绞痛大鼠前列腺素的影响[J].中国中医急症,2012,2(21):218-219,225.

[330] 陈跃来,侯文光,虞先敏,等.针刺对不稳定膀胱影响的穴位特异性研究[J].上海中医药大学学报,2008,22(1):47-49.

[331] 陈跃来,岑珏,侯文光,等.腰骶段穴位对不稳定膀胱调节的穴位特异性研究[J].上海针灸杂志,2007,26(12):6-8.

[332] 陈跃来,侯文光,虞先敏,等.电针对不稳定膀胱影响的穴位特异性研究[J].上海中医药大学学报,2008,22(1):52-54.

[333] Chen Yuelai,Cen Jue,Hou Wenguang,et al. Study of the Specificity of Lumbosacral Points in Regulating Unstable Bladder[J]. J Acupunct Tuina Sci,2008,(6):99-103.

[334] 于金娜,马晓晶,刘志顺,等.电针次髎穴对逼尿肌反射亢进大鼠骶髓排尿中枢 c-fos 表达的影响[J].针刺研究,2010,35(6):204-207.

[335] 王俊华,陈邦国,尹晶,等.电针不同穴位对脊髓损伤后尿潴留大鼠脊髓中脑源性神经营养因子及其酪氨酸受体激酶 B 表达的影响[J].针刺研究,2009,34(12):387-392.

[336] 陈长选,吕凤云,曹广平,等.α-受体激动剂联合穴位针灸治疗前列腺切除术后尿失禁

106 例[J]. 中国临床研究,2007,26(2):169-170.

[337] 何乐中,李俊纬,黄克勤,等.电针配合中药熏蒸对慢性非细菌性前列腺炎患者前列腺液中 IL-8 和 TNF-α 的影响[J].上海针灸杂志,2012,31(3):154-156.

[338] 马淑骅,高俊虹,王玉敏,等.针刺对洋地黄类药物治疗心衰可能的增效减毒作用机制研究思路[J].针刺研究,2011,36(6):225-229.

[339] 滕辉,刘昱磊,王俊玲,等.针刺加电针促排卵治疗不孕症疗效观察[J].上海针灸杂志,2011,30(6):372-373.

[340] 朱叶,符娇文,黎静.电针对排卵障碍不孕大鼠模型血 FSH、LH 水平影响[J].中国中医药现代远程教育,2011,3(9):45-46.

[341] Bian JL,Zhang CH. Conception and core of academician Shi Xuemin's acupuncture manipulation quantitative arts[J]. Zhong Guo Zhen Jiu,2003,23(5):287-289.

[342] Wu XG,Zhou YC. Advances in studies of the time effect quantity relationship of acupuncture in treatment of cerebral infarction[J]. Guang Xi Zhong Yi Xue Yuan Xue Bao,2008,11(2):62-64.

[343] Le Xh,Wu HJ,Wang RH. Clinical study of the treatment offemale stress incontinence by combined electro acupuncture and pelvic floor muscle exercises[J]. Shang Hai Zhen Jiu Za Zhi,2008,27(10):18-19.

[344] Ha LF,Chen YL,Liang Y,et al. Clinical evaluation of electro acupuncture on sacral points for urinary urge incontinence[J]. Zhong Xi Yi Jie He Xue Bao,2004,2(3):219,221.

[345] Wang SY,Chen GM,Li LH. "Four sacral needles" therapyfor female stress incontinence[J]. Shang Hai Zhen Jiu Za Zhi,2006,25(5):15-17.

[346] Feng Qi fan,Fu Yu lin,Chen Chao,et al. 电针急性尿失禁的量效关系:多中心随机对照试验[J].针灸推拿杂志,2012,10(1):49-53.

[347] 秦联萍,高俊虹,逯波,等.针刺预治疗改善缺血性心律失常的临床意义及其机制[J].针刺研究,2007,32(6):419-424.

[348] 秦联萍,高俊虹,付卫星,等.针刺预治疗改善缺血性心律失常的机制——抑制心肌细胞内钙振荡的发生[J].针刺研究,2008,33(2):75-79.

[349] 高俊虹,秦联萍,逯波,等.针灸预治疗改善心肌缺血性损害的临床意义及其机制[J].中医杂志,2008,49(4):300-302.

[350] Gao Junhong,Zhang Ling,Wang Yumin,et al. Anti-arrhythmic effect of acupunc-

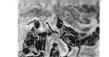
ture pretreatment in the rats subjected to simulative global ischemia and reperfusion – involvement of adenylate cyclase, protein kinase A and L – type Ca^{2+} channel[J]. The Journalof PhysioloSical Sciences,2008,58(6):229 – 236.

[351] 康学智,夏莹.针刺治疗心律失常等心脏疾病的临床与基础研究进展[J].针刺研究, 2009(12):413 – 420.

[352] 钟辉,李国彰.电针内关穴抑制刺激兔下丘脑诱发的室性心律失常作用机制研究[J]. 针刺研究,2009,34(2):43 – 47.

[353] 覃蔚蓝,秦谊,符永鋆,等.针刺捻转补泻的研究进展[J].中国针灸,2008,28(9):703 – 706.

[354] 王丽,王朝阳,支建梅,等.捻转补泻手法对应激性高血压大鼠颈交感神经放电的影响 [J].北京中医药大学学报,2009,32(2):142 – 144.

[355] 支建梅,王朝阳,王丽,等.不同刺激参数捻转补泻手法对应激性高血压大鼠颈交感神 经放电的影响[J].中医杂志,2009,50(9):811 – 813.

[356] 刘炜,王朝阳,陈思思,等.《内经》针刺补泻探讨[J].北京中医药大学学报,2010,33 (2):141 – 143.

[357] 王家有,唐纯志,贺振泉,等.太冲穴中等强度针刺对高血压大鼠血压及血浆内皮素含 量的影响[J].针刺研究,2011,36(2):36 – 39.

[358] 高永辉,陈淑萍,王俊英,徐秋玲,刘俊岭.不同穴组电针对大鼠血压及心率变异性的影 响[J].针刺研究,2009,34(2):21 – 26.

[359] 刘婉宁,金侣位,韩东伟,等.电针曲池、足三里、神门对自发性高血压大鼠血压及血管 紧张素Ⅱ、醛固酮及心钠素的影响[J].针刺研究,2009,34(12):393 – 397.

[360] 王占奎,王伟志,傅立新,等.针灸对颈动脉粥样硬化患者颈动脉形态学和动力学的影 响[J].上海针灸杂志,2005,24(6):8 – 11.

[361] 张霞,肖苏红,周小青,等.针刺对主动脉粥样硬化兔自由基系统的影响[J].云南中医 学院学报,1994,17(2):34 – 36.

[362] 王伟志,王占奎,赵建国,等.针灸对缺血性脑血管病颈动脉粥样硬化患者血脂、血流 变、LPO 和 SOD、ET 和 CGRP 的影响[J].上海针灸杂志,2005,24(9):17 – 21.

[363] 薛莉,张萍,康涛,等.调理脾胃针法治疗糖尿病下肢动脉硬化闭塞症临床观察[J].针 灸临床杂志,2011,27(2):20 – 22.

[364] 杨孝芳,崔瑾,刘小雨,等.内关穴埋针对心肌缺血小型猪心肌组织转化生长因子-β_3 mRNA 和蛋白表达的影响[J].针刺研究,2010,35(4):267 – 271.

[365] 蔡荣林,胡玲,汪克明,等.电针"内关"、"太冲"穴对急性心肌缺血家兔心功能的影响[J].针刺研究,2010,35(2):104－107,123.

[366] 王超,田岳凤,周丹,等.电针内关穴对心肌缺血再灌注大鼠心肌组织一氧化氮、一氧化氮合酶和细胞内钙的影响.针刺研究,2010,35(2):113－117.

[367] 李美平,孙国杰,尤行宏,等.电针对兔心肌缺血再灌注心律失常的影响[J].中华中医药学刊.2011,29(7):1598－1599.

[368] 李江山,严洁,何军锋,等.电针对心肌缺血模型大鼠孤束核 c－fos 表达及心电图 ST－T 的影响[J].针刺研究,2009,34(3):171－174.

[369] 王祥瑞,郁勤燕,孙大全,等.电针刺激对心脏手术病人心肌缺血的调节作用[J].中国针灸,2000,20(5):261－263.

[370] 王祥瑞,张腾飞,马曙光,等.电针刺激对心脏手术病人心肌热休克蛋白 mRNA 基因表达的影响[J].中国针灸,2001,21(2):99－101.

[371] 林函,王祥瑞,王震虹.针刺麻醉复合丹参对心肌缺血再灌注损伤的保护作用[J].动物营养研究进展,2002,27(3):186－191.

[372] 王祥瑞,杭燕南,孙大金等.针刺麻醉下心脏手术患者血流动力学的变化[J].中国针灸,1999,19(10):628－630.

[373] 王祥瑞,杭燕南,孙大金,等.针刺对心脏手术病人功能调节的观察[J].上海针灸杂志,1999,18(5):6－7.

[374] 樊展,王华,喻建兵,等.电针大陵穴对室性心动过速大鼠心率、心律失常时间及血管活性肠肽含量的影响[J].针刺研究,2010,35(2):124－128.

[375] 王华,邓丽霞,吴绪平,等.电针"内关"对室性心动过速大鼠心率及血浆儿茶酚胺含量的影响[J].针刺研究,2009,34(6):180－187.

[376] 王志波,肖红玲,杨继军,等.针刺对高脂血症小鼠抗氧化能力及血管内皮保护功能的影响[J].世界针灸杂志,2011,21(1):38－43.

[377] 青姚,张志哲,杨丽妍.加用腕踝针治疗对原发性高血压病患者血尿酸及超敏 C 反应蛋白的影响[J].广西中医药,2009,32(5):7－8.

[378] 薛维华,丁敏,苏旭春,等.温针灸运动疗法治疗颞颌关节紊乱病临床观察[J].中国针灸,2007,27(5):322－324.

[379] 陶善平,罗永宝,汤小雨.针刺配合中药离子导入治疗腰椎间盘突出症疗效观察[J].上海针灸杂志,2012,31(9):664－666.

[380] 马文珠,张艺萌,袁红,等.平衡针对腰椎神经根压迫模型大鼠血浆 β－内啡肽、促肾上

腺皮质激素的影响[J].针刺研究,2011,36(10):357－360.

[381]　丘德兴.不同针灸法对膝骨性关节炎疗效对比的实验与临床研究[D].成都中医药大学.2005.

[382]　邓宁,冉群芳,金涛,等.铍针配合手法治疗对膝骨关节病功能障碍及疼痛的影响[J].2012,37(2):59－63.

[383]　方剑乔,邵晓梅,马桂芝.电针足三里、三阴交穴对胶原性关节炎大鼠滑膜细胞分泌功能的影响[J].针刺研究,2009,34(4):93－96.

[384]　萨仁,王富春,池岛乔.针灸治疗实验性骨质疏松症对肿瘤坏死因子基因表达的影响[J].针刺研究,2004,29(2):140－144.

[385]　王晓红,张红石,袁洪平,等.补虚化瘀针法对骨质疏松大鼠 I 型胶原 mRNA 表达的影响[J].中华中医药学刊,2009,27(5):1034－1036.

[386]　李晶,王艳,李平.针灸对去势大鼠骨代谢影响的生化研究[J].针灸与推拿,2008,25(1):26－27.

[387]　赵英侠,严振国,邵水金,等.针灸对实验性骨质疏松症的影响[J].中国针灸,1999,19(5):301－303.

[388]　赵英侠,邵水金,余安胜,等."命门"穴区与卵巢、肾上腺的传入神经节段性分布的关系——HRP 法研究[J].针刺研究,1999,24(4):294－296.

[389]　赵英侠,王静,秦逸人,等.针刺血清对体外培养破骨细胞凋亡的影响[J].中国老年学杂志,2007,27(6):515－517.

[390]　何劲,宋道飞,向楠.针刺悬钟、肾俞、命门穴对原发性骨质疏松症患者骨密度的影响及疗效[J].中医杂志,2009,50(2):147－149.

[391]　李湘海,黎喜平.针刺治疗原发性骨质疏松症的临床观察[J].贵阳中医学院学报,2007,29(4):42－43.

[392]　刘广霞,张道宗.针灸督脉为主治疗老年性骨质疏松症 28 例临床报道[J].中国针灸,2000,20(9):529－530.

[393]　欧阳钢,王玲玲,卓铁军,等.不同刺激方法对原发性骨质疏松症骨密度的影响[J].中国针灸,2004,24(1):49－50.

[394]　李沛,纪峰,林莺,等."髓会"穴透刺为主对绝经后骨质疏松症患者生存质量的影响[J].甘肃中医学院学报,2010,27(1):45－47.

[395]　刘儒鹏,荣培晶,Gary Guishan Xiao.针刺治疗原发性骨质疏松症的研究概况与述评[J].中国中医基础医学杂志,2011,17(12):1400－1401.

[396] 王东岩,徐小梅,欧阳钢.针灸对男性骨质疏松症患者骨代谢的影响[J].中医杂志, 2011,52(2):211-213,210.

[397] 龚利,房敏,严隽陶,等.手法治疗对膝骨关节炎患者屈伸肌功能影响的临床研究[J]. 中国中医骨伤科杂志,2011,19(2):6-9.

[398] 樊远志,房敏,严隽陶,等.推拿手法对膝骨关节炎患者股四头肌肌力影响的临床研究 [J].中医学报.2010,25(5):1007-1009.

[399] 樊远志,龚利,严隽陶,等.推拿治疗对膝骨关节炎患者股四头肌功能的影响[J].上海 中医药杂志.2010,44(10):57-60.

[400] 史清钊,方小芳,周军,等.火针治疗对跟腱末端病大鼠跟腱区组织病理变化影响的研 究[J].中国康复医学杂志,2011,26(5):459-463.

[401] 张海峰,张舒雁,刘晋闽.丹参穴位注射对股骨头缺血性坏死患者髋关节功能的影响 [J].针刺研究,2009,34(2):57-60.

[402] 陈栋,钟键,洪衍波,等.针挑与牵旋手法对椎动脉型颈椎病血流的影响及机制研究 [J].针刺研究,2009,34(10):344-348.

[403] 韩淑凯,张宝昌,左永发,等.经筋排刺法配合皮肤针治疗脑卒中后上肢痉挛疗效观察 [J].上海针灸杂志,2010,29(5):284-286.

[404] 陆卫卫,吴峻,邵荣世.火针治疗慢性软组织损伤的实验研究[J].现代中西医结合杂 志,2003,21(12):2278-2279.

[405] 刘志丹,裴建,傅勤慧,等.针灸及其血清对荷瘤小鼠 CD4+CD25+Treg 细胞体外增 殖的影响[J].针刺研究,2009,34(4):219-224.

[406] 曹其彬,刘智,耿全利,等.针灸对腹腔镜术后机体免疫功能的影响[J].现代中西医结 合杂志,2011,20(1):1-2.

[407] 张玮,赵广高,苏利强,等.不同穴位针刺对进行性力竭游泳大鼠免疫平衡的保护作用 [J].针刺研究,2011,36(6):181-186.

[408] Jan Pei,Erwin Strehler,Markus Abt,et al. Quantitative Evaluation of Spermatozoa Ultrastructure after Acupuncture Treatment for Idiopathic Male Infertility[J]. Fertility and Sterility,2005,83:114.

第二章

针灸与专科性疾病研究

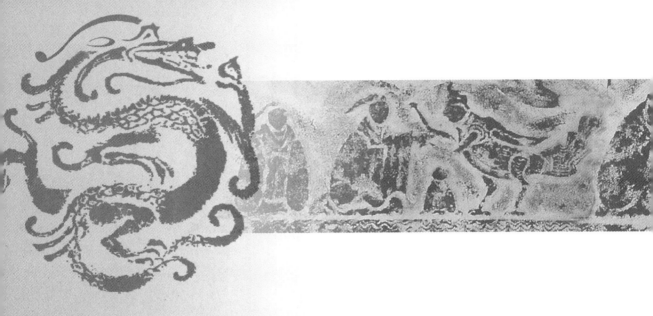

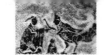

针灸是中医学的精华,自从针灸申遗成功后,无论临床还是科研,针灸学的研究都有了很大进展。本章我们将对针灸对专科性疾病的研究进展进行汇总梳理,为广大科研工作者提供借鉴。

第一节 肿瘤疾病

针灸作为一种自然疗法在抗肿瘤综合治疗中,发挥着重要的作用。目前已成为防治肿瘤的常用方法之一。针灸疗法的特色在于整体功能的调节,对机体紊乱的免疫功能具有良好的双向调节作用。特别是对一些不适合手术以及放化疗的晚期肿瘤患者,针灸疗法更能体现出其独特的优势。针灸能够提高人体免疫功能,能有效改善肿瘤患者的生存质量,延长生存期,促进肿瘤病人脏腑功能的恢复,并可缓解癌性疼痛,防治放疗、化疗所引起的毒副作用,促进肿瘤患者整体功能的康复,有效改善肿瘤病人的全身状况。但针灸治疗肿瘤的研究尚处于探索阶段,需进一步深入研究,才能找出其治疗规律、方法及机制。

1. 针刺对肺癌大鼠体内紫杉醇趋向性影响的实验研究[1-4]

"针刺对肺癌大鼠体内紫杉醇趋向性影响的实验研究"为国家自然科学基金资助项目(No. 30572415),由辽宁中医药大学陈以国教授负责。

该研究立足于针药并举这一传统疗法,以针刺对机体的整体调节作用及脏腑器官的特异性调整、作用为前提,与抗肿瘤药物紫杉醇与针刺疗法结合,应用现代技术手段研究针刺对肺癌动物体内紫杉醇及脂质体的趋向性影响,观察针药并用的疗效。结果表明通过针刺肺俞、太渊、灵台等与肺脏关系密切的穴位,能提高紫杉醇在肺脏中及瘤体内的含量,增强其特异性杀瘤作用,即针刺可增强药物的靶标效应,促进肿瘤细胞凋亡,提高抗癌疗效,从而减轻药物的毒副作用,最终达到减毒增效的目的。该研究为针药并举这一传统疗法提供了实验依据,同时为中医药抗肿瘤提供了新的思路。

2.针刺缓解癌痛的细胞和分子机制[5-8]

"针刺缓解癌痛的细胞和分子机制"为国家自然科学基金资助项目(No.30500678),由复旦大学王彦青教授负责。

作为临床上常见的顽固性疼痛,癌痛严重破坏患者的生活质量,临床实践表明针刺能有效缓解癌痛。以往由于缺乏合适的实验模型,阻碍了对癌痛及针刺镇痛机理的研究。该研究在大鼠胫骨或者跟骨骨髓腔内接种 Walker256 乳腺癌细胞,在国内率先制成新的大鼠胫骨和跟骨癌痛模型,并在小鼠皮肤癌痛模型和大鼠胫骨、跟骨癌痛模型上观察了电针镇痛作用和针药结合后(电针与环氧合酶抑制剂希乐葆合用)的协同作用。结果表明,电针对皮肤癌痛的镇痛作用与癌痛的时程密切相关;电针对骨癌痛的镇痛作用有限,而希乐葆合用电针具有协同镇痛作用。在大鼠胫骨癌痛模型上,脊髓胶质细胞显著增生激活、细胞因子表达增加,而这些 neuroinflamation 的现象可能与脊髓 Toll 样受体的激活有关,其上游激活因子可能是其内源性配体热休克蛋白 60 和热休克蛋白 70。该研究从脊髓胶质细胞功能活动变仁及其上游调控通路的新角度研究癌痛机理,对深入阐明癌痛机理、寻求针对癌痛的新镇痛药物提供了全新的实验依据和理论基础。

第二节 精神疾病

针灸治疗癫痫具有抑制神经元放电,改善异常脑电图,提高脑内 γ-氨基丁酸含量,增加脑内单胺类物质,降低乙酰胆碱含量,调整脑内阿片肽物质释放,促进回返抑制的恢复,提高机体免疫力等作用。

一、癫 痫

针灸治疗癫痫,取穴以督脉为主,治疗方法主要有针刺、头针、穴位注射、穴位埋线、穴位埋药等,其中最有特色的是穴位埋线,疗效较为满意。通过穴位刺激,调节阴阳平衡,使中枢神经系统和内分泌体液调节功能紊乱得以恢复。

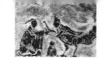

1. 不同部位耳针对大鼠癫痫发作的抑制效应[9]

"不同部位耳针对大鼠癫痫发作的抑制效应"为国家重点基础研究发展计划项目(No. 2011CB505201)、国家自然科学基金资助项目(No.30901931)、北京市自然科学基金资助项目(No.7102120),由中国中医科学院针灸研究所朱兵研究员负责。

该研究将 SD 大鼠随机分为模型组、耳尖组、耳外缘组、耳垂组、耳甲艇组、耳甲腔组,每组各 10 只。将直径为 $50\mu m$ 的金属微电极移植到大鼠躯体感觉皮层,待大鼠清醒并恢复后进行实验。腹腔注射戊四氮 60mg/kg 造成大鼠癫痫模型。除模型组外,其余各组分别给予外耳不同部位电针刺激 30 分钟。观察第 1 次癫痫发作潜伏期;癫痫发作行为学评分根据 Racine 分级标准进行;癫痫发作根据皮层体感区场电位的幅度(超过基础值的 5 倍)确定,记录 60 秒内癫痫发作总的持续时间。结果与模型组比较,除耳尖组外其他各耳针治疗组大鼠癫痫发作潜伏期延长(均 $P<0.01$);与其他治疗组相比,耳甲艇组和耳甲腔组大鼠癫痫发作潜伏期延长(均 $P<0.01$)。与模型组比较,各耳针治疗组大鼠癫痫发作行为学评分和癫痫发作时间均减少(均 $P<0.01$);与其他治疗组相比,耳甲艇组和耳甲腔组大鼠癫痫发作行为学评分和癫痫发作时间均减少(均 $P<0.01$)。耳甲艇组和耳甲腔组大鼠第 1 次癫痫发作潜伏期、行为学评分和癫痫发作时间的差异无统计学意义(均 $P>0.05$)。提示耳针能抑制大鼠癫痫发作,电针耳甲(包括耳甲腔和耳甲艇)抑制癫痫发作的效应较电针外耳其他部位显著,这可能与刺激了迷走神经耳支有关。

二、抑 郁 症

自 20 世纪 80 年代开展针刺治疗抑郁症临床研究以来,抑郁症已成为国内外针灸学和精神心理学界普遍关注的病症。针灸介入抑郁症的治疗,既扩大了针灸适应证的范围,也为患者提供了的更加安全有效的治疗措施。

抑郁症既是一个独立的精神障碍性病症,又常与其他躯体疾病兼见,如肿瘤兼有抑郁障碍,或者由躯体疾病直接导致,如中风后抑郁、产后抑郁等。近年来针灸治疗抑郁症,已经显示了独特的整体调整、双向调整、快速调整的优越性。

1. 电针干预慢性应激抑郁大鼠脑神经通路效应的分子机制[10−13]

"电针干预慢性应激抑郁大鼠脑神经通路效应的分子机制"为国家自然科学基金资助项目(No.90709034),由北京中医药大学图娅教授负责。

该研究面向当前社会人群重大健康需求,在确认电针治疗抑郁症临床疗效前提下,采用适宜动物模型,评价电针对慢性应激抑郁模型大鼠行为的影响;检测与抑郁症关系最密切的 4 条神经通路上关键分子的变化;检测电针干预对脑神经元再生、突触可塑性的影响;以生理状态、病理状态、电针治疗组、抗抑郁药物组和阻断剂对照组等进行全程对照,考察细胞外正常信号和伤害性应激信号在神经通路上可能存在的差异;考察电针和抗抑郁药物氟西汀抗抑郁效应作用途径上的差异;考察在特异性阻断剂作用下电针干预作用的变化;探究电割干预慢性应激抑郁大鼠脑神经通路效应的分子机制和可能存在的特殊途径。本项目探索针灸机理研究的新方法,运用高分辨率脑电仪器设备及配套软件,对各组动物在实验过程中脑电信号变化实时追踪,比较电针抗抑郁分子机制和脑电信号之间的关联性。探究电针干预抑郁状态下神经通路后的活体电信号表达特征。

该研究将 32 只 SD 大鼠,随机分组为空白组、模型组、电针组、氟西汀组。采用旷场实验进行行为学评价;采用免疫组化法检测海马组织中 Bcl - 2 和 GAP - 43 的表达。结果:模型组大鼠旷场试验水平穿越格数竖立次数次均明显低于空白组($P < 0.05$);电针组、氟西汀组均明显高于模型组($P < 0.05$)。模型组与空白组之间海马中 Bcl - 2 表达没有显著性差异;电针组与模型组之间有显著性差异($P < 0.05$)。模型组与空白组比较海马中 GAP - 43 表达显著降低($P < 0.05$);氟西汀组与模型组相比表达均有增高趋势,电针组的表达则显著高于模型组($P < 0.05$)。结论:慢性应激可以引起大鼠的活动量降低和探究行为减少,电针可能通过调节海马神经元凋亡与再生而改善慢性应激抑郁大鼠的行为学症状,可能是电针抗抑郁效应的作用机制之一。

2. cAMP - CREB - BDNF 信号转导通路在针刺干预抑郁症模型大鼠的作用机制[14-17]

"cAMP - CREB - BDNF 信号转导通路在针刺干预抑郁症模型大鼠的作用机制"为国家自然科学基金资助项目(No. 30772828),由广州中医药大学符文彬副主任医师负责。

抑郁症是由多种原因引起的以持久的心境低落状态为主要临床表现的情感性精神障碍性疾病,伴有严重的自杀倾向,给患者身心健康、家庭和社会造成极大的损害。已有的研究表明,cAMP - CREB 信号转导通路及其介导的 BDNF 表达的下调可能是抑郁症生物学机制的关键环节之一,而 CREB 和 BDNF 因其在神经元功能和结构可塑性调节中的重要作用,被认为是抑郁症发生的多层次、多通路调节的交汇点,同时也是抗抑郁治疗的重要靶点之一。该研究在针刺治疗有效、安全、无毒副作用等优点的基础上,从整体、细胞、分子水平多层次系统地探讨针刺抗抑郁的受体后信号转导机制。结果显示:针刺能明显改善抑郁症大鼠的行为学变化、减轻抑郁症大鼠海马神经元的病变损伤程度(光镜和电镜),改善 AC - AMP - PKA 胞内信号通路及其下游核内信号分子(CREB - BDNF)。cAMP - CREB - BDNF 信号转导通路的下调在抑郁症发病发挥着重要作用,而该通路同时也是针刺抗抑郁的重要途径和靶点,该信号通路的改善是针刺抗抑郁重要的生物学机制之一。

3. 电针对慢性抑郁模型 HPA 轴激素分泌及负反馈调节作用的机理研究[18]

"电针对慢性抑郁模型 HPA 轴激素分泌及负反馈调节作用的机理研究"为国家自然科学

基金资助项目(No.30701121),由中国中医科学院广安门医院贾宝辉副主任医师负责。

下丘脑垂体肾上腺(HPA)轴的功能亢进是抑郁症发病机理研究的热点问题,临床和实验研究证实针刺具有良好的抗抑郁作用。但由于 HPA 轴上各部位激素的分泌相互影响并存在多个反馈调节中枢,针刺作用是通过调节相关激素的合成,还是增强了该轴的负反馈,亦或是两种作用兼而有之,目前尚未能阐明。该研究以此为切入点,将 70 只 SD 大鼠随机分为空白组、模型组、百优解组、束缚组、电针组、糖皮质激素拮抗剂组、电针加糖皮质激素拮抗剂组,每组 10 只。采用慢性应激结合孤养 21 天造模。选取"百会"透"印堂"穴电针治疗慢性应激模型大鼠,用糖皮质激素受体拮抗剂(RU486)阻断下丘脑-垂体-肾上腺(HPA)轴的负反馈通路。放射免疫法检测肾上腺皮质酮含量,实时荧光定量逆转录-聚合酶链式反应法检测海马、下丘脑、垂体糖皮质激素受体(GR)mRNA 的表达。研究发现,束缚组大鼠肾上腺皮质酮的分泌与空白组比较明显增多($P < 0.05$),而电针组与束缚组比较皮质酮的过度分泌明显降低($P < 0.05$)。束缚组大鼠 GR mRNA 在海马、下丘脑及垂体的表达显著下降($P < 0.05$),电针组与束缚组比较海马、下丘脑、垂体 GR 的生成增多($P < 0.05$)。以上两指标,模型组和糖皮质激素拮抗剂组的变化与束缚组一致;与模型组比较,百优解组仅可明显升高海马 GR mRNA 的表达($P < 0.05$);与糖皮质激素拮抗剂组比较,电针加糖皮质激素拮抗剂组可降低肾上腺皮质酮的含量($P < 0.05$),升高海马 GR mRNA 的表达($P < 0.05$),但其降低肾上腺皮质酮含量和升高下丘脑、垂体 GR mRNA 表达的作用均不及电针组($P < 0.05$)。可见,电针对糖皮质激素的过度分泌有直接的调控作用,并可通过增强 GR mRNA 的表达,改善 HPA 轴负反馈中枢的功能障碍。当 HPA 轴负反馈通路被阻断后,电针的作用减弱。

4. 基于基因表达谱的变化规律探讨电针治疗抑郁症的分子机制[19~22]

"基于基因表达谱的变化规律探讨电针治疗抑郁症的分子机制"为国家自然科学基金资助项目(No.30701122),由中国人民解放军总医院段冬梅副主任医师负责。

有关抑郁症的最新研究表明,无论是宏观的表象变化还是微观的形态结构改变,归根结底是反复心理应激导致多基因表达紊乱的结果。然而目前国内外研究多局限于对慢性应激大鼠海马等局部脑组织少数基因的探讨,无法全面深入地阐明人类抑郁症多基因综合调控的复杂机制。为此该研究把抑郁症患者作为研究的第一手资料,结合慢性应激诱发抑郁大鼠模型,采用基因芯片技术,拟筛选出对抑郁症具有上调或下调的易感基因,旨在探明有关抑郁症发病机制的基因表达谱变化规律。将 75 例患者随机分为西药组(A 组)、电针组(B 组)、针药组(C 组)各 25 例。A 组口服百优解,每天 20 mg;B 组采用电针疗法,取穴以百会、印堂为主;C 组口服百优解加电针。采用汉密尔顿抑郁量表(HAMD)评定临床疗效,TESS 副反应量表评定药物不良反应。结果:临床总有效率 A 组为 78.3%,B 组为 82.6%,C 组为 91.7%,C 组与 A

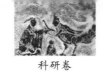

组、B组之间的差异有显著性意义($P<0.05$)，B组和C组在改善躯体症状方面疗效显著，使用百优解的C组不良反应较A组少。研究认为电针能明显改善抑郁症患者的躯体症状，减轻百优解的不良反应，针药结合治疗轻、中度伴躯体症状抑郁症疗效好，不良反应少。

5. 卒中后抑郁发生率及针灸治疗的研究[23]

"卒中后抑郁发生率及针灸治疗的研究"由保定市第一中心医院承担。

该研究对560例脑卒中患者进行了抑郁评分和调查，并对PSD患者分别给予百优解和针灸治疗，细心观察其治疗效果。对脑卒中后抑郁程度与神经功能缺损评分NFD进行了直线相关分析，得出二者正相关的结论。该研究证实了针灸治疗的有效性，两组治疗临床疗效差异无显著意义，具有广泛的应用推广价值，研究水平居国际领先。

该研究采用Hamilton抑郁量表对560例患者进行评分调查，通过方差分析、χ^2检验，比较PSD与非PSD患者性别、年龄、卒中性质、抑郁发生与卒中部位的关系；再将PSD患者随机分组给予百优解和针灸治疗（穴取四神聪、安眠、内关、神门、足三里、三阴交、太冲、照海、申脉）。结果：PSD总发生率43.9％，其发生与病变部位、年龄、性别、卒中性质无关（$P>0.05$）；针灸与百优解两组治疗前后汉密尔顿抑郁量表评分差异有极显著性意义（$P<0.0001$），两组有效率比较差异无显著性意义（$P>0.05$）。结论：PSD发生率高，影响神经功能恢复，应及早治疗；针灸治疗本病与百优解疗效相当。

6. 电针肝俞、期门对肝气郁结模型大鼠行为学的影响[24]

"电针肝俞、期门对肝气郁结模型大鼠行为学的影响"为国家自然科学基金资助项目（No.81072772）、首都医学发展科研基金资助项目（No.SF－2007－Ⅲ－06），由北京中医药大学第三附属医院赵海滨主任医师负责。

该研究将30只Wistar大鼠随机分为正常组、模型组、电针组（电针肝俞、期门穴），采用慢性不可预知温和应激结合孤养方法复制肝气郁结证大鼠模型，分别于实验前后进行开野实验（Open Field Test）、蔗糖水偏嗜实验，同时于实验前1天及实验第4,8,12,16,20,24,28天测量各组大鼠体质量及24小时摄食量。结果实验14天后，模型组大鼠体质量增加缓慢，摄食量下降，与正常组比较差异有统计学意义（$P<0.05$或$P<0.01$），实验20天后，电针组大鼠体质量、摄食量显著高于模型组（$P<0.05$）。在实验28天发现，与正常组比较，模型组Open Field Test水平运动得分和垂直运动得分、蔗糖水绝对消耗及偏嗜度均显著减少，电针组上述指标水平升高，与模型组比较差异均有统计学意义（$P<0.05$或$P<0.01$）。提示电针肝俞、期门穴对肝气郁结大鼠行为学改变具有一定防治作用。

7. 电针四神聪穴对抑郁症患者血清5－HT DA含量影响的临床观察[25]

"电针四神聪穴对抑郁症患者血清5－HT DA含量影响的临床观察"为广东省中医药局

项目(No.2009141),由广东省第二中医院徐凯副主任中医师负责。

该研究将 60 例患者随机分为两组各 30 例,电针组采用电针四神聪穴治疗,每天 1 次,每次 30 分钟;药物组予帕罗西汀片治疗,每次 20mg,每天 1 次,两组均治疗 4 周为 1 疗程,分别于治疗前和治疗 1 疗程后检测血清 5 - HT DA 含量。结果治疗后,两组血清中 5 - HT 含量分别与治疗前比较,差异均有非常显著性意义($P<0.01$),两组治疗后比较,无显著性差异($P>0.05$);治疗后电针组血清 DA 含量与治疗前比较,差异有非常显著性意义($P<0.01$),药物组血清 DA 含量与治疗前比较,差异无显著性意义($P>0.05$),治疗后电针组血清 DA 含量与药物组比较,差异有非常显著性意义($P<0.01$)。提示电针四神聪穴可以通过提高单胺类物质在体内的含量,从而起到抗抑郁作用。

8.针灸治疗抑郁症的神经生物化学机制研究进展[26]

"针灸治疗抑郁症的神经生物化学机制研究进展"为北京市自然科学基金重点项目(No. 7111007),由中国中医科学院针灸研究所荣培晶研究员负责。

慢性应激导致机体神经生化系统的改变与抑郁症的发生关系密切,主要涉及神经递质或调质、神经内分泌激素、神经可塑性等的改变。针灸的抗抑郁机制与其对机体抑郁状态下紊乱的神经生化系统的良性调节作用有关。该研究总结了近年针灸治疗抑郁症相关实验研究进展,从单胺类神经递质及其受体,C-氨基丁酸和谷氨酸,神经肽 γ,下丘脑-垂体-肾上腺轴和下丘脑-垂体-甲状腺轴活动,及脑源性神经营养因子等五个方面对针灸治疗抑郁症的神经生化机制进行了总结,并对针灸治疗该病的研究进行进一步展望。

9.电针对抑郁大鼠行为学、海马生长抑素及其 mRNA 表达的影响[27]

"电针对抑郁大鼠行为学、海马生长抑素及其 mRNA 表达的影响"的研究目的是观察电针对抑郁大鼠行为学、海马生长抑素(SS)及 SS mRNA 表达的影响,以探讨电针治疗抑郁症的可能机制。该项目将 30 只健康 Wistar 大鼠,随机分为正常组、模型组和电针组,每组 10 只。慢性应激法刺激造抑郁大鼠模型,电针百会、三阴交,每日 1 次,每次 20 分钟,连续 14 天。使用开野试验和糖水试验检测大鼠行为学变化,使用免疫组化法和逆转录多聚酶链反应法测定 SS 及 SS mRNA 的表达。结果造模后模型组大鼠水平和垂直运动次数、糖水摄入量与正常组比较均降低($P<0.01$),治疗后电针组的水平、垂直运动次数较治疗前及模型组均有所升高($P<0.01$)。模型组与正常组相比,SS、SS mRNA 表达均降低($P<0.05$);电针组与模型组比较,SS、SS mRNA 表达均升高($P<0.05$)。提示电针可明显改善抑郁大鼠行为学,提高抑郁大鼠海马 SS 及 SS mRNA 的表达,电针的抗抑郁作用可能与之有关。

10.针刺干预心血管疾病伴发抑郁临床研究[28]

"针刺干预心血管疾病伴发抑郁临床研究"项目将 98 例心血管疾病伴发抑郁患者随机分

为两组。治疗组 55 例采用针刺加支持性心理治疗和一般药物治疗;对照组 43 例采用支持性心理治疗加一般药物治疗。两组均 28 日为 1 个疗程,1 个疗程后统计疗效。结果两组治疗后自评抑郁量表分值(SDS)、自评焦虑量表分值(SAS)比较差异有统计学意义($P<0.01$);TG 比较差异有统计学意义($P<0.05$);三碘甲状腺原氨酸(T_3)、甲状腺素(T_4)比较差异有统计学意义($P<0.05$)。提示通过针刺干预心血管疾病伴发抑郁,可以改善负性情绪,降低血脂水平及 T_3 的升高。

11. 电针百会、印堂穴治疗抑郁症的机理研究[29-31]

"电针百会、印堂穴治疗抑郁症的机理研究"为国家自然科学基金资助项目(No.39600193),由北京中医药大学金光亮教授负责。

该研究研究了电针百会、印堂穴对正常慢性应激抑郁模型大鼠脑内单胺类神经递质及 β_1、5-HT 2 受体、G 蛋白、AC、IP3 受体等蛋白表达的影响。发现模型大鼠脑内单胺类神经递质及其代谢产物未见变化,但皮层 5-HT/HIAA、纹状体 DA/DOPAC 降低,皮层 NE/5-HT 升高;电针和阿米替林可使 5-HT/HIAA、NE/5-HT 恢复,而对 DA/DOPAC 无影响;模型大鼠额叶皮层的 β_1、Gi、IP3 受体等蛋白表达未见变化,海马 Gi/Gq、Go、Go/Gq 均升高,阿米替林可使其恢复,电针有使 Go、Go/Gq 恢复的趋势。提示抑郁发病可能与脑内 5-HT 与 NE 失衡及 G 蛋白表达失常有关,电针的抗抑郁作用与上述 2 个环节有关。

三、认知功能障碍

1. 原络通经法配合药物治疗对轻度认知功能障碍患者事件相关电位 P300 的影响[32-35]

"原络通经针法配合药物治疗对轻度认知功能障碍患者事件相关电位 P300 的影响"为黑龙江省教育厅 2009 年度科学技术研究项目(No.11541341),由黑龙江中医药大学附属第二医院孙远征教授负责。

该研究将 40 例轻度认知功能障碍患者随机分为治疗组和对照组,每组 20 例。治疗组采用原络通经针法配合药物治疗,对照组采用单纯药物治疗。采用肌电-诱发电位仪听觉 odball 程序由同一操作者于治疗前后各检查 1 次,并由专业人员于治疗前后进行简易智能量表评测。结果治疗组总有效率为 90.0%,对照组为 75.0%,两组比较差异具有统计学意义($P<0.05$)。两组治疗后简易智能量表评分均较同组治疗前有明显提高($P<0.01$,$P<0.05$);治疗组治疗后简易智能量表评分与对照组比较,差异具有统计学意义($P<0.05$)。两组治疗后 N_2、P_3 潜伏期较同组治疗前明显缩短($P<0.01$,$P<0.05$),波幅明显增高($P<0.01$,$P<0.05$);治疗组治疗后 N_2、P_3 潜伏期与波幅与对照组比较,差异均具有统计学意义($P<0.05$)。提示原络通经针法配合药物治疗可以改善轻度认知功能障碍患者认知功能。

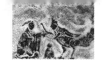

2. 飞经走气针法对脑梗死后血管性认知障碍的影响[36]

"飞经走气针法对脑梗死后血管性认知障碍的影响"为广东省中医药局科研资助项目(No.2008221),由广东省第二中医院黄凡主任医师负责。

该研究将90例患者随机分为观察组和对照组,两组均按常规进行偏瘫肢体康复训练及认知功能训练,选用百会、水沟、神门、足三里、悬钟等穴位,观察组采用飞经走气针法治疗,对照组采用电针治疗,疗程为4星期。治疗前后运用简明精神状态量表(MMSE)、画钟试验(CDT)、延迟故事回忆(DSR)、功能活动问卷(FAQ)进行测评,对评分结果进行分析。结果发现观察组测评分与治疗前及对照组比较差异有统计学意义($P<0.05$)。由此认为飞经走气针法对血管性认知障碍的临床疗效优于电针疗法。

四、失　眠

1. 激光穴位照射对失眠大鼠下丘脑单胺类递质的影响[37]

"激光穴位照射对失眠大鼠下丘脑单胺类递质的影响"为国家中医药管理局中医药留学回国人员科技活动择优项目(国中医药研:2006LHR01)。

该研究的研究目的是观察激光穴位照射对对氯苯丙氨酸(PCPA)所致失眠大鼠下丘脑单胺类神经递质5-HT、5-羟吲哚乙酸(5-HIAA)、DA、NE含量的影响,探讨激光穴位照射治疗失眠的机制。将SD大鼠24只随机分为对照组、模型组、安定组、激光组,每组6只。腹腔注射PCPA建立失眠大鼠模型,氦氖激光照射神门和三阴交穴各10分钟,用荧光分光光度分析法检测下丘脑5-HT、5-HIAA、DA、NE的变化。结果激光组大鼠下丘脑5-HT、5-HIAA含量明显升高,与模型组比较差异有统计学意义($P<0.01$),与安定组比较差异有统计学意义($P<0.05,P<0.01$);NE、DA含量明显降低,与模型组比较差异有统计学意义($P<0.05,P<0.01$),与安定组比较差异有统计学意义($P<0.05$)。提示激光穴位照射可能是通过升高失眠大鼠下丘脑5-HT、5-HIAA,降低DA、NE来达到治疗失眠的目的。

2. 镇静安神针法对心脾两虚型失眠患者匹兹堡睡眠指数的影响[38]

"镇静安神针法对心脾两虚型失眠患者匹兹堡睡眠指数的影响"为吉林省教育厅科研基金(吉教科合字2006第227号),由长春中医药大学针灸推拿学院王富春教授负责。

该研究将60例患者随机分为镇静安神法组、八脉交会穴组。镇静安神法组针刺四神聪、神门、三阴交;八脉交会穴组选申脉、照海。观察两组患者疗效及针刺前后匹兹堡睡眠指数的变化。结果镇静安神法组总有效率为93.3%,八脉交会穴组总有效率为83.3%,两组疗效比较差异有统计学意义($P<0.05$);两组治疗后匹兹堡睡眠指数与治疗前比较均有明显改善($P<0.01,P<0.05$),两组间比较,镇静安神法组优于八脉交会穴组($P<0.05$)。提示镇静安神

法、八脉交会取穴法均能有效改善失眠患者的临床症状和体征,并且镇静安神法对失眠患者匹兹堡睡眠指数部分指标的改善优于八脉交会取穴法。

3. 针刺对不同时段睡眠剥夺大鼠模型行为学及 TNF - α 含量的影响[39-40]

"针刺对不同时段睡眠剥夺大鼠模型行为学及 TNF - α 含量的影响"为广东省中医药局资助项目(No. 20111172)、广东省高等教育学会基金项目(No. 2010061)、广州中医药大学创新基金项目(No. 04006),由暨南大学医学院杨君军教授负责。

该研究将 SD 大鼠随机分为 10 组,每组 8 只,设为正常组、失眠组、西药组、针刺组,后三组又根据 24 小时、72 小时和 120 小时三个不同时段各分为三组。各实验组大鼠在睡眠剥夺结束后,根据不同组别和时段(24 小时、72 小时、120 小时)分别进行旷场实验,测试其水平得分、垂直得分和中央格停留时间;随即将相应组别大鼠快速摘眼取血,采用放射免疫法检测血浆 TNF - α 含量的变化。结果大鼠行为学变化项中,与各时段失眠组大鼠比较,针刺组大鼠水平得分、垂直得分呈下降趋势,针刺组大鼠中央格停留时间呈上升趋势,其中针刺 120 小时 组垂直得分和中央格停留时间有统计学意义($P < 0.01$)。在血浆 TNF - α 含量变化项中,与各时段失眠组比较,针刺组血浆 TNF - α 含量整体呈升高趋势,其中针刺 72 小时组和 120 小时组的 TNF - α 含量明显升高($P < 0.05$,$P < 0.01$)。提示针刺能显著改善睡眠剥夺大鼠的精神状态,增强其认知能力和反应能力;针刺可以提高睡眠剥夺大鼠 TNF - α 的含量,达到缓解失眠的效果,且治疗时间越长,效果越明显。

五、难治性精神分裂症

精神分裂症是一组病因未明的精神疾病,具有感知、思维、情感、行为等多方面的障碍,以精神活动和环境不协调为特征。该病常缓慢起病,病程迁延,有慢性化倾向和衰退的可能,但部分病人可保持痊愈或基本痊愈。比较公认的是病程大于五年,正规足量,足疗程服用两类不同的抗精神病药物,两年症状无好转或改善。且经非典型抗精神病药氯氮平系统治疗无效者,称为难治性精神分裂症。针灸治疗该病,也取得一定疗效。

电针联合小剂量氯氮平治疗难治性精神分裂症的疗效观察[41]

"电针联合小剂量氯氮平治疗难治性精神分裂症的疗效观察"的研究目的是评价电针联合小剂量氯氮平治疗难治性精神分裂症的有效性和安全性。将难治性精神分裂症患者随机分为西药组和针药结合组,各 40 例。西药组患者均采用口服氯氮平治疗;针药结合组患者选百会及太阳穴电针治疗,同时口服小剂量氯氮平。比较两组患者治疗前后阳性与阴性症状量表(PANSS)、副反应量表(TESS)评分及临床疗效。结果两组治疗后 PANSS 均下降,且两组比较差异无统计学意义($P > 0.05$),但针药结合组 TESS 评分结果显著低于西药组($P < 0.01$)。

西药组愈显率为 35.0%，有效率为 77.5%，针药结合组愈显率为 32.5%，有效率为 72.5%，两组比较差异无统计学意义（P＞0.05）。由此提示两组方法治疗难治性精神分裂症疗效相当，而针药结合组不良反应更轻，提示电针配合小剂量氯氮平是治疗难治性精神分裂症的较好方法。

第三节　妇儿科疾病

一、妇科病症

针灸治疗月经病有肯定的疗效，如针灸治疗月经不调、原发性痛经等临床疗效较好。针灸可通过诱发排卵，治疗继发性闭经、丘脑-垂体功能失调性闭经、月经稀少、不孕症。对基础体温（BBT）均为单相的无排卵型月经失调患者，可以使患者出现排卵现象。

（一）痛经

痛经不伴明显的盆腔器质性疾病，因其病因复杂，容易反复而成为妇科的疑难病症之一，给妇女的身心健康和工作学习带来了严重的影响，而目前对其防治尚无重大突破，针灸治疗痛经，疗效确切、操作简便、价格低廉、无毒副作用，易于被广大患者接受。

电针介入对痛经模型大鼠子宫微循环的影响[42,43]

"电针介入对痛经模型大鼠子宫微循环的影响"为国家重点基础研究发展计划资助项目（No.2006 CB 504503），由北京中医药大学针灸推拿学院朱江教授负责。

该研究通过观察电针即刻介入对痛经模型大鼠子宫微循环的影响，进一步探讨针刺缓解胞宫疼痛的作用机制。将动情间期雌性大鼠随机分为盐水组、模型组、三阴交组、悬钟组、非穴组，每组 6 只。除盐水组外，其余各组大鼠均连续 10 天给予皮下注射苯甲酸雌二醇，末次给药 1 小时后，腹腔注射缩宫素 2U/只，制备痛经大鼠模型。于第 10 日各治疗组给予即刻电针 20 分钟。采用 XW－B－3 冷光源微循环显微检查仪观察各组大鼠子宫微循环不同时段的变化。结果与盐水组比，模型组微血管、毛细血管（cap）条数减少（P＜0.05，P＜0.01），微血管、cap 粗细不均，管径收缩（P＜0.01），血流减慢或停滞（P＜0.01）；与模型组比，即刻电针三阴交穴 20 分钟，微血管、cap 条数均明显增多（P＜0.05），微血管、cap 管径均明显扩张（P＜0.05），血流状态的差异无统计学意义（P＞0.05）；即刻电针悬钟穴、非穴各时段各指标与模型组相比差异均无统计学意义（P＞0.05）；与非穴组比，电针三阴交 20 分钟时，cap 管径明显扩张（P＜0.05）。提示三阴交穴电针即刻介入可缓解子宫血管的痉挛状态，改善子宫微循环，缓解疼痛，且穴位之间存在差异性。

(二)功能性子宫出血

针灸治疗功能性子宫出血取得了一定的疗效。据临床资料观察:针灸治疗本病不仅漏下之时能调经止血,就是血崩之际也能立即止血,近期疗效比较明显,远期效果也比较满意。这可能是针灸刺激使患者大脑皮层处在良好的兴奋状态,通过"经络感传"与"信息传递",使体内一系列生化反应的动力学过程和酶活性得到调节,中枢神经-垂体束-内分泌-月经生理系统产生良性双向调整作用。

在疗法的选择上,出血之时主要采用针刺法或艾灸法,其中以艾炷灸为多;出血淋漓不止可用针法或灸法,或针灸并用、针药同用。另外,临床上还选用耳针、头针、眼针、电针、梅花针、穴位注射等疗法。

(三)多囊卵巢综合征

多囊卵巢综合征(PCOS)是育龄期妇女常见的内分泌疾病,其特征为高雄激素血症,长期慢性无排卵,伴明显的代谢紊乱,表现为肥胖、月经不调、不孕、痤疮、多毛等。此外,由于内分泌以及代谢紊乱导致患者心血管疾病、糖尿病、子宫内膜癌的危险性增加。采用针灸治疗多囊卵巢综合征可取得良好疗效,众多学者对其作用机制进行了研究探索,有的学者认为针刺可使血清瘦素和胰岛素含量下降,也可能影响下丘脑-垂体-卵巢轴,改善卵巢功能,调节内分泌,使月经规律;调节自主神经,刺激细胞的合成和分解胰岛素,加速脂肪组织分解。

1.腹针对肥胖型多囊卵巢综合征患者内分泌及糖脂代谢的影响[44]

"腹针对肥胖型多囊卵巢综合征患者内分泌及糖脂代谢的影响"为广州市卫生局资助项目(No.20112A011029)、广东省中医药管理局资助项目(No. 20111260)、广东省科技厅资助项目(No.170)。

该研究的研究目的是观察腹针疗法对肥胖型多囊卵巢综合征内分泌、代谢指标的影响,探讨腹针治疗该病的部分机制。将86例肥胖型PCOS患者随机分为西药组和腹针组各43例。西药组予二甲双胍治疗,腹针组针刺中脘、下脘、气海等穴,治疗6个月。比较两组月经恢复情况、体重指数(BMI)、腰臀围比值(WHR)、多毛评分(F-G评分)、卵巢体积、生殖内分泌激素及糖、脂代谢指标等,并观察两组治疗期间不良反应。结果治疗后,两组BMI、WHR、F-G评分、黄体生成素(LH)、LH/FSH、游离睾酮(T)均下降,卵巢体积变小,空腹血糖、餐后2小时血糖、空腹胰岛素、餐后2小时胰岛素、胰岛素抵抗指数、总胆固醇、甘油三酯、低密度脂蛋白胆固醇均下降,高密度脂蛋白胆固醇上升,月经情况好转(均$P<0.05$),两组的FSH治疗前后差异无统计学意义($P>0.05$);治疗后腹针组BMI、WHR、T的下降幅度比西药组明显,月经恢复情况好于西药组($P<0.05$)。西药组治疗后部分患者出现胃肠道反应,无其他不适症状,治疗6个月随访肝肾功能均正常,腹针组无不良反应。提示腹针在改善肥胖型PCOS患者的内

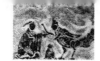

分泌及代谢紊乱方面与二甲双胍有类似的效果,同时腹针在恢复月经,降低 BMI、WHR、T 水平方面优于二甲双胍,且无副作用,是治疗肥胖型 PCOS 安全有效的方法。

2. 针灸调节脂联素在治疗肥胖型多囊卵巢综合征中的作用机制研究思路[45]

"针灸调节脂联素在治疗肥胖型多囊卵巢综合征中的作用机制研究思路"为浙江省"重中之重"学科科研开放基金资助项目(No. ZTK2010B02),由浙江中医药大学方剑乔教授负责。

该研究将 67 例 PCOS 患者随机分为针药结合组 33 例和单纯电针组 34 例。单纯电针组取天枢、中脘、气海、三阴交、膈俞、次髎等为主穴,采用电针治疗,每周治疗 3 次,1 个月为 1 个疗程,共 3 个疗程后观察效果;针药结合组在此基础上同时口服天癸胶囊,每日 2 次,每次 1.8g,连服 3 个月。比较两组治疗前后 FSH、LH、T、空腹血糖(FPG)、空腹胰岛素(FINS)和胰岛素敏感指数(ISI)的变化,并观察临床疗效及 3 个月随访复发率。结果针药结合组临床疗效总有效率 93.9%,单纯电针组总有效率 67.6%,针药结合组疗效优于单纯电针组($P<0.05$);针药结合组 LH、LH/FSH、T 值的降低明显优于单纯电针组($P<0.01$);针药结合组降低 FINS 及 ISI 水平也明显优于单纯电针组($P<0.01$);两组治疗后 3 个月随访,针药结合组复发率少于单纯电针组($P<0.05$)。结论针药结合治疗肥胖型 PCOS 临床疗效肯定,可能与降低患者性激素及胰岛素水平有关。

3. 穴位埋线对多囊卵巢大鼠 T 及瘦素的影响[46]

"穴位埋线对多囊卵巢大鼠 T 及瘦素的影响"的研究目的是观察穴位埋线对多囊卵巢大鼠雄激素、瘦素的影响,探讨其对 PCOS 模型大鼠可能的作用机制。采用雄激素联合人绒毛膜促性腺激素(HCG)造模法制备 PCOS 模型大鼠。随机分为对照组、PCOS 模型组、埋线组,运用血清联酶测定血清雄激素及瘦素水平的变化;光镜观察对卵巢、卵泡发育的影响。结果穴位埋线可使 PCOS 大鼠的颗粒细胞层增厚,卵泡膜细胞层变薄,血清 T 水平均明显下降,并下调瘦素的表达。提示穴位埋线能够通过调整雄激素并影响瘦素,在中枢及卵巢局部协调发挥作用,从而调整性腺功能,促进卵泡的发育成熟及排卵。

(四)纠正胎位

近几年来,针灸矫正胎位的临床研究取得更有新进展。针灸治疗胎位不正选用四肢远端穴,有效率明显高于自然转正率,一般以第一至第二次施灸时效果最为明显,第三次以后较差。B 超观察发现胎位、羊水液量、胎儿双顶径的大小与疗效的关系非常密切。研究表明:矫正胎位较常用的至阴穴下分布有来自 $L_4 \sim S_1$ 神经根的腓浅神经的分支,机体以每一个神经节段为中心,发出躯体神经和内脏神经,使之成为表里相关、内外相应的统一整体。刺激至阴穴,其经气感传可达相应的 $L_1 \sim S_1$ 脊髓神经节段,通过调节内脏自主神经的兴奋抑制活动,改善子宫平滑肌的收缩,促使胎儿转至正常胎位。还有现代实验研究发现:艾灸至阴穴可使母体肾上腺皮质分泌血浆游离皮质醇,前列腺素 E 含量也明显增加,导致子宫紧张性升高,宫缩增强,从而引起胎动,使之转为正常胎位。

(五)引产

在催产、引产方面,针灸主要应用于正常分娩过程中催产和人流、药流的辅助治疗。针刺能够扩张宫颈、缩短产程、镇静止痛、减少术中和产后出血、提高人流效果。

针刺催产比引产的效果更好,它还能有效地解除产痛,据宫缩描记曲线分析,不协调的宫缩是产痛发生的原因之一,针刺后可促使宫缩改善为正常曲线。

针刺在流产方面的研究发现,针刺增强药流作用可能是通过调节子宫活动、改善妊娠相关组织血供而实现的。采用耳针扩张宫颈进行人工流产的成功率较高,电针引产时,已破膜组比未破膜组效果好。

(六)乳腺增生病

乳腺增生病属于中医"乳癖"范畴,为中青年妇女的常见病与多发病,其发病率居乳腺疾病的首位,而发生乳腺癌的危险性比健康妇女高 1.4～1.5 倍。目前临床对乳腺增生病尚无确切有效的治疗方法,针灸具有"直捣病巢"的优越性且无副作用,因此加强针灸治疗乳腺增生病的研究和开发具有极大的现实意义及广阔的前景。

穴位埋线治疗乳腺增生病的临床研究[47]

"穴位埋线治疗乳腺增生病的临床研究"为浙江省中医药管理局基金资助项目(No. 2008 SA008),由浙江省金华市中医院周蕾教授负责。

该研究将所选乳腺增生病病例按就诊单双日分为穴位埋线组(单日)40 例和口服乳癖消对照组(双日)40 例。穴位埋线选择屋翳、乳根、膻中、血海、足三里、阳陵泉穴,15 天埋线 1 次,6 次为一疗程,共治疗 1 个疗程。观察两组 1 个疗程后近期疗效和 6 个月后随访远期疗效(包括乳房疼痛程度和肿块大小),并检测治疗前后患者卵泡期雌二醇、孕酮、泌乳素以及乳腺 B 超。结果埋线组总有效率明显优于对照组($P<0.05$),两组近期、远期疗效(疼痛分级、肿块大小)显著($P<0.01$),埋线组仍明显优于对照组($P<0.01$);埋线组降低雌二醇含量的效应优于对照组($P<0.01$),乳腺 B 超改善埋线组优于对照组($P<0.01$)。证明穴位埋线治疗乳腺增生病近期、远期疗效显著,优于口服乳癖消。

(七)更年期综合征

针灸治疗女性更年期综合征的方法多样,有针刺、耳穴压豆、穴位注射、穴位贴敷等,以综合疗法效果为优。针灸对本病各项症状均有一定的缓解作用,且未见有任何不良反应,与激素替代疗法相比,具有较大优势和潜力,值得临床进一步推广应用。针灸还有防病保健的作用,通过整体良性调节作用,还能改善患者其他老年病的易患因素,产生综合防病保健作用。

1.针灸预处理对更年期大鼠神经内分泌影响的规律与机制[48-64]

"针灸预处理对更年期大鼠神经内分泌影响的规律与机制"为重大研究计划资助项目(No.90209026),由北京中医药大学李晓泓教授负责。

该研究在针灸防病保健的作用机理提出"针灸良性预应激假说",采用形态学、病理学、免疫学、分子生物学等技术,通过在雌性大鼠中年后期应用"逆针灸"(针灸预处理)关元穴(每周2次,连续8周)的方法,观察其对随后进入更年期不同月龄大鼠的子宫、卵巢的组织病理及下丘脑、子宫、脾脏、血液等组织中性激素及受体、应激激素、免疫因子、血脂、自由基清除因子等变化,综合判定"逆针灸"关元的方法对更年期大鼠的影响。结果显示:逆针与逆灸可以明显减轻更年期大鼠12月龄、14月龄、16月龄子宫与卵巢的退行性改变;有助于平抑下丘脑-垂体-卵巢轴相关激素的异常波动;能提高更年期机体的抗氧化能力,调整血脂水平;调节子宫、脾脏、下丘脑等部位的雌激素和受体的基因蛋白表达,并通过调整不同部应激激素使机体紊乱的应激状态得到一定的恢复,对脾脏及免疫因子及受体也有一定的影响。提示逆针灸可使即将进入更年期的机体产生良性预应激状态,并且这种状态有助于对随后更年期机体产生保护作用。研究结果可初步印证"针灸良性预应激假说",丰富针灸"治未病"的现代科学内涵。

二、儿科疾病

针灸在儿科应用非常广泛,在治疗小儿疳积、惊厥、腹泻、厌食、遗尿、智力低下等方面临床应用较多。黄柳和[65]用挑脂法取穴疳积点(在手第2、3、4指第一指节腹面的正中部位),用针挑破表皮至皮下,将挑破后冒出的脂肪小团刮去,然后包扎固定,防止感染,治疗52例,全部治愈。石尚患[66]针刺治疗小儿高热惊厥53例,取百会、水沟、内关、合谷,进针快,刺激强,结果针刺即刻抽搐停止者3例,5~10分钟抽搐停止者19例,10分钟以上者31例。嵇玉秀[67]针刺治疗遗尿138例,分为针刺加耳穴组37例,针刺组52例,耳穴组49例,体针取关元、中极、足三里、三阴交,配膀胱俞、气海、脾俞,耳穴取外生殖器点、遗尿点,配以肾、膀胱、神门、内分泌、耳迷根,治疗3个月后显效81例,有效37例,无效20例,总有效率86%,三组间均有非常显著性差异($P<0.01$),前两组间无显著性差异($P>0.05$)。

关于针刺治疗小儿脑瘫的机制,现代研究也有所发现。王琴玉等[68-70]采用新生7日龄SD大鼠建立缺血缺氧性脑瘫模型,发现针刺可早期介入治疗脑瘫,提高存活率,改善前肢功能,增加脑重,促进大脑发育,但头针在早期宜慎用;针刺亦可提高缺血缺氧后海马神经元密度,增加NGF的长时间阳性表达,这可能是其治疗缺血缺氧性脑瘫的重要机制之一。另外,通过对不同时窗针刺对窒息脑瘫幼鼠脑组织碱性(BFGF)表达的影响的观察,也证实针刺早期介入对脑瘫的治疗有肯定作用。增强的 BFGF 长时呈阳性表达,可能也是针刺治疗窒息性脑瘫的重要机制之一。说明针刺早期介入治疗幼属脑瘫可改善其前肢功能,减轻脑萎缩,这可能与针刺抑制了脑损伤后胶质细胞的反应性增生有关。高明灿等[71]通过观察针刺治疗缺血缺氧性脑性瘫痪幼鼠脑组织含水量和细胞凋亡情况,发现针刺可以改善神经细胞因缺血缺氧而造成的能量代谢紊乱,使细胞膜保持完整性,维持神经元及胶质细胞结构及功能的稳定,促进血脑屏障功能恢复,降低其通透性,从而减轻脑水肿,降低脑组织含水量,减轻神经功能障碍。丁春华等[72]通过对窒息脑瘫幼鼠的研究,观察到过量的 NO 及氧自由基损伤参与并加重了窒息脑瘫幼鼠的病理损伤过程。同时采用"刺血通经健脑法",治疗窒息脑瘫幼鼠,发现针刺后能减轻脑组织水肿,降低鼠脑中 NO 及 MDA 水平,使自由基损伤明显减轻,幼鼠动作协调、活泼、恢复较快。提示针刺治疗能够促进脑部血液循环,提高神经兴奋性,促进神经传导功能,减轻脑水肿,清除氧自由基,减弱缺血再灌注后氧自由基及 NO 对神经细胞的损伤作用,减少后遗症的发生,促进脑瘫肢体的功能恢复。

络雄武等[73]治疗小儿脑性瘫痪采用头针、体针、穴位注射、中药外敷结合现代康复治疗技术,使疗效明显提高。按全国小儿脑瘫专业委员会学术研讨会诊断分型标准选择脑瘫病人100 例分实验、对照两组,均用 Vojta 法、Bobath 法等运动疗法训练,治疗组再予针刺治疗,30 天 1疗程,连续 2 个疗程,采用 Gesell 发育量表于治疗前后测评发育商。治疗组总有效率 96.6%;对照组总有效率 87.8%,经统计学处理($P<0.05$),两组治疗效果有显著性差异,治疗组优于对照组。多种针灸方法并举治疗该病,治疗技术居国内先进水平。

第四节　皮肤科疾病

皮肤病的治疗方法很多,药物、理疗、激光、中医中药等,不同的疾病采用适合的治理方法,针灸对于皮肤病有一定的治疗及辅助治疗作用,常用于治疗神经性皮炎、荨麻疹、带状疱疹、斑秃等。以毫针围刺和皮肤针叩刺是最为主要的治疗手段,手法以针刺泻法为主,或可点刺出血。

一、神经性皮炎

对神经性皮炎的针灸治疗仅限于对局限性和初期有很好的疗效。除局部采用梅花针重度叩刺外,配合病灶远端选穴以清热、凉血、除湿。也有人采用毫针、梅花针、拔罐、头皮针等与中药外涂相结合的综合疗法治疗,效果较好。毫针针刺通过调整神经系统的兴奋、抑制功能,起到明显镇静、止痒作用;皮肤针局部叩刺,可活血通络,改善皮损局部微循环,促进炎症物质的吸收;配以灸法,还可起温通经脉,抗炎止痒的作用;梅花针配合拔罐、艾灸则具有疏通局部气血,可止痒退癣。若诸法同用,能达疏风清热,调和营卫,宣通气血,活血止痒之效。

二、荨麻疹

针灸临床治疗荨麻疹大体分针刺、穴位注射、拔罐、刺络放血、耳穴按压、艾灸、埋线以及综合治疗等方法。中医认为,荨麻疹多由平素体弱,气血不足或因久病,气血耗伤,血虚生风,气虚内外不固,风邪乘虚侵袭人体所致。针灸治疗该病以毫针围刺和皮肤针叩刺是最为主要的治疗手段,基本以针刺泻法为主,或可点刺出血。运用针灸穴位治疗荨麻疹旨在提高人体免疫力,补正气以驱邪外出而消疹。在临床上多选用能增强人体免疫力的穴位治疗,取督脉之神道透至阳以通阳脉之海,达通调一身气血阴阳之功效从而增强机体免疫力;选血海、膈俞,取其"治风先治血,血行风自灭"之意;取足三里、曲池、内关清阳明热而通经活络,使三焦气血通畅以驱邪外出。神阙穴拔火罐可刺激神经、血管、淋巴管、肌肉而使血管扩张,血流迅速,新陈代谢旺盛,营养充足,脏腑机能活跃,活血散瘀,消炎镇痛,祛风止痒,促使炎症吸收而消散。

三、带状疱疹

针灸治疗带状疱疹,疗效明显、快捷,有明显的优势。临床治疗方法多样,刺络放血结合拔罐法突破了"皮损部位不宜直接刺激"的传统认识。其他如毫针围刺、灸法、耳针等方法也为临床所常用。由于火针可借火助阳,具有行气活血化瘀、宣泄湿热火毒作用,临床表明火针治疗带状疱疹能使患者的症状及体征得到明显的改善,尤以控制带状疱疹神经痛疗效显著,对控制病情起着重要的作用。有报道指出,用电针治疗该病也取得较好疗效。

李璇等[74]参与项目"电针夹脊配合围刺治疗带状疱疹疗效的随机对照观察",为国家"十一五"科技支撑计划项目(No. 2006BAI12B07),这一项目将 80 例急性期带状疱疹患者按随机数字表法分为针刺组(40 例)和西药组(40 例)。针刺组用电针夹脊穴配合皮损局部阿是穴围刺及远端支沟、后溪配穴治疗,每次 30 分钟,每日 1 次,共治疗 10 次;西药组用盐酸伐昔洛韦及维生素 B_1 口服治疗,共治疗 10 天。观察两组临床疗效及疱疹结痂时间,并进行疼痛评价。结果针刺组痊愈 30 例,好转 7 例,未愈 3 例,总有效率为 92.5%;西药组痊愈 15 例,好转 12 例,未愈 13 例,总有效率 67.5%;两者差异有统计学意义($P < 0.01$),针刺组疗效优于西药组。针刺组与西药组比较,疼痛评分及结痂面积大于 50% 所需时间差异均有统计学意义($P < 0.01$)。由此认为电针夹脊配合围刺治疗能更有效地缓解带状疱疹所引起的疼痛,并能促进疱疹结痂,缩短病程。

四、增生性瘢痕组织

唐岩等[75]通过观察针刀松解法对移植于裸鼠皮下人增生性瘢痕成纤维细胞增殖细胞核

抗原(PCNA),Ⅰ、Ⅲ型胶原,bcl－2和bax的作用,探讨其对移植于裸鼠皮下的人增生性瘢痕组织中成纤维细胞生物学特性的影响。取6例人增生性瘢痕组织,削去瘢痕表皮及皮下组织,将每例增生性瘢痕组织分成重约0.2g的3块,每只裸鼠移植1块,共移植于18只裸鼠背部皮下,建立增生性瘢痕裸鼠动物模型。移植10天后,在瘢痕组织内分3点分别注射生理盐水0.1mL(对照组);注射0.1mg/mL的曲安奈德0.1mL(曲安奈德组);将小针刀刺进瘢痕组织内,在瘢痕内向四周切割剥离至瘢痕周边(针刀松解组)进行治疗,每组6只。治疗后14天取材,利用HE染色计数分析各组成纤维细胞的含量;免疫组织化学染色检测各组PCNA,Ⅰ、Ⅲ型胶原,bcl－2和bax表达阳性成纤维细胞数的变化。HE染色结果与对照组成纤维细胞数量(913.33±148.95)个/mm²相比,曲安奈德组(853.33±62.82)个/mm²和针刀松解组(863.33±75.28)个/mm²均降低,但是差异无显著性($P>0.05$)。免疫组织化学染色结果:曲安奈德组和针刀松解组PCNA,Ⅰ、Ⅲ型胶原蛋白阳性的成纤维细胞数量减少,与对照组相比差异有统计学意义($P<0.05$);3组bcl－2和bax阳性的成纤维细胞数量以及bcl－2/bax比率差异无显著性($P>0.05$)。提示针刀松解法具有抑制移植于裸鼠皮下人增生性瘢痕成纤维细胞的增殖和分泌合成的能力;针刀松解对增生性瘢痕成纤维细胞中bcl－2和bax表达及其比率没有影响。

五、老年性黄斑

老年性黄斑变性(AMD)是老年人致盲的首要眼底病。西医主张口服维生素类药物等,防止自由基对细胞的损害,保护视细胞,营养视网膜,最新还有主张对渗出性病变予激光治疗,及早施行激光光凝新生血管,以避免病情恶化。但激光光凝不能阻止新生血管的形成,激光稍一过量,可以使脉络膜新生血管增生,且对附近的正常组织也产生损坏,视功能将受到更大的影响。针灸治疗老年性黄斑变性,多取光明穴,其功善明目,为治眼病之要穴,且为远端取穴的首选。局部取睛明、攒竹、太阳、四白、阳白、瞳子髎穴,通调眼周气血;风池为足少阳与阳维脉之交会穴,可通经活络、养血明目。目为肝之窍,肝肾同源,肝俞、肾俞调补肝肾。

焦乃军[76]通过针刺治疗老年性黄斑变性探寻治疗老年性黄斑变性的有效疗法。将84例(90只患眼)老年性黄斑变性患者随机分为两组。针刺组(56例,60眼)采用针刺治疗,穴取光明、睛明、攒竹、太阳、四白、阳白、瞳子髎、风池、肝俞、肾俞、丰隆;西药组(28例,30眼)采用西药常规治疗,如口服维生素C、维生素E,肌肉注射安妥碘注射液等。疗程结束后,统计疗效。结果针刺组总有效率为88.3%,明显优于西药组的60.0%($P<0.05$)。由此认为针刺治疗老年性黄斑变性有较好的临床疗效。

六、皮肤衰老

针灸延缓衰老具有悠久的历史,早在《黄帝内经》中对针灸延缓衰老的理论和应用就有详

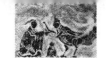

细记载,其作用确切,值得深入系统地进行研究。近十年来针灸在延缓衰老的机制研究方面得到了快速的发展,主要集中在抗自由基损伤,调节细胞周期和凋亡,修复 DNA 损伤,调节免疫功能,调节中枢神经递质,调节内分泌,调控衰老相关基因和衰老相关信号通路等方面。研究表明,针灸疗法在延缓衰老方面疗效确切。

"针灸疗法对衰老模型小鼠皮肤 MDA、GSH－Px、羟脯氨酸的效用的研究"[77] 的目的是观察针灸对衰老模型小鼠皮肤组织形态的影响。长期颈背部皮下注射 D-半乳糖造成小鼠亚急性衰老模型,随机分为针刺组、艾灸组、模型组和空白组,检测皮肤组织中(MDA)含量、谷胱甘肽过氧化物酶(GSH－Px)活力、羟脯氨酸(Hyp)含量。结果针灸足三里穴能够使衰老模型小鼠皮肤组织中的 MDA 含量减少,GSH－Px 活力增强,Hyp 含量增多。由此认为针灸足三里穴对小鼠皮肤衰老具有拮抗作用。

第五节 五官科病症

一、耳部病症

针灸对中耳炎、内耳性眩晕疗效较好,对耳聋的治疗难度较大,但经针灸治疗后多数神经性耳聋或药物中毒性耳聋患者症状有不同程度的改善。其中以年龄轻、病程短的突发性耳聋疗效较好,后天性耳聋较先天性者为好。通过对神经性耳聋患者引导的耳蜗电位观察结果,电针刺激耳周穴位,可使耳蜗电位加大,听觉功能提高。于力等[78]针刺耳门、听宫、听会、翳风、足临泣、中渚,治疗 30 例,痊愈 8 例,显效 10 例,有效 6 例,无效 6 例,总有效率 80.0%。周佐涛等[79]主穴取天地针(中脘、关元),辅穴取气海、气穴、气旁穴,佐穴取下脘、神阙,使穴取患侧耳门、听会、翳风。用毫针刺入关元、气海、气穴、气旁到地部,下脘刺至人部,中脘刺至天部,并以中脘为中心,上下左右各距 3～5 分各刺 1 针至天部,即中脘行梅花刺。同时用温灸器灸神阙、中脘 30 分钟。总有效率 69.0%。王玥等[80]用电项针针刺风池、供血穴,接 KWD－808 Ⅱ型电麻仪,予疏波,并配以针刺翳风、耳门、听宫穴治疗本病,眩晕者加用晕听区及平衡区。西药组予静滴凯时 $10\mu g$、肌注维生素 B_1 100mg、维生素 B_{12} $500\mu g$,1 次/天;口服抗病毒口服液 10mL、维生素 C 200mg,3 次/天,西比灵 5mg,1 次/天。结果电项针组 68 例总有效率及显愈率明显优于西药组 54 例,两组间疗效比较均有显著差异($P<0.05$)。

二、鼻部病症

针灸治疗各种鼻炎基本以传统的毫针及穴位注射药物为多,还有现代针灸的刺激神经节方法也较常用。穴位注射选用西药制剂,因注射剂量小,连续注射时间短,基本无不良反应;针灸与中药配合同用更是相辅相成又无耐药之弊。无论是传统的针灸疗法,还是针灸与现代科技手段相结合的综合疗法,对变应性鼻炎的治疗都有较好的疗效。

针氧疗法对兔慢性鼻-鼻窦炎模型鼻窦黏膜上皮白细胞介素-8、肿瘤坏死因子-α mRNA 表达影响的实验研究[81]

"针氧疗法对兔慢性鼻-鼻窦炎模型鼻窦黏膜上皮白细胞介素-8、肿瘤坏死因子-α mRNA 表达影响的实验研究"为国家自然科学基金项目(No.30801480),由成都大学李辉教授负责。

该研究通过观察针刺结合氧疗对慢性鼻-鼻窦炎(CRS)模型鼻窦黏膜促炎因子 IL-8、TNF-α mRNA 表达的影响,探索针氧疗法治疗 CRS 的可能机制。取新西兰大白兔 36 只,适应性喂养 1 周后,随机分为正常组、模型组、假手术组、西药组、针刺组、针氧组,每组 6 只,建立 CRS 模型。西药组予克拉霉素 $25mg/(kg \cdot d)$,共 14 天;针刺组针刺双侧迎香穴、肺俞穴、脾俞穴、肾俞穴和足三里穴,1 次/天,共 14 天;针氧组在针刺治疗的基础上,给予 $29\%O_2$ 吸氧 30 分钟,1 次/天,共 14 天。鼻窦黏膜 HE 染色,光镜观察黏膜病理改变;实时定量 PCR 检测鼻窦黏膜 IL-8、TNF-α mRNA 表达。结果模型组鼻窦黏膜呈慢性炎症改变,黏膜上皮细胞增生,炎细胞浸润,腺体和杯状细胞明显增生;IL-8 mRNA 表达较正常组显著增高($P<0.01$),TNF-α mRNA 表达虽较正常组增高,但无显著差异($P>0.05$)。针氧组鼻窦黏膜上皮修复较好,炎细胞浸润、腺体和杯状细胞增生不如西药组明显;鼻窦黏膜 IL-8 mRNA 表达较模型组显著降低($P<0.01$),与正常组无显著差异($P>0.05$);TNF-α mRNA 表达虽较模型组降低,但无显著差异($P>0.05$)。结论针氧疗法对 CRS 具有一定的治疗作用,其机制可能与降低鼻窦黏膜促炎细胞因子 IL-8、TNF-α mRNA 表达有关。

三、口腔、咽喉病症

针灸治疗口腔、咽喉疾病疗效较好的主要是牙痛、牙周炎、口腔溃疡、舌体病症、急性扁桃体炎、急(慢)性咽喉炎、咽异感症等。其中,对牙痛和咽异感症针灸疗效明显。局部艾条悬灸颈段任脉、胃经的穴位治疗慢性咽炎取得明显疗效。

1. 综合刺营放血疗法治疗声带黏膜下出血的临床研究[82]

"综合刺营放血疗法治疗声带黏膜下出血的临床研究"通过观察综合刺营放血疗法治疗声带黏膜下出血(脏腑郁热证)的临床疗效、不良反应,对其有效性和安全性作出评价。将 60 例患者随机分为试验组和对照组各 30 例,试验组采用综合刺营放血疗法治疗(用三棱针快速点刺拇指三商穴和耳轮三点放血),每日 1 次,连续治疗 7 天;对照组采用超声雾化吸入治疗,每次 15 分钟,每日 1 次,连续治疗 7 天。观察两组的疗效、治疗前后症状体征积分的变化、治疗前后嗓音声学参数的变化及观察试验组治疗结束后的安全性。结果试验组愈显率为 90%,对照组为 60%,试验组与对照组的愈显率比较差异有统计学意义($P<0.01$)。试验组、对照组治疗后症状体征积分及嗓音声学各项参数均较治疗前明显改善($P<0.01$,$P<0.05$),且试验组治疗后症状体征积分的改善程度优于对照组($P<0.05$)。试验组 30 例患者治疗后无任何不良反应,所有病例安全性评价为 1 级。由此认为综合刺营放血疗法治疗声带黏膜下出血疗效显著,优于西医常规治疗,且安全、简便、无毒副作用。

2. 针刺对构音障碍患者言语和声学水平的影响[83]

"针刺对构音障碍患者言语和声学水平的影响"为中国康复研究中心科研支持项目(No. 2006 - 23),由中国康复研究中心北京博爱医院中医科、首都医科大学康复医学院徐基民教授负责。

该研究的目的是观察针刺配合言语治疗对脑卒中和脑外伤后构音障碍的疗效。将 61 例构音障碍患者随机分为两组。观察组(30 例)在言语治疗同时配合针刺颈项部廉泉、金津、玉液、风池、翳风和完骨为主,对照组(31 例)只给予言语治疗,治疗 9 周后评价言语和声学指标的变化。结果治疗后两组患者单词清晰度和篇章正答率均明显提高(均 $P<0.01$),观察组总有效率为 96.7%,优于对照组的 67.7%($P<0.01$);治疗后观察组(12 例)和对照组(11 例)经喉发声空气力学分析仪测的最长发声时间(MPT)均显著延长(均 $P<0.01$),且观察组改善更明显($P<0.01$)。由此认为针刺配合言语治疗能改善构音障碍患者的言语和声学水平。

四、眼部病症

针灸对多种眼病有较好的疗效,如急性结膜炎、麦粒肿、近视、色盲、电光性眼炎、眼肌麻痹、视网膜病变、斜视、眼睑下垂、外伤性眼肌麻痹、干眼症、内分泌突眼症等,均能改善临床症状。对单纯性青光眼、视神经萎缩等也有一定疗效。通过对视神经萎缩患者针刺前后的裸视力、视野及眼电生理改变进行统计分析,认为针刺是治疗视神经萎缩的一种行之有效的方法。

1. 针灸对干眼症患者泪膜稳定性的影响[84]

"针灸对干眼症患者泪膜稳定性的影响"为南京市科技局项目(No. 20022D1009),由南京市中医院/南京中医药大学第三附属医院承担。

该研究设计以患者自觉症状及泪膜破裂时间、泪流量试验、角膜荧光素染色为指标,制订诊断标准,筛选出干眼症患者,随机分为针灸治疗组和人工泪液对照组。治疗组患者进行中医辨证分为阴虚火旺型、痰瘀互结型,根据不同的病因病机确定针灸处方以及针刺手法,采用捻转和提插补泻手法,随证补泻。以症状积分、泪膜破裂时间、泪流量试验、角膜荧光素染色为依据,比较针灸治疗与外点人工泪液(泪然)的疗效。结果显示,针灸能促进泪液的分泌,有效提高泪膜的稳定性,改善患者的自觉症状,疗效明显优于人工泪液替代疗法。

该研究实施中增加了辨证取穴与局部取穴效应的比较。通过比较辨证针灸、局部取穴针灸与人工泪液替代疗法的临床疗效,认为人工泪液治疗也可一定程度地改善患者的自觉症状,改善患者角膜荧光素染色情况,但不能增加患者泪流量,也不能延长患者泪膜破裂时间。局部取穴针刺治疗可显著增加患者泪流量,提高泪膜的稳定性,改善患者角膜荧光素染色情况,改善患者的自觉症状。

整体辨证针刺通过对机体脏腑功能的调整,能促进泪液的分泌,非常显著增加患者泪流量,有效提高泪膜的稳定性,显著延长患者泪膜破裂时间,改善患者的自觉症状和角膜荧光素染色情况,疗效明显优于局部取穴针刺和人工泪液替代疗法。该研究为提高干眼症的临床疗效,造福广大的干眼症患者提供了有益的启示。将会产生较好的社会效益和经济效益,具有一定的推广运用前景。据此提出从病因病机、针灸处方到针刺手法的多层次辨证针灸治疗干眼症的理念。

2. 毫针透刺治疗视神经萎缩临床研究[85]

"毫针透刺治疗视神经萎缩临床研究"为吉林省教育厅十一五规划科研项目(No.[2009]374),由长春中医药大学附属医院陈艳教授负责。

该研究将 132 例(190 眼)视神经萎缩患者,随机分为两组,治疗组 68 例(96 眼)采用毫针透刺疗法,对照组 64 例(94 眼)采用普通的针刺疗法。以视野平均敏感度、P－VEPP100 波潜伏期和振幅、症状改善效果为观察指标,比较两组的治疗结果。结果治疗组总有效率 76.47%,对照组总有效率 45.45%,差异有统计学意义($P<0.01$,$P<0.05$)。两组治疗后 P100 潜伏期均较治疗前缩短、振幅较治疗前提高,差有统计学意义($P<0.05$);治疗组潜伏期、振幅改善情况均好于对照组,差异有统计学意义($P<0.01$,$P<0.05$)。由此认为与普通手法针刺治疗的比较,毫针透刺法治疗视神经萎缩疗效较好,可以有效地改善视功能,从而提高视神经萎缩患者的生活质量。

3. 针药合治对干眼症反射性泪液分泌的影响[86]

"针药合治对干眼症反射性泪液分泌的影响"的研究目的是通过针刺联合中药(润目方)治疗反射分泌不足性干眼症,观察针刺联合中药治疗对干眼症患者泪液反射分泌的影响。将反射分泌不足性干眼症 100 例(200 眼)分为治疗组和对照组,分别进行针刺联合润目方、爱丽滴眼液治疗。结果治疗组总有效率高于对照组,治疗组治疗后 SⅠt 值、SⅡt 值及 BUT 值均较治疗前提高且均高于对照组,差异均有统计学意义。可见针刺联合中药治疗对干眼症患者泪液反射分泌有促进作用,可能是针刺和(或)中药对干眼症产生治疗效果的原理之一。

4. 针刺联合阿是穴注射与神经阻滞法治疗眶上神经痛的效果比较[87]

针刺联合阿是穴注射与神经阻滞法治疗眶上神经痛的效果比较的研究目的是探讨治疗眶上神经痛安全有效的方法。将所选患者随机分为两组,A 组针刺联合阿是穴注射维生素 B₁₂ 加 2% 利多卡因,B 组行眶上神经阻滞法局部注射维生素 B₁₂ 加 2% 利多卡因。观察两组的近期和远期疗效。结果两组有效率比较无显著性差异($P>0.05$),但针刺联合阿是穴穴位注射并发症少。由此认为针刺联合阿是穴注射治疗眶上神经痛操作简便,创伤少,效果明显。

5. 项针对脑卒中后假性球麻痹疗效及其血液流变学影响[88]

"项针对脑卒中后假性球麻痹疗效及其血液流变学影响"为国家中医药管理局第一批中医适宜技术推广项目(国中医药通[2006]1号),由黑龙江中医药大学附属二院高维滨教授负责。

该研究选择脑卒中后假性球麻痹患者 92 例,随机分为观察组和对照组,每组 46 例。对照组采用神经内科规范治疗和护理,主要包括改善脑循环、控制脑水肿、保护脑细胞、调控血压及鼻饲饮食、静脉营养支持等对症处置。观察组在对照组基础上应用项针治疗。结果观察组总有效率为 82.6%,对照组为 63.0%,两组比较差异有统计学意义($P<0.05$);两组患者治疗后血液流变指标与治疗前比较均有不同程度的改善($P<0.05$ 或 $P<0.01$),且治疗后观察组血液流变学指标改善明显优于对照组($P<0.05$ 或 $P<0.01$)。由此认为项针配合药物治疗能够明显改善假性球麻痹患者的临床症状和体征,疗效肯定。

第六节 其他疾病

一、戒断综合征

在以前针灸戒烟实践的基础上,受针刺镇痛机理研究的启发,近些年以来针灸较多地介入了戒毒和戒酒。治疗时均以针刺和耳穴贴压法为主,基本治疗原则是宣肺化痰、调和气血、宁心安神。针刺对自愿接受戒烟、戒酒治疗者,确能收到满意的戒断效果。但对于酒龄、烟龄较长,饮酒量、吸烟量较大或因职业及环境造成饮酒、吸烟习惯者效果较差。耳穴因其可以随时施加刺激,疗效肯定,因而耳穴用于戒烟的报道较多。

针刺戒毒的临床和实验研究进展有两大发展趋势,一是治疗范围在延伸,从针刺控制戒断症状逐渐转变到针刺对身体脱毒成功后稽延性症状的改善和心理依赖的干预;二是研究水平在提高,针对成瘾这个复杂的疑难疾病,开始进行了针刺结合其他疗法的优化组合探讨,客观评估针刺在综合疗法中的地位和作用,科学指导临床实践。最新的研究还发现 1-2Hz 的电针刺激有良好的戒毒效应。

1. 电针对氯胺酮成瘾大鼠海马 CA1 区酪氨酸羟化酶、c-fos 表达的影响[89]

"电针对氯胺酮成瘾大鼠海马 CA1 区酪氨酸羟化酶、c-fos 表达的影响"为安徽省高等学校省级优秀青年人才基金项目(No. 2009SQR2182),由皖南医学院熊克仁教授负责。

该研究的目的是探讨电针对氯胺酮滥用成瘾戒毒治疗的物质基础。将 40 只 SD 大鼠随机分为正常对照组、生理盐水(10mL/kg)对照组、氯胺酮(100mg/kg)组、氯胺酮(100mg/kg)

加电针组。按上述设定剂量,经腹腔注射给药,每日 1 次,连续 7 天。氯胺酮加电针组于给药 1 周开始低频(2Hz)电针交替刺激双侧足三里与三阴交穴位,每次 30 分钟,每日 1 次,连续 1 周。采用免疫组织化学染色方法显示大鼠海马 CA1 区酪氨酸羟化酶(TH)、c - fos 的表达。结果与正常对照组和生理盐水对照组比,氯胺酮组大鼠海马 CA1 区 TH、c - fos 免疫反应阳性神经元的数目和阳性产物的表达水平明显增强($P<0.05$,$P<0.01$)。与氯胺酮组比,氯胺酮加电针组 TH、c - fos 免疫反应阳性神经元的数目和阳性产物的表达显著减弱($P<0.01$)。由此认为电针足三里、三阴交可明显抑制氯胺酮成瘾引起的海马 CA1 区 TH、c - fos 表达的增强,提示电针可能通过抑制海马多巴胺神经元的活动改善氯胺酮成瘾。

2. 针刺对海洛因线索诱发成瘾者磁共振脑功能成像的影响[90]

"针刺对海洛因线索诱发成瘾者磁共振脑功能成像的影响"为安徽省科技攻关项目(No.07010302205),由安徽中医学院针灸经络研究所宋小鸽教授负责。

该研究的目的是观察线索诱发海洛因渴求相关的特异脑区及针刺足三里穴对这些脑区的影响。将 14 例海洛因依赖者在观看海洛因线索诱发、针刺足三里穴(60 次/分钟,2 分钟)状态下,运用磁共振脑功能成像对海洛因线索诱发和针刺时脑区激活的程度进行比较,应用功能性神经图像分析 AFNI 软件包进行数据分析。结果海洛因线索诱发时双侧额中回、左侧扣带回、双侧岛叶、枕叶皮层、左侧楔叶、小脑、双侧丘脑、右侧海马和右侧杏仁核等与渴求相关的脑区激活显著。针刺时左侧楔叶、小脑前上方、右侧前扣带回、右侧岛叶、丘脑、右侧海马回等脑区的激活程度减弱,与线索诱发相比较差异明显。由此认为海洛因线索诱发可激活与渴求相关的奖赏、学习记忆、认知、情绪等脑区,而针刺足三里穴对与渴求相关的脑区具有一定的抑制作用。

3. 基于 RoughSet 理论的针刺戒毒效应分析[91—101]

"基于 RoughSet 理论的针刺戒毒效应分析"为国家自然科学基金资助项目(No.30271637),由上海中医药大学徐平教授负责。

该研究基于 RoughSet 理论和方法进行针刺戒毒效应分析。首先对既往临床数据资料进行了回顾性分析处理,获得了针刺脱毒效应评价的约简、核属性和相关规则。然后开展了 125 例针刺治疗海洛因脱毒后稽延症状的临床数据,以及动物实验研究数据的采集和分析处理工作。动物实验通过自身给药实验平台建立了大鼠海洛因自身给药模型及环境线索诱导的复吸模型,观察了电针对自身给药大鼠觅药行为及复吸行为的影响,并采用免疫组化法探讨了海洛因静脉自身给药大鼠相关脑区内生化功能和细胞形态改变以及电针的干预作用,信息规则提取结果表明,电针干预可减弱大鼠的静脉自身给药行为,具有一定的防复吸潜力,对阿片成瘾后 VTA 内 DA 神经元"损伤"修复和功能恢复具有一定的促进作用。临床收治 125 例患者,分组对比治疗观察了针刺对海洛因依赖者脱毒后稽延症状的改善作用,及对外周血浆 β-内啡

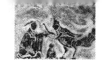

肽、强啡肽含量的影响,基于 Rough Set 理论和方法建立了数据信息系统。对信息系统决策表进行的各属性重要度发掘显示,用毒量、成瘾时间、组别等对于疗效的重要度最高;疗效与各组别关系的数据分析显示,针Ⅲ组(夹脊穴、四肢穴)对总体疗效"显效"者关联度最高。

4. 电针增高吗啡戒断大鼠血清黄体生成素水平及其机理研究[102-105]

"电针增高吗啡戒断大鼠血清黄体生成素水平及其机理研究"为国家自然科学基金资助(No.39970713),由北京大学吴鎏桢教授负责。

该研究对吗啡依赖大鼠模型电针治疗,观察长时间电针刺激能否增加吗啡依赖大鼠血清性激素(LH)和睾酮分泌,探索其内在的机制,为进一步研究电针促进海洛因成瘾者性功能恢复的机理提供临床基础。试验结果发现,单次吗啡注射、慢性吗啡依赖均可显著抑制雄性大鼠的性行为,并引起血清睾酮水平下降。吗啡依赖大鼠在末次注射 24 小时后,血清睾酮水平即恢复正常,电针刺激一周可以使之进一步升高,并超过正常对照组,持续治疗至戒断后 2 周,血清睾酮仍维持较高水平。末次吗啡注射后一周,LEW 种系和 SD 种系大鼠的性行为变化不同。LEW 大鼠性行为表现为亢进,射精潜伏期和射精后期间缩短。电针可消除这种亢进表现。SD 大鼠性行为低于正常大鼠,表现为射精潜伏期延长,电针可促进其恢复。这表明,慢性吗啡依赖会抑制雄性大鼠的性功能,2/100Hz 电针能够促使停药后的大鼠性功能恢复。

二、艾滋病

艾滋病(AIDS)又称"获得性免疫缺乏综合征"。根据国内的报道,针灸方法除针刺以补法为主外,灸法以间接施灸(温针灸、隔盐灸、隔附子饼灸等)为多,或针或灸,或针灸并用。可使疲乏、出汗、腹泻和体重下降等症状得到有效控制。

三、针灸美容

针灸美容是近年来针灸临床的新领域,它包括美容治疗和美容保健两部分,美容治疗主要针对一些损容性皮肤病,诸如痤疮、扁平疣、酒渣鼻、面神经麻痹、面神经痉挛、脱发、斑秃、色素沉着性皮肤病等。美容保健重在皮肤的保养方面,诸如皮肤粗糙、毛孔粗大、皮肤松弛、面部皱纹、眼袋下垂、毛发稀疏、皮肤色泽改变等。运用针灸治疗痤疮、雀斑、黄褐斑、扁平疣、脱发、斑秃等疾患,无创伤、痛苦小,临床取得满意效果,受到人们的欢迎。

针灸美容主要有针法和灸法两种,针法常用的有毫针、皮内针、梅花针、火针、三棱针、耳针、电针、穴位注射等;针法和灸法在临床上常结合应用、相互补充以提高疗效。随着现代科技的发展,针灸器具也有了新的发展,如穴位磁疗、激光穴位照射、微波穴位照射等,使针灸美容的内容和方法更加丰富多彩起来。

四、慢性疲劳综合征

针刺背俞穴治疗慢性疲劳综合征临床研究"[106]

"针刺背俞穴治疗慢性疲劳综合征临床研究"为中国中医科学院广安门医院所级项目（No.20075126），由中国中医科学院广安门医院刘志顺主任医师负责。

该研究的目的是研究针刺背腧穴治疗慢性疲劳综合征（CFS）的临床疗效及安全性。将120例CFS患者随机分为对照组60例和治疗组60例，对照组给予非穴点浅刺，治疗组给予针刺背俞穴（双侧心俞、脾俞、膏肓俞）治疗，两组均留针20分钟，1周治疗5次，治疗4周。应用Chadler疲劳量表、整体健康水平量表（SF－20）和患者满意度自评量表对疗效给予评价，并于治疗后3个月±7天内给予随访。结果近期疗效两组治疗后Chadler疲劳量表得分均较治疗前显著减少（$P<0.01$），治疗组疗效优于对照组（$P<0.01$）；对照组SF－20得分仅在生理功能及总体健康得分上较疗前提高（$P<0.05$），治疗组治疗后6个维度得分较治疗前均提高（$P<0.01$）；对照组满意率36.7％，治疗组66.4％，治疗组满意度明显高于对照组（$P<0.05$）。随访时两组Chadler疲劳量表得分较疗前均减少（$P<0.01$），说明治疗持续有效，且治疗组仍优于对照组（$P<0.01$）；对照组满意率32.0％，治疗组62.3％，治疗组优于对照组（$P<0.05$）。治疗期间，两组均未出现不良反应。可见针刺背俞穴治疗CFS近期疗效明显优于对照组并且有一定中期疗效。

五、麻　醉

针刺复合麻醉用于甲状腺手术的优势分析"[107]

"针刺复合麻醉用于甲状腺手术的优势分析"为国家重点基础研究发展计划中医理论研究专项（No.2007CB12505），由中国中医科学院广安门医院麻醉科时金华负责。

甲状腺切除手术主要用于治疗单纯性甲状腺肿、结节性甲状腺肿、甲状腺功能亢进症、甲状腺腺瘤及甲状腺癌等几种疾病。由于甲状腺手术操作可能损伤喉上神经及喉返神经，所以大多数情况下手术时需要患者保持清醒，并发音合作，以便判断是否有神经损伤情况发生。因此，选择一种合适的麻醉方法，直接关系到麻醉效果、手术能否顺利进行以及患者的术中安全和术后恢复。目前，临床甲状腺切除手术除针刺麻醉外，更多的是使用局麻加安定镇痛和全身麻醉等。该研究分别对不同的麻醉方法进行分析，将麻醉效果及对患者的生理影响做一比较。结果针刺辅助麻醉可以完成大多数甲状腺切除手术，且具有良性生理影响，是甲状腺切除手术的适宜麻醉方法，应考虑首选。

参考文献

[1]　陈以国,成泽东.针刺联合紫杉醇对小鼠 Lewis 肺癌细胞凋亡相关因子 p53、bcl－2 蛋白表达影响的实验研究[J].中国中医药信息杂志,2007,14(5):23－24,77.

[2]　陈以国,成泽东.针刺联合紫杉醇对小鼠 Lewis 肺癌细胞凋亡的影响[J].针刺研究,2007,32(3):153－157.

[3]　陈以国,成泽东,王振国.针刺联合紫杉醇对 Lewis 肺癌小鼠一般状态及抑瘤率影响的实验研究[J].中国中医药信息杂志,2008,15(1):24－25.

[4]　陈以国,成泽东.肿瘤靶向治疗探析[J].中华中医药学刊,2007,25(1):62－63

[5]　Mao Ying QL,Zhao J,Dong ZQ,et al. A rat model Of bone cancer pain induced by intra－tibia inoculation of Walker256 mammary gland carcinoma cells[J]. Biochem Biophys Res Commun,2006,345(4):1292－1298.

[6]　Mao Ying Ql, Cui KM,Liu Q,et al. Stage－dependent analgesia of electro－acupuncture in a mouse model of cutaneous cancer pain[J]. Eur J Pain. 2006,10:689－694.

[7]　Mi WL,Mao Ying Ql,Liu Q,et al. Synergistic anti hyper cyclooxygenase activity in the spinal cord[J]. Brain Res Bull,2008,77(2－3):98－104.

[8]　毛应启梁,任典寰,米文丽,等.电针联合西乐葆缓解大鼠胫骨癌痛[J].中西医结合学报,2008,6(8):830－835

[9]　何伟,李艳华,荣培晶,等.不同部位耳针对大鼠癫痫发作的抑制效应[J].针刺研究,2011,36(12):414－418.

[10]　卢峻,杨秀岩,华茜,等.cAMP 反应元件结合蛋白:抗抑郁药信号转导通路的交汇点[J].生理科学进展,2008,39(4):371－374.

[11]　李卫东,吴元坪,韩止荣,等.电针及氟西汀对抑郁大鼠行为学及海马神经元凋亡的影响[J].中华精神科杂志,2008,41(4):237－240.

[12]　李卫东,杨秀岩,王远征,等.电针对慢性应激抑郁模型大鼠行为与海马组织环磷酸腺苷水平的影响[J].中华行为医学与脑科学杂志,2007,16(12):1060－1062.

[13]　李卫东,卢峻,图娅.不同频率电针对急性应激模型 C57BL/6 小鼠抑郁行为的影响[J].中华行为医学与脑科学杂志,2009,18(2):134－135.

[14]　Fan Ling,Fu Wenbin,Xu Nenggui,et al. Meta－analysis of 20 clinical randomized,

contrOlled, trials of acupuncture for depression[J]. Neural Regeneration Research, 2010,5(24):1862 - 1869.

[15] 孙健,刘健华,符文彬,等.电针对抑郁症大鼠海马组织 AC - cAMP - PKA 信号通路的影响[J].中国老年学杂志,2010,30(2):3672 - 3674.

[16] 符文彬,刘健华,白艳甫,等.电针对抑郁症大鼠海马 CREB - BDNF 受体后信号转导通路的作用[J].中国老年学杂志,2009,29(23):3038 - 3042.

[17] 樊凌,符文彬,许能贵,等.针灸治疗抑郁随机对照试验的临床文献系统评价[J].中国老年学杂志,2010,30(18):2561 - 2563.

[18] 游伟,时宇静,韩焱晶,等.电针对慢性应激抑郁模型大鼠糖皮质激素及其受体基因表达的影响[J].针刺研究,2010,35(4):23 - 28.

[19] 段冬梅,图娅,陈利平.电针与百优解对伴躯体症状抑郁症有效性的评价[J].中国针灸,2008,28(3):167 - 170.

[20] 段冬梅,图娅,陈利平.基因组学研究在抑郁症发病机制及诊断中的应用[J].中华中医药学刊,2009,27(5),944 - 949.

[21] Duan Dong mei,Tu Ya,Chen Li ping,et al. Efficacy Evaluation for Depression with Somatic Symptoms Treated by Electroacupuncture Combined with Fluoxefine[J]. journal of traditional chinese medicine,2009,29(3):167 - 173.

[22] Duan Dongmei, Tu Ya, Jiao Shang. Combined effects of electroacupuncture and anti - depression drugs on the hippocampus and frontal lobe[J]. Neual Regoneration Research,2010,22(5):1723 - 1727.

[23] 刘素坤,赵秀敏,席志梅.卒中后抑郁发生率及针灸治疗[J].中国针灸,2006,(7):472 - 474.

[24] 赵海滨,刘子旺,张秀静.电针肝俞、期门对肝气郁结模型大鼠行为学的影响[J].广州中医药大学学报,2012,29(1):30 - 33.

[25] 徐凯,陈秀玲,罗仁瀚.电针四神聪穴对抑郁症患者血清 5 - HT、DA 含量影响的临床观察[J].新中医,2011,43(4):87 - 89.

[26] 余玲玲,刘儒鹏,高昕妍,等.针灸治疗抑郁症的神经生物化学机制研究进展[J].针刺研究,2011,36(10):383 - 387.

[27] 朱艺,白春艳,卓廉士,等.电针对抑郁大鼠行为学、海马生长抑素及其 mRNA 表达的影

响[J].针刺研究,2009,34(6)175-179.

[28] 杨俊华,袁如玉,王丽,等.针刺干预心血管疾病伴发抑郁临床研究[J].河北中医,2007,29(6):534-536.

[29] 金光亮,周东丰,苏晶.电针对慢性应激抑郁模型大鼠脑单胺类神经递质的影响[J].中华精神经科杂志,1999,32(4):220-222.

[30] 金光亮,苏晶,丁世芹,等.电针百会、印堂穴对大鼠行为及脑内单胺类神经递质的影响[J].中国行为医学科学,2000,9(3):164-166.

[31] 沈鲁平,金光亮,范建华,等.抗抑郁处理对慢性应激大鼠海马鸟苷酸结合蛋白表达的影响[J].中华精神科杂志,2002,35(1):25-27.

[32] 孙远征,孙兴华,张淼.原络通经针法配合药物治疗对轻度认知功能障碍患者事件相关电位P300的影响[J].上海针灸杂志,2012,31(1):12-14.

[33] 刘洁,刘智艳.电针治疗肾精亏虚型轻度认知功能障碍临床观察[J].上海针灸杂志,2009,28(6):319-321.

[34] 于晓刚,孙珊玲,程艳红.以针刺督脉经穴为主治疗缺血性脑卒中后轻度认知功能障碍的临床观察[J].中西医结合心脑血管病杂志,2007,12(5):1171-1173.

[35] 孙远征,李昆珊.针药并用治疗轻度认知功能障碍临床观察[J].上海针灸杂志,2010,29(12):759-761.

[36] 黄凡,邝伟川,周飞雄,等.飞经走气针法对脑梗死后血管性认知障碍的影响[J].上海针灸杂志,2011,30(2):80-83.

[37] 周鹏,赵仓焕,马晓明,等.激光穴位照射对失眠大鼠下丘脑单胺类递质的影响.中国临床保健杂志,2012,15(2):50-52.

[38] 严兴科,张燕,于璐,等.镇静安神针法对心脾两虚型失眠患者匹兹堡睡眠指数的影响[J].针刺研究,2010,35(6):222-225.

[39] 程少冰,张毅敏,唐纯志,等.针刺对不同时段睡眠剥夺大鼠模型行为学及 $TNF-\alpha$ 含量的影响[J].中国老年学杂志,2012,32(1):78-79.

[40] 邓明,刘玉峰.针刺治疗对肩周炎患者血清 $TNF-\alpha$ 和 $IL-6$ 的影响[J].中医药导报,2012,18(2):68-69.

[41] 熊典樟,刘灵灵,易燕,等.电针联合小剂量氯氮平治疗难治性精神分裂症的疗效观察[J].针刺研究,2010,35(4):134-137.

[42] 李春华,赵雅芳,嵇波,等.电针介入对痛经模型大鼠子宫微循环的影响[J].针刺研究,2011,36(2):12-17.

[43] 任晓暄,孟玮,雅芳,等.对大鼠类痛经痛反应、脊髓κ-受体表达及中脑导水管周围灰质脑啡肽和β-内啡肽含量的影响[J].针刺研究,2011,37(2):1-7.

[44] 赖毛华,马红霞,姚红,等.腹针对肥胖型多囊卵巢综合征患者内分泌及糖脂代谢的影响[J].针刺研究,2010,35(8):298-302.

[45] 廖晏君,施茵,虞莉青,等.针灸调节脂联素在治疗肥胖型多囊卵巢综合征中的作用机制研究思路[J].针刺研究,2012,37(2):72-76.

[46] 田亚黎,尹政珍,胡雪.穴位埋线对多囊卵巢大鼠T及瘦素的影响[J].新疆中医药,2012,30(1):18-20.

[47] 周蕾,陆霞,冯祯根,等.穴位埋线治疗乳腺增生病的临床研究[J].针刺研究,2011,36(4):52-56.

[48] 李晓泓,张露芬,郭顺根,等.逆灸对随后佐剂性关节炎大鼠早期及继发期炎性细胞因子和局部足肿胀的影响[J].中国临床康复,2005,15(9):123-125.

[49] 李晓泓,张露芬,解秸萍,等.艾灸预处理对佐剂性关节炎大鼠下丘脑HSP70的影响及保护机制研[J].北京中医药大学学报.2005,28(4):86-89.

[50] 李晓泓,张露芬,解秸萍,等.逆灸大椎穴对佐剂性关节炎大鼠下丘脑核转录因子P65的影响[J].中国临床康复,2005,29(9):122-123.

[51] 李晓泓.针灸"治未病"与"针灸良性预应激假说"[J].北京中医药大学学报,2003,26(3):82-85.

[52] 李晓泓,解秸萍,张露芬,等.逆灸关元穴对不同月龄更年期大鼠TNF-α脾脏ER-α影响的研究[J].北京中医药大学,2006,43(10):171-173.

[53] 李晓泓,解秸萍,张露芬,等.逆灸关元穴对自然更年期大鼠下丘脑雌激素受体α和促肾上腺激素释放激素及血浆促肾上腺激素的调节[J].中国临床康复,2006,10(7):118-120.

[54] 张露芬,李晓泓,张慧,等.逆针关元穴对自然更年期大鼠血脂的调节作用[J].中国临床康复,2005,23(9):132-133.

[55] 翟景慧,李晓泓,张露芬,等."逆针"与"逆灸"对去卵巢大鼠血脂水平的影响[J].针刺研究,2005,30(2):80-82.

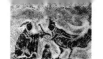
[56]　张慧,张露芬,李晓泓,等.逆针关元穴对自然更年期大鼠超氧化物歧化酶和一氧化氮合酶活性的调节[J].中国临床康复,2005,31(9):147-149.

[57]　李晓泓,张露芬,解秸萍,等.逆灸对佐剂性关节炎大鼠下丘脑中枢性应激激素变化的影响[J].中国临床康复杂志,2005,19(9):148-150.

[58]　李晓泓,张露芬,解秸萍.针灸预处理的研究概况与思考[J].中国临床康复杂志,2005,25(9):186-187.

[59]　李晓泓,翟景慧,周登芳.谈"未病"、"治未病"与"逆针灸"[J].中国中医基础医学杂志,2005,11(6):404-406.

[60]　李晓泓,韩毳,张露芬,等.针灸大椎穴对慢性应激失调大鼠行为学及下丘脑AVP的影响[J].北京中医药大学学报,2005,28(6):47-49.

[61]　李晓泓,韩毳,张露芬,等.艾灸大椎穴对慢性应激大鼠神经营养因子的影响[J].中国临床康复,2004,8(1):194-196.

[62]　李晓泓,李辉,翟景惠.大椎穴免疫调节作用的研究概况[J].中国临床康复,2004,8(2):342-343.

[63]　李晓泓,解秸萍,翟景慧.针灸"治未病"的思考[J].中国临床康复,2004,8(13):2525-2527.

[64]　李晓泓,田阳春,解秸萍."肾虚"与绝经后骨质疏松症[J].中国中医基础医学杂志,2003,9(6):80-82.

[65]　黄柳和.挑脂治疗小儿疳积症[J].中国针灸,1996,16(1):25

[66]　石尚忠.针刺治疗小儿高热惊厥53例[J].中国针灸,1996,16(10):51.

[67]　嵇玉秀,周黎明.针刺治疗小儿遗尿138例[J].上海针灸杂志,1996,15(2):18.

[68]　王琴玉,孙砚辉,许能贵,等.不同时窗针刺对脑瘫幼鼠海马CA1区神经元及脑组织神经生长因子表达的影响[J].针刺研究,2003,29(3):174-178.

[69]　王琴玉,孙砚辉,靳瑞.不同时窗针刺对窒息脑瘫幼鼠脑组织bFGF表达的影响[J].中国康复,2005,20(4):195-197.

[70]　王琴玉,王文花,靳瑞.针刺对窒息脑瘫幼鼠脑组织胶质纤维酸性蛋白表达的影响[J].中国康复医学杂志,2005,20(6):423-426.

[71]　高明灿,王淑斌.针刺对缺血缺氧性脑性瘫痪幼鼠脑细胞凋亡及含水量的干预效应[J].中国临床康复,2005,9(21):132-133.

[72] 丁春华,刘焕荣,张少丹,等.针灸治疗窒息脑瘫幼鼠的实验研究[J].河北医科大学学报,2000,21(3):155－156.

[73] 骆雄武,陈良细,黄玲,等.针灸治疗小儿脑性瘫痪的临床研究[J].柳州医学,2004,17(1):29－31.

[74] 李璇,张红星,黄国付,等.电针夹脊配合围刺治疗带状疱疹疗效的随机对照观察[J].针刺研究,2009,34(4):125－135.

[75] 唐岩,聂芳菲,陈东明,等.针刀松解法对移植于裸鼠的人皮肤增生性瘢痕组织中成纤维细胞的影响[J].中国微创外科杂志,2012,12(1):75－78.

[76] 焦乃军.针刺治疗老年性黄斑变性疗效观察[J].中国针灸,2011,31(1):43－45.

[77] Yang Chunying,Xu Bin,Sun Yinong. Effects of Acupuncture and Moxibustion on MDA,GSH－Px,and Hyp in the Skin of Senile Mice[J]. Acupunct,Tuina,Sci. 2011,9(3): 142－144.

[78] 于力,牛文民.针刺治疗老年突发性耳聋的临床观察[J].上海针灸杂志,2008,27(5):22－23.

[79] 周佐涛,林晓山,周明琦.腹针治疗突发性耳聋42例[J].中国针灸,2006,26(4):303.

[80] 王玥,高维滨.电项针治疗突发性耳聋的疗效观察[J].针灸临床杂志,2006,22(4):33－34.

[81] 李辉,朱天民.针氧疗法对兔慢性鼻-鼻窦炎模型鼻窦黏膜上皮白细胞介素－8、肿瘤坏死因子－α mRNA 表达影响的实验研究[J].时珍国医国药,2011,22(5):1217－1219.

[82] 周金兰,谢强,邓琤琤.综合刺营放血疗法治疗声带黏膜下出血的临床研究[J].针刺研究,2011,36(2):57－61.

[83] Xu JM,Li HL,Lu HY,et al. Effect of acupuncture on the speech and acoustics levelin patients with dysarthria[J]. World J Acup－Mox,2011,21(3):1－7.

[84] 何慧琴,王中林,胡红莉,等.针刺对干眼症患者泪膜的影响[J].南京中医药大学学报,2004,3(4):36－37.

[85] 陈艳.毫针透刺治疗视神经萎缩临床研究[J].吉林中医药,2012,32(3):310－302.

[86] 周鹏鹏,黄学东,周渊.针药合治对干眼症反射性泪液分泌的影响[J].江苏中医药,2012,44(3):52－53.

[87] 吕旭东,杨安怀.针刺联合阿是穴注射与神经阻滞法治疗眶上神经痛的效果比较[J].现

代中西医结合杂志,2011,20(3):1099,1104.

[88] 陈东,高维滨,张倩.项针对脑卒中后假性球麻痹疗效及其血液流变学影响[J].上海针灸杂志,2011,30(4):223-224.

[89] 王丽发,徐臣利,熊克仁.电针对氯胺酮成瘾大鼠海马CA1区酪氨酸羟化酶、c-fos表达的影响[J].针刺研究,2011,36(2):23-27.

[90] 宋小鸽,李传富,胡玲,等.针刺对海洛因线索诱发成瘾者磁共振脑功能成像的影响[J].针刺研究,2011,36(4):121-127.

[91] 徐平,胡军.基于RoughSet理论的针刺戒毒效应分析[J].现代中医药.2002,12:102-104.

[92] 邓宏勇,胡军,梁艳.电针对吗啡成瘾大鼠戒断-复吸行为影响的初步观察[J].上海针灸杂志,2004,23(8):31-34.

[93] 曹海波,梁艳,胡军.针灸戒毒临床和实验研究进展[J].中国药物滥用防治杂志,2004,10(12):38-40.

[94] Hu Jun,Xin YuHu,Zong lei,et al.Clinical Research on Detoxification with Acupuncture[J].Journal of Acupuncture and Tuina Science.2003(2):33-36.

[95] 宗蕾,梁艳,穆敬平,等.海洛因依赖者稽延性戒断症状的临床调查[J].上海针灸杂志,2005,24(9):3-7.

[96] 徐平,姜迎萍,王岩,等.针刺对海洛因依赖者认知注意偏向的影响[J].上海中医药杂志,2006,40(3):42-43.

[97] Zhu Zhongchun Ju Lihua,Hu Jun,et al.Effect of Electro-acupuncture on Drug-seeking Behavior of the Heroin Self-administrating Rat[J].Journal of Acupuncture and Tuina Science.2005(8):12-16.

[98] 朱忠春,穆敬平,梁艳,等.电针治疗海洛因依赖者戒断后睡眠障碍的临床观察[J].上海针灸杂志,2005,24(7):6-8.

[99] 梁艳,胡军,邓宏勇,等.电针对吗啡自身给药模型大鼠垂体和睾丸组织病理学改变的影响[J].上海针灸杂志,2005,24(8):41-43.

[100] Zong Lei,Hu Jun,Li Yu,et al.Comparison of the Detoxification Effects of Acupuncture,Chinese Herbs and Acupuncture plus Chinese Herbs on Heroin Addiction[J].Journal of Acpuncture and Tuina Science.2005(8):3-5.

[101] 姜迎萍,徐平.近十年国内外药物依赖的脑功能成像研究概况[J].中国药物依赖性杂志,2005,14(12):406-411.

[102] 吴鎏桢,崔彩莲.多次电针刺激抑制大鼠吗啡戒断症状的累加效应及长时程后效应[J].中国疼痛医学杂志,2001,7(2):105-108.

[103] 吴鎏桢,崔彩莲.2/100Hz电刺激可降低脱毒期美沙酮用量和脱毒后近期抑郁及焦虑情绪[J].中国药物依赖杂志,2001,10(2):124-126.

[104] 崔彩莲,吴鎏桢.2/100Hz电针抑制吗啡戒断大鼠中枢神经元型一氧化氮合酶的表达[J].北京大学学报,2002,34(4):321.

[105] 吴鎏桢,崔彩莲.2/100Hz跨皮肤电刺激对男性海洛因成瘾者性机能障碍及血清性激素水平的影响[J].中西医结合杂志,2000,20(1):15-18.

[106] 张维,刘志顺,徐海蓉,等.针刺背俞穴治疗慢性疲劳综合征临床研究[J].针刺研究,2011,12(36):437-448.

[107] 高寅秋,贾擎,杨军,等.针刺复合麻醉用于甲状腺手术的优势分析[J].针刺研究,2009,34(6):410-412.

第三章

针灸与生理研究

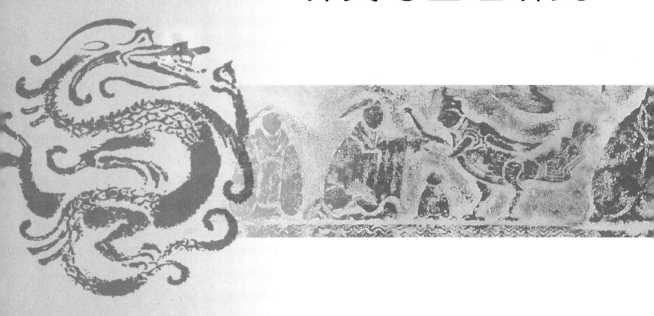

针灸治病在我国已有很长的历史，在 2000 多年前的《黄帝内经》中就已有详细的记载。我国科学家在针刺的神经生理和神经生化基础研究方面取得了丰硕的成果，处于世界领先水平。探索从生理机能方面研究针刺治疗疾病已成为当今研究的一个重点。

第一节　针灸与机能研究

1. 耳-迷走神经反射和耳穴作用途径及机理[1-4]

"耳-迷走神经反射和耳穴作用途径及机理"为国家自然科学基金资助项目（No. 30472133），由中国中医科学院针灸研究所荣培晶研究员负责。

该研究从形态学和功能学双方面研究耳穴（特别是耳甲区的内脏代表穴位）与迷走神经的特异性联系，创建"耳-迷走神经反射"理论，为耳穴能相对特异性地治疗内脏器官的疾病提供理论基础。该研究在麻醉大鼠生理状态下及颈静脉注射脱羟肾上腺素（PE）引起升压反射的状态下，观察电针耳穴心及体穴、内关、足三里对 MAP 的影响，同时用电生理学单细胞记录的方法记录和鉴别孤束核（NTS）与升压反射相关神经元细胞外放电活动，同步观察上述两种状态下针刺对单细胞放电的影响。研究发现颈静脉注射 PE 引起升压反射，NTS 神经元活动对升压反射的反应以兴奋为主。麻醉大鼠生理状态下和 PE 引起升压

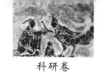

平台期时,电针耳穴心和体穴足三里能降低大鼠的 MAP($P<0.001$,$P<0.05$),内关无明显作用。电针 3 个穴位均能增加大鼠生理状态和升压平台期状态 NTS 升压反射相关神经元的放电活动,在两种血压状态下电针耳穴心和体穴足三里引起神经元放电增加的百分比均大于内关($P<0.05$)。该研究认为 NTS 内存在升压反射相关神经元,这类神经元被耳穴心及体穴足三里激活的百分比与内关相比更为显著,与针刺耳穴心及体穴足三里引起的降压效应反应相一致,说明在 NTS 内针刺和加压反射信号发生整合。

2. 穴位对针刺信息感受、整合及传导的生物学机制[5,6]

"穴位对针刺信息感受、整合及传导的生物学机制"为国家自然科学基金资助项目(No. 30472240),由中国中医科学院针灸研究所晋志高研究员负责。

该研究运用组织学、免疫组织化学、神经纤维记录方法及活体荧光染色方法,探讨了穴位存在的形态学依据。经研究发现,足三里穴区麦氏小体及感觉纤维末梢比非穴区多,比内关穴、关元、涌泉、大椎穴多,而涌泉穴和大椎穴的有髓神经末梢比较丰富。针刺后穴区内胶原纤维有形态学改变,围绕针刺中心形成螺旋样改变的现象;针刺后缝隙连接蛋白 Cx43 的表达明显多于非针刺,结果表明不同部位的穴位感受器的类型不同,这可能是穴位针灸效应特异性的形态学基础。斑马鱼、金蛙和月光鱼存在类穴位与类经络结构。且动物皮肤感觉器官并不是均匀地分布于全身,而是若干感觉器官聚集在一起形成有规律的簇,而若干簇又有规律的沿躯体长轴排成线,类似于传统经络与穴位。

3. 针刺累积效应机理的研究[7-9]

"针刺累积效应机理的研究"为国家自然科学基金资助项目(No. 30472241),由中国中医科学院针灸研究所刘俊岭研究员负责。

针刺对慢性病需要多次、或多个疗程治疗,才能取得累积性效果。该研究在结扎坐骨神经造成慢性痛的模型上,采用行为学、放射免疫、免疫组化和 RT-PCR 技术观察到:重复电针足三里-阳陵泉有累积性镇痛效应;1mA 的强度、每天 1 次治疗频度的效果较佳。电针镇痛累积效应出现时,下丘脑-垂体-肾上腺组织 β-Np、促肾上腺皮质激素、血浆皮质醇合成与释放增加为主:去除卵巢所出现的滞后的镇痛效应,可能主要是血浆、下丘脑-垂体组织 ACTH 含量增加,应激反应提高的结果。电针镇痛累积效应出现时,下丘脑弓状核、室旁核、视上核、腹内侧核等核区神经细胞内蛋白激酶 PKA、PKC 和囊泡乙酰转移酶(VACHT)的活性及海马 CA1 区 PKA、PKC 的活性明显上调,下丘脑胆碱乙酰转移酶(CHAT)mRNA、前阿黑皮素原(POMC)mRNA、海马 CHAT mRNA 的表达也显著增加;去卵巢后,雌激素的水平降低,这些蛋白的表达明显减弱。电针的累积性镇痛作用与动物的记忆能力密切相关。这些结果较系统地揭示了针刺累积效应的神经生物学机制,证明了产生针刺累积性镇痛效应的有效参数,为针

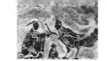

灸临床提供了有价值的实验证据。

4. 针刺的双向调节作用效应研究[10-13]

"针刺的双向调节作用效应研究"为国家自然科学基金资助项目（No.30472244），由湖北中医学院孙国杰教授负责。

该研究采用记录大鼠内脏神经中枢 NTS 神经元单细胞活动和动脉血压及胃运动，分辨在血压升高和血压降低以及胃运动增强和胃运动抑制的病理状态下对 NTS "增强"和"抑制"双向调节神经元活动的影响，同时研究升血压和降血压穴位以及促进胃运动和抑制胃运动穴位对器官功能恢复正常和 NTS 两类神经元活动的调控作用，系统探讨针刺穴位引起的双向调节效应以及产生这种效应的神经机制。结果表明针刺不同穴位都对不同状态大鼠 NTS 神经元活动有明显的激活作用，对血压及胃运动都有不同形式和不同强度的调节效应，这种调节效应与是否直接或间接激活 NTS 神经元及心血管系统、消化系统的节段性交感神经有关。当迷走神经兴奋性占优势时，促进胃运动且引起降压效应，而交感神经兴奋占优势则抑制胃运动且引起升压效应，使自主神经系统的调节能够保持在不同活动背景情况下的平衡状态，发挥针刺的双向良性调节效应。而且，穴位的双向调节作用并不一定是同一穴位对不同病理状态下的内脏器官有双向调节效应，可能表现为不同穴位的综合作用是对机体的双向良性调节效应。在不同的病理情况下，针刺引起的效应是不同的，但这种效应都是纠正机体机能活动向正常平衡与稳态状态方向的良性调节。

5. 经皮穴位电刺激抗大鼠运动性疲劳及其中枢 5-羟色胺机制[14-16]

"经皮穴位电刺激抗大鼠运动性疲劳及其中枢 5-HT 机制"为国家自然科学基金资助项目（No.30572412），由浙江中医药大学方剑乔教授负责。

项目研究目标是探讨经皮穴位电刺激（TEAS）抗运动性疲劳及其中枢 5-HT 机制。研究发现 TEAS 能延长急性疲劳大鼠运动力竭时间、减少乳酸堆积、提高抗氧化能力、降低血浆 f-TRP/BCAA 比值，从而发挥抗疲劳效应；同时，TEAS 可升高海马 5-HIAA 含量、降低中脑 5-HT/5-HIAA 比值以及下调中缝背核（DRN）5-HT 水平，说明可通过对中枢 5-HT 代谢调节发挥抗疲劳效应。慢性运动性疲劳实验结果显示，TEAS 治疗尤其在运动后即刻介入可显著提高疲劳大鼠挣扎次数，降低血浆 f-TRP/BCAA 比值，提示早期 TEAS 介入抗疲劳效果较佳；TEAS 治疗仅促使疲劳大鼠下丘脑和纹状体细胞外液 5-HIAA 水平显著升高，表明 TEAS 对中枢 5-HIAA 水平调控具有核团特异性，促进下丘脑、纹状体 5-HT 代谢速率可能是 TEAS 抗慢性运动性疲劳的关键中枢机制。研究发现 DRN 微注射 5-HT 激动剂可提高大鼠痛阈，缩短力竭时间；5-HT 拮抗剂则降低大鼠痛阈，延长力竭时间；初步说明镇痛相关核团 5-HT 在针刺镇痛与抗疲劳作用可能呈负相关。该研究为促运动性疲劳的恢复寻找一种新疗法,提出针灸抗运动性疲劳的中枢新原理。

6. 髓海理论针刺效应的脑内神经干细胞增殖分化生物学基础[17-26]

"髓海理论针刺效应的脑内神经干细胞增殖分化生物学基础"为国家自然科学基金资助项目(No. 90709032),由成都中医药大学唐勇教授负责。

根据传统髓海理论和成年神经干细胞增殖分化现代神经发育理论,运用神经干细胞增殖标记、神经干细胞分化荧光标记、神经发生功能基因芯片及生物信息学分析等方法技术,观察针刺、艾灸两种不同刺激方法诱导脑内神经干细胞增殖、分化的作用及其差异,并探索其分子机制。研究结果表明,髓海理论针刺、艾灸刺激均可促进嗅球、海马和皮层内源性神经干细胞增殖,诱导内源性神经发生;它所引起的神经干细胞分化命运存在异同。针刺、艾灸均可促进神经干细胞向成熟神经元和未成熟星形胶质细胞分化、抑制嗅球、海马、皮层神经干细胞向少突胶质细胞分化,但艾灸还可促进神经干细胞向未成熟神经元和成熟星形胶质细胞分化。FGF、TGF、SOX家蛛基因可能是基于髓海理论针灸疗法促进海马神经发生的重要靶点。

7. 穴位-靶器官特异关联与植物神经系统的关系[27]

"穴位-靶器官特异关联与植物神经系统的关系"为国家自然科学基金资助项目(No. 90709033),由中国中医科学院针灸研究所朱兵研究员负责。

该研究进一步探究了在穴位-内脏联系中,植物神经系统起到关键作用。体表经穴与相同节段神经支配的内脏器官在交感神经控制下组成一个紧密联系的结构-功能性单元(体节);围绕这种结构-功能性单元的异节段神经支配区域经穴形成一个可能通过迷走神经通路发挥相悖效应的功能性集元;经穴在结构-功能性单元发挥相对特异性效应,经穴在功能性集元发挥与之相反的非特异性效应。单元经穴和集元经穴共同构建躯体传入信息调整和平衡内脏功能的稳态系统。迷走神经活动偏亢的病症主要取单元穴位,交感神经活动偏亢的病症主要取集元穴位。耳针刺激迷走神经分布的耳甲区能有效降低实验动物和高血压病人的血压;能促进实验动物和Ⅱ型糖尿病患者分泌胰岛素,降低血糖,达到治疗效果。结构-功能性单元穴位(与相应内脏神经支配同节段的穴位)能加强心血管系统功能,但同时抑制消化系统的胃肠运动功能;而在功能性集元穴位(与相应内脏神经没有节段性支配关系的穴位群)没有调节心血管系统功能的作用,但具有明显促进消化系统的运动功能。该项研究为不同部位穴位的特异性规律奠定科学基础,并为临床选穴及提高针灸临床疗效提供符合现代生命科学的理论依据。

该研究将22只正常SD大鼠和15只自发高血压大鼠均用氨基甲酸乙酯腹腔注射麻醉(1.0 g/kg),观察迷走神经完整和颈部切断迷走神经干后耳甲区电针(75~100Hz,疏密波)和手针(约2次/秒)刺激对动脉血压和心率的影响,同时记录左侧迷走神经和交感神经放电的变化。选取"内关"穴作对照。此外,在正常大鼠沿动脉插管推注1%阿托品(0.05 mg/kg)后刺

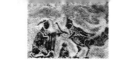

激耳穴以及电刺激正常大鼠迷走神经时,记录血压和心率及神经放电指标。结果:在自发高血压大鼠和正常大鼠,电针和手针刺激耳甲区能有效降低动脉压($P<0.001$),抑制心率($P<0.001$),同时在个例动物观察到迷走神经放电增加而交感神经放电抑制。平补平泻手法针刺"内关"穴也有降压效果($P<0.05$),但与耳甲区针刺结果相比有显著性差异($P<0.001$)。正常动物的降压效果在动脉注射阿托品和迷走神经切断术后消失,而电刺激迷走神经产生类似耳针的降压和减缓心率的效果。结论:耳甲区针刺能有效降低动物的血压,这种降压作用与迷走神经结构和功能的完整性密切相关。

8. 与内脏病变相关穴位的组织细胞化学特性研究[28,29]

"与内脏病变相关穴位的组织细胞化学特性研究"为国家自然科学基金资助项目(No.30672593),由中国中医科学院针灸研究所景向红研究员负责。

穴位是沟通经络和脏腑的一个最为重要的环节。穴位对于内脏病变具有诊断和治疗两大作用,其功能活动是一个动态的概念,病理状态下具有和生理状态不同的特征。目前对穴位诊断的研究还停留在经验水平,缺乏一定的理论支撑。因此该研究拟采用形态学、组织化学与细胞化学、分子生物学等方法从整体、组织、细胞和分子水平研究内脏病变情况下相应体表穴位的组织化学和细胞化学特征,将穴位的"反映病邪"的诊断功能与其形态以及生物活性分子变化结合起来,找到穴位反映内脏病变的"化学语言",揭示内脏疾病和穴位的病理变化过程的关系,为穴位的诊断功能奠定理论基础。

9. 穴位从正常状态的"沉寂"到病理状态的"活化"过程和机制[30-37]

"穴位从正常状态的'沉寂'到病理状态的'活化'过程 和机制"为国家自然科学基金资助项目(No.30772830),由中国中医科学院针灸研究所荣培晶研究员负责。

该研究着重解决穴位与非穴位在感受器水平的差异,探讨穴位的功能特征与靶器官之间的关系以及穴位本身在病理情况下相关活性物质的变化关系,研究针刺效应产生的物质基础与机制。首先将穴位作为"活"的研究对象,穴位随着内脏功能活动从正常状态到病理状态过程的变化可使穴位从相对沉寂状态向唤醒状态转化,从而改变其敏感性,使穴位的大小和功能发生改变,探讨穴位从"沉寂"到"活化"的分子机制。通过对不同内脏功能状态下穴位从相对沉寂到相对唤醒的敏化过程的研究,以证明穴位功能是一个动态的过程,并且可修正现代躯体-内脏反射研究仅在生理状态下得出的不够全面的结论。在内脏病变时,体表穴位处在"开(唤醒或敏化)"和"阖(沉寂)"的不同状态,对相应内脏调整或治疗作用的"质"或"量"将会发生相应变化。

10. 针刺抗氧应激调质及跨膜蛋白信号转导机制[38-50]

"针刺抗氧应激调质及跨膜蛋白信号转导机制"为国家自然科学基金资助项

目(No.30772836),由南京中医药大学李忠仁教授负责。

针灸对生命"气化"过程有较强的调节作用,可对多种自由基损伤,有较好的抗氧应激保护作用;这很可能是针灸治病又一重要机理。该研究是在前期研究基础上,进一步探索针刺抗氧应激作用及相关调质、跨膜蛋白信号转导调控机制。该研究证实,针刺可促进强抗氧化剂松果体素 MT 分泌,同时也调控了其他神经调质如 NAC、NO、NOS、血红素氧合酶-1(HO-1)、HO-2、CO 等信使,MAPK 蛋白、钙调蛋白、G 蛋白等跨膜蛋白及 KEAPLl-NRF2/ARE 的通路,它们共同调节了受损神经元线粒体(开启抗氧应激的最佳细胞器)中,已紊乱的水或脂溶性等各种抗氧化酶活性、改善膜通透性、基因表达和自由基损伤,确保抗氧化和 CAMP/CGMP 信使等代谢功能的正常,发挥了整体抗氧应激效应,达到康复机体的目的。这为全面揭示针刺抗氧应激物质基础、信息传导途径及抗氧化的多靶点、双向性、多系统机制,提供了前沿性科学实验依据。

11. 从 Wnt 信号转导探讨不同针灸预刺激对学习记忆功能障碍的作用机制[51-63]

"从 Wnt 信号转导探讨不同针灸预刺激对学习记忆功能障碍的作用机制"为国家自然科学基金资助项目(No.30772837),由湖北中医药大学孙国杰教授负责。

该研究在大鼠双侧海马区注射 Ap25-35,建立 AD 大鼠模型,分别随机分为正常组、假手术组、模型组、预艾灸组、预电针组、预电针加灸组,一共 6 组,每组各 20 只。通过预电针和预艾灸大鼠的百会和肾俞穴 28 天后,观察各组大鼠 Wnt 信号转导相关指标的变化。通过 Morris 水迷宫检测行为学,免疫组化和免疫印迹检测大鼠海马组织轴蛋白和 B 连环蛋白,通过酶联免疫法检测蛋白质磷酸酶-2A 和糖原合酶激酶-3β(GSK-3β)的活性,通过实时定量 PCR 技术检测 Wnt 基因表达,并通过超微电镜观察海马组织超微病理变化。实验结果显示,预电针和预艾灸对于 AD 模型大鼠的神经功能具有明显的保护作用,有效改善 AD 模型大鼠学习和记忆功能,减少神经元的损伤,以预电针和预艾灸联合运用疗效最佳。预电针和预艾灸能明显下调 AD 模型大鼠海马组织 Axin 表达,上调 B 连环蛋白表达,降低 GSK-3β 的活性,升高 PP2A 的活性,增强 Wnt 基因表达。针灸防治阿茨海默病的作用机制可能是通过调节 Wnt 信号转导通路,影响了学习记忆相关酶及蛋白在海马区的表达而发挥作用的。

12. 针刺效应信息循经传导的神经-体液联动接力机制研究[64-76]

"针刺效应信息循经传导的神经-体液联动接力机制研究"为国家自然科学基金资助项目(No.30772838),由天津中医药大学郭义研究员负责。

该研究旨在研究针刺效应信息传导的部分机制。提出了针刺效应信息循经传导的神经-体液联动接力假说。建立了针刺效应脏腑动物模型,使用微透析等技术和免疫组化的方法观察针刺中循经的化学物质变化及其在针刺起效中的作用;应用电生理方法观察经穴处化学信

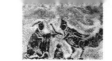

号变化对针刺引起的神经信号传导的影响;使用淋巴循环引流方法观察针刺对淋巴液量和相关化学物质的影响。阐明针刺效应信息传导的神经-体液联动接力的部分机制。

13. 不同机制状态下穴位对内脏功能的调整作用[77]

"不同机制状态下穴位对内脏功能的调整作用"为国家自然科学基金资助项目(No. 30701076),由中国中医科学院针灸研究所陈淑莉教授负责。

循经取穴是针灸临床选穴的基本原则。"经脉所过,主治所及","宁失其穴,勿失其经"是循经取穴的最好诠释。相对于非经穴处,经穴对相应脏腑有更好的调整作用。穴位对脏腑的调整作用与内脏的机能状态密切相关,而同一条经上不同部位的穴位,对其相应内脏的调节作用是不同的。因此该研究以足阳明胃经为突破口,在已建立的胃运动过缓和胃运动过速模型上,系统观察针刺同一经脉上不同穴位对胃运动和分泌功能的调整作用的优劣,引入在学习记忆中有重要地位的突触可塑性概念,观察体表刺激和不同机能状态下的内脏刺激对长时程增强效应的影响,评价自主神经在其中的作用,从一个崭新的角度探讨这种作用的中枢机制,为循经取穴提供科学依据,为穴位作用规律的研究提供新内容。

用健康成年 SD 大鼠,将实验动物分为:正常对照组、胃运动低下模型组和胃窦部扩张模型组。三组实验动物均选取单侧足三里穴或中脘穴。(1)手针刺激:采用手针轻刺激(只捻转不提插,频率 60 次/分)和手针重刺激(提插捻转,频率 120～150 次/分),每次手针刺激持续 10 分钟;(2)电针刺激强度分别为:1.5mA、3mA、5mA、7mA 及 9mA,频率为 2/15HZ 交替进行,每次电针刺激持续 10 分钟。对胃运动低下和胃窦部扩张模型组选用生理状态下所得到的刺激激强度,每次针刺持续 10 分钟,观察针刺对这两种状态下大鼠胃内压的变化。结果:(1)采用不同强度手针和电针针刺正常大鼠足三里穴,针刺过程中与针刺前比较,大鼠胃内压均明显升高($P < 0.05$,$P < 0.01$),随着刺激强度的加强胃运动增强,但手针轻刺激与手针重刺激的对胃运动的影响无显著性差异,不同强度电针的胃运动效应比较也未见显著性差异;采用不同强度手针和电针针刺正常大鼠中脘穴,针刺过程中与针刺前比较,大鼠胃内压均显著降低,其中 5mA、7mA 及 9mA 的电针刺激与针前比较有显著性差异($P < 0.01$);而 1.5mA、3mA 电针刺激中脘穴虽然可引起胃内压下降,但针刺过程中与针刺前比较未见显著性差异。不同刺激方式和强度刺激两个穴位所引起的胃运动效应相比手针轻重刺激作用相比没有显著性差异,不同强度电针刺激各组间效应比较也均未见显著性差异。(2)在胃运动低下模型和胃窦部扩张模型大鼠,与针刺前比较,手针重刺激和 5mA 电针刺激足三里可引起胃内压明显升高($P < 0.01$,$P < 0.05$);手针重刺激和 5mA 电针刺激中脘可引起胃内压明显降低($P < 0.01$,$P < 0.05$)。与生理状态相比,在这两种模型状态下,两穴位对胃内压的作用效果均有不同程度的减弱。结论:本实验结果提示针刺不同部位穴位对胃运动的影响不同,说明穴位具有对内

脏的调节具有其部位特异性。也就是说穴位有其固定的功能属性,其对胃运动的作用性质是恒定的,刺激量只影响效应的强度,而不改变穴位的性质。单一穴位的这种功能特点不会因针刺手法和刺激强度的改变而发生改变,也会不随机体机能状态的改变而发生本质的变化。不同的穴位具有不同的性质,构成了穴位的双向调节作用。

14. 艾灸延缓衰老大鼠组织羰基毒化反应的信号调控机制研究[78]

"艾灸延缓衰老大鼠组织羰基毒化反应的 P19ARF/P53/P21CiP1 信号调控机制研究"为国家自然科学基金资助项目(No. 30701124),由上海市中医药研究院赵琛教授负责。

衰老机制的研究表明羰基毒化反应造成的蛋白质等生物大分子的慢性损伤是机体组织发生衰老的直接原因,此反应是外界损伤、衰老与遗传程序化衰老的共同通路。而 P19ARF/P53/P21CiPl 信号传导途径能够通过对细胞周期的调节,影响机体对羰基毒化反应损伤的修复,是调控机体衰老进程的关键信号传导通路之一。该研究拟通过艾灸衰老模型大鼠的"肾俞"穴,观察艾灸对衰老大鼠生存状况的改善作用与其对组织羰基毒化反应程度及 P19ARF/P53/P21CiPl 信号途径及相关指标的调节作用。该研究将 SD 大鼠随机分为正常组、模型组、艾灸治疗组和维生素 E 治疗组。连续大剂量腹腔注射 D-半乳糖制备亚急性衰老大鼠模型,艾灸治疗组采用温和灸"肾俞"穴进行治疗。采用生物化学比色法检测各组大鼠肝组织蛋白质羰基含量,应用荧光定量 PCR 技术检测大鼠肝组织 p19ARF、p53 mRNA 的表达。研究发现与正常组比较,模型组大鼠肝组织蛋白质羰基含量显著升高($P<0.01$),p19ARF、p53mRNA 表达均显著升高($P<0.01$);与模型组比较,艾灸治疗组、维生素 E 治疗组肝组织蛋白质羰基含量显著下降($P<0.01,P<0.05$),p19ARF、p53 mRNA 表达均显著降低($P<0.01,P<0.05$)。

证明艾灸法温肾助阳延缓衰老能够通过作用于与组织衰老相关的 P19ARF/P53/P21CiPl 信号转导途径,调控机体的细胞周期,增强机体对外界损伤的抵抗能力,减缓衰老机体羰基毒化反应,抑制蛋白质的羰-氨反应,从而减轻机体蛋白质的慢性损伤,达到延缓衰老的作用。

15. 针刺调整昼夜节律紊乱的时相特征及其 PER 蛋白稳定性调控机制研究[79,80]

"针刺调整昼夜节律紊乱的时相特征及其 PER 蛋白稳定性调控机制研究"为国家自然科学基金资助项目(No. 批准号:30701125),由成都中医药大学蔡定均教授负责。

生物节律的正常运行是生命活动正常的基础。现代社会人体节律被扰乱的机会显著增加,维护人体节律则具有重要的生理和生命意义。该研究在中医针灸理论指导下,应用现代时间生物学研究方法、免疫学及分子生物学等技术,对比研究针刺百会、长强穴调整超前与迟后两种不同方向光暗周期转移所致节律紊乱的时相特征差异,并从节律控制的核心结构视交叉上核(SCN)内的核心钟基因转录后 PER 蛋白磷酸化这一关键环节入手,揭示针刺调整昼夜节律紊乱时相特征差异的核心分子钟控机制,为针灸防治轮班不适综合征、季节性情感障碍、慢

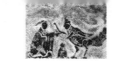

性疲劳综合征、抑郁症、某些睡眠障碍等现代社会新生疾病及节律紊乱相关疾病提供科学实验依据,而且对于继承、丰富和发展包括"子午流注"在内的传统中医时间医学的科学内涵具有重要的学术价值。

该研究选用昆明种小鼠按体重随机分为空白组、捆绑组、电针组。电针组固定动物后,选"百会"和"长强"针刺,电压123V,疏密波,频率2/20Hz,时间15分钟。捆绑组只固定15分钟,不予其它特殊处理;空白组不予任何特殊处理。在小鼠进入自由运行(FR)状态第3天于近似昼夜时间(CT)6:00(即CT6)应用实时荧光定量RT-PCR方法观测电针对SCN内Cry1和Cry2mRNA表达情况的影响。结果:在CT6针刺,有降低Cry1基因表达的作用和下调Cry2基因表达的趋势。结论:针刺导引节律相位的作用可能与其下调SCN内Cry基因的表达、降低负反馈抑制作用有关。

16."面口合谷收"的机制研究概况[81]

"'面口合谷收'的机制研究概况"为国家重点基础研究发展计划项目(No.2010 CB 530502),由山东中医药大学吴富东教授负责。

该研究对运用现代医学手段解释"面口合谷收"的机制研究文献进行了归纳总结,以理清面口部与合谷之间的联系,用经络以外的理论来道明其所以然。口面部的感觉传入与合谷穴区的感觉传入在脊髓背根节、孤束核、网状结构、丘脑及大脑皮质的投射终止区相邻或重叠,都有可能发生会聚而互相作用,实现功能上的整合。此外,面口部、合谷穴与大脑之间的信息传入传出的神经活性物质也多种多样,这些均成为"面口合谷收"的物质基础。

该研究从大脑皮层细胞构筑特点来分析"面口合谷收"的理论依据,在大脑皮层体感区同一部位记录到相当于合谷穴区传入与同侧面口部传入刺激引发的诱发电位,研究发现从周缘的感受器到大脑皮层的各个水平的细胞排列都是非常有秩序的,是地理图式的,并反映感受器的位置和密度,将更多细胞分配给敏感的、神经支配密度大的空间代表区。可见,合谷穴治疗面口部疾患的特异性及临床上的常用性,是有其神经解剖学基础的。

17.腕踝针对新兵植物神经功能状态的影响[82]

"腕踝针对新兵植物神经功能状态的影响"的研究目的是观察腕踝针疗法对新兵植物神经功能状态的影响。将60例新兵按"Wenger-冲中重雄"植物神经平衡因子法测定植物神经平衡指数 y>(+0.56)的随机分为治疗组和对照组,每组30例。治疗组给予腕踝针治疗,对照组为空白对照。结果治疗后治疗组 y<+(0.56)者为24例,对照组为16例,两组相比,差异有显著性意义($P<0.05$)。认为腕踝针可以较好改善新兵的植物神经功能状态。

18.针刺内关、中脘、足三里对背侧网状亚核神经元放电的影响[83]

"针刺内关、中脘、足三里对背侧网状亚核神经元放电的影响"为国家自然科学基金资助项目（No.30572422），由中国中医科学院针灸研究所朱兵研究员负责。

该研究选用健康成年雄性 SD 大鼠，10％乌拉坦腹腔注射麻醉，人工呼吸。立体定位仪固定头部，暴露菱形窝，玻璃微电极记录延脑背侧网状亚核（SRD）神经元细胞放电。首先记录30 秒的神经元背景活动，然后施以手法（捻转角度 120b，频率 80 次/分）刺激内关 30 秒，同时记录 SRD 神经元的反应；刺激结束，待细胞放电恢复后，再用相同手法分别刺激中脘与足三里穴。结果刺激内关穴后，放电频率从（1.67±0.35）个/秒增加到（17.55±1.40）个/秒；刺激中脘穴后，放电频率从（2.35±0.43）个/秒增加到（16.96±1.83）个/秒；刺激足三里后，放电频率从（1.83±0.37）个/秒增加到（17.39±1.58）个/秒。提示 SRD 可能为腧穴"胃病方"3 穴在中枢传入信息聚合的部位之一。

19. 针灸对海洛因复吸大鼠条件性位置偏爱及脑前额叶皮质超微结构的影响[84]

"针灸对海洛因复吸大鼠条件性位置偏爱及脑前额叶皮质超微结构的影响"为安徽省高等学校青年教师自然科学基金资助项目（No.2007 jp 1114），由安徽中医学院针灸经络研究所宋小鸽负责。

该研究观察针灸对海洛因复吸大鼠条件性位置偏爱的行为学改变及脑神经元超微结构变化的影响，探讨针灸的作用机制。将 Wistar 大鼠 32 只随机分为正常组、模型组、药物组和针灸组，每组 8 只。递增量肌肉注射海洛因，按染毒-成瘾-脱毒的方法，反复 3 个阶段，建立海洛因复吸大鼠模型。药物组在染毒期给予大鼠连续递增量肌肉注射海洛因，在脱毒期给予美沙酮灌胃治疗；针灸组在染毒期处理与药物组相同，在脱毒期给予针灸治疗（针刺百会穴，艾灸肾俞穴）。记录造模前、后及治疗后各组大鼠在暗箱内的停留时间，于实验第 39 天取材并运用透射电镜观察脑前额叶皮（PFC）神经元超微结构。结果造模后与造模前相比，模型组、药物组、针灸组大鼠在暗箱停留时间明显缩短（$P<0.01$）；治疗后与模型组、药物组相比，针灸组大鼠在暗箱停留时间明显延长（$P<0.01$）。与正常组相比，模型组、药物组大鼠脑 PFC 在电镜视野下可见不同程度的胞质空泡、水肿，粗面内质网扩张，线粒体空泡、消失，核糖体数目减少，核膜间隙增宽；与模型组和药物组相比，针灸组大鼠脑 PFC 线粒体、核糖体数目略有增多，线粒体嵴比较清楚，粗面内质网数量相对增多，但有轻度扩张，核膜间隙正常。提示针灸可干预海洛因复吸大鼠条件性位置偏爱的行为学改变，对海洛因复吸大鼠脑组织的损伤具有一定的保护作用。

20. 大鼠穴区注射干细胞因子抗体对肥大细胞数量和脱颗粒的影响[85]

"大鼠穴区注射干细胞因子抗体对肥大细胞数量和脱颗粒的影响"为国家自然科学基金资助项目（No.30973797），由中国中医科学院针灸研究所形态室罗明富研究员负责。

该研究主要观察穴位干细胞因子（SCF）抗体注射及电针后大鼠穴区组织内肥大细胞

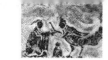

(MCs)分布及功能变化,探讨电针过程中 SCF 对大鼠穴区 MCs 活性的影响。将 30 只 Wistar 大鼠随机分为正常组、电针组、注射抗体＋电针组,每组 10 只。电针组选取左侧胃俞、足三里穴给予电针,强度 0.1mA,频率 2/15Hz,针刺 25 分钟。注射抗体＋电针组先给予左侧胃俞、足三里穴 B200 SCF 抗体稀释液 0.1mL 封闭,然后进行电针刺激 25 分钟,其他参数同电针组。乙酰胆碱酯酶组化染色并甲苯胺蓝复染法观察各穴区组织内 MCs 的分布,比较各组胃俞、里穴区内 MCs 总量和脱颗粒的差异。结果与正常组比较,电针组胃俞穴区、足三里穴区组织 MCs 总数均升高,注射抗体＋电针组两穴区 MCs 总数均下降,注射抗体＋电针组胃俞、足三里穴 MCs 总数与电针组、正常组的差异有统计学意义(均 $P<0.05$)。与正常组比较,电针组、注射抗体＋电针组胃俞、足三里穴 MCs 脱颗粒率均显著升高(均 $P<0.05$),电针组和注射抗体＋电针组两穴 MCs 脱颗粒率的差异无统计学意义(均 $P>0.05$)。提示 SCF 抗体穴区注射及电针后,穴区 MCs 显著减少,SCF 是电针过程中促进 MCs 向穴区迁移、募集的重要因子。

21. 电针对脾虚证幼鼠海马区神经干细胞增殖和分化的影响[86]

"电针对脾虚证幼鼠海马区神经干细胞增殖和分化的影响"为 2007 年广东省科技厅计划(No.73127),由深圳市中医院卓缘圆负责。

该研究通过观察电针对脾虚证幼鼠海马齿状回区神经干细胞增殖和分化的影响,探讨电针对中枢神经细胞损伤的保护和治疗作用。将 4 周龄 SD 雄性大鼠,随机分为正常组、模型组、电针组,每组各 24 只。3 组再分别随机分为 7 天、14 天、28 天和 49 天等 4 个亚组,每亚组 6 只。用利血平腹腔注射联合大黄灌胃造脾虚证模型。造模结束后,电针组取双侧足三里和三阴交穴,每次电针 20 分钟,每日 1 次,直至大鼠被处死。运用双重免疫组化法检测大鼠海马齿状回区 5-溴脱氧尿苷(Brdu)、Brdu/巢蛋白(Nestin)、Brdu/神经胶质纤维酸性蛋白(GFAP)、Brdu/神经元特异性烯醇化酶(NSE)阳性细胞数。结果与正常组同时相比较,Brdu、Brdu/GFAP、Brdu/NSE 阳性细胞的表达在模型组 7 天组和 14 天组显著降低($P<0.05$);Brdu、Brdu/Nestin、Brdu/GFAP 阳性细胞的表达高峰出现在电针组 14 天组,而 Brdu/NSE 阳性细胞表达的高峰出现在电针组 28 天组,与同时相模型组比较差异具有统计学意义($P<0.05$)。认为脾虚证可导致神经干细胞增殖和分化能力降低。电针足三里、三阴交穴可促进脾虚证大鼠海马齿状回区神经干细胞的增殖,适当地促进增殖的神经干细胞向星形胶质细胞及神经元方向分化。

22. 电针耳甲区对内毒素血症模型大鼠的抗炎保护作用[87]

"电针耳甲区对内毒素血症模型大鼠的抗炎保护作用"为国家自然科学基金面上项目(No.30973798)、北京市自然科学基金重点项目(No.7111007)。由中国中医科学院针灸研究所朱兵研究员负责。

该研究主要观察耳甲区电针对脂多糖致内毒素血症模型大鼠血清炎性反应因子水平与肺组织核因子κB(NF－κB)表达的影响,探讨耳甲刺激对炎性反应的保护作用机制。SD大鼠随机分为正常对照组、模型组、单纯耳甲电针组、耳甲电针组、迷走神经刺激组、后三里组,每组12只。尾静脉注射脂多糖(5mg/kg)复制内毒素血症模型。耳甲电针取双侧耳甲区,迷走神经刺激给予左侧颈部迷走神经电刺激,后三里组行双侧后三里电针,均为20分钟。采用酶联免疫吸附法测定各组大鼠TNF－α和IL－6水平,采用免疫印迹法测定各组肺组织NF－κBp65蛋白表达。结果与正常对照组相比,模型组TNF－α、IL－6水平明显升高($P<0.01$),NF－κBp65表达明显上调($P<0.01$);单纯耳甲电针组NF－κBp65表达明显上调($P<0.01$)。与模型组相比,耳甲电针组和迷走神经刺激组TNF－α、IL－6水平明显下降($P<0.01$),NF－JBp65表达明显下调($P<0.01$);后三里组TNF－A水平明显下降($P<0.05$)。与迷走神经刺激组相比,耳甲电针组IL－6水平显著升高($P<0.01$),后三里组TNF－α、IL－6水平、NF－κBp65表达显著升高($P<0.05,P<0.01$)。与耳甲电针组相比,后三里组NF－κBp65表达显著升高($P<0.05$)。提示耳甲刺激能降低内毒素血症模型大鼠致炎因子水平,下调NF－JB蛋白表达,其效应与直接刺激迷走神经相似,说明耳甲刺激可能激活了胆碱能抗炎通路,从而启动抗炎效应。

23. 针刺对急性手术创伤大鼠下丘脑促肾上腺皮质激素释放因子家族肽及其受体表达的影响[88]

"针刺对急性手术创伤大鼠下丘脑促肾上腺皮质激素释放因子家族肽及其受体表达的影响"为国家重大基础研究计划项目(No.2007C B 512500),由复旦大学上海医学院中西医结合系针刺原理研究所田占庄教授负责。

该研究通过观察针刺对急性手术创伤大鼠下丘脑促肾上腺皮质激素释放因子(CRF)家族肽及其受体表达的影响,探讨针刺调节急性手术创伤所导致的下丘脑－垂体－肾上腺(HPA)轴功能异常作用的神经内分泌机制。将雄性SD大鼠40只,随机分成正常组、创伤组、正常加电针组、创伤加电针组,每组10只。创伤动物在乙醚麻醉下行剖腹探查术。电针组动物电针足三里、三阴交穴30分钟。应用特异性放射免疫法检测各组动物血清促肾上腺皮质激素(ACTH)、皮质肌动蛋白(Cort)、促黄体生成素(LH)和肌钙蛋白(T)的水平,应用RT－PCR的方法观察各组动物下丘脑CRF家族肽和其受体mRNA的表达。结果创伤组大鼠血清ACTH水平显著下降($P<0.05$),创伤加电针组血清ACTH水平和创伤组相比显著升高($P<0.05$);创伤组大鼠血清Cort水平较正常组显著上升($P<0.05$),创伤加电针组血清Cort水平较创伤组显著降低($P<0.05$);各组动物血清LH和T水平无显著性差异($P>0.05$)。创伤组大鼠下丘脑CRF mRNA的表达和正常组相比降低($P<0.05$),创伤加电针组大鼠下丘脑CRF mRNA的表达和创伤组相比升高($P<0.05$);创伤组大鼠下丘脑Ucn1 mRNA的表达

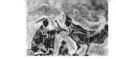

与正常组比较升高($P<0.05$),创伤加电针组大鼠下丘脑 Ucn1 mRNA 的表达和创伤组相比下降($P<0.05$);各组 Ucn2、Ucn3 和 CRF 受体 1 mRN A 的表达差异均无统计学意义($P>0.05$)。提示电针效应具有多环节、多靶点的特点,电针可能通过调整急性创伤大鼠下丘脑 CRF 和 Ucn1 mRNA 的表达,进而调整急性剖腹探查所致的大鼠 HPA 轴功能异常。

24. 电针对人重组白介素-1β诱导的气囊炎性反应模型大鼠环氧合酶基因和蛋白表达的影响[89]

"电针对人重组白介素-1β诱导的气囊炎性反应模型大鼠环氧合酶基因和蛋白表达的影响"为国家自然科学基金项目(No.30371802),由浙江中医药大学第三临床医学院方剑乔教授负责的。

在大鼠背部埋植一个经灭菌的聚四氟乙烯空心圆柱体(容积 1.5 mL)建立气囊模型,10 天后将确认无感染合格大鼠 90 只随机分为空白对照组、模型组、电针组。模型组与电针组向囊内注射 1mL 人重组白介素-1B 细胞因子造模,电针组即刻电针曲池穴 30 分钟。于造模后 1 小时、5 小时、24 小时抽取各组囊内液体,分别采用 RT-PCR 法和 Western blot 法检测各时间点 COX-2m RNA 和蛋白表达。结果注射后 1 小时,模型组COX-2 mRNA 和蛋白表达明显高于空白对照组($P<0.01$),电针组 COX-2 mRNA 和蛋白表达明显低于模型组($P<0.05$);注射后 5 小时,模型组、电针组 COX-2 mRNA 表达明显高于空白对照组($P<0.01$),模型组 COX-2 蛋白表达明显高于空白对照组($P<0.05$);注射后 24 小时,模型组、电针组 COX-2 mRNA 表达明显高于空白对照组($P<0.01$),电针组 COX-2 mRNA 和蛋白表达与模型组比较差异无统计学意义($P>0.05$)。提示电针能干预人重组 IL-1B 诱导的 COX-2 mRNA 和蛋白的表达,且即时效应明显。

25. 督脉电针刺激对脊髓全横断小鼠大脑皮质运动区 BDNF 表达的影响[90]

"督脉电针刺激对脊髓全横断小鼠大脑皮质运动区 BDNF 表达的影响"为国家自然科学基金项目(No.81070991),由四川大学章为教授负责。

该研究将绿色荧光蛋白转基因小鼠在 T_9、T_{10} 间行 SCT,随机分为电针(EA)组、对照组,每组 9 只小鼠。EA 组于手术后第 1 天开始电针刺激至第 13 天结束,对照组仅做 SCT。术后 28 天时,取小鼠大脑皮质运动区脑组织,用免疫组化、原位杂交、逆转录-聚合酶链式反应、酶联免疫吸附试验等方法检测皮质运动区 BDNF 的表达变化。实验证实 BDNF 蛋白和 mRNA 阳性产物主要表达于皮质运动区神经元。EA 组、对照组皮质运动区 BDNF 蛋白表达分别为 (1973.41±194.71)pg/mg、(1615.2±137.21)pg/mg,差异有统计学意义($P<0.05$);而 BD-NF mRNA 表达水平差异无统计学意义($P<0.05$)。提示脊髓损伤后督脉电针刺激能够有效增加小鼠大脑皮质运动区 BDNF 蛋白表达,这有助于揭示电针刺激促进脊髓损伤修复的机制。

26.经皮穴位电刺激对开颅术患者围术期脂质过氧化反应及认知功能的影响[91]

"经皮穴位电刺激对开颅术患者围术期脂质过氧化反应及认知功能的影响"为浙江省中医药科技计划重点研发项目（No.2006Z018）、温州鹿城科技计划项目（No.S050203），由浙江省温州市第八人民医院麻醉科王均炉主任医师负责。

该研究选择神经外科择期手术患者50例,随机分为TAES组（25例）和对照组（25例）,两组均麻醉诱导后持续吸入七氟醚和间断静脉注射舒芬太尼、维库溴胺维持麻醉,TAES组加用经皮穴位电刺激干预（2～100Hz,8～12mA）。分别在麻醉诱导前、颅内操作1小时、术毕、术后24小时、术后48小时采用黄嘌呤酶氧化法和生物化学发光法测定血清SOD活性、丙二醛含量,采用酶联免疫吸附法检测$S100\beta$（一种酸性钙离子结合蛋白）水平;在麻醉前、术后1小时、术后24小时、术后48小时分别使用精神状态简易速检表对患者进行认知功能评分。结果SOD在术后24小时组间比较,TAES组明显增高（$P<0.05$）;MDA在术后24、48小时对照组比TAES组明显增高（$P<0.01$）;$S100\beta$在颅内操作1小时、术后48小时对照组明显高于TAES组（$P<0.05$）。认知功能评分两组之间比较差异无统计学意义（$P>0.05$）。提示TAES可以通过提高SOD、降低MDA而减少脂质过氧化损伤,起到脑保护作用,其对认知功能的影响有待进一步研究。

27.灸疗活血化瘀作用的细胞分子生物学研究[92-96]

"灸疗活血化瘀作用的细胞分子生物学研究"为国家自然科学基金项目（No.30171183）,由安徽中医学院唐照亮教授负责。

该研究应用风寒湿环境及持续低温受冻的方法,复制基本符合中医病因病机的寒凝血瘀证大鼠模型,观察艾灸大鼠"肾俞"穴对其血液流变、氧自由基、血管内皮分泌功能、细胞因子和中枢神经递质含量等方面的影响。结果灸治能改善模型大鼠的一般血瘀症状;降低血黏度、红细胞聚集指数（RI）、红细胞比容（Ht）;提高血清和脑组织中SOD含量,减少MDA含量;降低ET含量,提升NO含量,使ET/NO下降;使IL-1、TNF减少,IL-2增多;减少中枢NE、DA的含量。上述指标与对照组比较,差异有显著性（$P<0.05$或$P<0.01$）。提示灸疗有显著的活血化瘀作用,其作用途径与改善血液循环状态,调节血管的舒缩功能,稳定内环境等多方面作用密切有关。

28.艾灸调控RA滑膜细胞功能的分子信号机制研究[97-99]

"艾灸调控RA滑膜细胞功能的分子信号机制研究"为国家自然科学基金资助项目（No.90209022）,由成都中医药大学刘旭光教授负责。

该研究是在项目组已完成的两项国家自然科学基金项目"艾灸治疗类风湿关节炎的神经免疫调节机制研究"和"针刺调控类风湿关节炎易感基因敏感性及相关表达研究"基础上的深

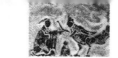

化和拓展。项目以中医针灸理论为指导,艾灸"肾俞"治疗家兔实验性 RA,选择其病理关键环节和重要作用靶点-滑膜细胞作为切入点,以滑膜炎症和滑膜细胞分泌功能为效应目标,运用病理形态、荧光检测、免疫组化及基因芯片检测等方法技术,观察艾灸对 RA 滑膜炎症的治疗作用及对关节滑膜细胞分泌功能的调控作用,深入揭示艾灸治疗 RA 的分子信号机制。研究结果显示:艾灸"肾俞"穴能明显改善实验性 RA 家兔关节滑膜炎症病理形态,降低局部组织 PGE2、5-HT、NE 等炎症介质含量;明显抑制滑膜细胞分泌 IL-1β、TNF-α、PDGF、EGF、FGF、ICAM-1、MMPs 及 TIMP;显著抑制滑膜细胞 c-fos 和 c-myc mRNA 表达;明显抑制滑膜细胞 IL-1β、EGF 受体活性;降低滑膜细胞 MAPKs、JAK/STAT 信号通路中 STAT3、STAT5、JAK3、ERK1、RAF1、CREB、MEKK1 等炎症相关信号分子表达。

29. 针刺导引节律相位作用及其细胞和分子生物学基础研究[100,101]

"针刺导引节律相位作用及其细胞和分子生物学基础研究"为国家自然科学基金项目(No.30171180),由成都中医药大学宋开源教授负责。

该研究为探讨针刺导引昼夜节律的授时因子特性、与光性导引和非光性导引的相互作用规律及其细胞分子生物学作用基础。运用 Aschoff 导引方法,对比观察电针百会、长强、腹腔注射 8-OH-DPAT、光脉冲刺激、电针＋8-OH-DPAT 以及电针＋光脉冲刺激对金黄地鼠自发活动近似昼夜节律的影响及其相位反应曲线特点。并应用免疫组化法检测电针对 SCN 内 NOS、VIP、NPY、5-HT、c-fos、GABA 含量及放射性配基结合分析法评价对 5-HT7 受体功能的调节作用。结果表明:在自由运行状态,电针能调整金黄地鼠自发活动昼夜节律峰相位,具有明显的依时相性。电针的相位反应曲线呈非光性,主要表现为主观白天中午、下午使相位超前,在主观夜间的后期使相位迟后,揭示针刺是一种非光性的授时因子;针刺对光性授时因子相位转移效应有调制作用,而对非光性授时因子有协同作用;其调整相位的可能机制为:一是通过 IGL 释放 NPY、GABA,以激活 SCN;另一为通过中缝核群到 SCN 的 5-HT 能神经投射,直接调整 SCN 的活性,从而实现相位调整作用。

30. 在体针刺手法与运针过程的定量检测与临床客观化研究[102-109]

"在体针刺手法与运针过程的定量检测与临床客观化研究"为国家自然科学基金项目(No.39800188),由复旦大学丁光宏教授负责。

该研究研制一套能在人活体上测试各种针刺手法并能感受施针者相互作用力的检测系统。它不仅轻巧灵敏,而且可以实现在针刺过程中对针上作用力的定量与客观化的实时检测。对这些检测数据进行分析,得出了同一专家对不同扎针对象同一手法时各参数的差异性,同一专家相同扎针对象不同手法时各参数的差异性,同一专家相同扎针对象施相同手法在得气状态与非得气状态时各参数的差异性以及不同专家相同扎针对象相同手法时各参数的相似形,

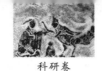

同时给出能产生最佳针刺效应的各手法参数,掌握得气状态的定量描述方法并与临床疗效观测相结合。另外还建立了一个模拟针刺捻转手法的生物力学模型,发现当以 1.2Hz 这个主频施针时能研制一套能在人活体上测试各种针刺手法并能感受施针者相互作用力的检测系统。

该研究应用安装在针灸针体上的力和力矩微型传感器系统测量了临床针刺过程中针体上的受力数值和波形,并对均匀捻转、均匀提插、捻转补法、捻转泻法、提插补法和提插泻法等6种手法进行了系统研究与分析。实验发现:同一施针者采用不同手法或同一手法在新鲜猪肉和人活体运针时针体上的力无论是波形还是数值都有较大差异,而不同施针者采用同一针法运针时针体上的力几乎没有大的差异。因此可采用针体受力大小和波形作为针刺手法的客观定量参数。

31. 壮医药线点灸治疗实验性脾气虚的垂体机制探讨[110-112]

"壮医药线点灸治疗实验性脾气虚的垂体机制探讨"为国家自然科学基金项目(No. 30260126),是由广西民族医药研究所吕琳研究员负责。

该研究在发现壮医药线点灸对脑肠 NEI 网络多种介质有调整作用的基础上,以垂体为新的研究切入点,采用脾气虚结合垂体摘除大鼠模型,测定了壮医药线点灸治疗前后垂体摘除与不摘除大鼠下丘脑、胃、肠、外周循环血胃泌素、SS、β-EP 的含量变化,探索了壮医药线点灸的效应机理。研究结果显示:壮医药线点灸对脾虚大鼠脑垂体 SS 和 β-EP 有双向调整作用。垂体去留对壮医药线点灸调节脑肠 NEI 网络 SS 和 β-EP 的含量有影响。脾虚大鼠去垂体后,壮医药线点灸失去对下丘脑、胃、肠组织和循环血 SS、β-EP 的调节,垂体内无胃泌素。垂体去留对壮医药线点灸调节下丘脑、胃、肠组织和血清胃泌素无明显影响。提示垂体是壮医药线点灸治疗脾虚大鼠发挥有效调节脑肠 NEI 网络 SS 和 β-EP 含量的重要器官;同时表明壮医药线点灸治疗脾虚调节脑肠 NEI 网络介质可能是多途径的。该研究进一步丰富了壮医传统疗法的基础研究学术内涵,对促进壮医药线点灸疗法成为更成熟的一种医疗技法有重要的学术意义。

32. 足阳明经与胃相关的脑肠肽受体及受体后信息传导的研究[113-123]

"足阳明经与胃相关的脑肠肽受体及受体后信息传导的研究"为国家自然科学基金项目(No. 3011136),由湖南中医药大学易受乡教授负责。

该研究通过观察电针足阳明经(穴)对胃运动功能的影响,探讨其与相关脑肠肽、脑肠肽受体基因表达及细胞内信使物质的关系,比较针刺足三阳经(穴)对上述作用的差别。从经络-效应-物质-细胞-胞内信息转导等多水平阐明经脉-脏腑相关的机制。该研究认为电针足阳明经、足少阳经(穴)能使抑制状态下的胃电和胆囊 Oddi 括约肌肌电活动兴奋。伴随血浆及组织内 MTL、CCK 的含量升高;CCKA-R-mRNA 表达上调。针刺足阳明经穴可使舒张状态的胃

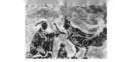

窦平滑肌细胞缩短,胃窦平滑肌细胞内 IP3、Ca2 含量明显升高。说明针刺足阳明经穴对胃运动的调节通路除了与脑肠肽的参与有关,还能影响脑肠肽受体基因表达,最终通过胞内信使物质的传导而实现。由此推测针刺对消化道运动调节的环节通路包括下述过程:针刺足阳明经穴→脑肠肽释放→效应细胞膜脑肠肽受体基因表达→G 蛋白偶联→激活第二信使 IP3、Ca2 →胃平滑肌细胞舒缩及相关生物学效应。不同经脉与其脏腑相关的相对特异性联系不仅与脑肠肽的种类有关,还可能与其受体基因表达的差异有关。细胞内信息物质转导过程差异也可能是电针足三阳经穴对胃、胆运动功能产生不同程度影响的内在机制之一。

33. 膀胱经穴位之间联系的递质及受体机理[124-131]

"膀胱经穴位之间联系的递质及受体机理"为国家自然科学基金项目(No.30371729),由西安交通大学赵晏教授负责。

以往在足太阳膀胱经上的研究已经证实,背部腧穴间存在跨节段信息传递(循经感传),这种跨节段信息传递,可能由感觉神经的轴突反射和多种神经递质介导。该研究采用外周神经分细束记录单纤维放电和免疫组化方法,探讨了多种神经递质及其受体在足太阳膀胱经腧穴之间相互影响中的作用。研究结果发现,逆向电刺激大鼠足太阳膀胱经腧穴支配神经后,相邻腧穴支配神经 Aβ 单位、Aδ 单位和 C 单位的平均传入放电频率分别为(4.31±0.58)imp/min,(5.22±0.55)imp/min,(5.27±0.69)imp/min,较前对照(2.00±0.34)imp/min,(2.42±0.33)imp/min,(2.19±0.32)imp/min 明显增加($P<0.05$)。应用 NMDA 受体拮抗剂 MK-801 和非 NMDA 受体拮抗剂 DNQX 后,传入放电不再增多。SP、CGRP 和 ATP 的激动剂和拮抗剂应用后也观察到类似的变化。吗啡受体在外周有一定的抑制作用。背角 Fos 的实验结果表明,循经的传入信息可引起脊髓背角神经元的基因转录变化。该研究从功能和受体机制等方面证实了 Glu、SP、CGRP、ATP 和吗啡等递质及其受体亚型参与轴突反射引起的循经感传过程,为中医现代化和针灸走向世界提供理论基础。

第二节　针灸与形态学研究

针灸是通过选取人体的一定部位,采用针具活其他手段刺激所选穴位,达到治愈疾病目的的一种方法。针灸疗效的取得有赖于穴位定取的准确和操作手法的恰当,是取得疗效的关键。要做到这两点,就必须熟悉人体各个部分的结构,诸如骨性标志、肌性标志、穴位层次以及断面结构等。因为骨性标志及肌性标志是临床取准穴位的关键,而断面及层次结构则是进针方向及进针深度的尺度。只有掌握了这些关键和尺度,在针灸临床上才能做到取穴有道,刺灸有据,也才能更科学地继承和发扬祖国医学。

1. 循经红外辐射轨迹的形成机理及其与经络调控功能的关系[132-146]

"循经红外辐射轨迹的形成机理及其与经络调控功能的关系"为国家自然科学基金资助项目（No.30572309），由福建省中医药研究院胡翔龙研究员负责。

以往的研究表明，人体体表沿十四经脉路线自然存在着红外辐射轨迹（IRRTM），使人们第一次直观地"看"到了古人所描述的经脉循行路线的图像，并证明这是在人群之中相当普遍存在的一种正常生命现象，解决了经脉路线"看不见"的难题。该研究在此背景下，以检测经脉线上的理化特性和能量代谢过程为切入点，从探讨循经红外辐射轨迹的形成机理，经脉线上能量代谢特征及其与针刺效应的关系和经脉线上相关组织的光热响应及其传输规律着手，研究循经红外辐射轨迹的形成机理及其与经络调控功能的关系，发现应用与人体自然状态下发射的红外波长相近（10u）的激光对人体经脉进行加热诱发，更容易诱发出 IRRTM。经脉循行线上能量代谢比较旺盛，皮肤表面的微循环血流是形成循经 IRRTM 的直接热源，而深部组织中的血流则是形成 IRRTM 的主要热源。经脉线下是一条具有三维结构的血流充沛，能量代谢旺盛的通道，这也是经脉参与人体机能调节活动的重要基础。针刺可以引起经脉线上能量代谢发生变化和相应脏腑功能活动的改变等重要结果，有所发现，有所创新。为全面阐释经络实质打下可靠的基础，深化对人体机能的整合和调控的认识。

2. 穴位、经络神经元图谱的绘制[147]

"穴位、经络神经元图谱的绘制"为国家自然科学基金资助项目（No.30672594），由中国医学科学院谢益宽研究员负责。

该研究是建立在考察经络学的神经生物学特点的基础上，推测经络学是中国古代的神经科学。应用神经生物学技术，在 15 只猕猴身体上，通过穴位点和循经注射可被神经元末梢逆行性吸收的标记物 CB - HRP；标记支配经络及穴位点的运动神经元。该研究已获得非常有意义结果，证明经络活动确具有神经生物学基础，它是以脊髓运动功能为中心的反射活动。每条经脉在脊髓运动前角都有一纵行柱状的运动神经元结构，构成柱状的标记神经元通过树突定向相互投射而形成串珠状的神经链，不同经的神经代表链占有各自的特定位置。代表一条经的神经元的树突形成密集末梢云包绕其他的标记运动神经元。标记的初级感觉神经元群在构筑学上没有类经络的排列特性。标记的运动神经元的树突除了彼此投射外，还发出树突丛投向脊髓的中央外侧交感区和中央导水管等内脏中枢，说明由运动神经元构成的链状结构除了构成循经感传的生理活动结构基础外，可能也负担着一定经脉与一定脏腑之间特定关系的形态学基础。该研究已经完成了胃经、膀胱经、肝经、肾经、心经、脾经及大肠经的运动神经元的标记和图像的录入，将在 6 个月内完成其他经络的神经元绘制并开始撰写论文。

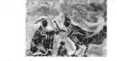

3.6 种病症腧穴热敏化分布规律的研究[148-154]

"6 种病症腧穴热敏化分布规律的研究"为国家自然科学基金资助项目(No.30760320),由江西中医药大学陈日新教授负责。

以往的临床研究结果表明,人体在疾病状态下,体表腧穴会发生敏化,其中腧穴热敏化是一类新的敏化类型。热敏化腧穴对艾条悬灸具有高度的敏感性,能产生透热、扩热、传热等临床特征,且极易激发经脉感传活动和明显提高临床疗效;腧穴热敏化的艾灸反应特征可被红外辐射成像客观显示,且表现出一定的特异性;不同疾病体表腧穴热敏化的出现部位表现出一定的疾病相关性分布特征。该研究以腧穴热敏化悬灸疗法有明显疗效优势的颈椎病、腰椎间盘突出症、过敏性鼻炎、支气管哮喘、功能性便秘、痛经 6 种病症患者为研究对象,以灸感法与红外法相结合定位热敏化腧穴,系统研究不同病症的腧穴热敏化分布规律,为腧穴热敏化悬灸疗法的临床应用与推广提供科学基础,为深入研究腧穴热敏化机制提供科学线索。

该研究将 120 例患者随机分为热敏灸组和传统艾灸组,每组 60 例。热敏灸组在腰背部及下肢热敏化高发区寻找热敏穴,实施灸疗,每日 1 次;传统艾灸组温和灸夹脊穴、次髎、秩边、环跳、委中、阳陵泉、昆仑,每日 1 次。两组疗程均为 7 天,疗程结束及半年后随访观察其疗效及复发率。结果:经治 1 疗程后,热敏灸组愈显率为 65.0%,优于传统艾灸组的 50.0%,差异有统计学意义($P<0.05$);有效以上患者半年后随访,热敏灸组愈显率为 62.3%、复发率为 26.4%,传统艾灸组分别为 34.2%、46.3%,热敏灸组疗效优于传统艾灸组且复发率低于传统艾灸组(均 $P<0.05$)。结论:热敏灸是治疗腰椎间盘突出症的有效疗法,其疗效稳定、复发率低。

4. 神经系病针灸临床病谱和治疗方案的优选[155]

"神经系病针灸临床病谱和治疗方案的优选"的目的是提高神经系病针灸疗效。该方法通过系统分析针灸文献,从优选神经系病针灸临床病谱及治疗方案角度提出问题,初步确定解决问题的思路和方法。结果发现神经系病是针灸临床的主要病谱,但神经系病针灸临床病谱及治疗方案的优选研究甚少,为此倡导开展神经系病针灸治疗方案的优选研究,优选神经系病针灸临床病谱。由此认为优选神经系病针灸临床病谱及治疗方案,对拓展神经系病针灸临床病谱、提高神经系病针灸疗效非常有益。

5. 针刀松解法对肩周炎家兔模型局部组织形态学及 TGF-β_1 的影响[156,157]

"针刀松解法对肩周炎家兔模型局部组织形态学及 TGF-β_1 的影响"为高等学校博士学科点专项科研基金项目(No.200800260007),由北京中医药大学针灸推拿学院郭长青教授负责。

该研究的目的是要观察针刀松解法对不同病理分期肩周炎模型兔局部组织形态学及 TGF-β_1 的影响,探讨针刀松解法对肩周炎干预作用的可能机制。将 48 只雄性新西兰家兔随机分为正常组、模型组、电针组、针刀 A 组(疼痛期干预)、针刀 B 组(僵硬期干预)、针刀 C 组

（疼痛期及僵硬期均干预），每组 8 只。应用持续劳损加冰敷方法制备肩周炎家兔模型，电针组和针刀各组分别行电针和针刀治疗，于实验第 33 天进行实验取材，分别取血浆、肱二头肌、冈上肌、冈下肌、大圆肌，检测 TGF - β_1 的变化。取肱二头肌肌腱和滑膜，固定、包埋、切片，HE 染色后光镜下观察其组织形态学改变。组织形态学结果表明针刀松解法能改善局部病理状态，减少滑膜增厚和肌腱纤维增生，促进组织的修复。TGF - β_1 的检测结果表明针刀松解法对模型兔血清和局部肌肉组织中异常增高的 TGF - β_1 含量有一定的良性调节作用，对血清 TGF - β_1 的调节各治疗组大致相同，无统计学意义（$P > 0.05$），而对局部肌肉组织中 TGF - β_1 的调节以针刀 A 组调节作用最优，电针组和针刀 C 组相当，针刀 B 组次之。由此认为针刀松解法可改善局部组织病理变化，促进组织的修复；同时对模型兔血清和局部肌肉组织中异常增高的 TGF - β_1 含量有良性的调节作用，早期干预效果更佳。

6. 针刺得气的 PET 脑功能成像研究[158]

"针刺得气的 PET 脑功能成像研究"为国家重点基础研究发展计划资助项目（No. 2006CB504505）、国家自然科学基金重大研究计划项目（No. 90709027），由南方医科大学中医药学院黄泳教授负责。

该研究运用正电子发射计算机断层成像（PET）技术，基于脑功能区葡萄糖代谢变化，探讨针刺得气的脑功能成像特点。将 18 例健康志愿者，随机分为经穴组、非穴组、对照组，分别施以外关穴针刺、非穴针刺、不针刺，以 18 F - FDG 为显影剂，运用 PET 进行脑部扫描，获得志愿者脑功能区葡萄糖代谢变化的图像数据，扫描完毕随即运用针刺感觉量表量化志愿者的感觉，依据感觉量化结果将所得图像数据分为酸麻胀重感组、刺痛感组与无感觉组进行比较，数据在 Mat lab 平台上采用 SPM 2.0 软件包进行处理和分析。结果发现，临床针刺效应中，外关穴组 6 人，5 人有酸麻胀重感，视觉模拟评分（VAS）4.23±1.50；非穴组 6 人，5 人有刺痛感，VAS5.73±2.40；两组 VAS 比较差异有统计学意义（$P < 0.05$）。脑功能成像结果中，按照 $P < 0.001$、相连像素大于 10 个的统计学标准，将酸麻胀重感组与无感觉组比较，显著激活 BA7、BA13、BA20、BA22、BA39、BA42、BA45，主要涉及左颞叶、颞上回等；刺痛感组与无感觉组比较，显著激活 BA18、BA19、BA22、BA24、BA25、BA32、BA36、BA40、BA45，主要涉及左边缘叶、海马回等。由此认为针刺腧穴产生的感觉主要以徐和的酸麻胀重等得气指征为主，针刺非穴产生的感觉以刺痛为主，前者所激活脑区的调控功能与腧穴的主治作用密切相关；得气的关键与腧穴的定位准确度相关；针刺得气是针刺、腧穴、感觉、腧穴效应等的综合体现。

7. 针刺不同穴位对视网膜电图和皮层视觉诱发电位的影响[159]

"针刺不同穴位对视网膜电图和皮层视觉诱发电位的影响"为国家重点基础研究发展计划项目（No. 2005CB523308）、国家自然科学基金资助项目（No. 30572309）、卫生部科学基金项目

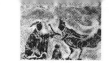
（No. WKJ2005－2－004）、福建省卫生厅资助项目（No. WZZJ0601），由福建省中医药研究院经络研究室胡翔龙教授负责。

该研究通过观察针刺不同穴位对健康成人视网膜电图（ERG）和视觉诱发电位（VEP）的影响，探讨经穴功能的相对特异性。33 名志愿者参与本实验，以直径为 1cm 装有导电膏的圆盘形表面电极放置于眼眶下缘皮肤表面（测 ERG），或放置于正中线右旁开 5cm，耳上 5cm 的枕部皮肤表面（测 VEP）。视觉刺激的闪光频率为 1 次/秒，光源与眼距离 50cm。受试者静卧，给予 20 次闪光刺激，同时用叠加仪将 20 次 ERG、VEP 反应进行平均加算，获得 1 次叠加结果。按同法记录 3～5 次反应作为针前基础值。然后刺激穴位，待出现针感时连接电子刺激器，给予电脉冲刺激，频率 0.5Hz，波宽 0.2ms，电针 10 分钟后记录 3～5 次 ERG、VEP 作为针时值。测试穴位分别为光明、内关、足三里，每穴测试时间至少相隔 3 天。结果电针刺激光明穴对 ERGb 波振幅、VEP_{100} 振幅的影响较大，变化是双向的，而电针刺激内关穴和足三里穴对 ERGb 波的振幅和 VEP_{100} 振幅的影响比较小，其差异十分显著（$P<0.01$）。由此认为电针胆经光明穴对 ERG 和 VEP 振幅的影响明显大于电针内关和足三里，提示不同穴位对 ERG、VEP 活动的影响具有相对的特异性。

8. 经脉线与非经脉线微循环血流灌注量的比较及针刺对其的影响[160]

"经脉线与非经脉线微循环血流灌注量的比较及针刺对其的影响"为国家自然科学基金面上项目（No. 30973750）、福建省中医药科研一般项目计划项目（No. WZY0912），由福建省中医药研究院经络研究室胡翔龙教授负责。

该研究目的是比较常态下胃经与其两侧旁开的非经对照点的微循环血流灌注量有无差异以及电针对其的影响。应用激光多普勒血流仪，对 21 名健康成年志愿者进行观察。先将 418－1 型测试探头固定在所要测试部位，然后将一次性静脉留置针在胃经的上巨虚、梁丘、阴市、伏兔 4 个穴位和阴市与伏兔中点的非穴位点及其左右旁开 1cm 对照点插至 1cm 深度，导入光纤，尽量减少直射光的干扰，分别检测常态下及电针足三里时经脉线与非经脉线微循环血流灌注量情况。结果发现，上巨虚、梁丘、阴市、伏兔 4 个穴位和阴市-伏兔中点的非穴位点的深部组织微循环血流灌注量都高于其两侧旁开非经对照点（$P<0.01$）。与电针前比，电针后胃经线下深部组织微循环血流灌注量较针前略有增高，但差异无统计学意义（$P>0.05$）。电针刺激可以使胃经循行线下的微循环更加均匀、顺畅。由此认为沿胃经循行线下深部组织中的微循环血流灌注量均高于两侧非经对照部位，电针刺激可以使胃经循行线下的微循环更加均匀、顺畅，证实深部组织中的血流是形成循经红外辐射轨迹的主要热源，也可能是经脉参与人体机能调节活动的重要基础。

9. 针刺对手阳明大肠经线下深部组织中氧分压的影响[161]

"针刺对手阳明大肠经线下深部组织中氧分压的影响"为国家自然科学基金资助项目

（No.30572309）、福建省自然科学基金资助项目（No.2006J0104）、福建省教育厅资助项目（No.JA05287）、福建省卫生厅资助项目（No.W2270602）和福建省经络研究重点实验室资助项目，由福建省中医药研究院经络研究室胡翔龙教授负责。

该目的是探讨与手阳明大肠经线相关组织的能量代谢特点。将31名健康志愿者，沿手阳明大肠经脉循行线上取5个测试点，测试深度为皮下1.5cm，其中3个为穴位（臂臑、手五里、手三里），2个为经上非穴位点（曲池-臂臑中点、曲池-阳溪中点）；同时在各测试点内外1.5～2cm处各取1个非经对照点，形成5个横向测试水平。观察电针前、电针合谷穴时及电针后各测试点氧分压的变化情况，连续记录60分钟。结果正常情况下沿手阳明大肠经循行线上测试点深部组织氧分压非常显著地高于两侧非经对照部位（$P < 0.01$）。电针合谷穴时，手阳明大肠经线上测试点氧分压降低，与电针前比较有统计学意义（$P < 0.05$）。电针后手阳明大肠经上氧分压与电针期间比较差异无统计学意义（$P > 0.05$），与电针前比较显著降低（$P < 0.01$，$P < 0.05$）。而两侧非经对照部位，电针时、电针后各测试点的氧分压与电针前比较均无明显变化（$P > 0.05$）。由此认为常态下手阳明大肠经循行线下深部组织中的能量代谢较其两侧非经对照部位旺盛，电针可以使沿经组织的氧利用率提高，能量代谢进一步增强。提示经脉可能是与物质、能量和信息的转换和传递相关的某种通道。

10. 经脉沟通体表上下联系的神经传入信息汇聚的研究[162]

"经脉沟通体表上下联系的神经传入信息汇聚的研究"为国家自然科学基金重大研究计划项目（No.90209031），由湖北中医药大学王华教授负责。

手阳明大肠经起于食指端，沿上肢桡侧上行，终于同侧口面齿部。此经上位于手背虎口的合谷穴常用来治疗同侧口面部的病症，如面神经麻痹等，而"面口合谷收"则是古人长期临床经验的总结。该研究采用脑科学和神经信息学技术，从感觉的三级传入中枢全面系统探讨来自合谷穴区和口面部的传入信息在脊髓、丘脑和大脑皮层的汇聚和整合作用，以此揭示上肢合谷穴与口面部联系的结构和功能基础，阐明经脉循行线沟通体表上下联系的脑功能机制与神经信息汇聚及整合的原理。结果动物实验发现，来自合谷穴区的传入和来自口面部的传入可以会聚在同一个丘脑神经元上。临床实验则表明，刺激合谷穴时，除了引起对侧第一躯体感觉皮质的手代表区兴奋，还引起面部代表区兴奋。后者与刺激面部引起的对侧第一躯体感觉皮质兴奋区非常接近，甚至重合，说明来自合谷穴和口面部的传入信息可以在大脑皮层区域发生会聚和相互作用。

11. 针刺穴位的脑功能成像方法学研究及其应用[163-171]

"针刺穴位的脑功能成像方法学研究及其应用"为国家自然科学基金重大研究计划项目（No.90209030），由中国科学院高能物理研究所单保慈副研究员负责。

该研究利用功能核磁共振成像（FMRI）技术研究针灸的机制及其数据处理方法，针对针

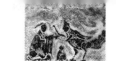

灸中的基本问题,主要开展了5个方面的研究。第一,穴位特异性问题,初步证明了穴位特异性的存在。第二,组合穴位针刺的机制研究,发现组合穴位针刺所激活的脑区并不是单穴位针刺结果的简单叠加,说明组合穴位针刺时单穴位之间存在相互作用。第三,针刺时间对针刺效果的影响,在针刺治疗时针刺时间的长短到底对针刺效果有什么影响还不清楚,研究结果显示针刺半分钟和1分钟之间没有显著差异,但它们与针刺3分钟之间存在显著差异,说明针刺存在时间效应。第四,针刺四关穴对阿尔茨海默病(AD)病人治疗作用的研究。在上述研究的基础上,研究了针刺四关穴3分钟对AD病人脑功能的影响,发现它可以激活AD病人的主要功能降低脑区,为针刺四关穴治疗AD提供了客观证据。第五,建立了一种FMRI数据处理新方法—ETCA,为针刺FMRI研究提供了一种新的数据分析手段。

实验1:以健康右利手志愿者18例参加本次实验。实验采用单组块设计,包括静息期、刺激期和针刺后效应期。每名被试只接受1种针刺,即针刺右侧Liv3或针刺相邻假穴位,其中,10例被试者参加穴位针刺,其余8例参加假穴位针刺,同时进行全脑的FMRI。采用统计参数图(SPM99)进行统计学分析,用t检验分析获得刺激期、后效应期状态分别与静息期状态信号对比的脑功能图像,以$P < 0.001$的像素构成统计参数图,最后利用SPM的掩盖(Mask)功能,从针刺激活区中排除假穴位针刺的干扰激活区,得出针刺激活的特异性脑区图。结果排除8例假穴位针刺期激活脑区后,与静息状态比较,针刺10例被试右侧太冲穴激活的脑区主要包括左右小脑(t值分别为10.06,9 82)、前额叶、顶上小叶(t值分别为4.36,4.53)和顶下小叶(t值分别为3.94,4.95)、枕叶、海马旁回(t值分别为5.63,6.32)、岛叶(t值分别为3.82,5.51)、丘脑、豆状核(t值分别为3.24,4.40)以及对侧颞极和前、后扣带回(P值均< 0.01)。排除8例假穴位针刺"后效应期"激活区后,针刺10例被试太冲穴后效应期激活的脑区主要包括双侧小脑、前额叶、顶上小叶和顶下小叶、枕叶、豆状核、海马旁回,同侧颞极、海马、岛叶和丘脑,对侧尾状核头和胼胝体以及前、后扣带回。结论:针刺Liv3激活视区、边缘系统和皮层下灰质结构,可能是脑内调整的特异性脑区,而且这些区域在后效应期仍有激活,为针刺后效应的存在提供了一定的客观证据,这将为以后针刺实验的科学设计奠定基础工作。

实验2:针刺13例正常老年人"四关穴",同时进行全脑FMRI扫描。为避免针刺后效应的影响,实验采用单组块设计。数据采用SPM99进行分析。图像中每个体素的t值形成统计参数图,以$P < 0.05$(经比较修正后)的体素作为激活体素。结果:针刺正常老年人"四关穴"激活双侧小脑半球、小脑蚓部、左侧额中回、双侧额下回、双侧中央旁小叶、双侧丘脑、后扣带回和前扣带回。针刺"四关穴"所激活的脑区,并非是单独针刺太冲穴和合谷穴所激活脑区的简单叠加。结论:针刺正常老年人"四关穴"激活后扣带回和额叶,这可能是该组合穴治疗精神类疾病的中枢神经机制。FMRI是一种客观显示针刺治疗脑改变的方法。

实验3:以37例健康志愿者随机分为4组,9例接受在太冲针刺,8例接受右侧太冲附近的假穴针刺,10例接受在合谷的针刺,10例接受右侧合谷附近的假穴针刺。在针刺时进行全脑功能成像扫描,用SPM2处理图像。结果:发现针刺两穴位激活了小脑的不同区域;针刺太冲的激活了对侧小脑前叶,同侧小脑后叶下半月小叶;针刺合谷激活了对侧小脑后叶下半月小叶及同侧小脑后叶上半月小叶。两穴位针刺均未引起小脑的负激活。结论:不同穴位引起的小脑激活区域不同,提示小脑在针灸不同穴位作用机制中具有特异性;小脑后叶可能是不同穴位作用的共同神经通路。

12. 腹针"补肾填髓"法静息状态脑功能成像研究[172]

"腹针'补肾填髓'法静息状态脑功能成像研究"是利用静息状态脑功能磁共振成像研究腹针的中枢神经作用机制。对12例老年健康志愿者进行标准化腹针"补肾填髓"法操作,穴取中脘、下脘、气海、关元、气穴、商曲、滑肉门,于针刺前和针刺起针后行磁共振静息状态脑功能成像扫描,采用双侧海马为种子点对全脑皮层进行功能连接分析。针刺前,双侧额中回、双侧颞上回、双侧颞中回、双侧丘脑、双侧海马旁回、双侧岛叶、右侧小脑顶、右侧小脑坡、左侧额上回、左侧尾状核头、左侧后扣带回、左侧顶下小叶与双侧海马存在功能连接(均 $P<0.05$)。针刺后,双侧额上回、双侧颞上回、双侧颞中回、双侧丘脑、双侧岛叶、双侧海马旁回、双侧顶下小叶、双侧中央后回、双侧扣带回、右侧尾状核头、右侧枕中回、右侧后扣带回与双侧海马存在功能连接(均 $P<0.05$)。针刺后与针刺前比较,双侧额上回、双侧额中回、双侧颞上回、双侧顶上小叶、右侧额下回、右侧前扣带回、右侧梭状回、右侧楔前叶、右中央后回与双侧海马的功能连接增强;左侧颞中回、右侧舌回、左侧楔叶、左侧楔前叶、左侧顶下小叶与双侧海马的功能连接减弱。老年健康志愿者腹针"补肾填髓法"针刺后与认知、记忆及情感、感觉有关的皮层结构与双侧海马的功能连接增强,提示腹针可改善中枢神经系统认知网络的整体功能状态。

13. 激光针灸的机理研究[173-186]

20世纪60年代人们创造了激光,接着在1966年匈牙利的Mester提出了激光的生物刺激作用,随后又有了经络穴位的弱激光照射刺激,即所谓的激光针灸,把激光柱比拟为一根光针刺入了人体组织穴位处,英文所谓的 laser acupuncture。随着激光针灸的应用,在很多疾病的治疗方面它都表现了较好的疗效,于是对激光针灸机理方面的研究也就一步步地开展起来。

该研究在麻醉大鼠生理状态下及颈静脉注射脱羟肾上腺素(PE)引起升压反射的状态下,观察电针耳穴心及体穴内关、足三里对MAP的影响,同时用电生理学单细胞记录的方法记录和鉴别孤束核(NTS)与升压反射相关神经元细胞外放电活动,同步观察上述两种状态下针刺对单细胞放电的影响。研究发现颈静脉注射PE引起升压反射,NTS神经元活动对升压反射的反应以兴奋为主。麻醉大鼠生理状态下和PE引起升压平台期时,电针耳穴心和体穴足三

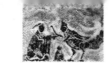

里能降低大鼠的 MAP($P<0.001$,$P<0.05$),"内关"无明显作用。电针 3 个穴位均能增加大鼠生理状态和升压平台期状态 NTS 升压反射相关神经元的放电活动,在两种血压状态下电针耳穴心和体穴足三里引起神经元放电增加的百分比均大于内关($P<0.05$)。该研究认为 NTS 内存在升压反射相关神经元,这类神经元被耳穴心及体穴足三里激活的百分比与内关相比更为显著,与针刺耳穴心及体穴足三里引起的降压效应反应相一致,说明在 NTS 内针刺和加压反射信号发生整合。

相对于体穴而言,耳穴治疗高血压病疗效稳定。耳穴的这种效应与耳郭存在有迷走神经分布有关。本项研究探讨了耳穴激活迷走神经的外周途径和中枢机制及与血压调节之间的关系,建立耳穴-心-迷走神经反射。

20 世纪初关于激光针灸生物机理方面的研究并不多,激光选择基本上也是以氦氖激光为主。1990 年德国的 BrockhausA 和 ElgerCE 用氦氖激光照射两边的合谷穴和肩前穴,用电脑控制的标准程序产生疼痛刺激。实验证明了针灸对皮肤热刺激疼痛的止痛效果,但激光针灸并没有影响疼痛的阈值。

1993 年有研究人员切除穴位肌皮肤神经后,发现激光针灸不能治疗心肌梗死,也不能减轻心肌伤害。由此认为肌皮肤神经可能扮演在激光针灸过程中心脏和穴位之间的重要角色。

黄平等在 1994 年,氦氖激光照射新西兰白兔阳关、催情和三阴交穴位,发现兔子宫和卵巢细胞超微结构在形态和数量上发生变化,线粒体增多,嵴长而密,高尔基体和内质网扩张。较大功率照射可致细胞膜受损,表明适当功率激光穴位照射可使氧化代谢率提高,能量代谢功能活跃。又用化学法测定 LDH 酶活性,聚丙烯酰胺凝胶电泳法测定 LDH 同工酶,结果显示 LDH 酶活性变化不大,但同工酶含量产生变化,LDH5 显著降低。表明氦氖激光照射穴位,对细胞 LDH 有关基因表达产生一定作用。接着用类固醇激素受体测定法测定雌二醇受体和孕酮受体含量,发现两者浓度均上升,表明激光穴位照射,通过类固醇激素受体浓度的提高,影响机体代谢。次年,他们又同样用氦氖激光照射新西兰白兔阳关、催情和三阴交穴位,生化方法测定酸性磷酸酶 ACP 和碱性磷酸酶 ALP 活性,发现 ACP 基本不变,ALP 显著提高。

1996 年蔡昌松等用 10mW 氦氖激光照射足三里,观察脾淋巴细胞细胞转化试验(LTT)。结果显示照射对 LTT 有提高作用可使 LTT 值比非穴位照射高。表明穴位照射可激活体内阿片肽系统,通过中枢和外周的阿片受体达到调节机体免疫功能。

进入 21 世纪以后,激光针灸生物机理方面的研究逐渐变多,而且核磁共振技术、激光多普勒流量技术等先进的技术手段也应用到了激光针灸的生物机理的研究中。

2000 年澳大利亚和欧洲的 G. Litscher 和 L. Wang 等在激光针灸刺激后,用多普勒超声波扫描测定脑血流,血流的增加表明激光针灸对大脑特定区域的刺激。说明大脑扮演了激光针灸过程中一个重要的中间角色。

任明姬等用氦氖激光照射小鼠的神阙穴,照射结束后取小鼠腹腔巨噬细胞,分别做如下实验:①用荧光显微镜观察腹腔巨噬细胞对白色念珠菌的吞噬功能;②用 α 萘酚醋酸酯法显示腹腔巨噬细胞内非特异性酯酶(NSE),并用图像分析系统对 NSE 作定量分析;③用透射电镜观察腹腔巨噬细胞超微结构的变化。实验后发现,照射组小鼠腹腔巨噬细胞对白色念珠菌的吞噬率、吞噬指数及 NSE 的各项参数值与对照组比较,各项指标增加,照射 10 天组腹腔巨噬细胞的超微结构呈活化状态。表明穴位照射可能活化其巨噬细胞,从而提高机体免疫功能。

2001 年香港研究者对慢性 CTS 患者进行研究和治疗。发现激光针灸导致神经传导的变化,治疗 30 分钟后,导致了感觉神经传导速度的减慢。澳大利亚和美国的 Stefan Golaszewski 和 Christian Siedentop F 等把核磁共振成像技术应用到激光针灸的研究中,发现激光针灸似乎首先激活了相应的大脑皮层。

近几年来,激光针灸开始从生物现象的各个角度进行机理的研究,并取得很多进展。研究者们试图从神经传导、激素分泌、大脑皮层反应等各个方面来找到激光针灸治病的答案。

德国和澳大利亚的 Christian M. Siedentopfa 和 StefanM. Golaszewskib 等通过功能性核磁共振成像显示了激光针灸在大脑活性上的作用。激光针刺左脚的至阴穴位,结果发现身体同侧视皮层 BA18 和 BA19 区的活性。

澳大利亚和德国的 G. Litscher and D. Schikora 用 685nm 半导体激光刺激穴位,测得眼动脉血流的增加。

侯晓强等用不同功率的氦氖激光照射幼鼠的百会穴和大椎穴,解剖采血测量了血常规指标。照射幼鼠的百会和大椎穴可以引起 WBC、RBC、MCHC 这些指标的增加。表明穴位照射可能调控神经、循环、免疫系统,具有提高机体防御功能的作用。2002 年武宏等用波长 810 nm,输入功率 350~400mW 的激光照射风湿关节炎患者相关穴位,上肢取曲池、外关、合谷等穴及局部肿胀疼痛部位。下肢取鹤顶、犊鼻、阳陵泉、足三里等,每穴位照射 3 分钟,再用脉冲的方式输出功率 800mW 激光,通断时间 2~6 秒,点击各穴位。化验检查 IL-1、TNF-α、ESR、RF、CRP,治疗前后各检查一次。治疗后患者血清中 IL-1、TNF-α 水平下降。

2003 年侯晓强等用氦氖激光照射小白鼠关元穴和内关穴,提取精液测量血清睾酮指标,结果显著升高。表明激光针灸过程中,调节了激素的分泌。刘伟等用氦氖激光照射新生缺血缺氧性脑损伤鼠的百会、大椎两穴,22 天后左侧脑组织进行常规石蜡包埋、切片、尼氏染色和 BDNF 免疫组织化学染色,结果表明激光穴位照射,明显提高了脑神经细胞的活性。

2004 年郸建淑等用不同功率的氦氖激光照射幼鼠大椎穴和至阳穴,取血测量血常规相关指标,红细胞和白细胞随激光的功率和剂量增加而增多(在一定的频率范围内),说明激光穴位

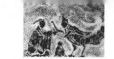

照射从某种途径促进了细胞的生长发育。

通过以上实验不难看出激光针刺生物机理方面,多是选择病例作体外激光照射,得到一些生物参数的信息,以调节神经系统的一些变化,达到治疗疾病的目的,是其治病生物机理的一个重要方面。

参考文献

[1] 高听妍,朱兵.耳穴降压沟电脉冲刺激治疗高血压病疗效分析[J].中国针灸,2005,25(7):474 – 476.

[2] 高听妍,李艳华,朱兵,等.针刺耳甲区对自发性高血压及正常大鼠血压的影响及其机理探讨[J].针刺研究,2006,31(2):90 – 95.

[3] 梅志刚,朱兵,李艳华,等,大鼠孤束核葡萄糖敏感神经元、胰岛素敏感神经元对耳甲电针的反应[J].中国针灸,2007,27(12):917.

[4] Gao Tinyan, Zhang Shiping, Zhu Bing, et al. Investigation of auricular acupuncture points in regulation of autonomic function in anesthetized rats[J]. Auton Neurosci. 2008,138(1 – 2):50 – 6.

[5] 晋志高,景向红,李继伟,等,斑马鱼体表类穴位与类经络结构的初步观察[J].中国针灸,2007,27(2):117 – 119.

[6] 陈淑莉,晋志高,景向红,等,电针"合谷"和"四白"穴对大鼠孤束核胃相关神经元电活动的影响[J].针刺研究,2006,31(1):46 – 47.

[7] 刘俊岭,陈淑萍,高永辉,等.不同强度、不同频度电针对慢性痛大鼠镇痛作用的比较[J].针刺研究,2006,31(5):280 – 285.

[8] 刘俊岭,陈淑萍,高永辉,等.重复电针镇痛效应的观察及与血浆 B – EP、ACTH 及 COR 变化的关系[J].针刺研究,2007,32(5):306 – 312.

[9] 刘京,王俊英,刘俊岭,等.安慰针刺对照设计的研究进展与相关问题探讨[J].针刺研究,2007,32(5):389 – 392.

[10] 孙国杰,王述菊,杜艳军,等.不同穴位对胃运动异常大鼠双相调节效应研究[J].中国针灸,27(11):839 – 842.

[11] 王述菊,孙国杰,杜艳军,等.孤束核在针刺"足三里"调节胃运动中的作用机制[J].中国中医药信息杂志,14(9):28 – 30.

[12] 王述菊,孙国杰,吴绪平,等.针刺对胃运动低下大鼠孤束核神经元放电影响的研究[J].中华中医药学刊,2007,25(9):1820 – 1822.

[13] 孙国杰,胡和平,王述菊,等.针刺对大鼠不同状态血压调节作用的机制研究[J].中国康

复,2008,23(1):49-51.

[14] 梁宜,方剑乔.5-羟色胺系统与运动性中枢疲劳[J].中国康复医学杂志,2008,23(2):176-178.

[15] 梁宜,方剑乔.汪存信,等.经皮穴位电刺激对力竭运动大鼠血浆超氧化物歧化酶和丙二醛的影响[J].针刺研究,2008,33(2):120-123.

[16] 梁宜,方剑乔,邵晓梅,等.经皮穴位电刺激足三里穴对跑台力竭运动大鼠自由基代谢的影响[J].中国中医药科技,2008,15(4):251-252.

[17] 乔秀兰,卢圣锋,尹海燕,等.针灸对SAMP8小鼠皮层神经干细胞增殖分化的影响[J].中国老年学杂志,2010,30(1):38-41.

[18] 唐勇,乔秀兰,尹海燕,等.针灸对SAMP8小鼠嗅球神经干细胞增殖分化的影响[J].生物医学工程学杂志,2009,26(6):1295-1299.

[19] 卢圣锋,唐勇,尹海燕,等.关于神经细胞黏附分子与老年性痴呆的探讨[J].中国老年学杂志,2009,29(10):2680-2683.

[20] 尹海燕,乔秀兰,卢圣锋,等.针灸对SAMP8小鼠嗅球神经干细胞向胶质细胞分化的影响[J].成都医学院学报,2009,4(3):173-176.

[21] 卢圣锋,尹海燕,乔秀兰,等.神经细胞粘附分子、多聚唾液酸及其复合体与成年神经发生[J].国际神经病学神经外科学杂志,2009,36(2):153-157.

[22] 卢圣锋,唐勇,尹海燕,等.电针对SAMP8小鼠海马NCAM和NF-KB表达的影响[J].中华神经医学杂志,2009,8(3):266-269.

[23] 吴巧凤,尹海燕,曾芳,等.艾灸补髓促进老年学习记减退大鼠海马神经发生[J].中国老年学杂志,2008,28(21):2081-2083.

[24] 尹海燕,吴巧凤,曾芳,等.艾灸对老年学习记忆减退大鼠海马干细胞相关基因的影响[J].中国老年学杂志,2008,28(10):937-939.

[25] 唐勇,卢圣锋,乔秀兰,等.艾灸对快速老化模型小鼠海马神经干细胞分化的影响[J].中国康复医学杂志,2010,25(4):101-104..

[26] 刘洁,尹海燕,余能伟,等.快速老化与正常老化小鼠脑内神经干细胞增殖的差异[J].中国组织工程研究与临床康复,2010,14(32):5935-5938.

[27] Zhu Bing,Rong Peijing,Li Yuqing,et al. Acupoints stimulated effective regularity and its mechanisms[J]. World Journal of Acupuncture-Moxibustion,2009,30(19): 6-10.

[28] 程斌.与内脏病变相关穴位的组织细胞特性研究[D].济南:山东中医药大学,2010.

[29] 景向红,朱兵.中国中医科学院针灸研究所973计划工作进展[J].针刺研究,2007,32(2):F2.

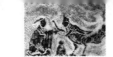

[30]　贲卉,荣培晶,李艳华,等.胃溃疡患者皮肤压痛阈及辨别阈的观察[J].上海针灸杂志, 2011,30(1):62-63.

[31]　Rong Peijing,Li Liang. Relationship Between In ternal Organ(Viscera)and Acupoints: Toward Meridian Theory[J]. World Journal of Acupuncture - Moxibustion,2008,18 (2):44-50.

[32]　贲卉,荣培晶,李亮,等.针刺对穴位开合状态下一氧化氮含量的影响[J].中国中医药信息杂志,2010,17(3):15-17.

[33]　贲卉,李亮,高昕妍,等.穴位和非穴位一氧化氮含量及导电量的比较[J].针刺研究, 2009,34(6):383-386.

[34]　贲卉,荣培晶,高昕妍,等.子午流注针法的临床应用与研究[J].针刺研究,2010,35(3):229 -231.

[35]　Ben Hui,Rong Peijing,Li Liang,et al. Effects of Different Acupuncture Stimulations on NO Content in Acupoint Areas[J]. Journal of Traditional Chinese Medicine,2010, 30(1):25-29.

[36]　贲卉,荣培晶,高听妍,等.手针、电针、温灸对穴位影响的实验比较观察[J].世界科学技术-中医药现代化,2010,12(1):47-50.

[37]　黄凤,荣培晶,王宏才,等.耳甲迷走神经刺激干预35例糖耐量受损患者临床观察[J].中华中医药杂志,2010,25(12):2185-2187.

[38]　李忠仁.电针调节松果体褪黑激素作用的观察[J].针刺研究,2008,33(3):164-168.

[39]　沈梅红,李忠仁.电针对脑缺血再灌注大鼠大脑皮层超微结构的影响[J].针刺研究, 2009,34(3):167-170.

[40]　程洁,李忠仁.钙调蛋白信号转导与脑缺血再灌注脑损伤关系的研究[J].中西医结合心脑血管病杂志,2010,8(7):836-838.

[41]　穆艳云,李忠仁.电针对缺血再灌注脑损伤大鼠海马线粒体 ATP 酶活性的影响[J].南京中医药大学学报,2009,25(4):268-270.

[42]　景丹丹,李忠仁.钙离子生物活性与针刺调节作用的研究进展[J].北京中医药,2008,27 (8):663-665.

[43]　吴文忠,李忠仁.脑缺血氧化应激损伤的针刺拮抗作用研究[J].南京中医药大学学报, 2009,25(6):478-480.

[44]　刘晓华,李忠仁.针刺对缺血性脑血管病的分子生物学调节机制的研究进展[J].针灸临床杂志2010,26(6):62-64.

[45]　沈梅红,李忠仁.电针抗氧应激对喹啉酸损毁大鼠海马的保护作用[J].辽宁中医杂志,

2009,36(1):140-142.

[46] 潘建玲,李忠仁.针刺与 G 蛋白调控相关性研究进展[J].辽宁中医杂志,2009,36(5):852-854.

[47] Shen Meihong,Li Zhongren. Protection of electroacupuncture on hippocampal injury induced by quinolinic acid iats[J]. World J. Acu moxi,2008,18(2):38-43.

[48] 李缨,李忠仁.针刺效应与 G 蛋白介导的信号转导[J].南京中医药大学学报,2009,25(3):235-237.

[49] 沈梅红,李忠仁.电针对脑缺血再灌注模型大鼠的谷胱甘肽的影响[J].南京中医药大学学报,2011,27(2):30-31.

[50] 程洁,朱毅,李忠仁.钙调蛋白信号转导与脑缺血再灌注的氧化应激反应[J].中国老年学杂志,2011,31(3):532-534.

[51] 周华,孙国杰,孔立红,等.针灸预处理对 AD 大鼠学习记忆行为的影响的实验研究[J].湖北中医药大学学报,2011,13(1):3-5.

[52] 周华,孙国杰,杜艳军,等.针灸预处理对 AD 大鼠海马组织 GSK-3p 和 PP2A 影响的实验研究[J].时珍国医国药,2011,22(3):232-233.

[53] 周华,孔立红,沈峰,等.针灸预处理对 Alzheimcr 大鼠 Wnt 1 表达的影响[J].中国老年学杂志,2010,30(14):2019-2021.

[54] 豁银成,孙国杰,杜艳军.针灸预刺激对 AD 大鼠神经元凋亡相关蛋白 Bcl-2、NFB 的影响[J].湖北中医学院学报,2010,12(3):16-18.

[55] 王述菊,孙国杰,李和苍,等.电针对阿尔茨海默病大鼠纹状体神经细胞超微结构的影响[J].湖北中医学院学报,2009,11(5):34.

[56] 崔丽,孙国杰,周华,等.针灸预刺激对阿尔茨海默病模型大鼠学习记忆能力及海马区 SOD 和 NOS 的影响[J].湖北中医学院学报,2009,11(3):6-8.

[57] 朱书秀,孙国杰.电针对阿尔茨海默病大鼠海马区胶质细胞活化及神经元超微结构的影响[J].中医杂志.2009,50(6):522-525.

[58] 柯红,孙国杰.周华.针灸预刺激对 AD 大鼠脑内自由基影响的实验研究[J].湖北中医学院学报,2009,11(2):14-16.

[59] 沈峰,孙国杰,王飞.电针对 Ap-(25-35)所致 AD 大鼠海马 NOS 活性的影响[J].湖北中医杂志,2009,31(3):10-12.

[60] 朱书秀,孙国杰,电针对阿尔茨海默病模型大鼠学习记忆能力及海马区胶质细胞的影响[J].中国针灸,2009,29(2):133-136.

[61] 朱书秀,孙国杰,周华,等.电针对阿尔茨海默病模型大鼠记忆能力及额叶神经元的影响

[J].中华中医药学刊,2008,26(12):2571-2573.

[62] 朱书秀,孙国杰.电针对阿尔茨海默病模型大鼠学习记忆能力的改善作用[J].河南中医学院学报,2008,23(4)18-19.

[63] 朱书秀,周丽莎,孙国杰.电针对阿尔茨海默病模型大鼠行为学及海马区 IL-1B、TNF-a 的影响[J].陕西中医学院学报,2008,31(4):55-57.

[64] 郭义,潘萍.肥大细胞是针刺效应信号放大的关键因素之一[J].辽宁中医杂志,2009,36(12):2066-2068.

[65] 郭义,胡雯雯,李桂兰.经络与微循环相关性研究进展[J].环球中医药,2010,3(3):231-233.

[66] 郭义,李忠正,郭永明.浅析卫气与血管外体液循环系统的关系[J].中医药学报,2010,38(4):1-2.

[67] 郭义,李桂华,李桂兰,等.脏腑-经穴相关机制的生化研究进展[J].天津中医药,2009,26(2):169-171.

[68] 郭义,陈波,高岑,等.放血疗法适宜病症初探[J].中国针灸,2009,29(5):397-399.

[69] 郭义,陈雷,席强,等.针刺手法作用及其机理的研究进展[J].针灸临床杂志,2009,25(7):55-57.

[70] 郭义.小醒脑开窍配合弹拨拔伸法治疗颈椎病[J].针灸临床杂志,2008,24(7):11-12.

[71] 郭义,周涛,郭永明,等.针刺电信息的神经编码特性[J].中西医结合学报,2008,6(12):1300-1304.

[72] 郭义,席强,郭永明,等.针刺手法参数的研究现状和分析[J].辽宁中医杂志,2010,37(1):145-146.

[73] 郭义,王超,何文菊.2008年SCI源期刊发表的针刺文献分析[J].中国针灸,2010,30(9):755-758.

[74] 郭义,李忠正.浅谈"络脉"和"脉络"[J].针灸临床杂志,2009,25(1):11-12.

[75] 郭义,王雪争,刘庆华.刺络放血疗法治疗虚证之我见[J].针灸临床杂志,2009,25(2):6-8.

[76] 郭义,王超.挑刺龈交穴为主综合治疗痔疮脱垂治验1则[J].针灸临床杂志,2010,26(8):15-16.

[77] Chen Shuli,Jing Xianghong,et al. Functional and biochemical studies of CD9 in fibrosareoma cell line[J]. Mol Cell Biochem,2011,350(1-2):89-99.

[78] 马晓艽,莫文权,赵琛,等.艾灸对亚急性衰老大鼠肝组织羰基毒化及 p19ARF、p53mRNA 表达的影响[J].世界科学技术—中医药现代化,2010,12(6):892-896.

[79] 周奇志,魏焦禄,蔡定均,等.电针对自由运行状态小鼠SCN内Cry基因表达的影响

[J].四川中医,2008,26(9):7-10.

[80] 谢川,蔡定均,周奇志,等.下室旁区调节昼夜节律的相关研究探讨[J].辽宁中医杂志,2010,37(7):1404-1405.

[81] 于晓华,吴富东."面口合谷收"的机制研究概况[J].针刺研究,2011,10(36):388-391.

[82] 张庆光,王健,顾克斌,等.腕踝针对新兵植物神经功能状态的影响[J].中国针灸,2006,3(26):203-204.

[83] 冀来喜,闫丽萍,王海军,等.针刺"内关""中脘""足三里"对背侧网状亚核神经元放电的影响[J].针刺研究,2009,34(1):27-30.

[84] 张荣军,宋小鸽,蔡兴慧.针灸对海洛因复吸大鼠条件性位置偏爱及脑前额叶皮质超微结构的影响[J].针刺研究,2009,4(34):97-100.

[85] 宋晓晶,罗明富,蒋瑾,等.大鼠穴区注射干细胞因子抗体对肥大细胞数量和脱颗粒的影响[J].针刺研究,2011,36(8):247-251.

[86] 卓缘圆,杨卓欣,吴家满.电针对脾虚证幼鼠海马区神经干细胞增殖和分化的影响[J].针刺研究,2011,10(36):327-334.

[87] 赵玉雪,何伟,高昕妍,等.电针耳甲区对内毒素血症模型大鼠的抗炎保护作用[J].针刺研究,2011,6(36):187-192.

[88] 张彦,马淑兰,陈伯英,等.针刺对急性手术创伤大鼠下丘脑促肾上腺皮质激素释放因子家族肽及其受体表达的影响[J].针刺研究,2010,6(35):163-169.

[89] 刘芳,方剑乔,邵晓梅.电针对人重组白介素-1B诱导的气囊炎性反应模型大鼠环氧合酶基因和蛋白表达的影响[J].针刺研究,2009,6(34):159-162.

[90] 张向飞,邹宇,赵娅,等.督脉电针刺激对脊髓全横断小鼠大脑皮质运动区BDNF表达的影响[J].四川大学学报,2012,2(43):250-253.

[91] 倪剑武,孟轶男,项海飞,等.经皮穴位电刺激对开颅术患者围术期脂质过氧化反应及认知功能的影响[J].针刺研究,2009,34(1):52-56.

[92] 唐照亮,宋小鸽,章复清,等.艾灸抗炎免疫作用机理的研究[J].安徽中医学院学报,2003,22(2):31.

[93] 唐照亮,宋小鸽,章复清,等.艾灸对寒凝血瘀证大鼠内皮素及一氧化氮的影响[J].中国中医基础医学杂志,2003,8(3):57-58.

[94] 唐照亮,宋小鸽,章复清,等.艾灸治疗类风湿性关节炎抗炎免疫作用机理的研究[J].针刺研究,2003,28(4):292-298.

[95] 唐照亮,宋小鸽,章复清,等.艾灸对佐剂性关节炎大鼠滑膜细胞凋亡及病理组织的观察[J].中医药学刊,2004,22(2):226-227,262.

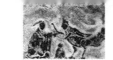

[96] 唐照亮,宋小鸽,章复清,等.艾灸对寒凝血瘀证大鼠活血化瘀作用的实验研究[J].中国中医基础医学杂志,2000,6(4):43,46.

[97] 杨馨,杨慎峭,周海燕,等.艾灸对实验性 RA 家兔滑膜细胞 MAPK 信号通路影响的研究[J].中华中医药学刊,2007(3):470-474.

[98] 魏铮,杨露晨,杨馨,等.艾灸对类风湿性关节炎家兔滑膜细胞 CyclinD1 及 CDK4 蛋白表达的影响[J].中华中医药学刊,2012,30(7):1503-1504.

[99] 杨馨,李继书,杨慎峭,等.艾灸对实验性类风湿性关节炎家兔滑膜细胞 JAK—STAT 信号通路影响的研究[J].针刺研究,2007,32(2):75-82.

[100] 韩秀引,王蕾,欧可群.哺乳动物生物钟系统研究[J].中国临床康复,2003,7(25):3498-34.

[101] 王静,蔡定均,王蕾,等.不同授时因子对金黄地鼠视交叉上核 NOS 表达的影响[J].中国临床康复,2005,9(27):124-125.

[102] 丁光宏,沈雪勇,陶岳辉,等.针刺手法与针体受力参数的对比研究[J].中国生物医学工程学报.2004,23(4):334-341.

[103] 张迪,丁光宏,沈雪勇,等.针刺引起结缔组织效应的研究进展[J].针刺研究,2004,29(1):77-81.

[104] 丁光宏,沈雪勇,戴建华,等.中医针刺过程中针体受力的动态监测系统研制[J].生物医学工程杂志,2003,20(1):121-124.

[105] 丁光宏,沈雪勇,戴建华.针刺提插和捻转手法运针频率在得气与非得气状态的差异[J].中国针灸,2002,22(10):679-681.

[106] 丁光宏,沈雪勇,褚君浩,等.人体穴位与中医各种灸的红外辐射光谱特性[J].针刺研究,2002,27(4):269-273.

[107] 王凌,陶明德,丁光宏.中医针刺两种不同手法对机体应力作用及其能量传播[J].医用生物力学,2003,18(4):195-201.

[108] 姚伟,丁光宏,沈雪勇.物质代谢的动力学模型及关联的中医脾气虚证[J].自然科学进展.2002,12(6):607-611.

[109] 丁光宏,杨静,陈尔瑜,等.人体组织液定向流动与经络[J].自然科学进展,2001,11(8):811-818.

[110] 吕琳,陈永红,庞声航,等.壮医药线点灸对脾虚大鼠垂体、下丘脑、胃、肠生长抑素和 β-内啡肽的影响[J].上海中医药杂志,2007,(2):61-63.

[111] 吕琳,陈永红,庞声航,等.壮医药线点灸对脾虚大鼠垂体、下丘脑、胃、肠 SS,β-EP 的影响及其作用机制[J].中国民族医药杂志,2007,(4):37-39.

[112] 吕琳,陈永红,庞声航,等.去垂体对壮医药线点灸调节脾虚大鼠生长抑素的影响[J].四川中医,2006,(8):13-15.

[113] 张泓,易受乡,严洁,等.电针足三阳经对家兔脑肠肽类物质影响的比较研究[J].中国临床康复,2004,8(12):2290-2291.

[114] 易受乡,张泓,严洁,等.电针足阳明足少阳经对胃窦及奥狄氏括约肌缩胆囊素-A受体基因表达的影响[J].中国临床康复,2004,8(12):2292-2293.

[115] 邓元江,易受乡,林亚平,等.电针足阳明经穴对家兔胃窦平滑肌细胞内钙离子浓度的影响[J].中医杂志,2004,45(8):587-589.

[116] 邓元江,易受乡,林亚平,等.针刺足阳明经穴对家兔胃窦平滑肌细胞舒缩长度的影响[J].针刺研究,2004,29(4):274-278.

[117] 易受乡,邓元江,严洁,等.针刺足阳明经穴对家兔胃窦平滑肌细胞舒缩长度及胞内钙离子浓度的影响[J].中国中医药科技,2005,12(1):1-3.

[118] 张泓,易受乡,严洁,等.电针足阳明经穴对胃窦胆囊收缩素受体基因表达的影响[J].中国针灸,2004,24(10):717-719.

[119] 易受乡,阳仁达,严洁,等.针刺足三阳经穴对胃粘膜损伤家兔生长抑素受体基因表达影响的比较[J].中国针灸,2004,24(11):785-788.

[120] 阳仁达,易受乡,严洁,等.针刺对胃粘膜损伤家兔胃粘膜生长抑素及其受体基因表达的影响[J].针刺研究,2004,29(3):183-186.

[121] 易受乡,阳仁达,严洁,等.针刺对胃粘膜损伤家兔表皮生长因子、生长抑素及生长抑素受体基因表达的影响[J].世界华人消化杂志,2004,12(7):1721-1723.

[122] 张泓,易受乡,严洁,等.电针足三阳经(穴)对家兔血浆及胃窦组织胃动素影响的比较[J].湖南中医学院学报,2004,23(4):53-55.

[123] 刘玉群,常小荣.针刺对胃泌素及胃动素影响的研究概况[J].安徽中医学院学报,2003,22(1):62-63.

[124] 曹东元,赵晏,郭媛,等.谷氨酸钠对大鼠初级感觉神经传入放电的影响[J/OL].中国科技论文在线,2004-06-25[2011-06-15].http://www.paper.edu.c/releasepaper/content/200406-100.

[125] 田雨灵,赵晏.生长抑素在初级伤害性信息传递中的作用[J].生理科学进展,2005,32(2):141-144.

[126] 张琪,赵晏.P2X嘌呤受体在痛觉调制中的作用[J/OL].中国科技论文在线,2004-12-13[2011-06-15].http//www.paper.edu.cn/releasepaper/content/200412-67.

[127] 张琪,赵晏.P2X嘌呤受体在初级伤害性感受中的作用[J].第四军医大学学报,2005,

26(22):2105 - 2107.

[128] 张琪,赵晏,田雨灵,等.局部注射 $\alpha\beta me$ - ATP 对大鼠背部皮肤初级传入纤维的兴奋作用[J].第一军医大学学报,2005,25(10):1256 - 1260.

[129] 张琪,赵晏.P 物质增强谷氨酸诱发的大鼠皮肤 $A\delta$ 和 C 类传入纤维的电活动[J/OL].中国科技论文在线,2005 - 12 - 14[2011 - 06 - 15] . http//www. paper. edu. cn/releasepaper/content/200512 - 353.

[130] Cao Dongyuan,Guo Yuan,Zhang Qi,et al. Effects of glutamate on the afferent discharges of dorsal cutaneous sensory nerves in rats[J]. Neuroscience Bulletin. 2005,21(2):429 - 432.

[131] Tian Yuling,Guo Yuan,Cao Dong yuan,etal. Local application of morphine suppresses glutamate - evoked activities of C and Ay afferent fibers in rat hairy skin[J]. Brain Research. 2005,1059:28 - 34.

[132] 杨洪钦,谢树森,胡翔龙,等.基于红外热像技术的经络现象及其时间相关性[J].红外与毫米波学报,2007,26(5):340 - 343.

[133] 靳聪妮,胡翔龙,陈铭.心包经前臂段经脉线下深部组织温度的测定[J].世界科学技术 - 中医药现代化,2007(4):26 - 30.

[134] Yang Hongqin. on optics of human meridians[J]. Science in China G,2009,52(4):502 - 507.

[135] Xie Shusen, Yang Hongqin. Optically noninvasive measurement of the Ughtt Light transport properties of human meridians[J]. 中国光学快报(英文版),2008,6(12):928 - 931.

[136] 王喻华,杨洪钦,谢树森.633nm 激光辐射沿心包经脉线传输特性的实验测量[J].光电子激光,2007,18(9):1232 - 1234.

[137] 炉庆洪,杨洪钦,陈丽.正常青年体表温度分布的红外热像分析[J].中国生物医学工程学报,2007,26(4):528 - 536.

[138] 王喻华,杨洪钦,谢树森.人体经脉光传输特性的实验测量[J].中国激光,2009,36(9):2443 - 2447.

[139] 杨洪钦,谢树森.Differences in optical transport properties between human meridian and non - meridian[J]. American Journal of Chinese Medicine,2007,35(5):743 - 752.

[140] Yang HongXin, Xie Shusen, Hu Xing. Appearance of human meridian - like structure and acupoints and its time correlation by,infrared thermal imaging[J]. American Journal of Chinese Medicine,2007,35(2):231 - 240.

[141] Yang HongXin, Xie Shusen, Li Hui. Determination of human skin optical properties in vivo from reflec tance spectroscopic measurements[J]. 中国光学快报(英文版),

2007,5(3):181 - 183.

[142]　杨洪钦,陈建玲,王喻华.激光辐照生物组织傅里叶与非傅里叶热传导效应[J].中国激光,2009,36(10):2552 - 2586.

[143]　杨洪钦,林清源,谢树森.蒙特卡罗方法确定生物组织体内逼度分布[J].光电子激光,2007,(10):1269 - 272.

[144]　吴祖星,胡翔龙,许金森,等.针刺和加热合谷穴对大肠经线上经皮氧分压和微循环灌注量的影响[J].世界科学技术-中医药现代化,2008,10(3):37 - 42.

[145]　许金森,潘晓华,胡翔龙,等.督脉循行线上及其左右两侧旁开对照点微循环血流灌注量的比较[J].针刺研究,2008,33(5):321 - 325.

[146]　陈铭,胡翔龙,吴祖星.针刺时督脉线下深部组织中氧分压变化的实验观察[J].针刺研究,2008,33(6):402 - 405.

[147]　刘克,李爱辉,王薇.穴位的外周神经密集支配及其易反射激活特性[J],Acupuncture Research,2009,34(1):36 - 42.

[148]　陈日新,陈明人,康明非.热敏灸实用读本[M] .北京:人民卫生出版社,2009.

[149]　陈日新,陈明人,康明非.热敏灸疗法(英文版)[M] .北京:人民卫生出版社,2011.

[150]　Rixin Chen,Mingren Chen,Qiaolin Ll Assessment of Heat - sensitization at Guanyuan(CV - 4)in Patients with Primary Dysmenorrhea:A Comparative Study between Moxibustion SensationandInfrared Thermography[J]. J. Acupunct. Tuina. Sci,2010,3(8):163 - 166.

[151]　Chen Mingren,Chen Rixin,Kang Mingfei. Key points and solutions to enhance the curative effects of moxibustion therapy[J]. J. Acupunct. Tuina. Sci. ,2010,3(8):137 - 140.

[152]　李伟,安鑫,陈日新.腰椎间盘突出症腧穴热敏化红外客观显示研究[J].江西中医学院学报,2010,22(4):24 - 26.

[153]　陈日新,康明非,陈明人.岐伯归来论"腧穴敏化状态说"[J].中国针灸,2011,31(2):134 - 138.

[154]　陈日新,陈明人,康明非,等.重视热敏灸感是提高灸疗疗效的关键[J].针刺研究,2010,35(4):311 - 314.

[155]　范刚启,王玲玲,王启才,等.神经系病针灸临床病谱和治疗方案的优选[J].中国针灸,2003,23(8):477 - 479.

[156]　郭长青,冯涛,陈幼楠,等.针刀松解法对肩周炎家兔模型局部组织形态学及 TGF - B1 的影响[J].长春中医药大学学报,2012,28(1):1 - 7.

[157]　钟鼎文,郭长青,嵇波,等.膝骨关节炎大鼠丘脑及下丘脑 β - EP 受体含量变化及针刀

松解法的影响研究[J].中华中医药学刊,2011,2(29):276-279.

[158]　张贵锋,黄泳,唐纯志,等.针刺得气的 PET 脑功能成像研究[J].针刺研究,2011,2(36):46-51.

[159]　许金森,潘晓华,胡翔龙,等.针刺不同穴位对视网膜电图和皮层视觉诱发电位的影响[J].针刺研究,2010,35(2):47-51.

[160]　郑淑霞,许金森,潘晓华,等.经脉线与非经脉线微循环血流灌注量的比较及针刺对其的影响[J].针刺研究,2012,37(2):53-58.

[161]　陈铭,胡翔龙,吴祖星.针刺对手阳明大肠经线下深部组织中氧分压的影响[J].针刺研究,2010,6(35):213-216.

[162]　梁开来,任秋实,李万荣.激光针灸的机理研究[J].上海针灸杂志,2005,24(7):44-46.

[163]　Yan Bin,Li Ke,Xu Jianyang,et al. Acupoint-specific FMRI patterns in human brain[J]. Neuroscience Letters. (SCI). 2005,383:236-240.

[164]　Na Lu,Bao-Ci Shan,Ke Li,et al. An improved temporal clustering analysis method for the detection of multiple response peaks in FMRI study[J]. Journal of Magnetic Resonance Imaging. (SCI). 2006,23:285-290.

[165]　Ke Li,Baoci Shan,Jianyang Xu,et al. Changes in FMRI in the Human Brain Related to Different Durations of Manual Acupuncture Needling[J]. Journal of Alternative and Complementary Medicine. (SCI). 2006,12(7):9,615-623

[166]　Yan Bin,Wang Wei,Liu Hua,et al. An automatic voxel-based morphometry study of gray matter loss in Alzheimer's disease[J]. Space Medicine & Medical Engineering,2006,19:1-5.

[167]　Yan Bin,Wang Peng,Li Ke,et al. PET Image Analysis Based on Wavelet Transform[J].中国科学院研究生院学报,2005,22(4):499-505.

[168]　闫镔,许建阳,李可,等.应用时间簇方法分析针刺合谷穴的功能磁共振成像特征[J].中国临床康复,2005(16):80-83.

[169]　支联合,单保慈,鲁娜,等.FMRI 图像小波域分析结果的修正[J].中国医学影像技术,2006,22(1):31-34.

[170]　李可,郝晶,闫镔,等.阿尔茨海默病磁共振图像自动定量分析[J].中华实用医药学杂志,2004,4(22):2019-2022.

[171]　李可,闫镔,单保慈.功能磁共振图像处理的 ICA 方法综述[J].中国图像图形学报,2005,10(5):561-566.

[172]　钟治平,吴珊珊,陈志光,等.腹针"补肾填髓"法静息状态脑功能成像研究[J].中国针灸.2011,31(2):139-143.

［173］ Brockhaus A,Elger CE. Hypalgesic efficacy of acupuncture onexperimental pain inman：Comparison of laser acupuncture andneedle acupuncture[J]. Pain,1990,43(2):181－185.

［174］ 黄平,蔡尚达,邱逸光,等.氦氖激光穴位照射对兔子宫和卵巢酸性磷酸酶（ACP）、碱性磷酸酶（ALP）的作用效应[J].激光生物学,1995,4(1):588－592.

［175］ 蔡昌松,江新.激光穴位照射调节免疫功能的机制研究[J].中国激光医学杂志,1996,5(3):157－159.

［176］ G Litscher,LWang,MW iesner-Zechmeister. SpecificEffects ofLaserpuncture on the CerebralCirculation[J]. LasersMed Sci,2000,15:57－62.

［177］ 任明姬,师永红,辛兰,等.He－Ne 激光穴位照射对小鼠腹腔巨噬细胞功能的影响[J].中国激光医学杂志,2000,9(2):109－112.

［178］ Wai Wong,Xiao Shaojun. Effects of a laser acupuncture therapy on treating pain[J]. LaserFlorence 2000：AW indow on the Laser MedicineWorld,2001,Proceedings ofSPIE,4606:104－113.

［179］ Stefan Golaszewsk,i Christian Siedentop,f Christian Kremster,etal. Effects of Laser acupuncture on activation within the VisualCortex：A functionalMRI Study[J]. Physiology,2001,13(6):S978.

［180］ Christian M Siedentop,f Stefan M Golaszewsk,i Felix M. Mottaghy,et al. Functionalmagnetic resonance imaging detects activation of the visual association cortex during laser acupuncture of the foot in humans[J]. Neuroscience Letters,2002,327:53－56.

［181］ G Litscher,D Schikora. Cerebral Vascular Effects of Noninvasive Laserneedles Measured by Transorbital and Transtemporal DopplerSonography[J]. LasersMed Sc,i 2002,17:289－295.

［182］ 侯晓强,李云涛,海国军,等.He-Ne 激光穴位照射对幼鼠 WBC、RBC、MCHC 指标的影响[J].中国医学物理学杂志,2002,19(4):235－236.

［183］ 武宏,李大可,王振华.激光穴位照射治疗类风湿关节炎及对血清 IL－1、TNF－α 的影响[J].激光杂志,2002,23(3):87－88.

［184］ 侯晓强,海国军,李云涛,等.He－Ne 激光穴位照射对雄性小白鼠生殖能力的影响[J].中国医学物理学杂志,2003,20(1):23－24.

［185］ 刘伟,吴爱群,李宛青,等.氦氖激光穴位照射对缺血缺氧新生大鼠脑神经元尼氏体与BDNF 表达的影响[J].解剖学研究,2003,25(4):270－276.

［186］ 鄞建淑,张爱兰,郭青,等.激光照射幼鼠穴位的实验观察[J].泰山医学院学报,2004,25(1):29－30.

第四章

针刺热点学科研究概况

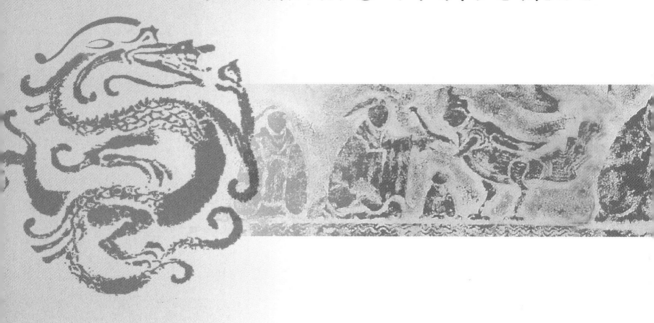

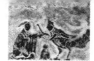

针刺镇痛作为针灸临床应用的精华一直备受关注,新世纪以来国内外学者对针刺镇痛机理的研究涉及到多个学科,研究层次也从临床实验观察深入到分子研究水平。重新评价针刺镇痛效果,从现代分子生物学、神经解剖学、神经生理学和生物全息、心理学、边缘频谱分析等多学科和中医传统理论角度探讨针刺镇痛机理的研究趋势,明确研究方向,从而进一步促进针刺镇痛的临床应用。

第一节　针刺镇痛研究

20 世纪 50 年代初开始,我国一些医生在临床上采用针刺疗法缓解手术后疼痛,1956 年北京耳鼻喉医院就发表了应用针灸治疗手术后疼痛的论文。1958 年 8 月 30 日上海第一人民医院耳鼻喉科的严惠珠大夫用针刺合谷穴的麻醉法成功切除了扁桃腺。同年 9 月 5 日上海的《解放日报》以"中医针灸妙用无穷,代替止痛药两针见分晓"为题,公开报道上海市第一人民医院采用针灸代替药物麻醉,摘除 13 例扁桃体获得成功的消息。随后西安市第四人民医院报道采用电针麻醉切除扁桃体。到 1959 年就已经发展到针刺麻醉切除肺叶的手术。同时有关针刺麻醉的动物实验研究也在一些高校展开。到 1986 年,我国已完成针刺麻醉手术 300 万例,手术范围已扩展到颅脑、胸腹等几乎全身的 100多种外科手术,其中以喉部和胸部手术的麻醉效果较好,而腹部手术则存在着镇痛不全,尤其对牵拉痛效果较差。与此同时,在大多数医学院校和有关科研院所也对针刺镇痛原理开展了广泛研究,取得了一系列令人瞩目的研究成果。1966 年,北京医学院开始对针刺镇痛进行了系统的研究,观察到针刺人的合谷穴能引起皮肤痛阈稳定的升高,在 80 分钟内基本保证稳定,拔针后痛阈缓慢下降,但取针后 30 分钟内痛阈仍然高于原始水平,这项成果以确凿的实验证实了针刺镇痛效应的客观存在。意大利医生 OI. ga. Wanderlingh 在拔牙及牙神经灭活中使用了针刺麻醉技术。1971 年 7 月 25 日 *The New York Times* 记者发表了现场参观针麻行肺切除手术的纪实文章,从而在美国引起轰动,并迅速影响到全世界。在世界许多国家的著名实验室都先后开展了对针刺镇痛的研究,对其机制提出了极有价值的学术见解。但是到了 80 年代逐渐走向低潮。为了克服单纯针麻镇痛不全、牵拉反应等缺点,从 1986 年起,我国在"七五"、"八五"、"九五"科技攻关中开展针药复合麻醉的研究。近十年的主要进展是,在前期临床和研究的工作基础上,明确提出了针刺复合麻醉(ABA)和针刺辅助麻醉(AAA)的概念,使得针刺麻醉临床和研究更贴近临床和科学现实。根据药物对针刺镇痛的作用,提出了"针麻增效药"、"针麻减效药"、"无影响药"的分类,并提出了非镇痛药的正确选用,可增强针刺镇痛效果。综合针刺镇痛和针麻的研究成果,较系统地总结了针麻的作用机制,绘制了针刺镇痛的神经回路示意图。

研究表明,针药复合麻醉的优越性表现在:镇痛效果显著加强,基本确保患者在手术中处于良好的镇痛需要,还可减少术后痛的发生。麻醉药物用量明显减少(一般减少 1/3 左右),药物副作用也随之减少。麻醉效果优良率与手术成功率有了明显提高。生理干扰少,副作用与并发症少,术后病人恢复快。

一、针刺镇痛机理的研究

1. 脑功能成像对针刺镇痛信号传导通路的研究[1]

"脑功能成像对针刺镇痛信号传导通路的研究"为国家自然科学基金资助项目(No. 90809002),由首都医科大学戴建平教授负责。

以往的针刺功能磁共振影像(FMRI)的研究都是基于经典的心理学 block 实验设计模式,关注的只是与实验设计相关联的大脑空间位置的变化。由于针刺刺激的复杂性和特殊性,必然有其自身的特点和规律,忽略针刺刺激本质的特性,势必会得到一些有偏差甚至错误的结论。从临床实践和动物研究中发现,针刺刺激具有持续性的特点。如果这种持续性效应存在,以往的 block 研究模式将无法适用于针刺的 FMRI 研究。该研究眼于探讨针刺刺激的持续性效应特性。通过引入崭新的非重复事件相关实验设计,结合功能连接度方法,从杏仁核对应的功能网络角度出发,验证了针刺的持续性效应。并在此基础上研究了针刺镇痛相关穴位的特

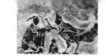

异性问题。

2. 针刺镇痛的累积效应与海马、下丘脑神经元的可塑性及其调节蛋白变化[2]

"针刺镇痛的累积效应与海马、下丘脑神经元的可塑性及其调节蛋白变化"为国家自然科学基金资助项目(No.90709031),由中国中医科学院针灸研究所刘俊岭研究员负责。

该研究在慢性神经痛(CCI)大鼠上,采用行为学、免疫细胞化学、定量 PCR、电镜、差异蛋白质组学等技术,观察到重复电针足三里-阳陵泉具有累积性镇痛效应,并与动物的记忆能力有关。电针的累积镇痛效应与上调海马 CA3、CA1 区、下丘脑室旁核(PVN)神经末梢突触素(SYN)的表达;上调下丘脑 VN、海马 CA3 区钙调蛋白激酶(CaMKⅡ)的免疫活性;上调海马 CA1 和下丘脑 PVN 区的蛋白激酶 A(PKA)的免疫活性;下调海马脑源性 BDNF 能 mRNA 表达和上调下丘脑 BDNF mRNA 的表达;改善 CCI 及 OVX+CCI 引起的海马 CA3 区和下丘脑 PVN 神经元突触间隙、突触后致密层(PSD)厚度、突触、活性带长度、突触界面曲率的减小,调节突触的可塑性紧密相关。海马、下丘脑组织中具有能量代谢、蛋白折叠及信号转导等功能的多种差异表达的蛋白质,细胞内与记忆相关的 CaMKⅡ介导的 cAMP-PKA 信号转导通路很可能参与了电针的累积效应。该研究深入揭示了重复电针产生累积性镇痛效应的生物学机制,为临床针刺治疗慢性痛提供了科学依据。

3. 针刺镇痛和针刺免疫调节作用的共同中枢机制研究[3]

"针刺镇痛和针刺免疫调节作用的共同中枢机制研究"为国家自然科学基金资助项目(No.30772824),由山东中医药大学吴富东教授负责。

电针镇痛机理研究揭示,电针是通过激活机体内源性痛觉调制系统而起到镇痛作用。现代医学研究证实,针灸可以提高机体的免疫功能。促肾上腺皮质激素释放激素(CRH)、促甲状腺激素释放激素(TRH)、生长抑素(SS)及其受体广泛分布于中枢神经系统,并参与痛觉调制、内分泌、免疫等多种生理活动。该研究探讨了内源性 CRH、TRH、SS 在针刺镇痛和免疫过程中的作用。研究通过行为学痛阈观察、高效液相、放射免疫、免疫组化、Western blot 等方法探讨 CRH、TRH、SS 对炎症痛敏反应和针刺镇痛与免疫调节的影响及作用机制。研究结果表明,内源性 CRH、TRH、SS 参与了炎症痛及电针镇痛、抗炎及免疫调节过程。电针可能通过下调 CRH、TRH、SS 在中枢各部位的表达发挥镇痛抗炎免疫调节作用;下丘脑内神经递质 5-HT 参与电针及 CRH、TRH、SS 镇痛抗炎免疫作用的中枢调节;CRH、TRH、SS 可能通过激活激活内源性镇痛系统,是镇痛抗炎免疫的一个重要调节点。鞘内注射抗 CRH、TRH、SS 血清后,使得 Gi 含量改变,表明内源性 CRH、TRH、SS 在电针镇痛作用过程中也存在 G 蛋白信号途径。

4. 经穴特异性在腹部针麻手术中应用和机制研究[4,5]

"经穴特异性在腹部针麻手术中应用和机制研究"为国家自然科学基金资助项目（No. 30772832），由上海中医药大学施征教授负责。

针药复合麻醉和镇痛符合当今麻醉、镇痛时多种技术、多种药物复合应用的潮流趋势，针药复合麻醉既克服了单纯针麻或单纯药麻的缺点，也符合临床需要，因而具有重要的应用价值。该项研究在以往研究的基础上，纳入 76 例腹部手术（肠癌，胆石症）患者进行比较观察，研究比较针刺经穴复合药物麻醉、针刺非经非穴复合药物麻醉以及单纯药物麻醉对腹部手术患者围手术期的不同作用，以期阐释经穴特异性的科学内涵。研究结果表明，在腹部手术中，与单纯药物麻醉及针刺非经非穴复合药物麻醉相比较，针刺穴位复合药物麻醉能减少芬太尼、维库溴铵、异丙酚等麻醉药用量，减轻术后疼痛，改善手术应激对机体造成的不利影响，减少术中 HR、MAP、CO、SVRI、CI 的波动从而稳定循环功能，减少术后恶心、呕吐、头晕等不良反应发生率，抑制术后 T 辅助细胞下降从而改善围术期腹部手术病人的免疫功能抑制，加快患者术后清醒及拔管时间，针刺穴位复合药物麻醉能降低患者术后血浆 $TNF-\alpha$ 水平，是针刺发挥术中及术后镇痛效果和减轻免疫抑制的重要机制。

5. 热补针法对关节炎兔的镇痛后效应及其脑脊液中 $\boldsymbol{\beta}$-EP 和 CCK-8 含量的影响[6]

"热补针法对关节炎兔的镇痛后效应及其脑脊液中 β-EP 和 CCK-8 含量的影响"为甘肃省教育厅研究生导师科研项目（No. 0606-05），由上海中医药大学附属岳阳中西医结合医院东贵荣负责。

"热补针法对关节炎兔的镇痛后效应及其脑脊液中 β-EP 和 CCK-8 含量的影响"的研究目的是观察热补针法的镇痛后效应，以探讨其镇痛的中枢机制。将 60 只青紫蓝兔随机分为正常组（n=6）、模型组（n=6）、捻转组（n=24）和热补组（n=24），后两组又随机分为针后即时（0 小时），针后 0.5 小时、1 小时、2 小时亚组，每组各 6 只。以卵蛋白诱导建立关节炎疼痛模型。针刺双侧合谷和足三里 1 次，留针 30 分钟，捻转组用捻转针法，热补组用热补针法。以 K＋导入法引起家兔腿收缩的最小电流强度作为痛阈；抽取脑脊液 1mL，并用放射免疫法测定 β-EP 及 CCK-8 含量。结果模型组痛阈和 CCK-8 含量显著低于正常组（$P<0.01$）；与模型组对比，捻转组和热补组针后各时刻痛阈和 CCK-8 含量均显著升高（$P<0.01$ 或 $P<0.05$）；热补组即时痛阈和即时、0.5 小时时 CCK-8 含量与捻转组同一时刻对比，差别无统计学意义（$P>0.05$），但热补组针后 0.5 小时、1 小时、2 小时的痛阈显著高于捻转组（$P<0.01$ 或 $P<0.05$）。模型组 β-EP 含量高于正常组（$P<0.01$）；与模型组对比，捻针组和热补组各时刻 β-EP 含量均显著升高（$P<0.01$）；热补组即时 β-EP 含量与捻转组对比差别无统计学意义（$P>0.05$），其余时刻 β-EP 含量热补组均明显高于捻转组（$P<0.05$ 或 $P<0.01$）。由此认

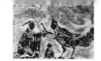

为热补针法镇痛后效应优于捻转针法,脑脊液中 β - EP 和 CCK - 8 含量变化与两种针法后效应不同有明显相关性。

6. 电针扶突等穴对颈部切口痛大鼠颈段脊髓 5 -羟色胺 1A、5 -羟色胺 2A 受体 mRNA 表达的影响[7,8]

"电针扶突等穴对颈部切口痛大鼠颈段脊髓 5 -羟色胺 1A、5 -羟色胺 2A 受体 mRNA 表达的影响"为国家重点基础研究发展计划中医专项、国家自然科学基金项目中国中医科学院自主选题项目:针刺镇痛机制的系统生物学研究(No.202015),由中国中医科学院针灸研究所刘俊岭研究员负责。

该研究通过观察电针双侧扶突等穴对甲状腺区切口痛大鼠颈段脊髓中 5 -羟色胺(HT)受体(R)亚型 5 - HT1AR 和 5 - HT2AR mRNA 及蛋白表达的影响,探讨电针缓解颈部切口痛的可能机制。将 Wistar 雄性大鼠随机分为正常组、模型组、扶突组、合谷-内关组、足三里-阳陵泉颈段组、足三里-阳陵泉腰段组,每组 8 只。沿大鼠颈中线做长约 1.5cm 的纵向切口,制作切口痛模型。分别电针双侧扶突、合谷-内关、足三里-阳陵泉穴,各 30 分钟。用辐射热测大鼠切口部位热痛阈;用荧光定量 Real - timePCR 免疫印迹(Western blot)方法检测颈段(C_1 - C_4)、腰段($L_1 \sim L_3$)脊髓 5 - HT1AR 和 5 - HT2AR 受体亚型 mRNA 和蛋白的表达水平变化。结果与颈部切口术前比较,各组的热辐射躲避潜伏期明显缩短($P < 0.05$)。扶突穴或合谷-内关穴后,与本组术后比较其躲避潜伏期显著延长($P < 0.05$)。足三里-阳陵泉与本组术后比较差异无统计学意义($P > 0.05$)。常组比较,模型组颈段脊髓中 5 - HT1AR mRNA 的表达明显升高($P < 0.05$),HT2AR mRNA 和蛋白的表达均明显上调($P < 0.05$);模型组比较,扶突组和合谷-内关组脊髓中 5 - HT1AR 的 mRNA 表达水平均明显下降($P < 0.05$),HT2AR 的 mRNA 和蛋白的表达水平均明显上调($P < 0.05$),里-阳陵泉组 5 - HT2AR 和 5 - HT2AR 的 mRNA 表达水平与模型组比较差异均无统计学意义($P > 0.05$),电针扶突和合谷-内关穴可缓解大鼠颈部急性切口痛,该作用可能与其下调颈段脊髓中 5 - HT1AR mRNA 表达、上调 5 - HT2AR mRNA 和蛋白的表达水平相关。

7. 经皮穴位电刺激在乳腺癌根治手术中镇痛效应的研究[9]

"经皮穴位电刺激在乳腺癌根治手术中镇痛效应"的研究目的是观察经皮穴位电刺激(TEAS)在全身麻醉中的辅助镇痛效应,初步探讨其镇痛机制。择期行乳腺癌根治术的患者,采用随机数字表法分为单纯全身麻醉组(全麻组)、TEAS 复合全身麻醉组(TEAS+全麻组),每组 30 例。全麻组用异丙酚复合舒芬太尼、顺式阿曲库胺进行诱导插管。术中异丙酚靶浓度为 $(3.0 \pm 0.5) \mu g/mL$,瑞芬太尼恒速输注 $(22 \pm 5)mL/h$,顺式阿曲库胺间断静脉注射。TEAS+全麻组选用疏密波(2Hz/100Hz)TEAS 患侧合谷配劳宫穴、内关配外关穴 30 分钟,再行气管内插管全麻。记录两组 TEAS 前、麻醉诱导后及插管后 1 分钟各时间点的心率(HR)、平均动脉压(MAP),并记录麻醉药物的使用量,观察手术结束后病人苏醒质量、气管拔管情况及术后并发症的发生情况;放射免疫法测定 TEAS 前、TEAS30 分钟、切皮后 5 分钟、术毕各时间点血浆中 β-内啡肽(β-EP)的含量。结果麻醉诱导和气管插管时,TEAS+全麻组的 MAP 平稳,优于单纯全麻组($P<0.05$)。TEAS+全麻可明显减少镇痛药用量,缩短病人术后苏醒时间、拔管时间,减少术后并发症。TEAS+全麻组 TEAS30 分钟、切皮后 5 分钟及术毕的 β-EP 水平与单纯全麻组比较明显升高($P<0.05$)。提示在乳腺癌手术麻醉中,TEAS 可强化单纯全麻的镇痛效应,其机制可能与血浆中 β-EP 的升高有关,是一种较为优良的麻醉辅助方法。

8. 电针对肠镜检查患者脑电双频指数和 β-内啡肽的影响[10]

"电针对肠镜检查患者脑电双频指数和 β-内啡肽的影响"为浙江省中医药管理局重大项目(No. 2005 ZD 010),由温州医学院附属第二医院麻醉科连庆泉教授负责。

该研究主要探讨电针缓解肠镜检查患者疼痛的可能机制。60 例肠镜检查患者随机分为电针组和对照组各 30 例。电针组于肠镜检查前 30 分钟选右侧足三里、上巨虚,左侧阴陵泉、三阴交以电针刺激,同时针刺双侧合谷;对照组未予任何处理。监测患者 MAP、HR、脑电双频指数(BIS);检测患者入室后、过肝曲及肠镜检查完成时的血浆 β-EP 含量;记录患者术中疼痛评分(VAS)和镇静评分(VSS),并记录围术期不良反应和满意度。结果电针组患者分别在结肠镜插镜时和过脾曲时 MAP 和 HR 明显低于对照组($P<0.05$);与对照组比较,电针组患者肠镜操作过程中 BIS 明显降低($P<0.01$)。两组患者肠镜操作过程中血浆 β-EP 均明显升高(均 $P<0.01$),过肝曲时电针组患者血浆 β-内啡肽低于对照组($P<0.05$)。电针组术中咪达唑仑用量明显少于对照组($P<0.05$)。术中 VAS 和 VSS,电针组均明显低于对照组($P<0.01$);术后电针组与对照组满意度评分比较,电针组明显高于对照组($P<0.05$)。提示电针能减轻肠镜检查时患者的疼痛感,降低患者的应激水平,能够有效地缓解结肠镜检查引起的各种不良反应。

9. 电针对甲状腺区炎性痛大鼠痛行为反应及脊髓 N-甲基-D-天门冬氨酸受体亚型 NR2B 表达和磷酸化水平的影响[11]

"电针对甲状腺区炎性痛大鼠痛行为反应及脊髓 N-甲基-D-天门冬氨酸受体亚型 NR 2 B 表达和磷酸化水平的影响"为国家重点基础研究发展计划中医理论研究专项(No. 2007 CB 512505)、国家自然科学基金重大研究计划项目(No. 90709031)、中国中医科学院自主选题研究项目(No. 2006),由中国中医科学院针灸研究所机能研究室刘俊岭研究员负责。

该研究将 50 只 Wistar 大鼠随机分为对照组、模型组、合谷-内关组、扶突组、足三里-阳陵

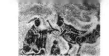
泉组,每组 10 只。给大鼠甲状软骨处皮下注射 2.5％甲醛造成局部炎性疼痛模型。各治疗组在造模后 10 分钟给予电针($2Hz/100Hz,1mA,30$ 分钟)。分别在注药前 $0\sim5$ 分钟,注药后 $5\sim10$ 分钟、$40\sim45$ 分钟、$70\sim75$ 分钟观察动物行为学变化。行为学观察结束后立即取 $C_1\sim C_3$ 段脊髓组织,分别用 RT-PCR 和 Western blot 法检测 NMDA 受体亚单位 NR2B mRNA 及蛋白的表达,以及 NR2B 的磷酸化水平。结果注射甲醛后大鼠出现典型的二相疼痛反应,动物擦面反射明显增多,注射侧前肢辐射热测痛显示出现痛觉过敏($P<0.05$);电针扶突、合谷、内关 30 分钟后,动物的痛阈明显升高,擦面次数明显减少($P<0.05$);足三里-阳陵泉组的痛阈和擦面次数与模型组比较差异无统计学意义($P>0.05$)。各组 NMDA 受体 NR2B mRNA 和蛋白表达变化比较差异均无统计学意义($P>0.05$)。与对照组比,模型组 NMDA 受体亚单位 NR2B 磷酸化水平显著增加($P<0.05$),电针扶突和合谷、内关穴能明显逆转这种反应($P<0.05$),而电针足三里阳陵泉的作用不明显($P>0.05$)。由此认为电针扶突和合谷内关能明显抑制大鼠甲状腺区皮下注射甲醛诱导产生的擦面及缩腿痛反应,该作用可能与其下调脊髓 $C_1\sim C_3$ 段 NMDA 受体 NR2B 亚基磷酸化的水平有关。与足三里、阳陵泉的作用相比,电针扶突和合谷、内关的镇痛作用具有相对特异性。

10. 电针对神经病理性疼痛大鼠脊髓背角神经元突触传递长时程增强的抑制作用[12]

"电针对神经病理性疼痛大鼠脊髓背角神经元突触传递长时程增强的抑制作用"为江苏省自然科学基金资助项目(No. BK 2006239)、江苏省高校自然科学重大基础研究项目基金(No. 05KJA 36011),由南京中医药大学江苏省针灸学重点实验室闫丽萍教授负责。

该研究将 30 只 SD 大鼠分为假手术组、模型组和电针组,每组 10 只。制备大鼠坐骨神经分支选择性损伤型神经病理痛(SNI)模型后,电针环跳、委中穴 30 分钟,每日 1 次,共 7 天。观察电针对 SNI 模型大鼠机械痛阈和脊髓背角神经元突触传递 LTP 的干预作用。结果造模 1 天后,模型组及电针组大鼠机械痛阈较假手术组显著降低,至造模第 7 天,仍维持较低水平,差异均有统计学意义($P<0.01$);电针治疗后,电针组大鼠机械痛阈较模型组显著升高($P<0.01$)。假手术组不能诱导出脊髓背角神经元突触传递 LTP,其诱导前、诱导后、诱导 2 小时后的 C-纤维诱发场电位变化率与基础平均值比较,差异均无统计学意义($P>0.05$);模型组大鼠诱导前、诱导后、诱导 2 小时后的 C-纤维诱发场电位变化率较基础平均值均显著升高($P<0.01$);电针组治疗 7 天后的诱导前、诱导后、诱导 2 小时后的 C-纤维诱发场电位变化率较模型组显著降低($P<0.01$)。电针对造模后第 15 天的模型组大鼠脊髓背角神经元突触传递 LTP 仍然有明显的抑制作用。提示电针可显著改善神经病理痛模型大鼠的疼痛,抑制因脊髓背角神经元中枢敏化现象引起的突触传递异常而致的脊髓背角神经元 LTP,并能阻断已发生且持续维持的脊髓背角 LTP。

二、针刺镇痛的现代研究

关于针灸镇痛的途径,研究者们从生理、生化、形态等方面进行了探讨。动物实验证明,针刺可以兴奋多种感受器,产生针感信号,通过不同的途径,到达脊髓、延脑、脑干、丘脑甚或尾核,在脑和脊髓的各级水平对痛觉所产生的诱发电位有明显的抑制作用,例如电针耳穴"神门"20分钟观察到,对脊髓强刺激所引起的一中央背盖束区的诱发电位有明显的抑制作用;电针"足三里"对伤害性刺激引起的中脑网状结构单位放电有明显的抑制作用;日本 Kenjik Awaki-ta 等证实传入细纤维参与内源性疼痛抑制;韩国 HyeJung Lee 等认为针刺足三里抑制了中枢对尾部伤害性刺激的代谢反应;日本 Toshiaki Suzuki 等在健康人身上观察到针刺列缺能改变脊髓运动神经的兴奋性;美国 Kathieenk S Hui 等应用磁回声影像技术观察到针刺在人脑内产生了大范围的效应;这些发现提示针刺的感觉性冲动在脑的各级中枢对痛觉神经细胞的活动产生抑制,是针刺镇痛的重要原因。此外,关于脑内神经介质参与针刺止痛的研究,国内外学者做了大量工作,韩济生院士发现,针刺有增加强啡肽、β-内啡肽、亮啡肽、脑啡肽等阿片样物质的作用,并能加强他们之间的相互调制,不但能够提高痛阈,而且延长了针刺镇痛的效应时间;还有学者报道了血管紧张肽在针刺镇痛中的作用。研究结果一致表明,在针刺止痛的作用机理中,穴位是基础,神经传导和神经介质的参与是条件。

1. 针刺镇痛效应传入纤维的研究[13-24]

关于针刺引起镇痛效应的传入纤维谱的研究,有一些工作表明针刺能兴奋各种不同类型的传入纤维,而哪一种传入纤维在针刺镇痛中发挥主要作用存在很大分歧。但是如果我们结合针刺所产生的镇痛区域的不同来加以考虑,就可能得出较为明确的结论。

在同神经节段水平,吕国蔚及其同事研究了与针刺镇痛有关的传入纤维,针刺合谷穴能提高合谷穴本身深部的痛阈,这种针刺只要能兴奋Ⅱ类和少量Ⅲ类纤维就有明显的效应。他们进一步的工作表明,针刺足三里对刺激腓神经引起的痛反应具有相对特异的抑制效应,这种效应在激活Ⅰ、Ⅱ类,特别是Ⅲ类传入纤维的情况下就能产生,但同样的刺激强度在异神经节段的曲池穴则不能引出对腓神经痛反应的抑制。吴建屏等采用电针或手针以及模拟电针的神经刺激方法,观察了对伤害性刺激引起的脊髓腰段背外侧索传导纤维反应的抑制效应,用能够兴奋穴位 α、β、γ 纤维的强度刺激近节段的后肢穴位就能抑制这种伤害性放电,激活全部的 A 类纤维时产生的抑制作用更强,而远节段的前肢穴位在这种强度的刺激下,仅产生很弱的镇痛作用。

赵飞跃等用伤害性电刺激诱发佐剂性关节炎大鼠的背角非特异伤害感觉神经元放电为痛指标,用低强度电针局部穴位太溪和商丘取得最好的镇痛效果,而邻近节段的其他穴位如昆仑

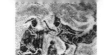

和丘墟虽然也有一定的镇痛效果,但抑制的强度明显不同于同节段的穴位。而这种低强度的电针刺激位于远节段的曲池和外关穴则基本无效,只有在加大刺激强度时才能抑制踝部伤害性刺激引起的反应。在 $T_{1\sim2}$ 离断脊髓后上肢的强电针效应不复存在,而同节段的穴位电针镇痛效应并未明显改变。朱丽霞等将辣椒素注射到新生鼠的皮下毁损 C 类纤维后,针刺与痛阈同节段的穴位仍能提高甩尾阈,产生镇痛作用,而针刺和痛源不是同神经节段的穴位不能明显提高甩尾阈,因此可以认为针刺对近节段的伤害性反应的抑制不需要大量细的传入纤维参与,而远节段的针刺镇痛效应需要 C 类纤维的参与。刘长宁等也观察到,用不足兴奋 Aδ 类传入纤维的弱刺激穴位可以在近节段水平抑制背角非特异伤害感受神经元的激活反应,远节段无效。刘乡等用低强度电针(2V)刺激面部穴位下关对三叉脊束核神经元的伤害性反应有明显的抑制作用,而对腰髓背角神经元外周感受野伤害性刺激引起的反应则无效。反过来,低强度电针足三里能抑制近节段足爪伤害性刺激引起的腰髓神经元反应,对三叉脊束核神经元无效。而高强度电针两个穴位对腰髓和延髓神经元的伤害性反应都有显著的抑制作用,从而认为穴位的相对特异性和穴位的广泛性与刺激的强度有直接关系。在同神经节段水平,针刺只要能兴奋穴位的 A 类纤维就有明显的镇痛效应。在一系列人体和动物的行为学实验中我们观察到,人体刺激腓肠神经引起的伤害性屈曲反射和动物刺激腓肠神经引起的 C 类纤维反射(均为痛行为反射)的抑制,用 0.6~0.8 倍 Aδ 类纤维激活的阈值电流电针同侧同神经节段穴位(此项实验选用足三里穴)时就能产生;但在异神经节段的内关穴或对侧的足三里穴用同样的刺激强度则不能引出对伤害性屈曲反射和 C 类纤维反射的抑制。用蛇毒预先处理动物的坐骨神经可使有髓神经纤维脱髓鞘而丧失传递功能,再用同等强度的电流电针同侧足三里穴,抑制 C 类纤维的伤害性反应效应不再存在。因而同节段针刺镇痛的机制为粗纤维的传入在脊髓水平对痛敏神经元起抑制作用,从而关闭了伤害性信息向高位脑中枢传递的闸门。从理论上说,针刺只要激活较粗的传入纤维就能产生节段性的抑制疼痛的效应。

根据以上这些研究,同节段的针刺镇痛效应在刺激强度稍低,仅激活粗的传入纤维情况下仍可产生良好的镇痛效应。这种效应在脊髓水平就可完成。但在正常情况下 C 纤维完整,针刺可以取得更好的镇痛效果是无可否认的。

针刺引起全身各部位的镇痛效应,其机理与近节段的有明显不同。用足以兴奋较细的 Aδ 和 C 类纤维的穴位电刺激可升高全身痛阈。如以大鼠腓肠神经刺激引起的 C 类纤维反射为指标,电针足三里穴作为条件刺激,结果观察到,仅能兴奋 A 类纤维的刺激几乎不产生明显的抑制效应。而用激活 C 类纤维的阈值刺激时,才能明显抑制股二头肌的伤害性反射活动。但当用辣椒素特异性破坏坐骨神经的 C 类纤维后,针刺足三里不再能抑制伤害性刺激引起的反应,而未破坏 C 类纤维的对侧肢体仍有镇痛效应。在脊髓胸节切断脊髓,电针对侧足三里穴

(也属于异位节段)抑制 C 类纤维反射的效应也基本消失,提示异神经节段的针刺镇痛效应需要脊髓上中枢的参与。Toda 观察了电刺激支配合谷穴的桡神经对大鼠牙髓伤害性刺激引起的开口反射(以二腹肌肌电为指标)的影响,用兴奋 Aβ 类传入纤维作为阈值,在达到可以激活部分 Aδ 类传入纤维的强度时(≥4 倍阈值),才能明显抑制开口反射。Kawakita 和 Funakoshi 同样以大鼠牙髓伤害性刺激引起的开口反射为指标,用电刺激腓总神经和电针足三里穴作为条件刺激,结果观察到,仅能兴奋 Aβ 类纤维的刺激几乎不产生明显的抑制效应,而用 6 倍左右的 Aβ 类纤维的阈值刺激神经可以激活 Aδ 类纤维的传入,此时对开口反射有明显的抑制效应。电针足三里(用 4 倍于局部肌肉收缩的阈值)也能明显抑制伤害性刺激引起的开口反射。

朱兵等用手针刺激足三里的方法能明显抑制三叉神经尾侧核非特异伤害感觉神经对感受野伤害性电刺激引起了反应,和 48℃ 的伤害性热水浸泡后引起的抑制效应基本一致,而后者已被命名为"弥漫性伤害抑制性控制(DNIC)"。因此也认为针刺与伤害性刺激有关。河村广定等用辣椒素局部处理前肢的尺神经、桡神经、正中神经后 5~15 天,电针刺激手三里、曲池升高痛阈的效应消失,而健侧的镇痛效应仍然存在。

但需要考虑的是,Aδ 类纤维的传入对伤害性反应就有一定的抑制作用。这类纤维的传入仍可产生 DNIC 效应,而电刺激,包括电针对各类 Aδ 感受器-传入纤维都有兴奋作用。因此,在远节段取穴所产生的镇痛效应,需要的刺激强度更大一些,这一点不同于同节段或近节段取穴。至于究竟哪一类神经纤维的激活在远节段可产生镇痛效应,从目前的实验来看,只要激活 Aδ 类(或Ⅲ类)纤维就有一定的镇痛作用,激活 C 类(或Ⅳ类)纤维可产生更强的镇痛效应。考虑到临床患者可以接受的因素,用稍高于 Aδ 类纤维的阈值刺激穴位是最适宜的。

2. 针刺镇痛的脊髓机制[25-45]

吴建屏等在猫的脊髓背角记录到对电针刺激发生激活反应的神经元,细胞内记录还发现单个串脉的穴位电刺激都先引起一个短暂的兴奋性突触后电位随即出现一个时程较长的抑制性突触后电位从而有效地抑制细胞的自发或诱发反应,实际上这种细胞(T 细胞)处在闸门控制之下。

朱兵等观察了大鼠外周感受野位于足三里、三阴交、上巨虚、解溪穴的脊髓背角非特异伤害感受神经元对手针和电针刺激的反应,发现手针平补平泻的刺激可以明显激活这些神经元,产生类似机械刺激引起的反应。单脉冲电刺激随着刺激电流的升高而使神经元的放电频率同步增加,超过 2mA 的刺激强度时反应由两个激活峰组成,经计算分别为 A 类和 C 类纤维的传入反应,说明针刺的传入信息可分别经外周 A 类(或)C 类纤维的传入到达脊髓背角。朱兵等用微电泳兴奋性氨基酸(DLH)模拟伤害性刺激激活三叉神经脊束核会聚神经元的方法,观察了不同强度电针足三里的抑制作用,发现只有刺激电流在 1mA 时可观察到短潜伏期的早抑制相反应,继续升高电针刺激的单脉冲电流(>3mA),才能观察到两个不同潜伏期的抑制时相反应,根据计算激活传入纤维的传导速度,早抑制时相相当于 Aδ 类纤维传入,晚抑制时相相当于 C 类纤维的传入。可以认为,远节段电针的镇痛作用与 Aδ 类和 C 类纤维的传入有关。

正如我们在前面已经叙述过的,近节段的针刺镇痛效应在脊髓动物仍然存在,只不过镇痛的强度,特别是后效应有所减弱,而远节段取穴的镇痛效应在脊髓动物不复存在,这就意味着这种形式的镇痛有赖于脊髓上中枢的完整和参与。

江振裕等在对兔进行的慢性实验观察到,以辐射热刺激兔鼻部引起甩头反射为痛指标,针刺动物双侧足三里或足三里、手三里、曲池等穴,都可使痛阈提高。在 $T_{12}\sim L_1$ 切断脊髓背束,术后 2～9 天再针刺同样穴位,动物仍能产生明显的针刺镇痛效应。因此可以认为背束并不是发挥针刺镇痛效应的主要上行通路。如进一步切断单侧外侧索,能相应地取消对侧后肢穴位的针刺镇痛效应,但同侧后肢穴位的效应仍然存在。说明针刺所激发的传入冲动主要沿对侧外侧索、而且主要是腹外侧索上行的。在对猫进行的急性实验表明,以电刺激齿髓、鼻部、桡浅神经或内脏大神经,将血压升高作为"痛反应"指标,电刺激下肢穴位足三里等能明显减弱或消除血压升高的反应,表现出明显的镇痛效果。此时在 L_1 切断脊髓背束对针刺效应无明显影响,切断脊颈束针刺效应仍存在,但切断脊髓腹外侧索后针刺镇痛效应大部分消失,这些实验结果均表明针刺镇痛的传入冲动,在脊髓是经腹外侧索上行的。临床观察表明,在脊髓空洞症的患者,由于破坏了传导痛温觉的脊髓腹外侧索,针刺病变区穴位针感大多数减弱或消失,而且针刺镇痛效应也减弱或消失。

从上述结果可以认为,无论是动物,还是人类传递针刺信号的上行通路位于脊髓腹外侧束。

来自肢体和躯干的初级传入经背柱上行并投射到颈髓的背柱核(DCN),包括外侧的楔束核(CN)和内侧的薄束核(GN)。一般说来,楔束核主要接受 T_7 以上节段的皮肤-肌肉的传入,薄束核主要接受 T_7 以下节段的传入。终止于 DCN 的 90% 纤维是来自背根神经节的初级传入,但有约 10% 的传入则来自脊髓背角板层Ⅳ的突触后纤维,其上行通路也在背柱中。

沈锷等发现,针刺阳陵泉、阳关等穴对内脏躯体反射的抑制效应,在 T_2 横断脊髓后消失,单纯切断双侧背外侧索后也消失,但去大脑动物效应并不受影响。杜焕基等证明,阳陵泉、风市等穴位内脏躯体反射效应的抑制作用在切断双侧背外侧索也明显减弱或消失。胡三觉观察到脊髓针麻效应也随着背外侧索的切断而明显减弱。刘乡的工作表明,切断大鼠的脊髓背外侧索,针刺镇痛效应基本消失。这些资料表明,触发针刺镇痛效应的脊髓上中枢的下行通路主要是通过背外侧索下行的。

因此,我们可以得出结论,针刺对异神经节段区域的镇痛效应实际上是广泛性的,并需要脊髓上中枢的参与。

以上材料可以看出，针刺镇痛效应，特别是强针刺引起身体广泛区域的镇痛效应有脊髓上中枢的参与。

此外，还有研究发现针刺传入冲动对以脑室和导水管周围灰质和中缝核为主体的内源性镇痛系统有激活作用。黄仲荪等发现，延髓巨细胞网状核不仅接受内脏痛冲动，而且接受穴位针刺传入，并且二者常投射到同一区域，甚至会聚到同一细胞上。王红等观察到针刺镇痛时巨细胞网状核内啡肽和亮啡肽释放增加，而去甲肾上腺素减少。针刺镇痛效应的发挥在于促进阿片肽释放，后者又抑制了去甲肾上腺素的释放。江振裕等观察到，针刺穴位和Ⅱ、Ⅲ类肌神经传入纤维活动也到达网状巨细胞核和中缝大核（NRM）。Toda在大鼠也观察到针刺对NRM神经元的激活作用。刘乡等在一系列实验中发现针刺大鼠足三里的信息可达NRM，使大多数神经元以及向脊髓投射的中缝-脊髓神经元活动明显激活。刘乡等进一步在PAG和NRM内用两根微电极细胞外记录成对的PAG和NRM-脊髓投射神经元的活动，观察到电针足三里对大多数PAG和NRM神经元有激活作用，并能抑制尾巴伤害性刺激引起的反应。吴本阶等在中缝背核观察到电针可激活其大多数神经元。朱兵等在大鼠延髓背侧网状亚核记录到所有的神经元都对躯体广泛区域的穴位和非穴位手针刺激发生激活反应。导水管周围灰质（PAG）是内源性镇痛系统的核心结构，朱丽霞等在一系列研究中发现大多数神经元可被穴位电针刺激所激活。电针对PAG的激活作用也被武重千冬等证实，而且主要是激活PAG的背侧部。

脑干这些与痛觉调制有关核团能被针刺穴位所激活，表明针刺镇痛作用有可能通过内源性镇痛系统发挥作用。但用不同方法毁损或阻断这些镇痛结构可大大影响针刺镇痛的效应。冈洁和水野光通用电解的方法观察到毁损PAG后发现针刺镇痛效应消失。李希成等也发现电解毁损PAG外侧部能明显降低针刺以甩尾和嘶叫为痛反应的阈值。赵建础等还观察到毁损大白鼠邻近中缝背核的PAG后，针刺华佗夹脊和颊车穴的镇痛作用明显减弱。由于PAG内含有丰富的内源性吗啡样物质，Mayer等在人的PAG内微量注射阿片受体阻断剂纳洛酮，发现低频电针产生的镇痛效应明显降低。周仲福等在家兔的PAG内微量注射纳洛酮也观察到针刺镇痛效应消失。刘乡以NRM神经元活动为指标，发现在毁损PAG后针刺足三里对NRM神经元的伤害性反应抑制效应基本被取消。

以上这些结果均表明，脑干镇痛系统的结构与机能完整是保障针刺引起躯体广泛区域镇痛效应的前提。

3. 伤害性信号和针刺信号在丘脑水平的相互作用[46-56]

神经生理学的研究表明，在中枢神经系统的各个水平，都存在对伤害性刺激发生反应的神

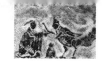

经元。许多实验室都注意到,伤害性信号可经脊网束到达延髓和中枢的网状结构以及丘脑内侧的非特异核群,特别是中央中核、束旁核、中央外侧核、丘脑网状束、枕核、背内侧核、腹外侧核等,而脊丘束与痛觉的关系反而不很明确。

Albe-Fessord 和 Kruger 首先观察到中央中核-束旁核复合体的细胞对包括伤害性信号在内的多种感觉传入发生激活反应,这两个核团与联合皮层有广泛的纤维联系,在痛觉调制中起重要作用。Mehler 用切断人和猴子脊髓的腹外侧索追踪变性纤维的方法,发现变性纤维可达丘脑腹侧基底核和中央外侧核,但没有到达中央中核的纤维,同样的结果在猫和绵羊中也观察到。从中央中核-束旁核复合体对外周伤害传入的反应和系统发生的角度来分析,这个复合体并不可能成为真正的复合体,束旁核神经元对伤害信息的传入反应特点是潜伏期长,后发放时间持久,而中央中核则有可能对痛觉进行调制。Albe - Fessand 根据脊椎动物的进化过程认为中央中核在越发达的动物中越大,而束旁核则没有这种变化,束旁核主要接受大量来自脊髓的无髓纤维,中央中核主要接受是来自延髓网状结构的传入。张香桐认为束旁核是感受疼痛的较高级中枢,在束旁核和中央外侧核有 1/10 左右的神经元对外周伤害性刺激发生特异的激活反应,而穴位针刺以及挤压跟腱可抑制这种反应。Dong 等在中央外侧核和束旁核记录到有72％的神经元对伤害性机械刺激和 Aδ 及 C 类纤维刺激发生特异的反应。而这种作用,很可能通过网状巨细胞核、经中央被盖束进入丘脑中央中核,激活其反应。低频电针刺激足三里可有效兴奋中央中核神经元,而直接刺激中央中核,也可明显抑制束旁核神经元的痛放电,抑制时间可长达 5 分钟。Purpura 等也观察到刺激中央中核可以抑制中央外侧核神经元的活动。虽然人们将中央中核-束旁核看作一个复合体,但中央中核对束旁核的抑制却需一定的潜伏期。通过分析认为从中央中核到大脑皮层的纤维束可抑制皮层对束旁核的紧张性兴奋作用,也可能通过尾核在这一回路中起重要作用。相川贞男和小林胜电针合谷-足三里穴也观察到类似的结果,并认为针刺镇痛涉及中枢干涉作用。但在武重千冬实验室却观察到毁损大鼠的丘脑中央中核外侧部可加强针刺提高尾巴逃避反射的潜伏期,因此作者认为该核团对针刺镇痛效应有抑制作用。

4. 针刺镇痛的穴位相对特异性

根据近几十年的研究,用较弱的手针或电针刺激穴位,常在局部观察到镇痛(在人)和痛阈升高(在人或动物)的现象。这种镇痛效应在脊髓动物也能观察到,也就是说,近节段的针刺镇痛效应在脊髓水平就能完成,在“闸门控制”系统下发挥作用。针刺镇痛的节段性抑制效应在正常情况下也接受来自脊髓上中枢的下行性抑制性控制,切断高位脊髓后,针刺的节段性控制效应有所减少,闸门控制系统也认为有下行控制效应的存在。

5. 针刺引起全身性镇痛效应的机制[57-62]

从大量的资料来看,针刺镇痛效应的发挥除了脊髓固有的机制外,还受到脑干网状结构中有关镇痛结构的调节,以及伤害性信息和针刺信息在中枢神经系统的相互作用的影响。

位于脑干的内源性镇痛系统的许多结构,对来自外周传入的反应并不趋一致。作为内源性镇痛系统核心部位的 PAG 和 NRM,其中的大多数神经元对外周非伤害性质的低强度刺激一般不发生激活反应或仅发生微弱的激活反应。弱电针产生的传入冲动也很难在这些结构观察到明显的激活反应,因此可以认为低强度针刺是不能有效激活内源性镇痛系统的,即便是有也是微弱的,故一般不能在节段以外的区域观察到明显的镇痛效应。

而相反,较强的针刺激,正如 Mann 指出的针刺能产生镇痛的刺激强度要达到患者可以忍受的强度时才能出现治疗疼痛的效果,刘乡用简洁的词汇总结为"小痛制大痛"。许多实验室的工作都证明,至少在 Aδ 类或(和)C 类传入纤维能被兴奋的针刺强度下才能激活内源性镇痛系统的有关结构,并在临床和实验条件下观察到明显的镇痛作用。这种镇痛效应和刺激脑内镇痛结构产生的镇痛效应一样,表现为全身性的痛阈升高,痛反应下降。也和 Le Bars 研究小组在动物和人体观察到的弥漫性伤害抑制性控制(DNIC)引起的镇痛效应基本一致。

各种伤害性的机械刺激(如用齿镊夹尾、脚爪、口鼻部等)、热刺激(44℃~52℃热水浸烫)、电刺激和化学刺激都能明显抑制背角会聚神经元对感受野伤害性刺激引起的反应,也能增加人体的痛阈,这种效应即为 DNIC。

针刺镇痛也能产生类似的作用,朱兵等在同样的条件下观察到针刺大鼠也能明显抑制会聚神经元的伤害性反应,其抑制强度和持续时间与 48℃的伤害性热水浸烫引起的抑制基本相同。其实,在这之前许多实验室都观察到类似的结果。如川喜田健司和般越正也观察到伤害性强度的热刺激、机械刺激、化学刺激和电针都能提高甩尾反射的潜伏期,推测多型伤害感受器参与了针刺镇痛的过程。

DNIC 效应仅能被特异的伤害性强度的刺激触发,而非伤害性刺激则没有明显作用。朱丽霞等和徐嵘等用电生理学方法证实只有 Aδ 和 C 类纤维的传入才能产生强有力的 DNIC 效应。在脊髓和延髓背角的会聚神经元的伤害性反应要用高于 C 类纤维兴奋的阈值刺激强度才能抑制,但当用辣椒素损伤坐骨神经的细纤维后,针刺足三里抑制尾巴伤害性刺激引起的反应效应消失。健侧的针刺镇痛效应仍然存在。

通过以上资料分析,触发 DNIC 效应的传入纤维在 Aδ 阈值时就可产生,达到 C 类纤维的阈值时产生最大的 DNIC 效应,针刺镇痛效应的出现与这种结果相类似。DNIC 仅对背角会聚神经元的伤害性传入活动有明显抑制作用,而对特异伤害感受神经元及非伤害感受神经元的活动没有明显作用。针刺对伤害性传入活动的抑制也主要在会聚神经元上观察到。

在伤害性范围内的不同强度的刺激发生分级的 DNIC 效应,如随着条件刺激的升高,产生的 DNIC 效应也随之加强。在针刺镇痛实验中也观察到随着电针强度的加大,各类外周神经顺序激活,产生的镇痛效应也随之加强。

正常非伤害性刺激不能触发的 DNIC 效应,但在佐剂性关节炎的动物这种刺激却能触发DNIC。赵飞跃等也观察到在人工关节炎鼠弱电针刺激能产生良好的镇痛作用,而在正常鼠弱电针刺激仅在同节段水平观察到镇痛效应。

针刺引起的超神经节段的镇痛效应需要脊髓上中枢的参与,切断或冷冻脊髓后针刺镇痛效应消失。而 DNIC 效应也需要脊髓上中枢的参与,切断脊髓或在颈髓局部滴注局麻药利多卡因,尾巴和后爪伤害性刺激对三叉神经尾侧核会聚神经元 C 类纤维的传入反应抑制作用消失。

触发 DNIC 效应的上行通路位于脊髓腹外侧索,而涉及脊髓上中枢参与的针刺镇痛效应的上行通路也位于脊髓的这个部位,而切断脊髓背外侧索无效,切断单侧外侧索,大部分取消对侧后肢穴位的针刺镇痛效应,而记录电极同时的针刺镇痛效应存在,提示上行投射主要以交叉的纤维为主。有意思的是,触发 DNIC 效应的上行通路也以交叉纤维为主,切断脊髓腹外侧索,明显减少对侧后肢触发的 DNIC 效应,而同侧后肢触发的 DNIC 效应只有少量减少,提示引起 DNIC 效应的上行投射存在交叉和不交叉两种,但以交叉的纤维为主。

DNIC 效应涉及阿片能下行通路,静脉注射纳洛酮可阻断 DNIC 效应,针刺镇痛效应同样可被纳洛酮阻断,针刺同触发 DNIC 效应的机制一样,并不改变刺激部位相应节段的甲-脑啡肽样物质的释放,但增加其他节段的释放。

触发 DNIC 效应的下行通路位于脊髓背外侧束,切断记录电极位置同侧的背外侧束,可取消 DNIC 效应;但切断记录电极对侧的背外侧束,则不影响 DNIC 效应,证明触发 DNIC 的下行通路位于同侧的背外侧束。而针刺镇痛的下行通路也位于背外侧束,切断背外侧束后针刺效应基本消失。

DNIC 需要脊髓-延髓-脊髓环路的完整。Le Bars 及其同事早期的工作表明,电解毁损NRM 及邻近的网状结构,可使 DNIC 效应明显减弱,这和针刺镇痛的中枢机理有类似之处,电解毁损 NRM、PAG、蓝斑、网状巨细胞核等区域都明显降低或去除针刺镇痛效应。但根据近几年使用神经毒奎宁酸或鹅膏氨酸于一周前微量注射到大鼠的 NRM、网状巨细胞核、网状旁巨细胞核、PAG、楔状核、臂旁核、蓝斑复合体,这种神经毒能特异地破坏核团的神经细胞,但可保留穿越该核团的轴突。结果发现破坏这些与内源性镇痛系统有关的核团并不明显影响DNIC 的效应。这种不同是否由于方法学不同造成的有待进一步证实。但需要指出的是,在同一个实验室,朱兵等观察到神经毒毁损以上结构后手针足三里的镇痛效应也大大减弱,而且很多实验是在研究 DNIC 效应的同一只动物甚至同一神经元上观察到的。

以上工作均表明,针刺所产生的引起身体广泛区域的镇痛效应是在刺激强度较大情况下,并由脊髓上中枢介导的生理镇痛过程所参与的,虽然人们对针刺镇痛机制的研究还有待进一步深化,但这些确凿的证据足以说明针刺镇痛和针刺麻醉机理与脑内抗痛系统的调节和参与有关。

综上所述,针刺镇痛机理的研究资料大部分都是对躯体伤害性传入的抑制效应,很少以内脏伤害性传入为指标,因而与临床针灸多用于治疗内脏疾病、缓解内脏疼痛的效应存在大的差距。从另一个角度来看,中医经络学说所阐述的"内联腑脏,外络肢节"的理论在针刺镇痛研究领域尚未得到充分体现。

因而,在我们这项工作中采用内脏伤害性刺激方法,在脊髓背角感觉投射神经元和颈髓的背柱核(薄束核和楔束核)神经元和丘脑腹后外侧核神经元记录来自体表的各种刺激以及来自直结肠扩张引起的伤害性刺激对这三个神经核团的激活反应,观察体表该神经元感受野皮肤机械刺激和感受野穴位及非感受野穴位针刺对内脏伤害性传入反应的抑制作用,较为系统地探讨针刺抑制内脏痛在感觉传入的主要中枢中继核团发生的相互作用及机理,为针灸治疗内脏疾病提供系统的科学数据。

6. 针刺镇痛的节段性机制与全身性机制研究

痛症是针灸治疗的第一适应大症。虽然针灸镇痛的实验研究和临床报道很多,但同时将经穴部位、痛源部位、针刺强度综合起来考虑的研究甚少。另外,一个重要因素就是疼痛完全是一种主观的感受,难以用客观化的指标来定量分析。这样的结果造成临床疗效评价上的困难。另外一个重要因素就是针刺强度如何界定,用什么样的针刺手法能在哪部位产生哪种强度的治疗疼痛的效果基本上没有做系统的研究。

针刺镇痛的效果与针刺强度的关系最为密切。在本研究中,我们分别采用损伤极小或无损伤的动物 C 类纤维反射和人体伤害性屈曲反射为伤害性反应指标,在测定每一实验对象反射阈值的基础上,以其自身阈值为客观依据,充分考虑穴位的神经节段关系,研究不同倍数的阈强度针刺引起的镇痛效应;蛇毒阻断 A 类纤维和辣椒素阻断 C 类纤维实验对每一例动物的阻断情况进行监测,并采用充分兴奋 C 类纤维的强度进行电针。系统观察穴位针刺的局部镇痛和全身性镇痛效应的规律,为临床提供较为客观的用针刺激强度参考。

针刺产生的镇痛效应可分为局部镇痛和全身性镇痛。在同神经节段水平,针刺只要能兴奋穴位的 A 类纤维就有明显的镇痛效应。在一系列人体和动物的行为学实验中我们观察到,人体刺激腓肠神经引起的伤害性屈曲反射和动物刺激腓肠神经引起的 C 类纤维反射(均为痛行为反射)的抑制,用 $0.6\sim0.8$ 倍 $A\delta$ 类纤维激活的阈值电流电针同侧同神经节段穴位时就能产生;但在异神经节段的内关穴或对侧的足三里穴用同样的刺激强度则不能引出对伤害性屈曲反射和 C 类纤维反射的抑制。用蛇毒预先处理动物的坐骨神经可使有髓神经纤维脱髓鞘而丧失传递功能,再用同等强度的电流电针同侧足三里穴,抑制 C 类纤维的伤害性反应效应不再存在。因而同节段针刺镇痛的机制为粗纤维的传入在脊髓水平对痛敏神经元起抑制作用。从理论上说,针刺只要激活较粗的传入纤维就能产生节段性的抑制疼痛的效应。

针刺引起全身镇痛效应的机理与近节段的有明显不同。用足以兴奋较细的 Aδ 和 C 类纤维的穴位电刺激可升高全身痛阈。如以大鼠腓肠神经刺激引起的 C 类纤维反射为指标,电针"足三里"穴作为条件刺激,结果观察到,仅能兴奋 A 类纤维的刺激几乎不产生明显的抑制效应。而用激活 C 类纤维的阈值刺激时,才能明显抑制伤害性反射活动。但当用辣椒素特异性破坏坐骨神经的 C 纤维后,针刺足三里不再能抑制伤害性刺激引起的反应,而未破坏 C 纤维的对侧肢体仍有镇痛效应。在胸节切断脊髓,电针对侧异位足三里穴抑制 C 类纤维反射的效应基本消失,提示异神经节段的针刺镇痛效应需要脊髓上中枢的参与。

通过此项研究表明,局部取穴仅需用较弱的针刺手法就可取得较明显的镇痛效应;远距离取穴则需用较强的针刺手法才有效,而且这两种取穴产生的镇痛效应由不同的传入纤维介导,涉及不同的神经机制。

7. 内脏痛的病理生理研究进展[63~92]

20 世纪 80 年代以前,人们对疼痛的研究主要以躯体痛为主,主要因为没有理想的内脏痛模型。1980 年后随着 GF Gebhart,TJ Ness 等创建了直结肠扩张(CRD)模型,内脏痛的研究逐渐深入。

传统上认为内脏痛觉与躯体触觉在中枢传导中各有独立的通道。但近期研究表明内脏痛觉经背索-内侧丘系上传,并与体表触觉传入有会聚且相互影响。在脊髓与丘脑中,皮肤传入可以抑制直-结肠的痛觉传导,而已存在的内脏痛信号又能引起神经元的异常强放电。这些发现有助于解释内脏痛及其相关的痛觉过敏及牵涉痛,以及针灸按摩等一些传统疗法的机理。

脏腑疾病的第一临床表现常是疼痛,病人也往往因此就诊。但内脏痛与体表疼痛有很多不同之处,常给正确及时的诊断造成困难。内脏对切割等伤害性刺激敏感性低,但对牵拉和化学等大范围刺激则相对敏感,提示内脏感觉神经分布密度较体表低。有研究显示内脏传入神经只占脊髓所有上行神经的 2%~15%,相对于内脏器官的巨大表面积,神经分布的密度是相当低的。内脏组织病变时痛觉阈值可随时间推移而降低,敏感性增加,形成兴奋灶。因此疼痛发作时可能病变已经相当严重。内脏痛常为弥散性的,定位不确定,可呈游走性。真性内脏痛常伴有自主神经反射,引致血压及心率等改变。深部和内脏刺激也常引致节段性肌痉挛等躯体上的反应。内脏疼痛也常牵涉反射到远离原发灶的某些体表区域。这些区域可在相关脏器的同一脊髓节段，但有时也会发生在更远的、似无相关的部位，提示相互作用可发生在更高级的中枢。不同于真性内脏痛所具有的深、钝、模糊和定位不明确等特征，这种牵涉性疼痛常表现为尖锐、定位清楚。有些牵涉痛区域大致与中医理论中的相应经络区带相吻合，典型的例如心绞痛时上肢内侧的心经区域的痛感。牵涉痛区域内也常常伴有以对触觉刺激的痛阈降低和反应性增高为特征的继发性痛觉过敏或触发点；但有些触发点却与牵涉痛部位有一些距离。

中医学尤其是针灸学历来强调体表经穴与脏腑之间的关系，《灵枢》中提到"五脏有疾，当取之十二原……明知其原，睹其应，而知五脏之害矣"。中医的一些疗法如针灸刺激及穴位注射（尤其在体表敏感点）可以产生很好的镇痛效果，现代医学研究也表明某些体表刺激可在一定程度上抑制内脏痛感受，但反过来内脏痛刺激对体表痛则无抑制作用。这些现象涉及复杂的中枢机理，很难用传统的牵涉痛的低位中枢聚合投射学说和经典痛觉传导通路来解释。

内脏器官分布有不同的痛觉纤维，包括不同阈值的 C（约 65%）和 A δ 纤维，且多数（85%）传入纤维有一定的自发基础放电。在中枢神经系统中绝大多数接受内脏传入的神经元也保持有一定水平的基础放电；我们的经验表明这种基础放电与神经元的兴奋性有关、基础放电增高时兴奋性也提高。这种现象可能与疼痛的游走性及兴奋灶的形成有关。

研究证实猫结肠中的 C 纤维多呈慢适应反应、能够较持久线性地反映肠扩张程度，而 A δ 纤维多呈快适应反应、只在扩张或解除扩张时有一过性放电反应，似乎更多反映动态变化；因此推测这两种不同纤维分别传导张力性和阵发性刺激。各种空腔脏器还存在一些高阈值的神经纤维，有些 C 纤维在正常生理条件下并无反应，只在炎症等病理过程中才被激活；这点也可能与内脏痛性兴奋灶的形成有关。

与皮神经不同，内脏痛经自主神经传向中枢。绝大多数内脏传入纤维经背根传入，但也有 5%～10% 的 C 纤维经腹根传入。在脊神经节有少量细胞的外周轴突有双分支现象，可以找到少数神经纤维分支分布于内脏与体表结构，而更多的则汇聚在中枢神经系统中。神经纤维在中枢神经中有大量的重组，包括汇聚与辐射。具体的汇聚部位多少存在于各级中枢部位。在低级中枢，内脏投射纤维在脊髓节段内已有相当广泛的分支，并汇聚于接受体表、关节、肌肉或其他脏器传入神经的二级神经元上。值得一提的是，几乎所有接纳内脏神经投射的二级神经元都接受体表或其他传入神经的汇聚，而多数皮神经传入并无汇聚。换言之，中枢神经中有大量的特异的皮肤感觉神经，却缺乏纯内脏感觉神经元。这就是为什么内脏与体表痛觉不同，有时有牵涉痛、定位往往不明确、引至诊断困难的可能原因。但另一方面这种广泛的汇聚也为一些反射活动与某些物理和传统治疗提供了神经解剖基础。即使内脏与皮肤的传入并不直接汇聚于同一神经元，在中枢内它们也有一定的相近与相关性。通过某些中间神经元的介导，这些相邻细胞可能发挥一定程度上的相互干扰和影响。这些资料为脏腑经穴相关理论提供了形

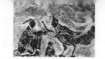

态学依据,对经络学说的研究有一定意义。

有研究表明,胃与足三里穴的传入纤维在脊髓胸段下部和腰段有相当大的重叠。在脊髓灰质接受直-结肠投射的神经元中,有 1/3 表现为低阈值、短潜伏期、随刺激结束而终止的即时反应;这些神经元都有痛或非痛觉的体表神经纤维的汇聚。另 1/3 神经元则阈值较高,当刺激停止后仍有后放电现象,其皮肤受野主要感受痛觉。约 1/4 的神经元阈值更高,表现为抑制性反应,皮肤兴奋性受野可为触觉或痛觉,但常被较大的抑制性受野所包绕。所有以上各种神经元都向脊髓以上核团投射,并受到下行纤维的抑制性或兴奋性影响。

心脏传入经由心下神经及交感星状神经节投射至脊髓背角,经中间神经元调控侧角的内脏运动神经元,再经星状节换元投射至心脏,构成反射弧。在大鼠心包囊和尺神经上分别注入示踪剂,在 C_8 和 T_1 节段脊神经节上标记的神经元中,有 7.1%～14.7% 的神经元显示双标。最近我们的一些研究也证实有些背根神经有分支分别分布于心脏和相当于中医心经的体表区域。实验采用神经示踪法标识大鼠前肢内侧面(心经经脉循行线)与心脏的神经联系,表明 C_8～T_3 脊神经节的少量(6.8%)细胞的外周轴突有双分支现象,其一支分布于心脏,另一支分布于上肢内侧。同样,在猫左前肢天泉穴区处和左侧星状神经节及左心下神经注入荧光标记物,背根节中也可见到少量(8%)双标的细胞,主要分布于 C_6～T_2 节段之间,其中尤以 C_8 和 T_1 节段最多。然而这种轴突分支的现象毕竟为数不多,并不能完全解释复杂的体表内脏之间的相互作用。

在脊髓中,Foreman 等研究发现,T_2～T_4 节段的脊丘(STT)和脊网神经元既能接受心肺交感传入的信息,又能接受体表皮肤的传入信息。少数(约 29%)神经元的感受野较大,可扩展到后肢乃至对侧躯体,而大部分神经元(约 71%)的皮肤感受野则位于上胸部及前肢。67% 的神经元投射到同侧、对侧或双侧的延脑网状结构,21% 可同时投射到网状结构和丘脑,12% 只投射到丘脑,提示高级中枢可能参与躯体内脏汇聚过程并发挥调控作用。

现代研究也表明内脏的信号能影响相对应的躯体。Jou 等向大鼠心包内注射一种海藻类化合物可引起脊髓两侧肌肉的痉挛样收缩,切断左侧交感链和双侧迷走神经可分别减弱和加强这种肌电反应。他们认为,心绞痛牵涉痛的发生除躯体和内脏的传入在脊丘神经元上汇聚外,刺激心交感所诱发的痉挛样肌肉收缩引起的继发性疼痛也是一个因素。我们结合中医理论进行了一些电生理研究。在实验中刺激大鼠心交感神经可引起心经穴位的最大反射性肌电反应,与肺经穴位相比有明显差异。同样,电刺激猫左心下神经后,曲泽及天泉等心包经穴区肌电活动明显增加;而肺经上的穴位如孔最、尺泽及天府穴区的肌电变化不明显。电刺激心下神经在心包经穴位上诱发出肌电所需的刺激阈值低于肺经穴位。电刺激心下神经亦可明显增加天泉穴区皮神经的放电活动。左冠状动脉前降支结扎造成急性心肌缺血后可降低刺激的阈值。依次切断 $T_1 \sim C_7$ 的背根和腹根后，刺激阈值逐步提高。

痛觉纤维进入脊髓后其在脊髓的传导通路过去多认为经前外侧索的脊髓丘脑束（STT）上传，但内脏痛病人切断前外侧索后往往不能使疼痛消失，或短暂消失后又有复发，提示内脏痛可经其他通路传导。近年来的研究表明，尽管 STT 仍是公认的躯体痛觉的上行通路，内脏痛觉也经脊髓背索-内侧丘系（DC-ML）传导。内脏感觉纤维进入脊髓后在中央导水管周围灰质（Rexed X）换元，其第二级神经元经突触后背索（PSDC）向上经薄/楔束核再次换元后经内侧丘系投射向丘脑腹后外侧核（VPL）。还有研究表明，在直-结肠的上行传导至丘脑过程中 DC-ML 的作用比 STT 更为重要，切断背索后丘脑神经元对内脏传入的反应降低明显低于切断 STT 后的反应。最近的一项大鼠行为学研究对此也有进一步证实，切断背索后对内脏炎性刺激引起的痛反应有明显抑制。此项研究成果近年来已经应用于临床，用中线脊髓切断术来治疗一些内脏疼痛的病人，取得肯定的效果。Berkley 等也根据这些新发现提出痛觉与触觉并无截然分开的脊髓专用上行通路，一些痛觉难以解释的现象可用整装学说来解释。

由于 DC-ML 是体表精细触觉和震动觉的已知传导通路，内脏痛觉与体表触觉的共享通路为两者之间的相互影响奠定了其解剖基础。在此传导路中，几乎所有对内脏痛觉有反应的细胞都对皮肤轻触觉有反应。因此，两者难免在并行汇整中发生相互作用。在此理论基础上，我们在 DC-ML 系统中对内脏痛觉与触觉的相互影响进行了一些研究，并取得一定进展。

研究触觉与内脏痛觉的相互影响需要有可靠的动物模型。最常用的方法是空腔脏器扩张，例如食道、胃、膀胱、输尿管及阴道扩张。但以上实验中有些需手术切口置入扩张管，使痛觉传入并不单纯来源于内脏；有些内脏（例如胃）扩张时能影响到体表，引起腹壁扩张，很难作为纯内脏感觉传入，限制了其研究用途。目前研究最多用的为直-结肠扩张（CRD）造成的伤害性刺激，因为这种刺激容易操作，可重复性强，且为非侵入性的，与生理状态下的常见的便秘与病理条件下的肠梗阻有一定相像性；另外因扩张主要在盆腔内，正常操作时也不会引起腹壁扩张，是研究内脏痛觉尤其是内脏痛觉与体表触觉相互关系的较理想的动物模型，也是我们常采用的模型。

在对 CRD 有反应的 VPL 神经元中，几乎都对皮肤刺激亦有反应，其感受野位于对侧躯体的后外侧、尾部、阴囊、臀部或后肢，约略相等于中医人体足阳明胃经下段的走行。若先给予皮肤触觉刺激，然后给予 CRD 作为检验刺激，触觉对内脏痛刺激反应的主要效应是抑制性的。这种现象也许可以从某种程度上解释一些治疗手法如按摩等体表刺激对内脏和深部疼痛有一定抑制作用。但值得一提的是这种抑制作用在单神经元的水平通常都很短暂，在 20 秒的条件皮肤触觉之后只能有短暂的（小于 10 秒）对 CRD 反应的抑制作用。与此形成鲜明对比的是，若将刺激顺序反转，内脏痛刺激之后对皮肤触觉反应多数得到强化，且较持久和明显，对皮肤

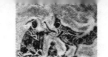

感受野刺激的易化作用的持续时间通常相当于整个皮肤刺激过程甚至影响到皮肤刺激后放电若干时间。因此，就相互作用而言，至少在丘脑 VPL 中的单细胞水平上，内脏伤害性刺激传入较触觉传入似乎更为强势。神经元对皮肤触觉刺激反应的增强是 CRD 条件刺激的结果，并可能与内脏病变时的某些皮肤区域的敏感现象有关。更值得注意的是，反复的内脏痛性刺激可使其后的对皮肤刺激反应逐步加强，表现为基础自发放电增多、阈值降低、刺激放电数增加。这种现象可能与内脏病变时皮肤出现敏感点或牵涉痛有关。刺激顺序颠倒所引起的相反效果提示有两种不同性质（兴奋性和抑制性）的中间神经元参与躯体-内脏信息之间的相互作用。

中医理论认为"诸邪之在于心者，皆在于心之包络"、"心主手厥阴心包络之脉，起于胸中，出属心包络"。大量的临床和基础研究均表明，针刺心包经穴位（如内关、间使等）对心率失常、心绞痛以及急慢性心肌缺血有良好的调整治疗作用，说明躯体的信号能够到达特异的内脏。那么体表刺激能否用来治疗某些内脏病痛呢？

其实几千年来古人已经利用砭石、针灸等体表刺激来治疗病痛，现代也有用经皮神经电刺激（TENS）等手段来治疗深部包括内脏的疾病，实践中已证明有效。但其机理如何则是近代研究的热点之一。闸门学说只能部分解释 TENS 和针刺的作用机理，暨即时的和同神经节段的效应；其非神经节段的效应及迟发效应则可能通过调节神经递质体液因素而发挥镇痛作用，但此效应通常要 30 分钟以上才有效果。针灸按摩等体表刺激也有可能通过其他机理发挥作用，其起效时间也可以很快。针刺心包经穴位（如内关、间使等）对心率失常、心绞痛以及急慢性心肌缺血亦常有良好的即时调整治疗作用，说明躯体的信号能够较直接地影响特异的内脏，而不是仅通过非特异的体液途径来发挥作用。上面引述我们的实验表明在中枢中触觉传入与内脏痛觉之间的影响可立即发生，并可能是经过中枢中间神经元的反射作用。那么，躯体的传入又是如何直接影响内脏呢？在躯体传入对自主神经的调节方面 Sato 等做了大量的研究，并对这方面的成果有全面的综述，这里不再赘述。值得一提的是体表痛刺激对内脏功能的影响比轻触觉要大。就心率而言，体表痛刺激比轻触觉刺激的作用要大，刺激肢体往往比刺激躯干和身体其他部位的作用要大，而去脑后这种关系有所变化，刺激躯干的作用比刺激肢体要强，说明高位中枢对这种反应的影响不容忽视。同样有趣的是中枢完整时左右侧刺激效果相同，而去脑后刺激右侧身体的作用明显高于左侧刺激。在对高血压的狗电针足三里 可降血压，此作用麻醉后消失，但注射纳洛酮后则对降压效果无影响，说明此作用需要高级中枢的参与，但不是经体液内啡肽途径发挥作用。

我们最近在这方面也做了一些研究，分别从心脏和胃方面探讨躯体刺激对内脏功能的影响。刺激大鼠心经穴位时与肺经穴位相比引起更大的心交感神经兴奋，进而经反射弧引起心经穴位的最大肌电反应。结合前面引述的实验结果，提示心脏与体表心包经穴位之间存在特

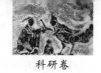

异性联系,这种联系是双向性的。心脏传入神经与心经穴位神经支配的重叠性及反射的循经性是心因性牵涉痛的基础,并解释了心脏功能异常的传入活动可能在心经循行线出现肌紧张反应,以及心经穴的刺激又可影响心脏的功能。

为了更进一步从胃的方面证实体表刺激对内脏的传入的影响,我们研究了胃扩张与体表穴位信息之间在脊髓背角神经元上的汇聚与整合。家猫麻醉后打开腹腔,切断幽门,将一气囊胶皮管植入胃腔内。显露内脏大神经及 $T_7 \sim T_8$ 节段脊髓分别作记录。足三里(胃经)穴和三阴交(脾经)穴各插入两支针灸针连电针仪。24 例背角神经元有自发放电的神经元(多集中于 $T_8 V \sim VII$ 层)在胃扩张后,13 个呈兴奋性反应,11 个神经元被胃扩张所抑制;电针足三里穴可以兴奋 12 个、抑制 9 个神经元,占 87.5%。而电针三阴交时有 16 个(66.7%)神经元起反应,其中 7 个神经元被兴奋,9 个神经元被抑制。在胃扩张兴奋神经元中,电针足三里穴后其兴奋性降至扩张前水平,而电针三阴交后放电水平虽有下降,但不如电针足三里效果显著。值得注意地是,11 例对胃扩张呈抑制反应的神经元,电针足三里后其放电反有增加,比胃未扩张前还高,翻转了细胞的正常放电模式。虽然这些单细胞反应改变的临床意义可能有限,但此项电生理研究表明,来自体表的信号能够在下胸段脊髓背角神经元对胃的传入信号发生相当可观的影响;这种作用似乎在相应的经穴更加明显。综合我们的实验结果,可以认为体表刺激对内脏功能的影响至少部分是通过中间神经元来完成的。

近年来对内脏痛的研究有相当的进展,较为重要地有对中枢传导通路的新认识以及其临床应用。背索-内侧丘系对内脏(尤其是下腹及盆腔脏器)神经的传入有重要意义。体表触觉与内脏痛觉的相互影响是一个广泛存在于中枢神经系统中的普遍现象,认识这种现象有助于理解内脏病痛的一些复杂表现(如牵涉痛),并有一定治疗上的意义。

中医学理论认为人体的体表与脏腑之间,体表的上下、左右、前后之间,脏腑和脏腑之间,彼此不是孤立存在的,而是密切联系,相互协同,相互制约以维持机体器官之间、机体与环境之间的平衡统一。人体五脏六腑的机能在体表相应部位出现反应,而针刺体表穴位对内脏功能具有一定的调节作用。观察针灸这些皮肤敏感点时能出现何种效应,对指导针灸临床具有重要意义。但我们的研究也发现,体表的刺激对内脏功能及感传有一定的、但通常轻微短暂的影响,并在一定程度上依赖于直接神经之间的联系而非经体液因素。但目前研究仅限于麻醉下的动物单核团单细胞的研究。至于清醒条件下的总体效应以及针灸的效果则有待进一步研究,大脑皮层方面的研究也几乎是个空白。然而,需要强调的是,内脏痛觉的感知有赖于神经元的群体反应,包括皮层、丘脑以及其他一些区域等高级中枢之间的相互作用。随着现代化工具的推广应用,相信这些方面的研究不久会有更多的进展。

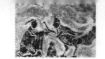
第二节 SCI 期刊有关安慰针刺和假针刺的研究

美国《科学引文索引》(SCI)于 1961 年在美国费城由美国科学信息研究所(ISI)创办。ISI 通过其严格的选刊标准和评估程序挑选刊源,而且每年略有增减,从而做到 SCI 收录的文献全面覆盖全世界最重要和最有影响力的研究成果。SCI 的扩展版收录了 8000 多种期刊。SCI 不仅作为文献检索工具被广泛使用,而且成为科研评价的重要依据。为了提高针灸的研究水平,1997 年美国国立卫生院(NIH)在针灸听证会上提出的假针灸作为对照方法(NIH 报告)。此后许多针灸工作者开展了这方面的研究。假针刺的相关研究越来越多,已成为针刺研究的热点。这里通过搜索 SCI 源期刊收录假针刺,来了解高水平假针刺的研究状况。

一、筛选方法

在中国中医科学院图书馆数据库中,使用科学引文索引数据库(SCI-Expanded)及 ISI 官方网站(http://pcs.isiknowledge.com)。采用主题词的检索方式,检索式"sham acupuncture" or "placebo acupuncture",截止时间 2011 年 6 月 11 日。

二、结果与讨论

1. 文献类型

检索结果共获得 381 篇,涉及的文献类型有科研论文、综述、信件、会议论文、编辑材料、会议摘要、新闻见表 4-1。在假针刺的研究中,科研论文是主要的产出结果,综述占相当一部分比例。研究文章多在疼痛领域,如慢性腰痛、膝关节炎引起的疼痛、偏头痛等,和安慰针刺疗效的评价,安慰的作用疗效。

表 4-1 SCI 有关假针刺的文献类型和数量

文献类型	数目(篇)	比例
科研论文	272	71.39%
综述	64	16.37%
信件	16	4.20%
会议论文	15	3.94%
编辑材料	9	2.36%
会议摘要	3	0.78%
新闻	1	0.26%
总计	381	100%

2. 论文的数量和引文

从 1999 年开始,假针刺的文章才被 SCI 收录,这个时间才开始假针刺的研究,1997 年美国 NIH 在针刺研究会议上提出可以用 sham acupuncture 和 placebo acupuncture 作为对照来研究针刺,开启了针刺研究的里程碑,从此随机对照的研究模式被应用于针灸研究。从图表来看虽然 2003 年和 2011 年发表的文章数目分别少于 2002 年和 2011 年,这里需要说明的是,SCI 收录 2011 年度期刊的截止时间是 2011 年 6 月 11 日。从文章发表数量的趋势来看,基本上是每年递增的见表 4 - 2。从引文的数量来看是逐年递增的,可见关于假针刺的研究,正吸引着更多的针灸科研工作者,展现出越来越多的研究成果,已经成为针灸领域研究热点。

表 4 - 2 假针刺的国家和文献数量

国家	文献数量(篇)	比例(%)
美国	119	31.23
德国	70	18.37
中国	58	15.22
英国	55	14.44
韩国	40	10.50
澳大利亚	18	4.72
日本	12	3.15
加拿大	11	2.89
巴西	10	2.62
瑞士	10	2.62
中国台湾	10	2.62
总计	424	108.38

3. 研究的区域

假针刺的研究涉及世界 31 个国家和地区。主要分布在美国、德国、英国、中国、韩国等国家。开启假针刺研究之门的美国,发表文章 119 篇,仍是这项研究的领跑者。德国人严密的论证逻辑思维开展了大规模、多中心、盲法对照试验,是假针刺研究中涉及最严谨,评价最客观的试验。针灸的发源地中国已发表 58 篇,居于第 3 位,SCI 收录的期刊多为英文期刊。由于语言障碍,中国的针灸工作者多用汉语发表文章有关。作为传统使用针刺的国家韩国、日本也发表了一定数量的文章。可见假针刺研究主要集中在三类国家即发达国家、传统使用针刺国家和新兴国家。

4. 涉及的学科

共涉及 15 个学科分类:综合与互补医学、内科学、神经科学、临床神经病学、麻醉学、妇产科学、胃肠肝胆专科、生殖生物学、运动科学、康复医学、风湿病学、动物研究等。综合与补充医学是假针刺研究产出成果最多的学科，这与美国对医学的分类有关，把针刺归为补充与替代医学。神经有关的基础科学和临床科学发表文章102篇，针刺与神经科学的结合比较紧密。作为首先引起世界关注的针刺的麻醉学领域有关假针刺的文章35篇，占总数的9.28%。由于一种疾病可能跨越多个学科，在假针刺研究中，同一研究可能涉及不同的学科。表中11个学科的总文章数量390＞381，占总数的103.45%，见表4-3可见有些文章涉及不同的学科。

表4-3　假针刺涉及的学科

学科名称	收录的篇数	比例(%)
综合与互补医学	107	28.38
内科学	61	16.68
神经科学	52	13.79
临床神经病学	50	13.26
麻醉学	35	9.28
妇产科学	34	9.02
胃肠肝胆专科	14	3.71
生殖生物学	13	3.45
运动科学	13	3.45
康复学	12	3.18
风湿病学	11	2.92
总和	390	103.45

上面11个学科的总文章数量390＞381，是因为针刺的研究是跨学科来研究的。

5. 收录的杂志

假针刺的文章共分布在158种杂志中。发表5篇以上文章的杂志包括：《替代与补充医学》(Journal of Alternative and Complementary Medicine)(38,10.10%)、《循证数据与系统评论》(Cochrane Database of Systematic Reviews)(19,5.04%)、《针灸医学》(Acupuncture in Medicine)、《美洲中国医学杂志》(American Journal of Chinese Medicine)、《互补医学》(Complementary Therapies in Medicine)、《疼痛》(Pain)、《临床疼痛杂志》(Clinical Journal of Pain)、《理疗与康复医学集刊》(Archives of Physical Medicine and Rehabilitation)、《人类生殖杂志》(Human Reproduction)、《神经影像》(Neuroimage)、《尝试》(Trials)(6,4.59%)等。排在前十的杂志中共收录有关文章144篇，占全部37.80%，收录假针刺的期刊比较多，文章发表的比较分散，见表4-4。有关假针刺研究的文章为大多数杂志所接受。

表 4 - 4　收入假针刺研究的杂志

杂志名称	收录文献量	比例(%)
Journal of Alternative and Complementary Medicine	38	10.10
Cochrane Databae of Systematic Reviews	19	5.0
Acupuncture in Medicine	16	4.24
American Journal of Chinese Medicine	15	3.98
Complementary Therapies in Medicine	14	3.71
PAIN	12	3.18
Clinical Journal of Pain	8	2.12
Archives of Physical Medicine and Rehalilitation	7	1.85
Human Reproduction	6	1.59
Neuromimage	6	1.59
总数	141	37.40

6. 研究机构

共有 502 个机构进行了假针刺的研究。文章发表最多的机构:哈佛大学发表了 37 篇,占总数的 9.81%,其次是英国的埃克塞特大学发表了 23 篇,占总数的 6.04%;庆熙大学发表 21 篇,占总数的 5.57%;麻省总医院发表 20 篇,占总数的 5.31%;普利茅斯大学有 20,占 5.31%;慕尼黑大学发表 18 篇,占 4.78%;海德堡大学有 17 篇发表,占 4.51%;韩国东方医学研究所发表 15,占 3.98%;香港大学发表 14 篇,占 3.71%;马里兰大学发表 13 篇,占 3.45%。前十位的机构共发表文章 201 篇,占 53.32%,即是 1.99% 的研究机构发表的文章占了半壁江山,世界上有较高学术水平的大学是假针刺研究的主要力量,这些大学都是综合性的大学。专科的学校如新英格兰针灸学校被收录了 10 篇文章,占总数的 2.65%。国内的北京中医药大学被收录 9 篇,占 2.39%;四川大学被收录了 7 篇,占 1.86%,见表 4 - 5。对假针刺的研究国内外多集中在院校和研究所,与这些单位能够获得充足的科研经费有关。

表 4 - 5　发表假针刺论文的大学

研究机构	发表文章数	比例(%)
哈佛大学	37	9.81
埃克塞特大学	23	6.04
庆熙大学	21	5.57
麻省总医院	20	5.31
普利茅斯大学	20	5.31

续表 4 - 5

研究机构	发表文章数	比例(%)
慕尼黑大学	18	4.77
海德堡大学	17	4.51
韩国东方医学研究所	15	3.98
香港大学	14	3.71
马里兰大学	13	3.45
总数	201	53.32

7. 受助的基金资助机构

共有 167 个基金资助机构,其中包括美国补充与替代医学中心(National Center for Complementary and Alternative Medicine,NCCAM)资助的文章 14 篇,占 3.76 %;美国国立健康研究所(National Institutes of Health,NIH)资助的文章 6 篇项,占总数的 1.57 %;韩国东方医学研究所(Korea Institute of Oriental Medicine)资助文章 5 篇,占 1.31 %;韩国政府(Korea Government Mest)资助的文章 3 篇,占 0.79 %;美国国家资源研究中心(National Center for Research Resources,NCRR)资助的文章 6 篇,占 1.57%;韩国东方医学研究所针灸经络研究项目(Acupuncture Moxibustion And Meridian Research Project of Korea Institute of Oriental Medicine)资助 4 篇,占 1.05 %;美国国防部(Department of Army)资助 2 篇,占 0.52 %;Fundamental Research Funds For The Central Universities,Mind Institute(Medical Investigation of Neurodevelopmental Disorders)资助 2 篇,占 0.52%;韩国教育科技部(Ministry of Education Science and Technology)资助 2 篇,占 0.52 %;釜山大学资助 2 篇,占 0.52 %;国内中国科技部资助 2 篇,占 0.52 %;中国国家自然基金资助 3 篇占 0.79 %;863 计划资助 2 篇,占 0.52 %;中国科学院资助 4 篇,占 1.05%;973 国家基础研究计划资助 2 篇,占 0.52 %;973 国家重点研究和发展计划资助 2 篇,占 0.52%。以上共 54 篇,占总数的 14.50%,见表 4 - 6。有关假针刺的研究的项目资金主要来自中国、美国、韩国等,资金的来源主要是政府部门设立的研究机构或研究资金,其资金来源渠道还有待拓宽。

表 4 - 6 关于受资助的假针刺研究统计表

资金资助机构	受助文章	比例(%)
美国补充与替代医学中心	14	3.76
美国国立健康研究所	6	1.57
美国国家资源研究中心	6	1.57
韩国东方医学研究所	5	1.31
韩国东方医学研究所经络研究本部	4	1.05

资金资助机构	受助文章	比例(%)
中国科学院	4	1.05
中国国家自然基金	3	0.79
973 国家基础研究计划	2	0.52
973 国家重点研究和发展计划	2	0.52
美国国防部	2	0.52
韩国教育科技部	2	0.52
釜山大学	2	0.52
中国科技部	2	0.52

进行假针刺的研究者主要分布在美国、德国、韩国和中国的大学和科研院所,相关的项目受到政府资金的支持,但是政府的支持力度有待提高,资渠道有待拓宽。所进行的假针刺的研究多涉及临床学科,基础学科较好,涉及的杂志数量较多。假针刺研究成果和引文的数量逐年攀升,假针刺已经成为针刺研究的一个热点。

第三节 针灸全息论

人身体上凸出来的部位,像手、脚、鼻子、舌头、耳朵,还有男性的外生殖器、女性的乳房等叫人体凸出部位。"全息"是从激光全息照相演绎过来的,激光照相的任何一张碎片,都可以还原出被照物体的全部图像。"人体凸出部位全息论"就是说人体的每一个凸出部位(特别是耳、手、脚)都是人的缩影;都包含了人身上的全部生理信息及遗传信息;人身上的所有器官对应的穴位,都在凸出部位(耳、手、脚)中有规律的排列,得到全面反映。

一、人体凸出部位全息论的依据

1. 全息理论背景

中国古代就有"观耳诊病、观面诊病、观舌识病、观手识病"等,这些都是来源于全息理论的思想。

关于人体凸出部位全息论的研究古已有之,而在全新的科学架构下,现代人们又对人体凸出部位全息论进行了新的研究,无论在理论方面还是在实践方面都获得了全新的突破。

全息生物医学具有重要的理论意义和实用价值,尤其是全息穴位的排布规律在很大程度上遵循着由中医学所揭示的脏腑所主的部位或器官的规律,称为脏腑所主对应原则。

可以认为皮肤诊法及面部色诊法皆符合生物全息理论,属于全息诊法范畴,尤其面部基本能反映整体各部位生理病理信息,使面部成为整体的完整的缩影,全身各系统的疾病都可以在

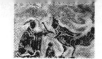

面部这一相对独立的部位表现出来。其实脉诊法也可以视作是古人所发现的另一种全息诊法。脉诊法是将掌后高骨附近的桡动脉分为寸、关、尺三部正好分别对应人体的上中下这样的全息关系，舌诊亦将舌体进行分部，分别对应各脏腑，可知其中也包含着全息论的思想。

凡此种种不难看出，在中医学理论体系的诸多方面皆蕴涵着全息论的雏形。

公元前5世纪，现代医学鼻祖希波克拉底也提出了与人体全息论惊人相似的观点："在身体的最大部分中所存在的，也同样存在于最小部分中，这个最小部分本身具有一切部分，而这些部分又是相互关系的，能把一切变化传给其他部分"。这就是"最小部分本身具有一切部分"的全息思想。

2. 近现代全息研究现状

到了20世纪80年代，随着"全息"一词从经典物理学引入人体科学，相继诞生了《全息生物学》和《宇宙全息统一论》等新作，这些新兴的全息理论的诞生，引起了学术界特别是医学界的广泛关注，并很快地应用到许多学科之中，将全息理论的诸多规律如生物全息律、宇宙全息律等，应用到医疗实践中，结合传统医学及现代医学理论，构成了全息诊断学的理论框架。

人是自然界万物的主宰，关于人体部位奥秘的研究也是由来已久。"全息"系指物体的每一局部都可反映整体的全部信息，中医学很早就将这一规律运用于临床，以手、足、耳、鼻、舌、面等作为窗口，窥查人体各脏腑器官的疾病信息。可做到早期诊断，针对性地施以反射区按摩等刺激方法，可有效调整脏腑、平衡阴阳，达到治疗康复、保健养生之目的。全息诊疗法的机理源于传统文化的宇宙"气化"论，认为宇宙和人体均为"气"的系统，有着同一的物质基础。比如耳观全身病，这种耳与人体全息，也被国外医务工作者重视；比如手掌诊病，看起来神秘莫测，这种全息应用在西方研究的也比较早。1892年，戈尔顿出版了《指印》一书，发现皮肤纹理发育的遗传学证据，并发现没有任何两人拥有完全相同的手纹，比如足部诊疗，早已成为现代医学的一部分。这种全息思想，在16世纪中，由阿当姆斯和阿塔提斯，把中医古代的足底按摩介绍到欧洲。1917年，英国医生菲特兹格拉德，在中医足疗法的基础上，创立了自己独特风味的"足反射疗法"，并出版论著《区域疗法》。

20世纪40年代物理学家噶伯(Gabor)用一个参考波与信息载波相干，在底片上获得了能再现信息的振幅和相位两个物理量的干涉图像，这一发现经过理论研究和深入反复地实验，形成了一门崭新的技术——全息术，很快被应用到X射线立体显微技术，全息照相、激光储存等方面，取得长足的发展，以激光全息为例，其最大特点是这种激光全息照相的底片被打成多少碎片，每个碎片仍能呈现出整个物体的影像，换言之，也就是说在每个碎片上仍保留着整体物像的全部信息。进入80年代以来这一现象引起了生物和医学家们的重视。当他们以全息的观点来重新审视那早已熟知的生物界与人体奥秘时，惊奇地发现已进化了若干万年的人体中也早已蕴藏着这种特性，特别是传统的中国医学对人体的这种固有特性早已用两千年前的语言进行了详细的概括并成为中医理论中的核心成分,这也就是全息医学所以称为中医新分支学科的原因。也就是说全息医学的胚胎早已在传统中医中孕育了数千年。

二、人体凸出部位全息论

人体凸出部位全息论认为:人体的每一个凸出部位(特别是耳、手、脚)都是人的缩影;都包含了人身上的全部生理信息及遗传信息;人身上的所有器官对应的穴位,都在凸出部位(耳、手、脚)中有规律的排列,得到全面反映。

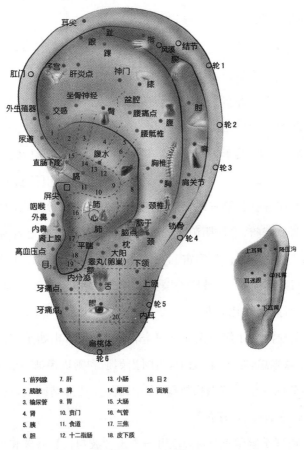

1. 前列腺	7. 肝	13. 小肠	19. 目2
2. 膀胱	8. 脾	14. 阑尾	20. 面颊
3. 输尿管	9. 胃	15. 大肠	
4. 肾	10. 贲门	16. 气管	
5. 胰	11. 食道	17. 三焦	
6. 胆	12. 十二指肠	18. 皮下质	

图 4-1　耳穴图

比如说耳朵就是人的缩影,它包含了人的全部生理信息及遗传信息;人身上所有器官对应的穴位都在耳朵上有规律的排列,并得到全面反映。它像是一个倒置的胎儿。人体器官所对应的穴位在耳朵上非常有规律地排列分布:耳垂部分相当于人体的头面部,对耳屏部分相当于人体的头和脑部;轮屏切迹部分相当于人体脑干;耳屏部分相当于人体的咽喉、内鼻;屏上切迹部分相当于人的外耳;对耳轮体部分相当于人体的躯干;对耳轮下脚部分相当于人体的臀部;对耳轮上脚部分相当于人体的下肢;耳舟部分相当于人体的上肢;三角窝部分相当于人体的生殖器;耳轮脚部分相当于人体的横膈;耳轮脚部分周围相当于人体的消化道;耳甲艇部分相当于人体的腹腔;耳甲腔部分相当于人体的胸腔;屏间切迹部分相当于人体的内分泌。面部本来是在人身体上部,对应在耳朵上的穴位就到了下部,也就是耳垂部分,人的脚本来是在人身体下部,对应在耳朵上的穴位就到上面部分;人体的所有器官,心、肝、肺、胆、脾、胃等在耳朵上都能找到相对应的穴位,见图4-1。同样,手也是人的缩影;都包含了人身上的全部生理信息及遗传信息;人身上的所有器官对应的穴位,都在手上有规律的排列,得到全面反映,见图4-2。脚,也是人的缩影,也包含了人身上的全部生理信息及遗传信息;人身上的所有器官对应的穴位,都在脚上有规律的排列,并得到全面反映,见图4-3。

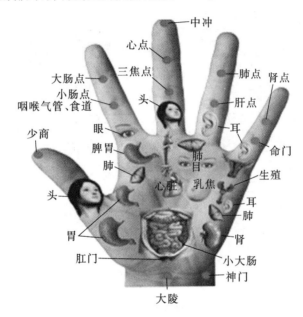

图 4 - 2　手穴图

现在人们对耳朵研究得比较多,目前已经发现耳朵上有400多个穴位,所以相对来说耳穴图的描绘比较详细。

既然人体的凸出部位是人的缩影,包含了人的全部生理信息及遗传信息,人身上所有器官对应的穴位,都在凸出部位上有规律的排列。那么,我们就可以通过对人体凸出部位的研究来诊断和发现全身的疾病;反过来,也可通过对凸出部位的治疗来治疗全身疾病。

"人体凸出部位全息论"的理论是否正确呢?我们可以通过以下的几个方面来加以论证:

第一,1973年,山东大学的张颖清教授发明了生物全息诊疗法,他发现人体第二掌骨侧的穴位分布形式,恰与这些穴位所对应的部位或器官在整体上的分布形式相同,根据压痛点的有无和位置就能确定整体上哪些部位或器官有病或无病;在第二掌骨侧等全息穴位群上进行针刺或按摩,就可以治疗人体对应部位或器官的疾病。这样的诊法和疗法统称为"生物全息诊疗法"[2]。1985年,他又创立了"全息胚学说"。他认为一个生物体各个不同的结构和功能单位

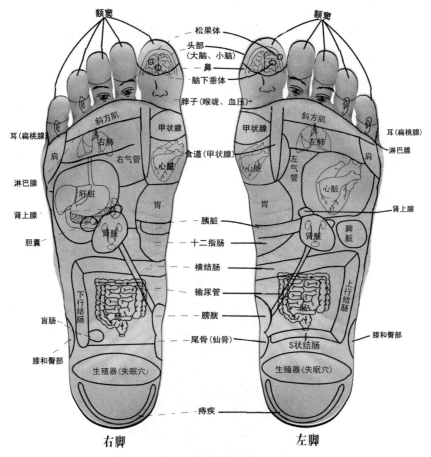

图 4-3　足穴图

在本质上都是同一种东西——"全息胚",均含有生物整体的全部信息,也可以说是特化了的胚胎。这是一个伟大的发现,它对生命科学、医学和农学的研究具有重大的理论意义和现实意义。这和 300 多年前英国科学家胡克,第一次通过显微镜发现了植物细胞的意义一样重大。

张颖清的"全息胚"理论,是生命科学研究中的又一次革命,又一次飞跃,是生命科学研究的一个新的里程碑;他比英国人克隆羊多利在理论上早了 12 年,创立了动物细胞全能性,既发育成新个体的理论。对生命科学的研究,起到了革命性的开创性的奠基工作。

既然一段骨头都是人体的一个缩影,那么人体的凸出部位——耳朵、手、脚等局部就更应该是人的一个缩影,因此,从理论上来讲"人体凸出部位全息论"是正确的。

第二,现代医学已经发展到基因工程阶段,科学家发现人的基因是人的生命密码。人全部的遗传信息都储存在基因上。既然基因可以反映人的全部生理信息和遗传信息,那么一只耳朵、一只手、一只脚上不知包含着多少细胞?包含着多少基因?当然也包含着人的全部生理信息和遗传信息,所以从基因科学上来讲"人体凸出部位全息论"是正确的。

第三，"一粒砂子可以看见大千世界"，是道家全息思想最好的概括，谚语说"一滴水能反映出太阳的光辉"，这句话充满了哲理。在玻璃上滴一滴水，太阳光照到水滴上，这滴水就能反映出太阳的图像，也反映了太阳的全部信息；无独有偶，中国的成语"窥一斑而知全豹"讲的就是从小孔里看到外面豹子身上的斑纹，就可以知道这是一只豹子。这也就是说人们可以以小见大，从局部来发现和认识全局。所以从哲学上来讲"人体凸出部位全息论"是正确的。

第四，追根溯源，早在2500多年以前中医最早最完整的经典著作《黄帝内经》中关于全息论就有诸多论述。在这部典籍中还详细描述了人面部的全息图谱，把人体的五脏六腑，所有器官在面部的分布都作了详细的论述："天庭是反映头面疾病的部位，两眉间的上方是反映咽喉的部位，两眉之间是反映肺的部位，两目之间是反映心的部位，由此直下的鼻柱是反映肝的部位，鼻柱左侧是反映胆的部位，鼻准头是反映脾的部位，鼻准头两旁是反映胃的部位，面部中央是反映大肠的部位，挟面中央两旁的颊部是反映肾的部位，脐与肾相对，所以肾所属挟部的下方是反映脐的部位。面王以上是反映小肠的部位，面王以下是反映膀胱和子宫的部位，颧骨是反映肩的部位，颧骨后是反映臂的部位，颧骨后下方是反映手的部位，眼内角上方是反映胸和乳房的部位，近耳边直上处是反映背脊的部位，循牙车以下是反映大腿的部位，面部中央是反映膝的部位，面部中央以下是反映小腿的部位，面部中央最下方是反映足的部位，口角大纹处是反映大腿内侧的部位，颊下曲骨处是反映膝的部位。这就是五脏六腑的疾病反映在颜面的部位，各有各的部位"，见图4-4。中医通过观面、观耳诊病就是基于这个理论。不仅中国古代有关于全息论思想的记载，古希腊人对全息论也有研究。他们和我们的祖先在全息论的认识上殊途同归，都从各自不同的研究中发现了这个理论，所以从历史上讲，这个理论是正确的。

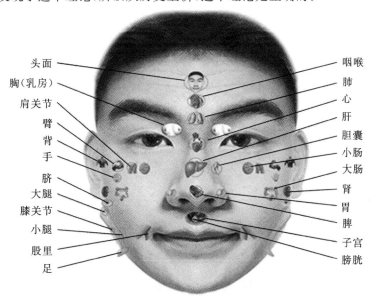

图4-4　《黄帝内经》面部全息图

第五,物理学上的"小孔成像"理论在人体的奇妙翻版。

物理学上的"小孔成像"成的是倒立的像。人耳和人体之间通过外耳道这个小孔(也就是人们常说的耳眼),形成了一种奇妙的"小孔成像"关系——倒立的像。人耳的形状好像是一个在母体子宫里发育的胎儿,它和人体形成了一个"小孔成像"的关系。人的头、脚及全身部位与耳朵上对应的穴位完全上下按比例倒置起来,见图4-5。所以从物理学上来讲,这个理论是正确的。

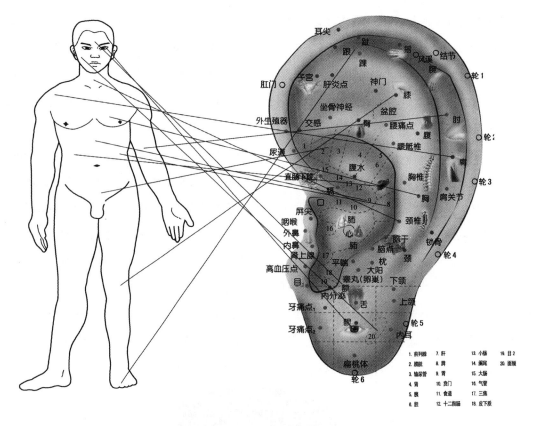

图 4-5 耳穴对应图

我们可以通过研究人体凸出部位(耳、手、脚)就可以发现全身的病变,也可以通过对凸出部位的治疗,达到对全身病变进行治疗的目的。全息论的出现,进一步验证了中医理论和实践的先知先觉性,中医发扬了局部反映全体的道理。诊脉测病和观舌测病等方法和理论,正是中医及古人对世界科学及医学的杰出贡献。

参考文献

[1] 艾林,戴建平,赵百孝,等.针刺镇痛机制的功能磁共振成像研究[J].中国医学影像技术, 2004,24(8):1197-1200.

[2]　王俊英,陈淑萍,李燕华,等.电针镇痛的累积效应与大鼠下丘脑、海马蛋白激酶 A 表达变化的观察[J].针灸研究,2008,33(2):80－87.

[3]　王健.促甲状腺激素释放激素在针刺镇痛和针刺免疫调节中的作用及其机制研究[D].济南:山东中医药大学,2005.

[4]　顾陈怿,沈利荣,丁依红,等,针刺经穴与非经非穴对胆囊切除术患者围手术期影响的对照观察[J].中国针灸,2010,8(30):675－678.

[5]　Shi Zheng,Wu Huan gan,Kou Suo tang,et al. Guiding Role of Muscle Region Theory in Acupuncture Anesthesia[J]. Journal of Acupuncture and Tuina Science,2008,6(6):321－323.

[6]　杜小正,方晓丽,东贵荣.热补针法对关节炎兔的镇痛后效应及其脑脊液中 β－EP 和 CCK－8 含量的影响[J].中医研究,2011,6(24):18－20.

[7]　乔丽娜,杨永升,王俊英,等.电针"扶突"等穴对颈部切口痛大鼠颈段脊髓 5－羟色胺 1A、5－羟色胺 2A 受体 mRNA 表达的影响[J].针刺研究,2011,36(12):391－396.

[8]　乔丽娜,王俊英,陈淑萍,等.电针"扶突"穴对颈部切口痛大鼠脊髓痛敏物质 P 物质及镇痛物质 5－羟色胺 1A 受体等表达的影响[J].针刺研究,2010,35(4):91－98.

[9]　余建明,曲丕盛,范皓,等.经皮穴位电刺激在乳腺癌根治手术中镇痛效应的研究[J].针刺研究,2010,35(2):43－46.

[10]　倪育飞,李军,王本福,等.电针对肠镜检查患者脑电双频指数和 β－内啡肽的影响[J].针刺研究,2009,34(10):339－343.

[11]　高永辉,陈淑萍,王俊英,等.电针对甲状腺区炎性痛大鼠痛行为反应及脊髓 N－甲基－D－天门冬氨酸受体亚型 NR 2 B 表达和磷酸化水平的影响[J].针刺研究,2009,34(12):376－382.

[12]　马骋,冯克辉,闫丽萍.电针对神经病理性疼痛大鼠脊髓背角神经元突触传递长时程增强的抑制作用[J].针刺研究,2009,34(10):324－328.

[13]　吕国蔚,梁荣照,谢竞强,等."足三里"针刺镇痛效应外周传入神经纤维的分析[J].中国科学,1979,22:495－503.

[14]　吴建屏,赵志奇,魏仁榆.刺激传入神经对伤害性刺激引起的猫脊髓背外侧索神经纤维活动的抑制[J].中国科学,1974,17:526－533.

[15]　赵飞跃,朱丽霞.不同穴位电针对急性实验性关节炎大鼠背角神经元诱发放电的影响[J].针刺研究,1988,13(增刊 3):162－168.

[16]　朱丽霞,黎春元,杨兵,等.新生鼠辣椒素处理对电针镇痛的影响[J].针刺研究,1990,15(4):285－291.

[17]　刘长宁,赵飞跃,朱丽霞.嘌呤类参与大鼠弱电针镇痛[J].针刺研究,1994,19(1):59－62.

[18]　徐卫东,刘乡,朱兵,等.电针对三叉神经脊束尾侧核会聚神经元镇痛作用的穴位特异性

和广泛性[J].针刺研究,1995,20(1):24-30.

[19] 何晓玲,朱兵,刘乡,等.不同穴位电针对脊髓背角神经元伤害性反应抑制作用的广泛性和特异性[J].针刺研究,1993,18(4):271-275.

[20] Toda K. Effects of electroacupuncture on the rat jaw opening reflex elicited by tooth pulp stimulation[J]. Jpn. J. Physiol. .978, 28:485-497.

[21] Kenji Kawakita and Masaya Funakoshi. Suppression of the jaw-opening reflex by conditioning A-delta fiber stimulation and electroacupuncture in the rat[J]. Experimental Neurology,982, 78:461-465.

[22] Bing Z, Villanueva L and LeBars D. Acupuncture and diffuse noxious inhibitory controls: naloxone reversible depression of activities of trigeminal convergent neurons [J]. Neuroscience,1990,37:809-818.

[23] 河村广定,二ノ宫裕三,山口良三,般越正也.针镇痛をもたらす未梢 入かとしこの Substance P 含有神经纤维の役割[J].全日针志,1995,45:232-237.

[24] Bouhassira D, Le Bars D and Villanueva L. Heterotopic activation of Aδ and C fibres triggers inhibition of trigeminal and spinal convergent neurons in the rat[J]. J. Physiol 1987, 389:301-317.

[25] 吴建屏,邢江淮,邢宝仁.电针对脊髓背角神经元的抑制效应[C]//针灸针麻研究.北京:科学出版社,1986:30-36.

[26] 朱兵,刘乡.电针对大鼠导水管周围灰质和中缝大核神经元活动的影响[J].针刺研究,1988,13(Z1):85-87.

[27] 江振裕.针刺镇痛效应在脊髓内的上行通路[J].中华医学杂志1976,56:701-704.

[28] 沈锷,蔡体导,蓝青.脊髓以上结构在针刺抑制内脏躯体反射效应中的作用[J].中华医学杂志,1974,54:628-633.

[29] 杜焕基,金国章.5,6-双羟色胺对猫针刺镇痛的影响——神经生理、神经生化及荧光组化的研究[J].动物学报,1978,24(1):11-20.

[30] 胡三觉,胡家俊,李之源.脊髓镇痛效应在脊髓内上行与下行作用途径的探讨[J].中华医学杂志,1976,56(1):238-241.

[31] 刘乡.大脑皮层和皮层下核团对中缝大核的调控及其在针刺镇痛中的作用[J].针刺研究,1996,21(1):4-11.

[32] 黄仲荪,金淑然,周保和,等.延髓网状结构在针刺镇内脏痛中的作用[J].生理学报,1979,31(4):319-327.

[33] 王红,姜建伟,曹小定.大鼠外侧网状旁巨细胞核的去甲肾上腺素在针刺镇痛中的释放

变化[J].针刺研究,1994,19(1):20-25.

[34] 江振裕,张德星,赵宝文.肌皮神经刺激和穴位电针诱发的延脑网状巨细胞核的单位放电[J].生理学报,1979,31(4):356-364.

[35] Toda K. Response of raphe magnus neurons after acupuncture stimulation in rat[J]. Brain Res. 1982, 242:350-353.

[36] Liu X,Zhu B, Zhang SX. Relationship between electroacupuncture analgesia and descending pain inhibitory mechanism of nucleus raphe magnus[J]. Pain, 1986, 24:383-396.

[37] 吴本阶,徐家翱,李定钊,等.电针和伤害性刺激对大白鼠中缝背核单位放电的影响[J].科学通报,1979,24(12):570-573.

[38] Bing Z, Villanueva L and LeBars D. Acupuncture-evoked responses subnucleus reticularis dorsalis neurons in the rat medulla[J]. Neuroscience 1991,44:693-703.

[39] 朱丽霞,胡苛,姜学强,等.电针穴位对中脑、中央灰质自发放电的影响[J].针刺研究,1982,7(1):22-30.

[40] 水野光通.针镇痛求心路の诱发电位から检索した针镇痛发现の经穴の性质[J].昭医志,1983,42:45-52.

[41] 冈洁.中脑中灰白质の部分の破坏による针镇痛の消失[J].昭医志,1979,39:397-407.

[42] 李希成,黄辰格,刘盛田,等.损毁大白鼠中脑中央灰质对针刺镇痛效应的影响[J].针刺研究,1982,7(3):205-208.

[43] 赵建础,朱笛霓.中脑中缝背核及其邻近周围灰质在针刺镇痛中的进一步分析[J].陕西新医药,1980,9(12):44-47.

[44] Mayer DJ, Price DD and Rafii. Antagonism of acupuncture analgesia in man by the narcotic antagoist naloxone[J]. Brain Res. 1977, 121:368-372.

[45] 周仲福,杜敏逸,乌文英,等.家兔脑内微量注射纳洛酮对吗啡和针刺镇痛的影响[J].中国科学,1981,24(4):503-512.

[46] Albe-Fessard D, Kruger L. Duality of unit discharges from cat centrum medianum in response to natural and electrical stimulation[J]. J Neurophysiol 1962,25:3-20.

[47] Mehler WR. The anatomy of the socalled "pain tract" in man:An analysis of the course and distribution of the ascending fibers of the fasciculus anterolateralis in Basic Research in Paraplegia[J]. Eds JD French and RW Poter, CC Thomas, Springfield, Illinois, 1962,26-55.

[48] Shafron M and Collins WF. Ascending spinal pathways of centre median nucleus in cat,An experimental method for the study of pain[J]. J Neurosurg. 1964,21:874-879.

[49] Rao GS，Breasile JE And Kitchell RL. Distribution and termination of spinoreticular afferents in the brain stem of sheep[J]. J Comp Neurol. 1969，137:185－196.

[50] Dila,CJ. A midbrain projection to the centre median nucleus of the thalamus A neurophysiological study[J]. Brain Res. 1971，25:63－74.

[51] Powell TPS and Cowan WM. The connections of the midline and intraminar nuclei of the thalamus of the cat[J]. J Anat. 1954，88:307－319.

[52] Dong WK，Ryu H and Wagman IH. Nociceptive responses of neurons in medial thalamus and their relationship to spinothalamic pathways[J]. J Neurophysiol,1978，41:1592－1613.

[53] Purpura DP，Scarff T and McMurtry JG. Intracellular study of internuclear inhibition in ventrolateral thalamic neurons[J]. J Neurophysiol,1965，28:487－496.

[54] 张香桐.针刺镇痛过程中丘脑的整合作用[J].中国科学,1973,16(1):28－52.

[55] 罗弗苏,袁钧苏,杨善璐,等.刺激丘脑中央中核对子束旁核神经原痛放电的抑制[J].中国科学,1978,21(4):456－464.

[56] 相川贞男,小林胜.反复通电针刺激による视床外侧中心核ニューロン发火の变动[J].精神医学研究所业绩集,1976,20:61－71.

[57] Mann F. Acupuncture analgesia, report of 100 experiments[J]. Br J Anacsth, 1974，46:361－364.

[58] 刘乡.以痛制痛——针刺镇痛的基本神经机制[J].科学通报,2001,46(7):609－616.

[59] 川喜田健司,般越正也.针麻醉とポリモダル受容器の役割[J].现代东洋医学,1981,12: 85－87.

[60] 徐嵘,关新民,王才源.辣椒素处理坐骨神经对大鼠痛阈和电针镇痛效应的影响[J].针刺研究,1993,18(4):280－283.

[61] 赵飞跃,朱丽霞.内源性阿片系统在急性实验性关节炎大鼠电针镇痛中的作用[J].针刺研究 1988,13(增刊3):169－174.

[62] Bing Z，Cesselin F，Bourgion S，et al. Acupuncture like stimulation induces a heterosegmental release of Met enkephalin like material in the rat spinal cord[J]. Pain, 1991，47:71－77.

[63] Ness TJ,Gebhart GF. Visceral pain: a review of experimental studies[J]. Pain, 1990，41(2):167－234.

[64] Giamberardino MA，Vecchiet L. Visceral pain, referred hyperalgesia and outcome: new concepts Eur J Anaesthesiol[J]. 1995，10(Suppl):61－66.

[65] 张仲前,孙霞,朱元根.穴位注射治疗胆囊炎胆绞痛疗效观察[J].中国针灸,2002,22

(5):299 - 300

[66] Holzl R, Moltner A, Neidig CW. Somatovisceral interactions in visceral perception: abdominal masking of colonic stimuli[J]. Integr Physiol Behav Sci, 1999,34(4):269 - 284.

[67] Zhang HQ, Al - Chaer ED, Willis WD. Effect of tactile inputs on thalamic responses to nociceptive colorectal distention in rat[J]. J Neurophysiol, 2002, 88(9):1185 - 1196.

[68] Janig W, Koltzenburg M. Receptive properties of sacral primary afferent neurons supplying the colon[J]. J Neurophysiology, 1991, 65(5):1067 - 1077.

[69] 吕国蔚.躯体内脏相关的神经基[J].生理科学进展,1994 ,138(1):149 - 152.

[70] Sugiura Y, Terui N, Hosoya Y. Difference in distribution of central terminals between visceral and somatic unmyelinated (C) primary afferent fibers[J]. J Neurophysiol, 1989, 62(4):834 - 840.

[71] Gebhard GF, Ness TJ. Central mechanisms of visceral pain[J]. Can J Physiol Pharmacol,1991, 69(5):627 - 634.

[72] 陶之理,王良培,张祖萍,等.胃交感传入神经元的节段性(HRP 法研究)[J].针刺研究, 1981,6(3):227 - 234.

[73] 赵敏生,余安胜,李西林.辣根过氧化物酶追踪"足三里"穴的脊髓投射研究[J].中国针灸,1999,19(9):551 - 553.

[74] McNeill DL, Burden HW. Convergence of sensory processes from the heart and left ulnar nerve onto a single afferent perikaryon: a neuroanatomical study in the rat employing fluorescent tracers[J]. Anat Rec, 1986,214(4):441 - 444.

[75] 荣培晶,朱兵.心经经脉、心源性牵涉痛与心脏相关联系的病理生理学机制研究[J].中国科学 C 辑,2002, 32(1):63 - 68.

[76] 张建梁,陈淑萍,刘俊岭.心包经与心脏相互联系途径的研究[J].针刺研究,2002,27(2):124 - 129.

[77] Foreman RD, Blair RW, Weber RN. Viscerosomatic convergence onto T2 - T4 spinoreticular, spinoreticular - spinothalamic, and spinothalamic tract neurons in the cat [J]. Exp Neurol, 1984, 85(3):597 - 619.

[78] Jou CJ, Farber JP, Qin C, et al. Afferent pathways for cardiac - somatic motor reflexes in rats[J]. Am J Physiol Regul Integr Comp Physiol, 2001, 281(6):2096 - 2102.

[79] Al-Chaer ED, Lawand NB, Westlund KN, et al. Pelvic visceral input into the nucleus gracilis is largely mediated by the postsynaptic dorsal column pathway[J]. J Neurophysiol, 1996b, 76(4):2675 - 2690.

[80] Al-Chaer ED，Feng Y，Willis WD. A role for the dorsal column in nociceptive visceral input into the thalamus of primates[J]. J Neurophysiol，1998，(6)，79：3143 – 3150.

[81] Al-Chaer ED，Westlund KN，Willis WD. Nucleus gracilis：an integrator for visceral and somatic information[J]. J Neurophysiol. 1997，78(1)：521 – 527.

[82] Ness TJ. Evidence for ascending visceral nociceptive information in the dorsal midline and lateral spinal cord[J]. Pain，2000，87(1)：83 – 88.

[83] Palecek J，Paleckova V，Wills WD. The roles of pathways in the spinal cord lateral and dorsal funiculi in signaling nociceptive somatic and visceral stimuli in rats[J]. Pain，2002，96(3)：297 – 307.

[84] Kim YS，Kwon SJ. High thoracic midline dorsal column myelotomy for severe visceral pain due to advanced stomach cancer[J]. Neurosurg，2000，46(1)：85 – 90.

[85] Zhang HQ，Rong PJ，Zhang SP，et al. Noxious visceral inputs enhance cutaneous tactile response in rat thalamus[J]. Neurosci Lett，2003，336(2)：109 – 112.

[86] 荣培晶,张建梁,张世平,等. 内脏痛与体表相关性的实验研究[J].中国病理生理杂志，2004,20(3)：363 – 366.

[87] 唐春.SCI 在我国高校科技工作中的利用现状与思考[J].科技管理研究,2004(6)：78 – 80.

[88] 张建梁,晋志高,逯波,等.脊髓背角神经元对胃扩张及电针"足三里"穴的反应[J].针刺研究,2001,26(4)：268 – 273.

[89] Sato A，Sato Y，Schmidt RF. The impact of somatosensory input on autonomic functions[J]. Rev Physiol Biochem Pharmacol，1997，130：1 – 328.

[90] Kimura A，Ohsawa H，Sato A，et al. Somatocardiovascular reflexes in anesthetized rats with the central nervous system intact or acutely spinalized at the central level [J]. Neurosci Res,1995，22(3)：297 – 305.

[91] Kamosinska B，Nowicki D，Szulczyk P. Control of the heart rate by sympathetic nerves in cats[J]. J Auton Nerv Syst，1989，26(3)：241 – 249.

[92] Ohsawa H，Okada K，Nishijo K，et al. Neural mechanism of depressor responses of arterial pressure elicited by acupuncture – like stimulation to a hindlimb in anesthetized rats[J]. J Auton Nerv Syst，1995，51(1)：27 – 35.

第五章

针灸器材研究

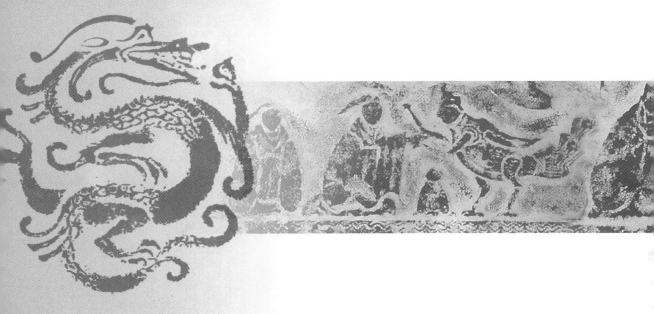

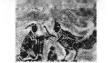

针灸器材是针灸学的物质基础,也是医疗器械科研设备的组成部分。近几十年来,针灸与现代技术的多学科结合,并将计算机技术及声、光、电、磁等技术运用于针灸器材的研制过程中,表现出明显的时代特征,使各种针灸器材不断更新,并在临床上得到广泛应用,取得了较好的疗效。近十年来,针灸仪器正朝着智能化、多功能化、集成化、结构化、数字化的趋势发展。

第一节　针灸诊断仪器

针灸诊断类仪器主要有两大类:耳穴诊断和穴位电阻检测。从本质上讲,两类诊断仪器都是用来检测人体特殊部位(体穴或耳穴)在不同状态下的电特性变化,为临床诊断和提高临床治疗效果提供客观依据。

一、耳穴诊断仪

耳穴诊断仪是根据大多数人的耳郭阻抗范围设计而成的。由于耳郭皮肤的电阻变化与人体脏腑有着较密切的关系。目前耳穴诊断仪器向小型化、集成化两个方面发展,小型化仪器适于家庭使用,集成化诊断仪则适合医疗机构应用,而且与四诊内容相结合,特别适合于对特定病证的诊断。如肿瘤耳穴探测电脑诊断仪,以肿瘤耳穴诊断专家系统为代表,探测值以人体生物电改变为依据,配以耳穴提示及穴名显示系统,集数据自动处理、自动诊断,探诊时将视诊、触诊与刺痛感引入微机,实现耳穴探测、诊断、结果打印等程序电脑化。

二、穴位电特性诊断仪

通过检测体穴的电特性变化来诊断疾病的方法,往往与耳穴探测联合成一体,有利于提高诊断的效果。有人设计一种高频振荡电路对穴位进行探测,当接触到穴位时,"固定探针"与"穴探针"间的电阻越低,振荡频率就越高,音调就越尖,振荡电流就越大,刺痛感觉就越强。根据声音的有无和高低及刺痛感觉的强弱,可以判断穴位的位置及身体机能的变化。

"循经取穴规律的脑功能磁共振成像研究"[1-28]为国家自然科学基金资助项目(No. 90709027),由广州中医药大学赖新生教授负责。

该研究研究生理、病理状态下,以外关穴为主,根据本经取穴、同名经取穴、表里经取穴、非穴配穴等不同穴位配伍,通过磁共振脑功能成像和脑波谱分析,观察不同穴位配伍在不同脑区的不同指向及作用强弱。从而摸索针灸处方配穴的一般规律,从脑功能成像角度进行穴位配伍的规律研究。结果表明:磁共振脑功能成像技术使针刺机制的研究由外周、局部、静态、非功能的水平发展到中枢、整体、动态及功能的水平,不仅可以确定针刺反应的特定脑功能区、量化反应区的功能改变、而且使脑的可视性功能与可视性结构的结合成为现实,为针刺研究提供了一个新的可视性方法,并开辟了一个全新的针刺特点是经络穴位本质研究领域。

三、经络测评仪

经络测评仪是一种特殊的经络诊断仪器,它是以中医脏腑理论和经络理论为理论基础,以"生物电子运动平衡"理论为指导而研制的,它运用现代电子设备通过采集人体十二条经络中"井穴"的生物电流(左右两侧共二十四个井穴位),获得数据信息,再经过计算机进行数据分析处理,最终以报告结论为终端返回用户。对受检者即时的经络虚实、平衡状态作出较准确的评估。对存在的倾向性或潜在性问题作出初步诊断。对于那些处于亚健康状态的诊断有相当意义。一旦测出病理经络后,按"实泻虚补"的原则,对病理经络进行导平补泻(根据与疾病有关的动态较大的不平衡病理经络选配取穴,配之以经络导平仪治疗),随着病理经络的不平衡逐渐向平衡转化,疾病得到康复。新一代的经络测平仪摒弃了以前测平仪繁杂的计算,有利于临床的广泛应用。

由于穴位(无论耳穴还是体穴)电特性检测的结果受许多因素的影响,可重复性相对较差,而且穴位电特性的变化不完全是脏腑发生的疾病的特异性变化,虽然可以用于辅助诊断,但相对来讲,特异性及参考价值还不是相当高。一方面需要完善穴位电特性检测的技术,另一方面,应用与其他诊断方法相结合,才能提高诊断的准确性,适合临床的需要。

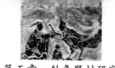

第二节　针灸治疗仪研究

现代的针灸仪器大致可分为针灸治疗仪、针灸诊断仪、针灸教学仪器、针灸实验仪器和针灸器具等几大类。

新型的电针治疗仪解决了传统电针存在的许多问题，尤其是电针参数的多样化、动态可调等特点，使得新型的电针更有利于规范化、标准化，并有了模拟多种传统手法的电针仪的问世。新的灸疗仪器一方面不断完善取热的方法，控制热的释放，另一方面亦有考虑到传统艾灸疗法中艾叶的特殊药物治疗作用，将灸法的热效应和艾叶的药物作用结合起来。激光针灸仪器的研究一方面出现了一机可输出多种波长的激光，即可以通过可见光激光进行定位，又使不同的激光在临床应用上互补。另一方面，激光针灸仪器还耦合其他新技术，如穴位电阻检测技术、计算机控制技术、生物信息技术，使得激光针灸更适合于临床应用。磁疗仪器，超声波、微波穴位治疗仪，经络导平治疗仪，穴位离子导入治疗仪等也已经向数字化、智能型转变。

在针灸诊断仪器方面，耳穴诊断仪器向小型化、集成化两个方面发展，小型化仪器适于家庭使用；集成化诊断仪则适合医疗机构应用，而且与四诊内容相结合，特别适合于对特定病证的诊断。如肿瘤耳穴探测电脑诊断仪，以肿瘤耳穴诊断专家系统为代表，探测值以人体生物电改变为依据，配以耳穴提示及穴名显示系统，集数据自动处理、自动诊断，探诊时将视诊、触诊与刺痛感引入微机，实现耳穴探测、诊断、结果打印等程序电脑化。新一代的经络测平仪摒弃了以前测平仪繁杂的计算，有利于临床的广泛应用。

新型的教学仪器多应用计算机、数据库、多媒体、单片机等技术，给传统教学带来了一种新的教学方法。如针灸经络腧穴教学模型，融计算机技术、电子控制技术、多媒体技术、腧穴理论于一体而形成的计算机多功能经络（腧穴）显示系统，主要应用于针灸经络腧穴的教学。针刺手法参数测定仪应用计算机、单片机和传感器技术，可以实时采集针刺手法，以波形图的形式同步显示和数据处理分析，能反映针刺手法操作过程中的一系列物理特性，尤其是反映单、复式针刺手法的特征，可用于针刺手法教学和实验研究。另外，计算机针刺手法仿真系统，通过针刺手法参数测定、数据处理、计算机仿真和手法模拟及数据挖掘后的综合评价，为进一步开展针刺手法量化、规范化、客观化的研究奠定基础。针灸实验仪器中最为多见的是经络（腧穴）电特性、伏安特性检测等仪器，品种多样。还有应用于针灸实验的针刺手法量化研究仪器，用于研究针刺手法的特征、针刺得气的特点等。针灸器具的研究近年没有多大的进展，但在功能、材料及工艺方面作了改进和提高。

一、针灸治疗仪的研发

1. 外配式经耳穴迷走神经刺激仪的研发[29]

"外配式经耳穴迷走神经刺激仪的研发"国家科技支撑计划项目(No. 2012BAF14B00),由北京市科学技术委员会组织、中国中医科学院针灸研究所承担。

该研究采用由中国中医科学院针灸研究所所长、国家中医药管理局重点实验室经络研究中心主任、博士生导师朱兵研究员领衔主持的国家自然科学基金项目"耳-迷走神经反射和耳穴作用途径及机理",以及中国中医科学院针灸学科带头人主持的荣培晶研究员国家自然科学基金项目"耳针抗癫痫效应与耳甲-迷走神经联系"和北京自然科学基金项目重点项目"耳甲-迷走神经联系与耳针治疗抑郁症"基础上进行"耳甲迷走神经刺激仪"的开发设计,其目的是研发经外耳迷走神经刺激替代植入式迷走神经刺激方法。该研究的完成,将是传统中医针灸临床和科研、医疗器械领域的一次重大革命,推动针灸学和生物信息学的共同发展,进而推动中医针灸的进步。主要技术难点是将迷走神经激活时神经细胞活动的动作电位编码形式的最适宜耳穴治疗的群组编码生物信息源,制成具有自主知识产权的芯片,运用到"耳甲迷走神经刺激仪"中,使仪器能针对不同病人个体量化针灸作用方式和强度,提高中医针灸疗效。

2. 仿生针灸针具无痛研究[30]

"仿生针灸针具无痛研究"为2007年吉林科技应用计划项目(No. 200705470),由长春中医药大学承担。

仿生针灸针具主要技术原理依据仿生学表面非光滑减阻理论,减少针刺阻力和接触面积,可达到进针无痛,同时在提插运针过程中增大了接触面积,使摩擦力增大,故在临床中以较小的提插幅度,较慢的频率,较短的操作时间,达到运针过程中增强针感的目的。

该研究结合普通针的形态结构,模拟蚊子口器无痛叮咬这种仿生功能效应,以及将自然界最普遍的螺纹结构应用于针灸针具仿生研究中,制成针尖呈单螺旋状,针身有竖行条纹与纵轴平行,针根、针柄与普通针一样的仿生针灸针具。

经过临床实践证明仿生针具在进针时可达无痛,行针时可增强针感。这一理论成果为无痛进针及加强针刺疗效提供了解决方法,易于让患者接受,有利于疾病的治疗。其操作简便,易于掌握,为仿生非光滑理论在针刺临床中的应用奠定了基础。

但该研究仍然存在许多难解决的问题,如仿生针造价比普通无菌一次性针价位高,且外观上很难将仿生针与普通毫针相区别,临床应用时容易将两种针具相混淆,为避免此现象的出现,应将其外观设计规范化,使两种针具易于辨别方可解决此问题。

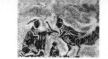

3. 多功能中医针灸治疗仪的研制[31]

"多功能中医针灸治疗仪的研制"为天津市重点攻关项目(No.993113811),由中国医学科学院生物医学工程研究所承担。

长期临床实践证明了传统针灸治疗的确切效果,但由于其物理治疗机制包括灸疗穴位温度、作用面积、作用时间、针刺得气与手法等因素尚未进行标准化、客观化,此外传统灸疗以明火燃烧安全性差,传统针刺受医生手法及无量化标准等限制了针灸疗法的深入推广使用。该项研究针对以上问题提出了对针灸治疗进行客观化、标准化研究进而进行仪器化这一工程与医学密切结合的高度集成化的系统研发思路,是针灸疗法进行推广应用的基础和必要条件。

该研究综合考虑了我国针灸治疗的现实情况,围绕在传统灸法治疗物理作用过程研究基础上进行灸疗仪器化,在传统针刺手法和得气状态客观评价基础上进行电针刺激仪器化这条主线,研发了精确控温的灸疗功能、数字合成多种波形双极性输出的电针功能,还实现了包括三种干扰电治疗和药物离子导入的仪器多功能,研发集成功率输出技术,使仪器高可靠、低成本,已经广泛应用于基层临床单位。此技术不但产生可观的经济收入,而且为数十万患者服务,尤其是社区和农村临床卫生单位的应用,使该研究立足于国情,为从根本上缓解群众看病难、看病贵的问题发挥了重要作用。该研究建立了完善的技术和产品企业标准,技术性能达到国内外先进水平,对领域内多家公司产品研发起到了技术支持作用,为推动行业技术水平的提高和整体发展,为物理治疗设备行业的技术规范做出相应贡献。

二、电针仪

电针仪在临床上使用最广泛,而且品种多样。它是在针刺作用的基础上结合电刺激的一种新疗法,通过穴位电刺激的方法来加强和维持得气感,以提高针灸临床疗效。电针仪的治疗作用是电针刺激参数,主要包括波形、波幅、波宽、频率、输出电压等。目前,临床上最常用的电针仪输出波形为连续波、疏密波、断续波以及各种调制波,频率低于1000Hz的称为低频电脉冲治疗仪,用于临床治疗各种疾病。根据神经绝对不应期特性,频率高于1000 Hz以上的电脉冲作用于手术刀口周围可起到局麻作用,这便是电针麻醉。

电针仪发展至今,大致可分为四代:感应式电针仪、电子管式电针仪、晶体管电针仪和集成电路电针仪。从电针仪输出波形的电特性分析,可以归纳为三类:第一类电针仪输出脉冲是有规律的,它的波形是固定不变的,当人体接受这类电针治疗时,会出现电适应现象,即通电几分钟后,电刺激强度会逐渐变小,须再行调整;第二类电针仪输出是调制脉冲,它的波幅或频率随时发生有规律的变化,此类电针仪可改善电适应现象;第三类电针仪输出的波幅或频率随时发生无规律的变化,它是用产生噪音或音乐等电波作为电针仪输出波,如声波电针仪、噪音电针

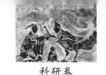

仪。实验证明,在三类电针仪的输出波中,第三类的镇痛效果最佳,第二类次之,第一类最差。在电针仪的应用过程中,又衍生出穴位电极治疗仪,这类治疗仪的输出电压比较高,因此它可免除针刺穴位这一环节,直接用电极代替针来刺激穴位。除此以外,音乐电针仪和噪声电针仪在临床上应用也甚广。

近十年来,电针的研制更多地应用了新的技术,功能方面更趋于多样化、智能化,促进了电针技术在中医临床的应用。

(一)现有的各种电针仪及原理

1. 音乐电针仪

该仪器采用信号叠加原理,将频率不断变化的音乐信号与低频率的电脉冲信号叠加,产生一种新的调制音乐波。它通常是由若干单一频率的正弦波按照音乐的旋律、节奏、调性、力度组合而成。这种复杂的音频信号经过处理后,由输出的每一个局部均可看作多种频率成分合成的脉冲串。这些具有音乐规律的脉冲,作用于人体,每时每刻都形成一种新的刺激,使机体来不及适应立刻又转入另一个新的脉冲。即使有两个频率、幅度、脉宽完全相同的脉冲电流,由于出现的间隔与脉冲宽度相差甚远,可以认为其周期为无限大,机体不会产生对其他规则脉冲刺激那样的适应性,克服了脉冲电针后期疗效衰减和电针局部组织跳动的缺点。而且音乐波的波源可以根据用户需要选择,兼具有音乐疗法的特点。

2. 智能电针仪

该仪器是一种基于 PIC 单片机实现的电针仪,是由单片机、信号发生电路、功率驱动、液晶显示、按键输入、安全保护和声音提示等部分组成。可以实现仿传统中医针刺补泻手法,并采用模糊划分与混沌处理结合的方法,解决人体刺激的适应性。仪器具有多种针法选择、输出定时、自动报警等特点,还可用于临床穴位针法刺激和经皮穴位神经电刺激等。

3. 程序控制电针仪

该仪器应用软件程序设置多种特定的数字脉冲序列(即所谓的专家程序,电流参数序列包括频率、波形、时间、强度),控制电针的电流参数,从而根据临床需要输出某种特殊的电流。

4. 红外遥控电针仪

该仪器是一种便携式、袖珍型电针治疗仪。利用 STC 单片机及集成红外遥控模块实现无线红外控制的数字式电针仪。采用低频弱刺激为补,用 5Hz 以下的连续波或者疏密波(0.5/1Hz),刺激强度以微弱感觉或稍小为度;采用高频强刺激为泻,可用 20Hz 以上的间断波或疏密波,刺激强度可较大而无痛感为度。该电针仪的各种电针参数可通过红外线遥感控制。

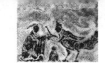
5. 针刺手法针疗仪

该仪器将不同的针刺手法刺激产生的群组编码生物信息固化制成芯片,使仪器能针对不同病人个体信息选择量化针刺手法作用方式与强度,便于临床应用,医生可根据病情选择不同的针法以适应针灸个体化治疗的需要。这种达到精确量化的译码针刺仪可替代普通电脉冲电针仪,在电针的各项研究中有利于量化、规范化。

6. 机能电刺激治疗仪

该仪器应用 8031 单片机控制系统,实现了电脉冲时间间隔可调、能量可调、幅波可调的功能。其性能指标:时间间隔为 0.1～9.9 秒,可分为不连续的 5×7 级;电压幅度为 40～120V,分为不连续 5 级,并具有单脉冲和多脉冲的输出方式。

7. 电脑脉冲治疗仪

该仪器运用计算机软件替代传统仪器的某些硬件,在智能化的软件及相关硬件的支持下,产生治疗脉冲,具有良好的稳定性和开放性,同时可以观察到动态的治疗波形,该波形的幅度可以在应用界面直接绘制,通过介质(药垫)作用患处,治疗疾病。该治疗仪可通过人机对话方式,可选择"输出通道"、"强度"、"定时控制"、"病例检查"等控制项,进行疾病治疗。并在家中就可以得到针灸、按摩等方面的治疗,通过网络得到帮助和支持。

8. 芒针治疗仪

该仪器为一种集成化芒针治疗仪,用特定的连续波、疏密波、簇形脉冲波(一种间歇出现的具有正、负极性变化的脉冲波)等电脉冲信号加于银针上刺激人体的相应穴位,进行治疗疾病获得良好效果。

9. 新型低频电脉冲治疗仪

该仪器采用新型单片机、程序控制和 OTL 功率放大器,产生变化有序的多种治疗脉冲波形模拟针灸治疗,用作减轻疼痛、放松肌肉、预防和减缓肌肉萎缩、增加局部血液循环等。

10. 便携式电子针灸器

该仪器能输出三种具有治疗作用的电子波,通过针感触头(输出电极)作用于人体的经络和穴位,使患者感到有同针刺一样的酸、麻、胀的感觉。

11. 经络导通治疗仪

该仪器针对偏瘫康复治疗中针灸治疗的要求,旨在调理经络运动平衡来实现偏瘫患者运动神经恢复而设计的。具有刺激电极多、刺激参数可调、可以根据经穴匹配关系制定刺激程序,形成治疗处方存储于机内存储器中等诸多特点。既可用作针灸治疗,也可用作实验研究。

从以上新型电针仪的特点中可以表明,电针的研发正在向智能化、参数可调、多功能化、数字化等方向发展,既具备了传统电针的电刺激作用,又能适应临床的不同需要,解决了传统电针存在的许多问题,尤其是电针参数的多样化、动态可调等特点,使得新型的电针更有利于规范化、标准化。

三、激光针灸仪

激光是一种因受激辐射而发出的一种光,它和普通光一样,也是以波的形式运动着的光子。因此,同样具有反射、折射、衍射、干涉、偏振,以及可以聚焦,散焦等性能。因激光是受激辐射光,故频率一致,方向一致,位相一致,偏振一致,具有高亮度、单色性好、相干性好、指向性好的特性,并且具有热效应、机械效应、光化效应、电磁效应等生物作用。

激光针灸疗法是用小功率输出的激光束来代替传统的金属针,对穴位(或患处)进行照射以产生生物刺激作用来达到治疗目的一种治疗方法。它即可以起到传统灸疗的作用,也可以在穴位内产生一定的针感,起到类似针刺治疗的作用,故称为激光针灸。就一般情况而言,小剂量激光起兴奋作用,大剂量起抑制作用。激光剂量的大小主要取决于入射光的波长、功率、照射时间和生物组织对它的吸收。

(一)几种常见的激光治疗仪

1. CO_2 激光针灸仪

CO_2 激光波长为 $10.6\mu m$,属远红外光,极易被生物组织吸收(吸收系数为 200),产生强而非穿透的表面热,它照射生物组织的效应主要是热效应。通过热刺激作用使生物组织的机体产生生物物理或生物化学的变化来达到治疗的目的。CO_2 激光在针灸治疗中一般应采取小剂量照射机体起到兴奋的作用。照射方法应以散焦照射为主,穴位照射为辅。散焦照射时的功率密度一般应控制在 $0.1W/cm^2$ 内,照射时间在 20 分钟内。它主要适应于阴、虚、寒等证。

2. He-Ne 激光针灸仪

He-Ne 激光的波长为 632.8nm,属红色可见光,生物组织、血液和水对它的吸收较小(吸收系数一般不超过 20),它穿透生物组织的能力比 CO_2 激光强,照射生物组织的效应主要是光化效应,通过化学刺激使生物机体产生生物物理或生物化学变化而达到治疗目的。对于 He-Ne 激光来说,它在针灸治疗中一般应用小剂量照射能起兴奋作用,照射方法以光斑照射穴位为主,聚焦照射为辅。

3. 智能激光针灸仪

该仪器由探测器系统和激光针灸系统两部分组成。探测器系统具备两项功能:一是探测穴位,确定穴位位置;二是探测人体体表经穴产生的信号,经计算机系统分析处理后,用来诊断疾病和控制激光针灸仪工作。探测器在微机的控制下实现功能切换。激光针灸系统的开启、输出功率和波长等均受计算机控制。

4. 半导体激光针灸治疗仪

运用半导体激光技术,通过专门设计的精密恒流源及保护控制电路,实现输出光功率的稳定、连续可调。它包括激光准直聚焦光路、激光电源、温控、功能电路等几部分。其中温控系统由温度传感器、温控电路和温控器组成,控制激光器的工作温度,使得输出稳定。仪器还设有时间控制等,可根据病情和疗程设置相应的照射功率和照射时间,以求达到最佳的疗效。并具有光束形状可变之特性,通过改变透镜位置,使光束从聚焦到发散之间任意变化,可使光斑大小从 $1\sim15$mm 之间任意变化。

5. 微机控制的激光针灸仪

通过微机控制集成了 CO_2 激光和 He - Ne(或半导体)激光的激光针灸,应用 CO_2 激光模拟灸,He - Ne(632.8nm)或半导体激光(650nm)激光模拟针,通过控制输出功率模拟针刺手法,达到激光针、灸同时产生。

6. 多光束中医信息治疗仪

它是一种应用光子技术防止缺血性疾病的弱激光体外照射装置,融合了单片计算机软硬件技术、光电子技术和中医信息疗法。主要由计算机信息模拟与控制电路和多光束输出控制功能电路组成,通过单片计算机程序产生多种模拟中医针灸疗法的脉冲调制信号,对各个照射器输出光束进行同步信息调制,可分别产生具有兴奋、抑制和针灸补泻作用的多种光刺激信号。治病时根据患者症状和中医辨证原则,通过以灵活多变的治疗方式实施光针治疗。

(二)激光针灸治疗仪的科研

近十年来,激光针灸仪器的研究有了很大的进展,一方面出现了一机可输出多种波长的激光,即可以获得红外激光、可见光的特性,又可以通过可见光激光进行定位,使不同的激光在临床应用上可以互补,另一方面,激光针灸仪器还耦合其他新技术,如穴位电阻检测技术、计算机控制技术、生物信息技术,使得激光针灸更适合于临床应用。半导体激光以其较明显的优势,在低功率激光中占有越来越重要的地位。

1. 激光针灸的远程作用机理研究[32]

"激光针灸的远程作用机理研究"由济宁医学院承担。

该研究以传统针灸的医疗事实为基础,着重从压力和电学的角度,对激光针灸的作用机理进行了定性和定量的研究。首先,利用 Kubeika - Muank 模型论述了角质层、表皮层和真皮层光学特性。同时,分析了有关经络物质基础的假说,着重从电学、声学、热学和经络感传的角度分析了经穴的物理特性。然后,从激光光压、膨胀压力、电致伸缩压力和散射力四个方面入手,论述了激光针灸的压力作用。把激光脉冲的表达式展开,进行频谱分析。研究表明,激光的压力作用可产生声波效应。

根据研究结果,建立激光压力作用的物理模型,利用数学手段进行分析,最终得出两个结论:一是声波沿经络传导具有双向性;二是声波沿经络具有"远距离作用"。这两点都和传统针灸的运行规律相符合。最后建立激光与经穴作用的电学模型,利用电路和电磁学的有关知识,结合人体经穴的电学特性,展开研究,从电的方面揭示了激光针灸的远程作用机理。经穴处的细胞是可兴奋细胞,这些细胞在静息状态时,细胞内为负电荷,细胞外为正电荷,正是这些正电荷吸引着细胞液中的自由(负)电荷,使机体对外不显电性。当经穴处的可兴奋细胞受到激光刺激后,细胞膜的通透性发生改变,自由(负)电荷迅速增加,一方面,经穴处的导电能力大大增强,将角质层中的"低阻线"和该穴位"短路","低阻线"变为等势体,由于电场作用,"低阻线"下的可兴奋细胞的兴奋阈值降低,另一方面,形成动作电位。把动作电位近似处理,再把得到的表达式进行分析,得出经穴受到激光产生的生物信息的直流分量沿角质层中的"低阻线"传递,交流分量沿"低阻线"下的可兴奋细胞传播,这便是激光针灸的电学远程作用机理。

2. 电针促进胃腑血液运行的激光多普勒血液成像方法的研究[33-39]

"电针促进胃腑血液运行的激光多普勒血液成像方法的研究"为国家自然科学基金资助项目(No.30572418),由中国中医科学院针灸研究所张栋研究员负责。

应用激光多普勒成像技术,在建立胃缺血和再灌注模型的基础上,研究了电针促进胃腑整体和局部血液循环的效应,以及血流变化的部位、范围和程度。在电针组中同步记录胃电或胃蠕动,了解针灸后胃功能活动与胃血流的关系。比较胃、脾经合穴和经外部位电针效应的异同,初步摸索了胃溃疡动物模型胃血流分布特点。

结果显示研究中通过创建适合于激光多普勒血流成像仪对胃脏观察的动物恒温实验操作箱,建立了动物内脏在体模型;创建了一种新的结扎胃右动脉的胃缺血模型和再灌注模型。针刺和电针都可以增加胃脏血流的灌注,电针的作用更强。电针阴陵泉后胃脏血流增加不显著,电针足三里经外对照电后胃血流的变化接近足三里组。胃缺血导致胃电波幅减低,频率减慢。再灌注时则相反,此表现与血流的改变一致。大鼠胃溃疡模型的激光多普勒血流图显像不理想,也不适宜做激光多普勒血流成像大鼠的针灸观察。

3. 模拟电针刺激膀胱经俞穴探讨穴位针感循经传递的机理[40-48]

"模拟电针刺激膀胱经俞穴探讨穴位针感循经传递的机理"为国家自然科学基金资助项目(No.30772705),由西安交通大学赵晏教授负责。

在探索针刺效应的信息传导机制、规律及其途径的研究中,该研究提出了一个新的假设:

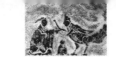

针刺信息循经传递的神经生物学机理,可能是外周感觉神经末梢间的跨节段信息传递。项目拟在大鼠穴位支配神经末梢间跨节段信息传递的新模型上,对此假设进行深入探讨。采用电刺激足太阳膀胱经背部腧穴支配神经模拟穴位电针,观察电针后,相应腧穴支配神经单纤维放电的变化,以及穴位应用谷氨酸、P物质、降钙素基因相关肽、ATP及其受体亚型的激动剂和拮抗剂以及辣椒素受体拮抗剂对其电活动的影响;采用分子生物学(RT-PCR)和免疫组化方法,观察穴位电针后背根节细胞几种递质受体亚型以及TRPVl受体表达的变化;急性分离带有一段腧穴支配神经的背根节,采用全细胞膜片钳技术,观察模拟穴位电针对背根节细胞兴奋性以及Ca^{2+}通道活动的影响。以期从神经生物学领域阐明穴位针感信息循经传递的递质及受体机理,为提高针灸疗效和研制新型电针仪器提供重要的理论依据。

4. CO_2 激光针灸-生命信息治疗仪[49]

"CO_2 激光针灸-生命信息治疗仪"由中国科学院合肥物质科学研究院承担。

JZS-1型CO_2激光针灸-生命信息治疗仪是具有中国特色的最新针灸治疗仪。它主治各科急、慢性疾病,对非细菌性炎症有特效,被列入国家级产品试制计划和重大新产品试制计划,现已获国家医药管理局生产准许证;被批准为发明专利,属国内外首创。它根据经络学说和辨证施治理论,将现代科技与中国传统医术相结合,用带有针灸复式手法信息及生命信息的激光束代替传统针灸,有"针"、"灸"兼施作用,具有疗效速显、无痛、无接触性感染、无副作用、适应证广等特点。

5. 袖珍式电脑激光针灸仪[50]

"袖珍式电脑激光针灸仪"由东南大学承担。

袖珍式电脑激光针灸仪是把模糊控制理论、计算机技术、激光技术与中国传统医学针灸疗法相结合的高科技成果。该成果是对MPL-Ⅲ激光针灸仪的进一步创新与发展。经过十多家医院临床验证,该成果激光剂量控制精确,电脑图像形象直观,经络穴位闪烁准确,临床诊治治疗效果显著,该成果在国内国外均属首例。

6. 多路半导体激光针灸仪[51]

"多路半导体激光针灸仪"由中国科学院长春光学精密机械与物理研究所承担。

多路半导体激光针灸仪,在激光输出的光路上配有多种结构形式的光学准直系统和路数多于2路的多路光纤,每束光纤的激光输出端安装有真空吸附磁扣,可准确和稳定吸附穴位,可一次同时实现多穴位治疗,提高医疗效率,缩短医疗疗程。该医疗设备可治疗高血压、无名疼痛等各种疾病,具有广泛的应用前景。

7. 复合激光针灸仪[52]

"复合激光针灸仪"由中国科学院上海硅酸盐研究所承担。

复合激光针灸仪是一种实用新型涉及一种复合激光针灸治疗仪。它是由 650nm 半导体激光、$10.6\mu mCO_2$ 激光、激光电源控制器、电路控制系统、光纤耦合器、复合光传导器件即复合光纤器件组成。650nm 半导体激光作为激光针光源，$10.6\mu mCO_2$ 激光作为激光灸光源，将二种激光经复合光纤器件传输并同光路复合后以连续或脉冲的工作方式照射穴位，实现激光针与激光灸的双重治疗作用，达到无创痛针灸治疗的目的。

四、穴位磁疗仪

穴位磁疗法除采用敷贴法外，还有用交变、脉冲、脉动的磁场作用于人体穴位治疗疾病。磁疗对人体的主要作用有以下几方面。

磁场对人体生物电磁有微扰作用。从生物磁学的观点来看，所谓疾病是人体电磁平衡的破坏，磁疗就是通过这种外加磁场影响人体电子传递的方向和速度，调整机体因疾病而失去的平衡，从而达到治疗疾病的目的。

磁疗具有疏通经络的作用。经络电磁学说认为，人体的经穴是客观存在的，且具有电磁特性，并通过实验证明穴位周围有较强的电晕而且又是磁场的聚焦点。对于一个穴位施加磁场，使其通过经络传导电磁波，进而起到调整机体功能状态的作用。

磁性能改变一些酶和蛋白质的活性、改善微循环、并能使白细胞变得活跃功能增强。从而影响机体代谢、生化过程，起到了消炎、消肿、止痛、促进创面愈合的作用。

目前临床上穴位磁疗可分为静磁法和动磁法。静磁法是利用磁片或磁珠敷贴于穴位上，如直接敷贴法、磁针疗法、埋针加磁法、磁珠法等；动磁法就是运用变动磁场作用于穴位的一种磁疗法。如旋磁法、电动磁按摩疗法、交变感应磁场疗法等。所用仪器有旋磁机、电磁疗机（有直流和交变两种）、震动磁疗机等。穴位磁疗法的作用与磁疗器具的磁场性质、磁场强度、治疗时间等因素有关。近 10 年来，出现一些数字化、智能型的磁疗仪器的研究。

1. 脉冲磁疗仪

该仪器由电源、脉冲发生器、强度和频率控制系统、功率输出系统和脉冲磁头组成。其强度不仅随时间发生变化，而且波形为急激上升，急激下降，在重复出现之前，常有一个间隙时间。脉冲磁场作用于人体时，在脉冲期间磁矩朝磁场方向，当脉冲间隙时间，它返回原始状态。因此脉冲磁疗时，磁矩不停地随脉冲频率变化反转。

2. 低频电磁疗机

低频电磁疗机主要运用交变、半波、间断磁场和衔铁振动原理来治疗疾病。可输出 $200\sim 1000Gs$ 交变磁场和强振幅度，4 路同时输出，各路可调节交变、半波、间断方式，工作互不影响。为治疗得到不同强度，输出变压器分成 9 个电压阶梯：0V、20V、30V、40V、50V、60V、

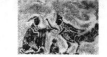

70V、80V、90V、100V。

3.同步极变磁疗机

同步极变磁疗机的两个磁头串联在直流电路中,由脉搏信号或超低频脉冲信号控制输出电路,改变直流电的电流方向,电流方向每改变一次,磁头的极性也就改变一次,产生了两个磁头的极性相反并可周期变化的极变磁场。由于两个磁头对置使用,并与体表紧密接触,所以磁漏小,穿透力强,可作用到人体较深的组织及器官。

4.智能型高场强脉冲磁疗仪

该仪器脉冲磁场强度分九档,第1档最强场强达1.5T±10%,依此每档递减约0.2T,而8至9档相差0.05T。仪器脉冲频率分为20次、40次、60次、80次,分四档。其脉冲磁场强度档数及磁脉冲频率皆由CPU控制,由数码管显示。磁场强度达到了1～2T,磁脉冲宽度≤20ms,占空比约1∶74。

五、灸疗仪

随着现代科学技术的发展,人们研究发现灸法并不单纯是温热效应,而是温热、灸药性、光谱辐射三者综合作用,刺激穴位引起一系列的生理、生化、免疫等方面的变化,达到防病治病的目的。由此而发展起来的现代灸疗法如电热灸、红外线灸既能达到传统灸疗的效果,又能克服传统灸疗时的不足,如体位限制、安全性差、环境污染等。

为此,人们把传统中医灸疗理论与现代科学技术相结合研制出了各种治疗仪器。

1.红外线灸疗仪

红外线灸疗仪、仿灸治疗仪等,采用具有气流导向作用的红外艾绒加热器,使艾绒的挥发油受热加速挥发(不点燃生烟),对气流进行连续或脉冲以及强弱控制的电子调控器随着加热温度的改变,形成的不同波长不同波段的红外线。利用远红外线或近红外线照射人体穴位,产生热效应或热外效应,起到温经通络,宣导气血,扶正祛邪的作用,对改善组织微循环、增强机体免疫功能、恢复正常的神经功能都具有很好的效果,而且输出剂量可调、无烟,对治疗风、寒、湿具有明显疗效,易为患者接受。

2.电热灸疗仪

电热灸疗仪是利用电阻丝作为一种基本的电热转换器件,它利用材料内部电子与晶体电阵上原子的不断碰撞产生热量。利用电阻丝研制的灸疗仪的特点是温度容易控制,并可实现多路输出。

3.新型半导体陶瓷元件

新型半导体陶瓷元件PTC材料的发展为灸疗仪提供了新的思路,它以钛酸钡为主要成分

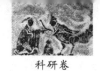

的氧化物半导体陶瓷可具有自动限温,维持发热体温度基本保持不变的特性,因此,在临床上广泛应用。

4. 仿灸仪

艾灸除了热辐射作用以外,更主要是非热生物效应的作用,仿灸仪就是根据艾绒燃烧时所辐射的光谱(光谱范围为 1.5μ),运用仿真技术研制而成,它充分发挥传统灸法的温经通络、补气活血、化瘀消肿、祛湿止痛的功效,又避免了传统灸疗燃烧慢、效率不高、烟雾大、刺鼻熏眼、易于烧伤、操作不便的缺点,并使光辐射具有脉冲灸的特点,进一步增强疏通经脉的作用,从而使我国传统灸法在治疗技术手段上和性能上获得新的发展。

5. 生物陶瓷温灸球

生物陶瓷温灸球 是一种采用生物陶瓷材料经过高温烧结而成的温灸球。它经微波加热后能产生远红外线温灸效应,使姜片下温度在 34.5 分钟内保持在 $40.2\sim54.3℃$。具有升温迅速、热力温和而持久,使温灸的疗效得到显著提高的同时,还具备治疗时无烟、无味保护环境且成本低廉、使用便捷等特点。

总之,现代高科技的发展和交叉学科的相互渗透使产品更新换代,为在临床应用上使用更方便、更有效、更安全的现代灸疗仪提供了可能性。近年来,新的灸疗仪一方面不断完善取热的方法,控制热的释放,另一方面亦有考虑到传统艾灸疗法中艾叶的特殊药物治疗作用。有的灸疗仪器还耦合了电子按摩装置,形成多功能型的灸疗仪器,而与电子相结合的灸疗仪器则具备一定的自动调节功能和脉冲灸疗的新特点。生物陶瓷材料在灸疗器具中的应用,更加丰富了灸疗的形式。

六、其他类型治疗仪

1. 超声波穴位治疗仪

穴位超声治疗仪又称"超声针灸",是利用超声波发生器(超声波治疗机)产生超声(其频率大于 20000Hz),通过特制的发射装置(一般直径为 $13\sim40mm$)功率为 $0.5\sim2$ W,作用 $0.5\sim2$ 分钟于人体经穴,对人体施以机械、温热、化学作用,引起机体组织许多生物效应的变化,如影响酶的活性,加速细胞新陈代谢,促进血液循环,刺激神经系统等,而达到治疗疾病的一种针灸治疗方法。超声针灸的主要特点是无痛、无损伤、疗效高、安全可靠、易于操作,特别是对于一些炎症的治疗,有较好的疗效。

超声针灸的临床应用与超声波声头的质量及治疗方法等因素有关。超声针灸仪往往配备有多个超声治疗头,以适合临床的需要。如"超声波中医治疗仪"由超声波触发电路、发射电路及具有不同治疗用途的专用超声波(传感器)探头构成。它配备多种治疗探头,适用于按摩、美

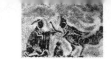

容和药物渗透的超声波探头采用锗钛酸铅晶体,晶体尺寸直径 30mm,高 3mm,形状为空心圆柱体,四层重叠并联而成。频率为 160kHz,外部为橡胶制作的耦合水袋。适用于治疗腰椎间盘突出症、坐骨神经痛的探头频率为 400kHz、600kHz、800kHz 三种,为使辐射能量集中,四层晶片重叠并联而成,当使用 800kHz 频率,集中在直径 30mm 变幅杆中心部的声功率达 20W。为避免发热,使用时可采用耦合水袋冷却;适用于针灸、麻醉治疗的探头采用 15mm 直径,高 2mm 四层晶片并联,前部的铝制锥头为设计满足共振的变幅杆,使集中在锥头的声功率达 6～7w,为避免发热,铝制头体采用流动水冷却。

2. 微波针灸治疗仪

有人从场的角度提出假设,气是一种波长很短的电磁波,经络是传输这种电磁波的通道,当机体有病时,可从外界由体表穴位输入波长与内气接近的电磁波,以达到调和阴阳,通经活络,祛除病邪的目的,微波针灸仪就是在此基础上研究成功的。它通过一种特殊结构,其包括毫针在内的同轴天线向人体经络穴位进行定量、定向辐射波束能量,以加强得气感,沿经传导发热,颇似烧山火手法。同时,针感的强弱,可用微波功率定量控制。

微波穴位治疗仪一方面具有热作用类似灸疗的特点,并且操作简单,其热能比艾灸深入、作用强、均匀、剂量可调;另一方面它又具有电针和高频电疗的特点,其热效应可使组织温度升高,引起血管扩张,血流速度及血循环量显著增加等一系列的生理反应。有研究表明,人体组织经微波加热后,血流量可增加到 50%,甚至更高。这种血流量的增加,与微波辐射强度、组织升高的温度,以及作用时间成正比。经临床使用,对于治疗关节周围炎、面神经麻痹、神经衰弱等疾病有较好的疗效。

微波鍉针仪是在我国传统九针之一鍉针的基础上,结合低频脉冲电针和微波治疗的特点,利用微波理疗机改制而成的,其热能比艾灸深入,作用强、剂量准确、热量可调、效果可靠。脉冲微波针灸仪采用平均功率与原连续波功率相同的脉冲调制微波功率,既可以提高透热深度,又不降低工作效率,也不增加输入功率。大型微波针灸治疗机则通过计算机控制输出微波,并且内置有专家指导系统。

3. 经络导平治疗仪

在电针的基础上,人们根据经络理论与现代生物电子运动平衡学说相结合的原理,并根据现代生物电子运动平衡学说,整个人体生命过程是生物电子运动所产生的是生物电子始终不平衡的过程。在正常的生理活动中,人体经络系统的左右上下间的导电性等一系列性能均处于相对平衡的状态。当脏腑功能发生病理变化时,就会出现生物电子运动产生病理性变化而导致经络出现不平衡的现象,在某些状态下,人体能自动调节体内生物电子运动而恢复正常,因此,某些疾病可不治而愈。而当许多疾病导致机体不能恢复生物电子正常运动时,经络处在

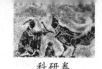

不平衡状态下。

经络导平治疗仪就是利用高电压、小电流、低频率导通经络,即调整生物电,推动气血运行,解除气滞血瘀,激导机体内的"生物电子"由不平衡转化为平衡状态,从而使机体康复。总体来讲,经络导平疗法具有三大特殊功能:导平针灸、导平推拿、导平输气。数码经络导平治疗仪不但具有一般导平治疗仪所具有的全部功能,而且它可产生最高电压达数千伏的电流脉冲信号,并根据病人的不同需求进行参数设置,其最突出特点在于将原来模拟电路控制改为微电脑智能控制、数字显示,从而使治疗更加安全可靠,并可根据所治疗病症保健的不同需求,功能选用不同模式进行对应治疗。

4. 穴位离子导入治疗仪

穴位离子导入疗法是利用经络穴位的特异性和直流电的作用,将某种药物(中药)中的离子用直流电导入人体经穴内,而达到治疗疾病的目的。很多实验研究证明,药物离子经直流电导入以后,储存在表皮层,形成"皮肤离子堆",逐渐进入血液。药物离子在皮肤内储积时间的长短,在一定程度上与所用的药液浓度、电流强度、通电时间等成正比关系。不同种类的药物离子,由于其理化,生物特性不同,在皮肤内存留的时间有很大差异,可短至数小时,长达数十天。皮肤离子堆的形成还与中枢神经及周围神经的功能状态有密切的关系。在进行直流电穴位离子导入的前后或同时施加其他物理因子的作用,对皮肤离子堆也有一定的影响。如在离子导入的时候作中波或短波透热,药物离子在皮肤内的储积增加。在临床上可应用于风湿性关节炎、类风湿性关节炎、骨质增生、急性扭搓伤、神经衰弱等。

第三节　针灸教学仪器

一、针灸经络腧穴教学模型

针灸经络腧穴教学模型系统融计算机技术、电子控制技术、多媒体技术、腧穴理论于一体。具有声音、屏幕、人体模型同步控制经络腧穴的信息,显示十二经脉循环流注,经脉络属表里对经关系,特定穴的分布,常见病的辨证施治,随证选穴的查询及处方输出。加之屏幕可显示表层、浅层、深层穴位解剖图谱,使学生对人体经络腧穴信息有更全方位的了解,更利于加深印象与理解掌握。系统配备的光电感应器,通过点击该模型某腧穴,其腧穴立即发光且自动播音,同时计算机屏蔽显现穴位的图谱等各种信息。该项技术曾获得上海市科技进步三等奖、国家教育部提名国家科技进步二等奖,并于2000年代表中国参加了法国巴黎举办的"99巴黎中国文化周"。

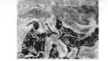

二、针刺手法教学演示仪

长期以来针刺手法教学都是以口授笔录的方法来传授,因此难以完整、客观地描述针刺手法的实质,使这项临床技能很难准确地继承并保存下来。因此,针刺手法教学手段的客观化研究日益受到人们的重视。经过相关专业人士的尝试与努力,目前已经成功研制了相关的教学仪器,可以为针刺手法的教学提供比较客观的手段和方法。

1. 针刺手法参数测定仪

该仪器应用计算机、单片机和传感器技术,可以实时采集针刺手法,以波形图的形式同步显示和数据处理分析,能反映针刺手法操作过程中的一系列物理特性,尤其是反映单、复式针刺手法的特征,同时该系统可以提供实时的手法波形对照,以提高学生模拟教师(专家)手法的操作水平,并对学习结果进行较为客观的评价。专家针刺手法数据库可以多种形式贮存针灸专家的针刺手法,考试系统则可以比较客观地反映学生对基本针刺手法的掌握程度。该系列研究曾获得上海市科技进步三等奖和国家教育部提名国家科技进步二等奖,获上海市高新技术成果转让项目并在国内中医院校和相关单位推广应用。

2. 针刺手法数据采集及仿真系统

该系统应用PID-神经网络和计算机仿真系统建立数学模型,实现针刺手法的模拟。通过对针刺手法参数的测定和数据采集、处理,并在该人工神经网络和PID控制规律相结合的控制器中进行自学习、自适应和逼近任意函数的方法,对非线性、时变性对象实行控制。从而建立一套针刺手法参数测定、数据处理、计算机仿真和手法模拟的实验研究工作平台及数据挖掘后的综合评价体系,为进一步开展针刺手法量化、规范化、客观化的研究和提高针灸临床疗效奠定基础。同时也为抢救名老中医的针刺手法的研究和传承提供了手段。该研究项目获上海市科技发明二等奖。

3. 针刺手法教学测试仪

该仪器主要是通过微电机传感技术采集提插、捻转信号,通过二道生理记录仪可以反映针刺手法(提插、捻转)的速度、力的变化。

4. 数字人体的针灸力感虚拟系统

该系统在融合腧穴组织结构信息的三维数字人体基础上,根据各组织受力的物理特性,分析针刺过程中针体与组织的相互作用力,以及部分行针模式中的力感特征,建立力学模型模拟针体受力,并通过力反馈设备真实地传递给操作者,为视觉和触觉信息融合一体的三维针灸人体建模作了初步探索,为针灸教学提供了一种动态的虚拟现实仿真手段。

5. 基于 Web 的远程多媒体针灸教学演示系统的设计与实现[53,54]

该研究通过因特网,采用浏览器完成学习任务和完成教学内容的组织工作,从而实现一个异步模式的自学系统。系统采用了模块的结构和面向对象的设计方法和技术,使其有更好的扩展性。

该研究可在中医院校的针刺手法教学实验室推广应用,弥补以往针灸教学中学生无法实时模拟针刺手法训练的不足,并可形成产品为针灸教学提供实验手段,具有良好的社会效益和经济效益。

6. 基于 PID -神经网络的针刺手法仿真系统的研究[55-58]

"基于 PID -神经网络的针刺手法仿真系统的研究"为国家自然科学基金资助项目(No. 30572411),由上海中医药大学杨华元教授负责。

该研究应用现代科学技术和针灸理论相结合的方法,在以往研究工作"针刺手法参数测定及数据处理系统的研究"国家自然基金项目(No. 39370201)的基础上,采用针刺手法传感器和针刺手法参数分析技术,应用 PID -神经网络与计算机仿真系统及建立数学模型,实现针刺手法的模拟。通过针刺手法参数测定和数据采集、处理,并在人工神经网络和 PID 控制规律相结合的控制器中进行自学习、自适应和逼近任意函数的方法,对非线性、时变性对象实行控制。从而建立针刺手法参数测定、数据处理、计算机仿真和手法模拟的实验研究工作平台及数据挖掘后的综合评价体系,为进一步开展针刺手法与效应的相关分析,以及针刺手法量化、客观化和规范化研究奠定基础。

第四节　针灸实验研究仪器

在针灸研究领域中出现的相关实验仪器主要可分为以下四大类:经络(腧穴)电特性检测、针刺手法客观化研究、针灸传感针、红外线成像技术。经络(腧穴)电特性研究以经络(腧穴)的物理特性为研究对象,针刺手法客观化研究目前主要集中在对传统针刺手法进行特征分析,量化相关物理参数,客观化描述针刺手法的操作过程,针灸传感针的研究范围较广,主要是以传感针的方式研究腧穴生理、生化特性。红外线成像技术最近几年来在针灸科研中被广泛应用,不仅局限于研究腧穴特性,还被用于解析经典针灸理论。

一、经络(腧穴)电特性检测仪

目前经络(腧穴)电特性的研究不仅局限于穴位低电阻的特征,而且在经穴的伏安特性等方面展开研究,并在检测过程中产生的干扰物理因素进行改进,使经络(腧穴)电特性检测具有

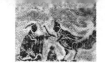

更好的可重复性。

智能型穴位伏安特性检测仪,以非线性理论为指导研制的智能型穴位伏安特性检测仪,所输出的线性递增和递减恒流在穴位皮肤上做增减双程电流扫描,记录被测穴位在不同扫描电流下的电压响应所形成的曲线,可以反映穴位伏安特性。应用结果表明,穴位伏安曲线具有非线性和惯性两大特征;穴位低电阻特性并非普遍存在,而低惯性特征则更具有普遍意义。

微机皮肤电阻测量系统,通过 $\Omega - V$ 交换、数据采集与分析处理可以实现多部位、多功能自动测量皮肤电阻。临床实践表明,人体某些特定部位实际上是穴位的皮肤电阻检测结果,对疾病具有重要的参考价值。

经穴电参量自动巡回检测系统,可在皮肤多点快速检测电参量,大大增强了测试数据的时间同一性和可比性,为体表经穴的大面积高密度探测提供了条件和可能中医诊断系统采用特殊电信号来连续性周期性地刺激体表穴位区域,由测量设备实时地连续测量这个区域由上述激励所产生的"响应",通过对"响应"的解析,可用于探讨灵龟八法取穴的科学机理、"开"、"闭"穴的客观性。

穴位动态电阻检测系统,通过经穴皮肤电阻动态测定方法,为针灸研究提供了一种重要实验手段。该系统通过穴位探测仪测得的穴位电阻值和伏安面积值,并应用参数及图形直观显示人体皮肤电阻,可进行数据采集分析研究其结果。经穴有多种物理特性和形态学特征,并发现人体经穴具有动态非线性低电阻特征和低流阻通道特性。检测经穴电特性的变化量可以反映人体的生理、病理状态及经络失衡情况的判断,为临床诊断、治疗和疗效评估提供了重要的依据,也能为人体亚健康提供参考信息。为此,进一步开展经穴的电特性研究为辅助诊断疾病,提高临床疗效和评判有着十分重要的意义。

人体耳穴电特性Ⅲ参数模型,应用微机实验系统测定耳穴电参数,根据耳穴瞬态响曲线,设计由等效电阻、电容和电位制成的三参数模型(TPM),模拟耳穴电特性。经实验和数学分析结果表明,TPM 可以较好地反映和描述耳穴电特性,瞬态响应函数与 TPM 和耳穴的系统识别结果较好地符合,从系统生理学的观点看,有源的 TPM 比之无源的二参数模型似更符合实际结构,为较高一级水平的系统模拟,用以反映生理或病理变化时,可能给出较全面、更有意义的结果,该工作为深入研究耳穴电特性及其应用提供了重要的基础,对于发展传统中医针灸学具有重要的意义。

人体经穴皮肤电阻抗振荡波动现象观察,应用相关的探测仪进行(定检测电压、定探测压力、定采样时间)穴位皮肤电阻抗探测的研究中发现,应用传统的"干"式方法进行皮肤直流电阻抗测定,人体皮肤的电阻抗振荡波动现象的振荡频率是较为固定的,井穴与非经穴部位皮肤的振荡幅度有明显的差异(二者相差一倍以上)。当把不锈钢毫针作为电极刺入皮肤后,形成

"湿"式直流阻抗测定法,故电阻抗振荡波动现象消失。实验表明人体皮肤的电阻抗振荡波动现象仅存在于体表,其振荡幅度的差异也仅限于体表。该研究发现穴位皮肤与穴位内的电特性有不同表现,可是未就此现象作进一步的研究。这也是迄今为止在研究穴位电特性时注意到穴位内电特性与皮肤电特性不同的极少数报道之一。

穴位电阻或导电量的测量受许多主观和客观条件的影响,为避免这种情况,有人提出了皮肤电位差测定经络特性的方法。如一种48路穴位电位检测系统,该系统主要由48路信号放大器、以80C552为核心的单片机小系统、光隔离高速并行通讯接口、主机486DX66以及惠普彩色喷墨打印机组成。该系统可由数据采集系统同时测量48路穴位电位,并通过光隔离高速并行接口将数据传输到主机中,由主机对所采集的信号进行分析处理,测量结果以压缩谱阵图、人体方框图和人体经络图等方式显示各经络和相应脏腑的状态,直观形象。该系统不仅可用于测量人体的穴位电位,还可以用于研究多种疾病与穴位电活动变化的关系,为临床诊断提供中医学依据,还可用于研究经络的昼夜节律变化,综合评定人体的健康状况等。

二、针刺手法参数量化研究仪

针刺手法作为针灸学重要内容之一,种类繁多,真伪并存,传统的文字记载方式、口传面授的继承方法使得这种局面更加复杂。对针刺手法进行客观化研究,是提高针刺手法的临床应用、去伪存真必然手段。目前此项研究尚处于起步阶段,已有少量相关仪器开发,并在实验中进行初步的应用,获得了一定的科研成果,具有较好的应用前景。

"ATP-I"型针刺手法参数分析仪,应用计算机、传感器技术,采集针刺手法,并对针刺手法的操作过程中的主要物理参数(频率、振幅、离散度、最大值、最小值等)进行定量分析,可以客观反映针刺手法的特点,分析补泻针刺手法的特征,以及针刺手法操作过程中的各个细节。

针刺受力的动态监测系统,应用现代集成传感技术和生物力学原理研制,能在人活体上测试各种针刺手法,并能感受施针者和受针者相互作用力的检测系统。该系统针体轻巧、传感灵敏,可以实现在针刺过程中对针上作用力的定量与客观化的实时检测。为提高临床针刺效果及针灸经络的定量化研究提供一新的实验手段和分析方法。

针刺手法传感针应用微小力传感技术和生物力学原理研制,可用于针刺手法提插和捻转操作的实时检测传感针,配合相应的计算机采集硬件和软件系统,能够对针刺手法过程进行检测记录和分析。通过对人体穴位进行临床均匀提插和捻转操作,实现了针刺过程中针体受力的定量化测量,为针刺手法的研究和针刺疗效的客观描述提供了实验手段和科学依据。应用分析表明:针体上的受力在针刺过程中变化十分敏感,输出波形可以清楚识别运针的细节,其变化规律和中医学关于针刺手法的描述相吻合,达到了对手法的科学定量描述,为针刺手法的研究、教学和临床治疗提供了科学手段和客观依据。实施均匀提插和均匀捻转手法的临床试

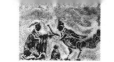

验表明,针体上的拉压力和扭转力矩电压信号波形和幅值呈周期性等幅值变化。针刺手法传感针的研制和应用,有利于针刺手法定量化研究。

三、针灸传感针

针灸传感针是以中医针灸针为基体加工而成的针形传感器,是针灸医术与传感器技术的结合,也是传感器与执行器的融合。与国内外现有的生物医学传感器相比,传感针能无损或微损地实现在体、定位、定点、实时、动态测量,能用作传感器,还可用作治疗仪器。传感针主要由针灸针、敏感膜、镀金膜与绝缘膜组成,其传感原理与其他的传感器基本上是一致的。从传感针的现状和发展趋势看,三类传感针(离子、物理和生物)可以构成一个独特的体系。

目前已经研制成功的针灸传感针有温度传感针、氧分压传感针、pH 值传感针、钙离子传感针。温度传感针是将普通中医针灸针经微精密加工成中空的形状,在针灸针尖端嵌入特殊微型珠状热敏电阻器作为感温元件。氧分压传感针则将作好的温度传感针去掉表面氧化层,用除油剂煮沸洗净,放入无水乙醇中煮沸,取出烘干后,将其浸入绝缘液中 1 分钟。超声清洗后,取出置入离心机中甩干,针尖用特殊工艺处理。最后,在 60℃条件下将具有良好导电、导热性的保护膜均匀地镀于针尖部分烘干,即得到集温度传感与氧分压传感为一体的传感针。pH 传感针是将对氢离子具有特异敏感性的新型合金材料在大电流条件下真空热镀于普通针灸针尖上制成的。

有人将研制同类仪器称为针型化学传感器,同样具有传感化学信息和针灸针双重作用,针尖反应的是化学物质的变化,针柄又可以行使针灸针的部分功能,如提插、捻转等,反应的是中医针灸的理论与技术,因此,传感针技术为中医针灸现代研究提供了不可多得的手段与技术,特别是中医强调许多生命现象在活体中表现得更充分,如中医的气化理论、经络理论等,因此传感针技术可以充分发挥了其可以在体测试的优势。

有关应用研究表明,留针后穴位的温度基本上不随时间变化,而氧分压和 pH 值则在一定时间内会随着时间的增加而改变,最后趋于稳定。采用同步在体检测的方法,观察到经穴、在经非穴、非穴在针刺刺激后,其深层组织 PO_2 的变化不同,表现出经穴 PO_2 明显升高,在经非穴处 PO_2 有所升高,非穴 PO_2 升降不明显的特点。针型 pH 离子电极法发现循经逐点动态刺激足阳明经穴位,可使胃酸偏离正常的水平降低,对胃酸分泌有一定调整作用,刺激非经组其调整作用不明显。测定患者足三里、阳陵泉、承山及曲池穴 pH 值后,再进行中医传统的提插捻转刺激穴位,观测到运针后穴位 pH 值明显升高。

另外,研究的针灸传感针还有 Na^+、K^+、组织胺等。但在实际应用中还存在一些问题:电极手工制作,工序烦琐,无法大规模生产,产品合格率低;传感器在相同时间的稳定性、重复性及漂移的大小不能严格控制;电极使用寿命还需延长,增加其耐用性,才能减少干扰因素,提高工作效率。

四、红外辐射成像技术

红外辐射成像技术作为一种新的研究方法在经络研究中被广泛应用。应用红外辐射成像技术显示人体体表循经分布的红外辐射轨迹(IRRTM),结果发现 IRRTM 是在人群之中普遍存在的一种正常生命现象,可见之于十四经的每一条经脉;IRRTM 的皮肤微循环的灌注量高于其两侧对照区,它的形成与皮肤微循环状态密切相关;冷负荷实验的结果提示,IRRTM 的热源位于皮下一定深度的组织之中;经脉线下深部组织的温度高于其两侧对照区;经脉线下深部组织的氧分压也明显高于其两侧对照区;针刺时经脉线上的能量代谢进一步增强,这种效应还可被压迫经脉线所阻断。

另外,实验证实,在应用红外成像技术观察人体体表的经络路线时,等温显示和全温显示各有其特点,只要应用得当,结果都是可靠的。如全温显示能无选择地反映出体表红外辐射的最真实图像,包括体表红外辐射的全部信息。它的不足之处是在所观察的 IRRTM 的皮温与其周围部位的皮温比较接近时,IRRTM 即被淹没在其中,无法辨认。等温显示通过设置温标,将人体体表相同的温区连接起来,形成等温分布的图像,消除杂乱的背景,突出所要观察的内容,它能够比较直观、清晰地显示该区域的等温轨迹,但必须正确加以分析、识别。

实验结果表明,IRRTM 的形成与沿经皮肤的微循环状态和经脉线下深部组织中的传热通道相关,其中后者尤为重要,该通道由深及浅,该处氧分压和组织温度较高,微循环旺盛,能量代谢活跃,IRRTM 只是它在体表的一种表现,这一通道的实体包括了多种已知的组织,可能还有一些未知的因素参与,并与人体的机能调控相关。

应用皮层红外热像显示法(CIT)还可以用于研究电针效应。初步实验表明电针后大脑皮层的升温以体感区为主,CIT 方法可以用图像形式直观显示电针后皮层温度反应大小和部位。

红外热像技术还被利用于对中医经典理论的验证。如"面口合谷收",针刺合谷穴后在口鼻部进行红外测试,其升温幅度大于面部其他部位;根据"胆经系目系"的理论,实验发现,针刺单侧光明穴后目区升温明显;根据"心开窍于舌,舌为心之外候,舌为心之苗窍"的理论,实验观察到冠心病患者舌尖及舌边的温度显著低于正常对照值。

另外,红外线成像技术还被应用于穴位区和非穴位区的红外辐射光谱特征分析。人体红外辐射强度的个体差异以及穴位与非穴位区的红外辐射强度的差别都较大,但频谱特性的差异却不大,这表明人体红外辐射具有相同的生物物理学基础。用于比较针刺、电针、温灸、火针和穴位埋线等治疗方法刺激家兔而导致循经高温线的出现,发现温灸后循经高温线出现率最高,电针次之,针刺最弱;用于研究在不同的留针时间中,以不留针组和留针时间较短组针后的升温幅度较低,但其升温持续时间较长;留针时间较长者升温幅度较高,但其持续时间较短;用于研究不同针刺手法对受试者行热补手法后发现,针刺点局部升温显著,最高者可达2.3℃,行凉泻手法后,针刺局部出现温度降低,温度可下降0.7～2.4℃。伴随着温度的升高和降低,受试者会出现温热和凉冷的针感,这说明内脏病变可以反映到体表,为通过体表温度的变化推测内脏病变提供了相关依据。

五、电子全息针

1. 电子针灸的概念

科学是与时俱进的,随着科学的发展,各种技术的不断出现,各种新材料的不断问世,电子针灸应运而生。电子针灸就是通过一定的音频脉冲对穴位进行刺激,从而达到针灸的目的。传统的针灸是一种机械刺激,而电子针灸是一种电脉冲刺激;传统的针灸要刺破皮肤,电子针灸不刺破皮肤。它不同于过去所说的电针,电针是将针扎进穴位,再在针上加以电流,属传统针灸的范畴。

电子全息针灸是通过特殊的、能覆盖人体凸出部位上的全部穴位的治疗电极(像电子耳膜、手握电极、足疗电极等),所进行的电子针灸叫电子全息针灸。电子全息针灸的特点就在于,它不需要一个个的选穴位,而是通过特殊的治疗电极对人体凸出部位上的所有穴位"一网打尽",全息治疗。

电子针灸具有两个要素:第一,是脉冲的频率。它的频率直接影响治疗效果,研究发现频率以音频脉冲为宜,频率越丰富治疗效果越好,越容易克服"抗药性",克服频率疲劳症。第二,是治疗极。治疗极的形状及材料直接影响治疗效果,使用对人无污染的导电橡胶及高分子导电材料,根据人体凸出部位全息论,制成形状能够覆盖手、耳、脚全部穴位的治疗电极,见图5-1,已获国家专利。从而通过手、耳、脚三个凸出部位对人体进行全息治疗,效果显著。

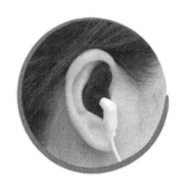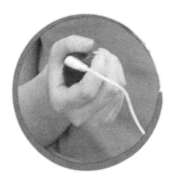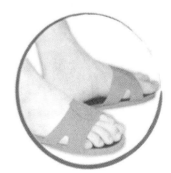

图5-1　电子全息针灸仪

音频脉冲的频率的选择对治疗效果有着非常广阔的前景。法国的植物学家兼音乐家斯特哈默通过生动的试验证实:植物对音乐也相当敏感。通过给西红柿树每天弹奏 3 分钟的特定曲目,使得该树的生长速度提高了 2.5 倍,而且长出的西红柿既甜且耐害虫。

科学家认为,音乐的基本要素节拍,和人体心跳脉动节律相呼应,旋律恰如神经兴奋和抑制的起伏变化,好像五脏六腑协调运动。优美悦耳的音乐可以改善心血管系统、神经系统、呼吸系统、内分泌系统和消化系统等系统的功能,改善血管的流量和神经传导,使人分泌有利于健康的活性物质,激发细胞的活力,提高大脑皮层的兴奋性,提高应激能力,提高免疫功能。不同的人因年龄、文化、性别、种族等差异对音乐的欣赏也有很大不同。

2. 电子全息针灸的功能及原理

电子全息针灸具有诊病、治病、健身、美容四大功能。

第一,诊病。电子全息针灸能在几分钟内通过耳穴探测人体的早期病变,包括恶性肿瘤,准确率高。这对缺医少药的贫困地区极有价值,可以作为中小医院医生诊病时对疾病的初筛。

第二,治病。电子全息针灸的治病范围和传统针灸的治病范围是相同的。

第三,健身。电子全息针灸可以增强机体的免疫功能,激发细胞活力,延缓衰老,长期使用的人几乎不得感冒,性功能也随之增强。

第四,美容。电子全息针灸能调节气血,促进微循环,使肌肤平滑有弹性。

电子全息针灸诊断疾病的机理可以简单的概括如下:

根据人体凸出部位全息论,耳朵是一个倒置的胎儿,是人的缩影,它包含了人的全部生理信息及遗传信息,人身上所有器官对应的穴位,都在耳朵上有规律的排列并得到全面的反应。当某个器官发生病变时,在耳朵上相对应穴位的电阻及生物电流就发生了变化,电子针灸的代表作——华汉针神,通过测定耳穴电阻及生物电流的微小变化就可以判断器官是正常、异常还是有病。

中医理论认为:人体内有一个从上到下,从内到外,纵横交错,四通八达的网络系统——经络。人有病,是因为与其相关的经络不通所致,即所谓"痛则不通,通则不痛"。科学家又发现,人体穴位的低电阻现象,也就是说穴位的电阻比普通皮肤的电阻要低。经过我们多年的研究发现,有病的穴位电阻比普通穴位的电阻又要低很多。根据这一穴位的电特性,还以电子针灸的代表作——华汉针神为例,它设计了一种对人体有益的音频脉冲不断刺激穴位、疏通经络,从而达到了祛病的目的。华汉针神是根据人体凸出部位全息论的理论,根据物理学上的欧姆定律,使用时电流自动朝有病的电阻低的穴位流动、刺激。机器自动寻找病变穴位,通过手、耳、脚这些人体凸出部位对人的全身病变穴位进行全息综合治疗,可以同时治疗很多疾病。

电子全息针灸之所以能够健身美容,是因为它能够刺激穴位、疏通经络,平衡阴阳,调整气血,调整内分泌,促进微循环,激发细胞活力,延缓细胞的衰老过程,提高精气神,所以使人变得充满活力,变得健美。

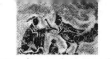

参考文献

[1] Lai Xinsheng,Zhang Guifeng,Huang Yong,et al. A cerebral functional imaging study by positron emission tomography in health volunteers receiving true or sham acupuncture needling[J]. Neuroscience Letters,2009,452(2):194 - 199.

[2] 黄泳,赖新生,唐纯志,等.运用 PET 和 SPECT 技术研究水沟穴作用的相对特异性[J]. 成都中医药大学学报,2008,31(1):5 - 8.

[3] 李赣龙,唐纯志,黄泳,等.针刺外关穴和非穴 SPECT 脑功能成像的比较研究[J].成都中医药大学学报,2008,31(2):3 - 7.

[4] 赖新生,曾统军,黄泳,等.外关穴真、假针刺 FMRI 脑功能成像研究[J].中国中医基础医学杂志,2008,14(9):705 - 708.

[5] 廖晓明,赖新生,黄泳,等.运用模式识别构建经穴特异性——脑界定模型的研究思路[J].中国中医基础医学杂志;2007,13(11):809 - 810.

[6] Liao Xiaoming,Zou Yanqi,Song Yuanbing,et al. Proving the hypothesisi of acupoint specific cerebral relationship by pattern recognition[J]. International Jmlmal of Clinical Acupuncture,2008,17(1):5 - 9.

[7] 赖新生,苏沛珠,黄泳,等.针刺外关穴与外关配伍非穴的 MRI 脑功能成像比较[J].天津中医药,2009,26(2):113 - 115.

[8] 张贵锋,赖新生,黄泳,等.针刺内关穴与非穴的 FMRI 脑功能成像研究[J].辽宁中医杂志,2009,36(5)810 - 812.

[9] 张贵锋,黄泳,唐纯志,等.针刺外关穴的脑功能成像研究[J].中医杂志,2009,50(4):324 - 332.

[10] 黄泳,李赣龙,赖新生,等.针刺支沟穴与非穴激活不同脑区的功能磁共振成像比较[J].成都中医药大学学报,2009,32(1):3 - 6.

[11] 赖新生,彭玲梅,黄泳,等.针刺外关穴与外关配伍支沟穴的 FMRI 脑功宜昌成像比较[J].贵阳中医学院学报,2009,31(5):9 - 12.

[12] 黄泳,李天乐,赖新生,等.针刺外关与外关配伍阳陵泉穴的脑部功能性磁共振成像[J].中西医结合学报,2009,7(6):527 - 531.

[13] 黄泳,曾统军,王艳杰,等.外关穴皮部浅刺与常规针刺激活脑区的功能性磁共振成像比较[J].安徽中医学院学报,2009,28(3):25 - 28.

[14] 黄泳,黄璐,赖新生,等.针刺阳陵泉和非穴的 fMRI 脑功能成像研究[J].浙江中医药大学学报;2009,33(4):564 - 566.

[15] 吴俊贤,黄泳,赖新生,等.常规针刺与皮部浅刺外关穴配伍内关穴功能性磁共振脑功能成像研究比较[J].中华中医药学刊,2009,27(8):1625－1628.

[16] 黄泳,宋远斌,赖新生,等.内关穴皮部浅刺和常规针刺脑功能磁共振成像比较[J].山东中医药大学学报,2009,33(3):243－245.

[17] 赖新生,黄泳,陈俊琦,等.运用PET脑功能成像技术研究针刺外关穴对脑功能区的激活效应[J].四川中医,2009,27(3):104－406.

[18] 张贵锋,赖新生,唐纯志,等.针刺外关穴中枢激活效应的PE瞄功能成像研究[J].广东医学 2009,30(1):133－136.

[19] 黄泳,李小溪,赖新生,等.支沟穴皮部浅刺与常规针刺功能性磁共振脑功能成像比较[J].河北中医,2009,31(2):254－256.

[20] 邹燕齐,黄泳,赖新生,等.外关穴配伍支沟穴皮部浅刺和常规针刺激活脑区的FMRI比较研究[J].云南中医学院学报,2008,31(6):44－47.

[21] 宋远斌,曾统军,张贵锋,等.功能性磁共振成像技术在针刺研究中的应用[J].时珍国医国药,2008,19(7):1688－1691.

[22] 邹燕齐,黄泳,曾统军,等.腧穴配伍协同和拮抗效应研究概述[J].辽宁中医杂志,2008,35(4):636－637.

[23] 曾统军,黄泳,张贵锋.外关穴特异性的研究概况[J].时珍国医国药,2008,20(12):2982－2984.

[24] 黄泳,廖晓明,赖新生,等.不同层次针刺阳陵泉穴FMRI脑功能成像比较[J].成都中医药大学学报,2008,31(4):5－8.

[25] 张贵锋,黄泳,宋远斌,等.PET脑功能成像在针刺研究中的应用概况[J].江苏中医药,2008,40(8):87－90.

[26] 余宏,凌美玲,彭文杰,等.运用功能核磁共振成像观察针刺外关穴捻针状态脑区的激活[J].时珍国医国药,2008,19(11):2634－2636.

[27] 赖新生,张贵锋,黄泳,等.针刺外关穴激活脑区的PET脑功能成像研究[J].上海中医药大学学报,2008,22(5):40－43.

[28] 李赣龙,黄泳,张玉忠,等.基于FMRI感兴趣区法比较针刺外关穴与非穴对不同脑区的激活[J].成都中医药大学学报,2009,32(3):1－3,26.

[29] 高昕妍,朱兵.耳-迷走神经反射及耳穴作用途径与机制[C]//2004年全国腧穴应用与研究学术大会暨针灸教育学术研讨会论文集.兰州:中国针灸学会,2004,73－73.

[30] 许广里,刘春禹,陈春海,等."仿生针"的临床研究[J].吉林中医药,2009,29(12):1064

− 1066.

[31] 刘志朋,殷涛.多功能中医针灸治疗仪的研制与应用[J].生物医学工程与临床,2002,6(2):106 − 108.

[32] 李恩新.激光针灸的远程作用机理研究[D].曲阜:曲阜师范大学,2004.

[33] 张栋,王淑友,李顺月,等.针刺"足三里"对大鼠胃血流影响的激光多普勒血流成像的初步观察[J].针刺研究,2006,3(1):43 − 45.

[34] 张栋,马惠敏,李顺月,等.内脏器官激光多普勒血流灌注图像的显示[J].中国微循环,2006,10(2):147 − 149.

[35] Zhang D,US,Wang S,Ma H. Anevaluation of the effect of a gastric ischemia-reperfusion model with laser Doppler blood perfusion imaging[J]. Lasers MedSci,2006,21(4):224 − 228.

[36] 张栋,李顺月,王淑友,等.胃缺血和再灌注时胃表面激光多普勒血流图像的显示[J].中国生物医学工程学报,2007,26(1):60 − 63.

[37] 张栋,王淑友,李顺月,等.针刺与电针对胃血流影响的激光多普勒血流成像方法评价[J].中国针灸,2007,(增刊):99 − 100.

[38] 张栋,李顺月,马慧敏,等.电针对胃缺血再灌注影响的激光血流成像方法研究[J].中国针灸,2007,27(11):833 − 838.

[39] 李顺月,张栋,王淑友,等.激光多普勒血流成像方法对电热针和激光穴位照射效果的比较[J].中国中医基础医学杂志,2007,13(10):793 − 796.

[40] Guo Yuan,Yao Fanrong,Cao Dongyuan,et al. Somatostatin inhibits activation of dorsal cutaneous primary afferents induced by antidromic stimulation of prmary afferents from an adjacent thoracic segment in the rat[J]. Brain Research,2008,1229(9):61 − 71.

[41] Yao Fanrong,Guo Yuan,Lu Shemin,et al. Mechanical hyperalgesia is attenuated by local administration of octreotide in Pdstane − induced arthritis in Dark-Agouti rats[J]. Life Sciences,2008,83(21 − 22):732 − 738.

[42] Guo Yuan,Wang Hui ling,Xiao Hui,et al. The role of glutamate and its receptors in mesocorticolimbic dopaminergic regions in opioid addiction[J]. Neurosci Biobehav Rev,2009,33:(11)864 − 873.

[43] Wang J,Guo Y,Cao D Y,et al. Tonic inhibition of somatostatin on C and A delta afferent fibers in mt dorsal skin in vivo[J]. Brain Res,2009,1288(1):50 − 59

[44] Luo R,Guo Y,Cao D Y,et al. Local effects of octreotide on glutamme – evoked activation of Adelta and Cafferent fibers in rat hairy skin[J]. Brain Res,2010,1322(1):50 – 58.

[45] Guo Y,Yao F R Lu S M,et al. The major histocompatibility complex genes Are associated withb basal pain sensitivity differences between Dark – Agouti and novel congenic DA[J]. IU rats. Life Sciences,2010,86(1):972 – 978.

[46] 王军,赵晏.肌肉延迟性酸痛的神经生物学机制研究进展[J].生理科学进展,2008,39(4):365 – 367.

[47] 郭媛,王惠玲,向晓辉,等.谷氨酸及其受体在阿片类药物依赖中作用研究进展[J].中国科技论文在线,2008(1):1 – 4.

[48] 王军,赵晏,肌肉延迟性酸痛的机制研究进展[J].中国科技论文在线,2008(1):1 – 6.

[49] 杨德余,金奇中,张健如,等. 激光针灸——生命信息治疗仪:中国,91108778.8[P].1993.3.17. http://www.patent-cn.com/A61N/CN1069896.shtml.

[50] 韩正忠,方宁生,李鸣晓,等.电脑激光针灸仪:中国,92107350.X [P]. 1993.10.13.[http://www.patent-cn.com/A61H/CN1077110.shtml.

[51] 廖江红,张景和,卢振武,等.多路半导体激光针灸仪:中国,97113334.4 [P]. 1998.12.30. http://www.patent-cn.com/A61N/CN1203113.shtml.

[52] 高建平,卞蓓亚,沈雪勇,等.复合激光针灸仪:中国,200520045003[P]. 2007.3.21. http://www.qianyan.biz/Patent-Display/200520045003.html.

[53] 郑美凤,王芗斌,蔡昭莲,等.中医针灸资讯网站的建设与远程教育实施的探讨[J].中国中医药现代远程教育,2007,(1):47 – 49.

[54] 郑美凤,蔡昭莲,王芗斌,等.针灸远程教育模式初探[J].中国中医药现代远程教育,2004,2(11):9.

[55] 闵友江,严振国,杨华元.针刺效应影响因素的定性定量化实验研究[J].辽宁中医杂志,2008,35(12):1923 – 1926.

[56] 杨华元,钟小红,刘堂义,等.针刺仿真手法对高血压大鼠血压及心肌血管紧张素Ⅱ的影响[J].针刺研究,2008,33(3):186 – 189.

[57] 胡追成,杨华元.《黄帝内经》针刺浅深量学之思考[J].辽宁中医杂志,2008,35(11):1654 – 1656.

[58] 胡银娥,杨华元.针刺手法测定与分析[J].中国针灸,2007,27(11):829 – 831.

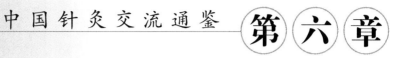

针灸相关规定与规范

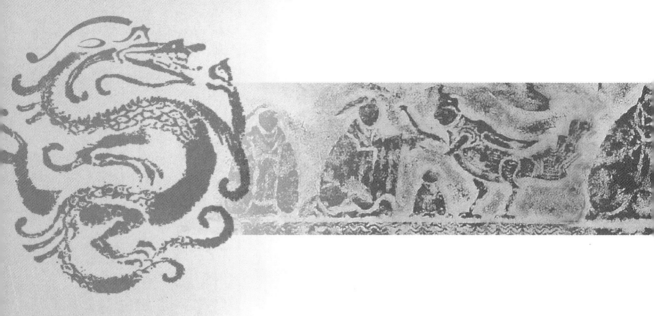

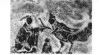

近年来,中医药国际标准化需求和竞争日益高涨,我国政府对此予以高度重视,在《中华人民共和国国民经济和社会发展第十一个五年规划纲要》中,将"推进中医药标准化、规范化"纳入了新时期的重点任务。针灸标准化,作为我国中医药标准化实现"国际突破"的优势领域,在过去的五年里得到了快速的发展,制订、修订了一批针灸国家标准,在现已发布的 27 项中医药国家标准中,针灸占 23 项,这对于针灸行业乃至相关行业的发展产生了重大影响,对于针灸国际化进程起到了重大的推动作用。

第一节　针灸标准化制订历程

我国针灸标准制定工作起步于 20 世纪 80 年代,先后颁布了《针灸针》(GB 2024—1980)、《经穴部位》(GB 12346—1990)、《耳穴名称和部位》(GB/T 13734—1992)三部针灸国家标准,随着这三部标准的颁布与实施,为国内外针灸标准化建设奠定了良好的基础。2000 年以来,国家科技公益性工作专项项目"经穴主治规律与经穴主治国家标准研究"、国家中医药管理局重大项目"中华人民共和国针灸穴典研究"以及国家中医药管理局标准化项目"国家标准《经穴部位》修订"等项目相继启动,这些项目所取得的一系列研究成果,为相应的国际标准的制订奠定了必要的基础与学术准备。

一、针灸标准制订修订历程

1. 针灸行业学会标准制订修订现状[1-2]

新中国第一部针灸行业标准是1974年国家卫生部颁布的《针灸针》(WS2-174-1974)，它于1980年国家标准《针灸针》(GB2024-1980)发布后即行废止。《三棱针》(YY0104-93)替代了原先标准WS2-274-80，与《撳针》(YY0105-93)都是1993年2月10日由国家医药管理局发布，1993年5月1日施行沿用至今。1990年，我国颁布了第一部电疗仪器(电针仪)行业标准《低频电子脉冲治疗仪》(YY0016-1990)，随后又相继出台了YY0016-1993、YY91093-1999、YY91094-1999三部电疗仪器(电针仪)行业标准。2007年，由全国医用电器标准化技术委员会物理治疗设备分技术委员会起草，国家食品药品监督管理局发布的《医用电气设备第2部分：神经和肌肉刺激器安全专用要求》(YY0607-2007)，替代了原先的电疗仪器(电针仪)行业标准沿用至今。

针灸国家标准的修订情况如表6-1所示：

表6-1 针灸国家标准的修订情况

序号	标准号	中文标准名称	备注
1	GB 2024-1994	针灸针	1994-10-01实施，代替GB 2024-1987
2	GB/T 12346-2006	腧穴名称与定位	2006-12-01实施，代替GB 12346-1990
3	GB/T 13734-2008	耳穴名称与定位	2008-07-01实施，代替GB/T 13734-1992

2007年7月，由WHO西太区资助的"针灸治疗中风后假性球麻痹"、"偏头痛"、"贝尔面瘫"、"抑郁症"和"带状疱疹"五项"循证针灸临床实践指南"项目开始立项，2010年年底，该五项指南项目已编制完成出版。国家中医药管理局在该五项指南项目的基础上，又先后分两批启动了15项针灸行业标准项目，"痛经"、"慢性腰痛"、"便秘"、"坐骨神经痛"、"颈椎病"、"急慢性胃炎"、"膝关节炎"、"哮喘"、"肩周炎"和"失眠"作为一批启动，后来把"糖尿病周围神经病变"、"三叉神经痛"、"突发性耳聋"、"过敏性鼻炎"和"肥胖"又作为一批启动。当前，该15项指南项目的编制工作进展顺利。

此外，中国针灸学会还颁布了《冬病夏治穴位贴敷》疗法临床应用指导意见(草案)》。中国针灸学会标准研制项目"肠易激综合征"、"功能性消化不良"、"中风后肩手综合征"、"中风痉挛性瘫痪"、"变应性鼻炎"、"乳腺增生病"、"遗尿症"和"青少年近视眼"等病症的《针灸临床实践指南》也在编制中。

2. 针灸国家标准制订修订现状[3-6]

为适应中医针灸学科建设、中医针灸国际发展形势和国家经济发展的需要，国家有关机

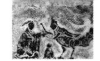

关、部门和机构自 2006 年以来就中医针灸标准化工作做出了一系列相关战略部署，具体如下。

《中华人民共和国国民经济和社会发展第十一个五年规划纲要》将"推进中医药标准化、规范化"纳入了新时期的重点任务。国家《标准化"十一五"发展规划》提出了要"加快中医药标准的国际标准提案工作，形成中医药国际标准"，并把其列为"十一五"期间国家标准化的重点项目。国家中医药管理部门把握有利时机，把中医药标准化建设作为今后一个时期的重点战略任务写入《中医药事业发展"十一五"规划》，并及时制定了《中医药标准化发展规划（2006－2010 年）》，为中医药标准化事业设定了阶段性目标。

在《中医药标准化发展规划（2006－2010 年）》的基础上，根据针灸行业发展的实际情况和针灸学术发展的实际需要，中国针灸学会制定了《针灸标准化建设"十一五"计划》和《中国针灸学会针灸标准化建设"十一五"规划纲要》，对中国针灸学会 2006－2010 年针灸标准化工作进行了规划和设计；全国针灸标准化技术委员会制定了《全国针灸标准化技术委员会"十二五"针灸标准化发展战略规划》，对全国针灸标准化技术委员未来五年的针灸标准化工作进行了规划和部署。

近年来，针灸国家标准的制订修订基本按照《全国服务标准 2005－2008 年发展规划》和《全国服务标准 2009－2013 年发展规划》有序推进。

在《全国服务标准 2005－2008 年发展规划》中，中医服务国家标准计划项目共计 45 项，其中有针灸 26 项。截至目前，26 项针灸国家标准计划项目中，已颁布施行 21 项，其余 5 项都已通过审查阶段，待审批发布。已施行的 21 项针灸国家标准有《耳穴名称与定位》《腧穴定位图》《腧穴定位人体测量方法》《针灸技术操作规范 第 1 部分：艾灸》《针灸技术操作规范 第 2 部分：头针》等，具体见表 6－2。5 项待审批发布的针灸国家标准分别是《针灸名词术语规范》（20076341－T－468）、《针灸技术操作规范第 13 部分：芒针》、《针灸技术操作规范第 16 部分：腹针》、《针灸技术操作规范第 21 部分：毫针针刺手法》和《腧穴主治》。

表 6－2　已公布施行的针灸国家标准计划项目（21 项）

序号	标准号	中文标准名称	备注
1	GB/T 13734—2008	耳穴名称与定位	2008－07－01 实施，代替 GB/T 13734—1992
2	GB/T 22163—2008	腧穴定位图	2008－11－01 实施
3	GB/T 23237—2009	腧穴定位人体测量方法	2009－08－01 实施
4	GB/T 21709.1—2008	针灸技术操作规范 第 1 部分 艾灸	2008－07－01 实施
5	GB/T 21709.2—2008	针灸技术操作规范 第 2 部分 头针	2008－07－01 实施
6	GB/T 21709.3—2008	针灸技术操作规范 第 3 部分 耳针	2008－07－01 实施

序号	标准号	中文标准名称	备注
7	GB/T 21709.4—2008	针灸技术操作规范 第 4 部分 三棱针	2008-07-01 实施
8	GB/T 21709.5—2008	针灸技术操作规范 第 5 部分 拔罐	2008-07-01 实施
9	GB/T 21709.6—2008	针灸技术操作规范 第 6 部分 穴位注射	2008-07-01 实施
10	GB/T 21709.7—2008	针灸技术操作规范 第 7 部分 皮肤针	2008-07-01 实施
11	GB/T 21709.8—2008	针灸技术操作规范 第 8 部分 皮内针	2008-07-01 实施
12	GB/T 21709.9—2008	针灸技术操作规范 第 9 部分 穴位贴敷	2008-07-01 实施
13	GB/T 21709.10—2008	针灸技术操作规范 第 10 部分 穴位埋线	2008-08-01 实施
14	GB/T 21709.11—2009	针灸技术操作规范 第 11 部分:电针	2009-08-01 实施
15	GB/T 21709.12—2009	针灸技术操作规范 第 12 部分:火针	2009-08-01 实施
16	GB/T 21709.14—2009	针灸技术操作规范 第 14 部分:鍉针	2009-08-01 实施
17	GB/T 21709.15—2009	针灸技术操作规范 第 15 部分:眼针	2009-08-01 实施
18	GB/T 21709.17—2009	针灸技术操作规范 第 17 部分:鼻针	2009-08-01 实施
19	GB/T 21709.18—2009	针灸技术操作规范 第 18 部分:口唇针	2009-08-01 实施
20	GB/T 21709.19—2009	针灸技术操作规范 第 19 部分:腕踝针	2009-08-01 实施
21	GB/T 21709.20—2009	针灸技术操作规范 第 20 部分:毫针基本刺法	2009-08-01 实施

在《全国服务标准 2009-2013 年发展规划》中,中医服务国家标准计划项目共计 74 项,其中有针灸 14 项。截至目前,这 14 项针灸国家标准计划项目中,8 项处在提案阶段,5 项正在研制中,1 项已到了待审批发布阶段。8 项处在提案阶段的针灸国家标准计划项目分别是《针灸现代文献质量评价方法》《针灸术语翻译规范》《穴位注射用药规范》《针灸技术操作规范激光穴位照射》《针灸技术操作规范针刀》《针灸技术操作规范长圆针》《针灸技术操作规范浮针》和《特殊部位腧穴毫针操作规范》;5 项正在研制中的针灸国家标准计划项目分别是《穴位贴敷用药规范》(20091497-T-468)、《针灸技术操作规范通则》(20091499-T-468)、《针灸临床治疗指南制定及评估规范》(20091500-T-468)、《针灸门诊服务规范》(20091501-T-468)和《针灸异常情况处理》(20091502-T-468);1 项待审批发布的针灸国家标准计划项目是《针灸技术操作规范第 22 部分:刮痧》(20091498-T-468)。

3. 推动针灸国际标准制定状况

1982 年,世界卫生组织启动了针灸经穴名称国际标准化工作,我国专家参加并主导了当时《WHO 针灸穴名国际标准》的制定。2003 年年底,WHO 西太区启动《经穴定位》国际标准

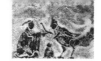
的研制工作,我国以国家标准《经穴部位》为蓝本,提出了"经穴定位国际标准"的中国方案,并在《经穴定位》WHO西太区标准的研制工作中发挥了重要的、决定性作用。经过3年共11次国际会议的反复论证,《WHO西太区针灸经穴定位标准》于2006年发布。

在我国的积极推动下,2009年年底,国际标准化组织中医药标准化技术委员会(ISO/TC249)正式成立,秘书处由我国承担。ISO/TC249成立后,全国针灸标准化技术委员会推荐《针灸针》、《耳穴名称与定位》两项国家标准申报ISO国际标准,推动针灸国家标准向针灸国际标准转化。2011年7月8日,由我国苏州医疗用品厂有限公司负责研制的《针灸针》(1SO/NP17218)国际标准提案通过ISO立项,正式进入制定程序。

此外,全国针灸标准化技术委员会和中国针灸学会联合推出了《针灸技术操作规范艾灸》、《针灸技术操作规范头针》、《耳穴名称与定位》和《针灸针》4项针灸国家标准作为世界针灸学会联合会的标准研制项目。现这4项世界针灸学会联合会标准已经研制完成,将由世界针灸学会联合会发布。

二、针灸标准化组织建设

随着标准化战略地位的提升和针灸国际化、现代化步伐的加快,近年来针灸标准化工作得到了国家相关部门、行业学会及科研机构的高度重视。自2005年以来,针灸界先后成立了多层次的标准化组织机构,主要有:中国针灸学会标准化工作委员会(2006年成立),世界针灸学会联合会标准化工作委员会(2007年成立),全国针灸标准化技术委员会(简称SAC/TC475,2009年成立),2008年,天津中医药大学针灸学院成为"国家中医药管理局针灸标准化研究中心试点建设单位"。与针灸相关的标准化组织还有:国际标准化组织传统中医药技术委员会(简称ISO/TC249,2009年成立),国家中医药管理局中医药标准化工作办公室(2010年成立)。

根据国家标准化相关法规,经过行业内协商,目前几个主要的针灸标准化组织间已建立了分工明确、协调统一的工作联动机制:由中国针灸学会标准化工作委员会负责针灸行业标准化工作;全国针灸标准化技术委员会负责针灸国家标准化工作和针灸国际(包括国际行业组织)标准的提案建议汇总、申报工作;世界针灸学会联合会标准化工作委员会负责世界针灸行业组织标准化工作。上述几个针灸标准化委员会职责明确,人、财、物配备有保障,与国家标准委、国家中医药管理局、ISO/TC249保持密切联系,从而为保证针灸标准化工作的顺畅开展提供了良好的组织保障。

三、针灸标准化制度建设

为加强针灸标准化工作的制度化管理,根据《中华人民共和国标准化法》、《中华人民共和国标准化法实施条例》、《国家中医药管理局中医药标准化项目管理暂行办法》等相关法规的规定,中国针灸学会制定了《中国针灸学会标准化工作委员会工作规则》、《中国针灸学会针灸标准化项目管理实施细则》和《中国针灸学会针灸标准示范基地建设单位管理办法》等规范性文件;全国针灸标准化技术委员会制定了《全国针灸标准化技术委员会章程》、《全国针灸标准化技术委员会秘书处工作细则》等规范性文件;秘书处设在中国的世界针灸学会联合会也制定了《世界针灸学会联合会标准制定管理办法》,针灸标准化工作已逐步形成制度管理体系。为规范针灸标准制订修订工作,中国针灸学会编写了《针灸标准化工作手册》,全国针灸标准化技术委员会正在加紧编写《针灸临床治疗指南导则》和《针灸技术操作规范通则》等,这些规范性文件的编写无疑会增强针灸标准制订修订工作的实效性和针对性。

四、针灸标准化体系建设

针灸标准化体系包括针灸标准体系和针灸标准化保障体系。近些年来,随着针灸标准化工作的展开,我国对针灸标准化体系建设进行了一些探索,取得了一些科研成果,如已初步建立了针灸标准体系框架[7],制定了针灸标准体系标准明细表,初步建立了针灸标准化管理体系和运行机制,初步形成了针灸标准化人才培养体系。这些成果的取得对完善针灸标准化体系建设奠定了坚实的基础。

五、针灸标准宣传推广工作

为宣传普及和推广针灸标准化成果,近五年来,中国针灸学会和全国针灸标准化技术委员会举办了多次针灸标准推广应用培训班,有近2000人接受了培训。中国针灸学会开展针灸标准化基地示范单位的建设工作,已获批的针灸标准化示范基地建设单位有:湖北中医药大学、安徽中医学院附属针灸医院、天津中医药大学、广东省中医院、北京中医药大学附属东直门医院和香港东华三院。

此外,中国针灸学会和全国针灸标准化技术委员会先后创建了中国针灸标准网和全国针灸标准化技术委员会网两个针灸标准化专业网站。特别是全国针灸标准化技术委员会网不仅在网上能获取相关资讯、数据、论坛和科研等内容,还能实现包括网上针灸标准研制等针灸标准化工作各环节的网上办公。中国针灸学会还与解放军卫生音像出版社合作,制作了《国家标

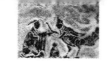

准针灸技术操作规范应用指导》系列光盘,借助互联网、电视、广播等媒介对已颁布的针灸标准进行了广泛宣传和纪实报道,强化了针灸标准宣传推广的效果。

第二节 国内外针灸标准化研究比较

一、国外针灸标准化概况

相对于我国的针灸标准化工作来说,国外的标准化工作起步较早,理念先进。如日本,早在 1998 年,日本就有了《针灸研究生物统计学指南》,2000 年以后,日本制定了针灸教育指南和针灸教育最低要求标准"[8,9]。日本以 WHO《针灸基础培训与安全规范》为蓝本,结合本国的实际情况制订了《关于针灸治疗的安全性规范》。2007 年,日本针灸安全性委员会出版了《针灸医疗安全规范》,并于 2010 年出版《针灸医疗安全手册》作为补充。除上述针灸标准外,日本现行的针灸标准主要还有《日本针灸穴位标准》和《一次性针灸针标准》(JIS T9301:2005)。

韩国的针灸标准化工作虽然起步与我国相近,但是投入大、进展快是其特点。2007 年 7 月 26 日,韩国公布了《韩医医疗技术标准化计划》;2009 年 10 月 30 日,韩国成立了韩医学标准化研究中心;2010 年,韩国知识经济部投人 14 亿韩元支持韩医药标准化工作;韩国计划在 2013 年前,资助韩医学专门大学,培养韩医西医结合人才及韩医学标准化与科学化方面的专业人才 860 名。2010 年 1 月 8 日,韩国食品药品管理局发布了"医疗器械标准和规范修正提案"(G/TBT/N/KOR/257 号通报),分别规定了一次性使用的针灸针和可重复使用的针灸针标准。目前,韩国相关组织已制定了韩医药学主题词表、传统医学临床术语标准、韩医疾病分类标准、针灸医疗器械标准等。

美国强调"洁针技术",《针灸师洁针技术手册》为美国针灸实践提供了统一的消毒标准。美国国立针灸与东方医学认证委员会(NCCAOM)制定了全国认可的评价针灸师及东方医学医师能力的标准和《针灸与东方医学消费者指南》;国家针灸与东方医学院校认可委员会(NACSCAOM)制定了院校认可的评判标准,对申请认可的院校进行考察,评价其教学计划,并公布符合评判标准的课程设置。此外,美国在电针标准化方面有较深入的研究。

英国针灸标准化主要集中在教育和临床方面,先从基本环节人手,针灸标准层次由低到高逐渐发展,从单位组织标准到单位组织联合标准,再到具有全行业性质的国家标准,体现了英国针灸标准化发展的渐进式特点[10]。如单位组织针灸标准有《英国注册针灸医师协会针灸标准》、《英国注册针灸医师协会投诉程序》、《英国注册针灸医师协会针灸私人诊所许可要求》、《英国注册针灸医师协会会员惩戒程序》、《英国注册针灸医师协会教育和培训计划》等。单位组织联合针灸标准主要有《针灸教学大纲及针灸培训标准》。具有全行业性质的针灸国家标准主要有《英国针灸师注册标准》和《英国针灸师继续教育规则》。

法国针灸标准化主要体现在针灸教育标准和耳穴标准两方面,尤其在耳穴标准化方面进行了深入系统的研究。总体来说,针灸标准化工作基础比较好的国家和地区是日本、韩国、东南亚、西欧、北美和澳大利亚,非洲、西亚相对薄弱。

二、国内外针灸标准化研究比较

国外针灸标准化工作起步较早,某些方面较为深入,内容主要集中在针灸教育、针灸器械和针灸安全性方面,但不系统。标准的层次多为组织机构标准或行业学会标准,真正国家层面上的标准较少。相比较而言,我国针灸标准化已形成了初步框架体系,并按照该体系分期分批地推进标准化工作。

国外针灸标准化研究机构较为完善,如韩国成立了韩医学标准化研究中心,在该标准化中心的"技术标准部"旗下设立了诊断治疗器械标准小组、诊断步骤标准小组、针灸功效评价标准小组等。日本的全日本针灸协会成立了两个委员会——针灸穴位定位标准化委员会和针灸标准化特别委员会。日本的日本东洋医学联合会是督导日本针灸标准化的最权威的学术组织。而我国目前还缺乏以标准研究为主要任务的科研机构。

在标准观念上,日本韩国及欧美诸国较我国先进,且深谙国际标准化工作的游戏规则,其标准化工作的总体实力比我国高。近年来,他们又逐渐加大了对中医药标准化的投入。如2010年,韩国知识经济部投入14亿韩元支持韩医药标准化工作,在经济实力上高出我国。

目前,由于历史的原因,我国在国际针灸标准化领域暂居领先地位,ISO/TC249和世界针灸学会联合会总部(包括秘书处)都在中国,为我们继续领先创造了有利条件。但是,我国面对着强大的竞争对手,尤其是邻国的日本和韩国。我国要在针灸国际化和针灸标准化过程中谋求发展,与其他国家的合作与竞争都是不可避免的,共赢将是中国与其他国家开展合作与竞争的首选策略。我国要持续保持在针灸国际标准化中的优势,除继续维护好、利用好、发展好现有的外部资源,更重要的是要加强自身的锻炼,快速提升我国针灸标准化工作的水平。

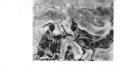

第三节　国内国际针灸标准化方面的研究

　　针灸标准化是当今针灸学领域里热门话题，目前我国的针灸标准化正处在迅速发展的阶段。针灸标准化不仅对针灸临床操作、教学、科研以及国内国外交流有非常重要的实用价值，还对今后针灸乃至中医实现标准化、现代化、国际化以及保持和发扬我国针灸医学的优势和特色，维护我国在国际针灸界的领先地位上都起着重要的作用，具有重要的意义[11]。

　　科技部相继启动了国家科技支撑计划重点项目"中医药标准规范技术体系研究"、重大项目"关键技术标准推进工程"，投入经费之多，支持力度之大，在中医药发展史上还是第一次。随着各项工作的全面展开，目前，针灸国家标准、国际标准的制定已取得了初步的成果，针灸标准化组织机构建设也逐步走向建立健全。

一、循证针灸学理论体系的创建与应用

　　"循证针灸学理论体系的创建与应用"由成都中医药大学承担。

　　该研究将循证医学原理和方法引入针灸学领域，以循证针灸学基本理论构建为基础，在循证针灸证据整理方法、评价方法和数据挖掘方法学构建的基础上，提出了循证针灸学的概念，阐明了其基本原理、证据特点以及应用原则和范围，形成了循证针灸学理论体系，并广泛应用于针灸临床实践、决策实践和科学研究等领域。

　　循证针灸学理论体系的建立将制定的 22 个针灸临床优势病种的循证治疗决策方案应用于针灸临床实践，将可提高针灸临床疗效，降低患者的治疗成本和时间成本。可推动针灸医生对患者的临床诊治决策，建立在当前最佳研究证据、专业知识技能及病人的需求三者的有机结合之上，可提高临床疗效提高患者的生活质量。

　　将循证针灸学的基本原理和方法应用于针灸决策实践，可提高针灸决策的效率和效益。可促进针灸学理论和学科的发展，使针灸医学脱胎出经验医学范畴。可促进针灸学临床研究方法学的发展，对针灸疗法进行疗效和安全性评价，为推广应用针灸疗法提供科学依据。可推动具有创新性的适用于针灸特色的临床评价体系的创建，筛选针灸防治疾病的优势病种和应用范围。促进针灸学的国际合作与交流，加快针灸学术的国际化进程。

　　循证针灸学理论体系的创建，将为针灸学理论和学科的发展提供科学依据和指导，将进一步促进针灸学研究的纵深发展，对针灸学的现代研究具有明显的示范作用，经济和社会效益明显，推广应用前景广阔。

二、针灸技术操作规范——毫针基本手法

"针灸技术操作规范——毫针基本手法"由黑龙江省中医研究院承担。

毫针为中国古代"九针"之一，因其针体微细，故又称"微针"、"小针"，是从古至今针灸临床应用最广泛的一种针具，毫针是针灸技术中的最重要部分。而针刺手法是毫针技术中的核心技术，是毫针技术的高精尖部分，是针灸医生水平的标志，是提高针灸临床疗效的关键。

毫针技术的推广应用，将极大提高针灸治疗疾病的临床疗效，为针灸治疗疾病的发展起到推动的作用，其临床推广和应用具有广阔的空间

三、针灸技术操作规范——艾灸

"中华人民共和国国家标准《针灸技术操作规范——艾灸》的研究"由安徽中医学院附属针灸医院承担。

该研究首先收集整理古今针灸医籍，探索灸法规范化的研究方法。在此基础上研究厘定灸法的概念，梳理出各种艾灸方法并分类，合理评价各种灸法，对常用的灸法技术操作过程进行合理的分解、正解地描述、科学的规范。该研究制订的标准已由国家质量监督检验疫总局、中国国家标准化管理化委员会批准并发布。

四、针灸技术操作规范——刮痧

"针灸技术操作规范——刮痧"由中国中医科学院针灸研究所承担。

该研究根据国家中医药管理局提出的"中华人民共和国国家标准——《刮痧疗法技术操作规范》"立项。研究目的在于对刮痧疗法治系统论证的基础上，吸收近年来刮痧操作技术与临床研究方面的最新成果，从内容、结构和体系等方面进行全面规范，将对进一步提升刮痧疗法的整体水平和权威性，向全行业内推广应用该标准，为建立国家、国际相关标准提供依据，从而促进中医刮痧学术发展，提高中医刮痧临床疗效，规范刮痧行业管理。

3. 世界卫生组织西太区循证针灸临床实践指南

"世界卫生组织西太区循证针灸临床实践指南"由中国中医科学院承担，该研究自 2007 年 7 月起开始进行研究，当年 12 月完成，形成了中风、偏头痛、抑郁、面瘫、带状疱疹的针灸临床实践指南。

五、国际标准《针灸经穴定位》

"国际标准《针灸经穴定位》(中国方案)"由中国中医科学院针灸研究所承担。

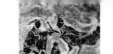
　　该研究属于标准化制定项目,项目组直接采用 ISO/IEC 关于国际标准制订的最新规则《Directives,Part 2 Rules for the structure and drafting of International Standards》(第 4 版)确定了针灸经穴定位的原则、方法及结构,制定出了①国际标准《针灸经穴定位》草案(中文版);②国际标准《针灸经穴定位》草案(英文版)统稿;③基于国际标准《针灸经穴定位》的挂图、插图、模型设计的中国方案,并进行了腧穴定位的人体测量研究(总计 310 例,分 3 个组),以及中日韩定位有分歧腧穴的影像学实验研究。在研究方法上该研究首次成功地引入严格设计的实验方法,充分满足了世界卫生组织关于国际标准基于科学证据的高标准。由中国方面提出的草案、设计方案以及研究方法得到了日韩专家及世界卫生组织西太区的普遍认可,最终经穴定位的中国方案,除水沟、禾髎二穴外,其余 359 穴的定位方案均被国际标准(WHO standard acupuncture point locations in the western pacific region)采纳,这标志着该中国的标准方案将在世界范围内得到推广应用。

参考文献

［1］　中国中医科学院,中国针灸学会.中医循证临床实践指南:针灸[M].北京:中国中医药出版社,2011.

［2］　中国针灸学会."冬病夏治穴位贴敷"疗法临床应用指导意见(草案)[J].中国针灸,2009,29(7):541－542.

［3］　国家标准化管理委员会.标准化"十一五"发展规划(上)[J].交通标准化,2007,164(4):6－12.

［4］　国家中医药管理局.中医药标准化发展规划(2006－2010 年)[EB/OL].2011－11－31.http://www. yuecheng. cn/templates/generalsenseList/content. aspx? nodeid＝37＆page＝ContentPage＆contented＝138625.

［5］　中国针灸学会.针灸标准化建设"十一五"计划[EB/OL].2011－11－31. http://www. zgzjbz. caam. cn/zcwj/xhwj/200904/14. html.

［6］　中国针灸学会.中国针灸学会针灸标准化建设"十一五"规划纲要[EB/OL].2011－11－31. http://www. zgzjbz. caam. cn/zcwj/xhwj/200904/17. html.

［7］　中国针灸学会.中国针灸标准基本体系[J].中国针灸,2011,31(6):549－550.

科研卷

[8] Shohachi Tanzawa.整体医学卖家第一届国际会议梗概和简况[J].日本针灸，2004.

[9] 唐有为.日本针灸研究一瞥[J].国外医学中医中药分册,1996,18(5):62-63,19.

[10] Peter Baldry.英国医学针灸学会概况[J].翁小刚,译.国际中医中药杂志,2006,28(2):87-90.

[11] 陈文府.国际标准化发展的新特点及启示[J].商业时代,2005(8):55,57.

第七章

近十年针灸科研进展及成果

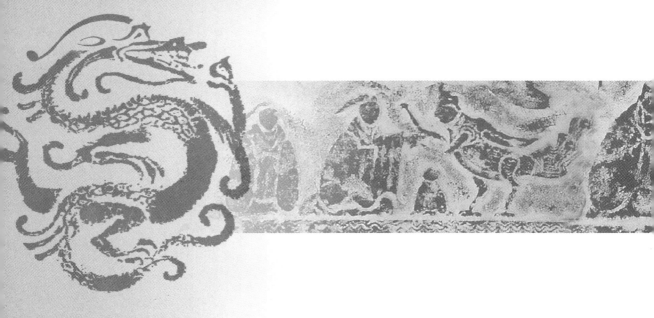

中医药是我国最具原创空间的科技优势领域之一,而中医针灸更是中华民族的国粹和瑰宝,是凝聚着中华民族智慧和创造力的独特文化表现形式。在漫长的中华民族历史上,针灸治疗为保障中华民族的健康和繁衍生息做出了重要贡献。现在,针灸事业正稳步地走向世界。针灸学的研究也正从量的积累迈向质的飞跃。针灸作为一种经济、有效、无毒副作用的治疗手段,正在越来越多地被更多人所接受,并逐步成为世人对中华民族文化认同的重要符号。

第一节 "十一五"期间针灸科研进展

1997年6月4日,原国家科技领导小组第三次会议决定要制定和实施《国家重点基础研究发展规划》,随后由科技部组织并实施了国家重点基础研究发展计划(亦称"973"计划)。

"973"计划率先在1998年、2003年对2个中医项目进行资助。此后,国家科技部决定在"十一五"期间设立"973"计划中医理论基础研究专项(共四项),其中就包括对"针灸理论基础研究"专项的支持,并于2005年正式启动。项目针对针灸经络中几个关键问题的研究,不同部位的穴位是否存在结构与功能的差异、经脉沟通人体体表与体表上下之间的特异联络通路是什么、体表穴位与相关内脏的内外联系的生物学机制是什么等进行重点支持。截止2010年止,"973"计划共在"针灸理论基础研究"专项中,先后部署了 5 个研究项目。

一、络病学说与针灸理论的基础研究

"络病学说与针灸理论的基础研究"这一项目的首席科学家为河北医科大学吴以岭院士,主要从事络病学说的科学基础研究。该研究于 2005 年 6 月 24 日经国家科技部批准立项,同年 11 月项目正式启动,2010 年正式通过国家科技部验收。该研究共下设 11 个分项目:

(1)络病与血管病变相关性研究及治疗对策。

(2)通络方药对络气郁滞(或虚滞)与神经内分泌免疫功能失调及血管内皮功能障碍作用研究。

(3)通络方药对急性心肌梗死缺血再灌注微血管完整性及心肌组织保护作用研究。

(4)通络方药对糖尿病微血管病变作用机制研究。

(5)通络治法代表药物作用机制研究及综合评价。

(6)针刺效应与经络功能的科学基础。

(7)针刀松解法的基础研究。

(8)穴位效应规律的研究。

(9)通络方药对络脉瘀阻与动脉粥样硬化作用研究。

(10)通络方药对络脉细急与血管痉挛作用研究。

(11)通络方药对脑缺血损伤脑组织保护作用的微血管机制研究。

该研究以"源于临床,基础研究,指导临床"为指导思想,通过对 3469 例血管病变临床流行病学调查,做了大量工作。

建立"脉络-血管系统病"辨证诊断标准,提出"脉络-血管系统病变假说",认为"脉络-血管系统病"遵循着络病发生发展演变规律,络气郁滞或虚滞而致"营卫自稳调控机制"失衡引起的络脉自适应、自调节、自修复失常为其始动因素并影响病变全过程,缘此发展形成的脉络瘀阻、脉络细急、脉络瘀塞等为其共性病理环节,"络以通为用"的治疗总则及不同治法药物可有效干预"脉络-血管系统病"并呈现出整合调节的效应规律——"承制调平",即"营卫自稳调控机制"失衡为络气郁滞和虚滞的核心内涵,建立证候、病理及复合实验模型。

1.病理模型

(1)内皮功能障碍模型

①eNOS 基因敲除动物模型:利用生物工程技术敲除 C57BL/6J 小鼠 eNOS 基因(美国 JACKSON 实验室引进)可导致内皮 NO 下降,ET 增高,Ach 诱导内皮依赖性血管舒张功能缺失,区别于血瘀证模型。

②同型半胱氨酸(Hcy)损伤动物模型:基础饮食中添加 3‰蛋氨酸(按每日大鼠食量为 20g 计,蛋氨酸用量约 0.6g/天),连续喂饲 4 周。模型大鼠胸主动脉光、电镜显示内皮损伤,血清 ET 升高,NO 下降,vWF 增加,Ach 诱导模型大鼠离体血管环舒张率明显下降。

③脂多糖(LPS)诱发动物模型:大鼠尾静脉注射 4mg/kg LPS,4 小时后血浆 ET 水平升高达峰值,血清 IL-6 水平则于各时间点呈逐渐升高,光镜观察胸主动脉外膜和内膜中均有炎细胞浸润,血管内皮损伤严重。

④牛血清白蛋白(BSA)诱发动物模型:大鼠尾静脉推注 10%BSA,4 周后大鼠血浆 ET 升高,NO 下降,ET/NO 比值升高。透射电镜观察 EC 排列紊乱,胞膜皱缩、脱落,胞核增大、椭圆,内皮层及内弹力膜不连续排列。

⑤高脂饮食致内皮功能障碍动物模型:家兔每天给予 50g 高脂饲料,4 周时家兔血清 TG、TC 显著升高,形态学观察主动脉内膜增厚,内皮下泡沫细胞聚集增生,可见炎性细胞浸润。

(2)动脉粥样硬化模型

①动脉粥样硬化动物模型:高蛋氨酸与高脂饮食喂养结合维生素 D3 灌胃(8 周)建立 AS 动物模型。血清 NO 水平下降,ET 水平升高。光镜下主动脉局部 EC 脱落,内中膜增厚,平滑肌细胞排列紊乱,炎性细胞浸润,胶原纤维大量增生。扫描电镜显示 EC 失去正常形态和排列。

②易损斑块动物模型:目前国内外尚无公认的动脉粥样硬化易损斑块动物模型,采用纯种新西兰雄性大白兔球囊损伤腹主动脉＋高脂饲料喂养 10 周。成模后停用高脂饮食 6 周后斑块内注射携带人野生型 p53 基因(Ad5-CMV.p53)的复制缺陷型重组腺病毒进行转染,在药物触发作用下斑块破裂率达 71.4%。

2. 证候模型

(1)络气郁滞(束缚)证候模型

基于临床流调结果,络气郁滞证症状集合表现为心胸憋闷、善太息、情志抑郁、烦躁、脉弦等。其中心胸憋闷症状体现出"脉络-血管系统病"自身特点而与肝气郁结证表现不同,部分症状与肝气郁结证相类。借鉴慢性束缚法(束缚盒束缚 6 小时/天,连续 6 周)制作络气郁滞(束缚)动物模型。

(2)络气虚滞(过劳)证候模型

采用强迫负重游泳(负重为自身体重的 5%,前后相差 10 分钟两次游泳至力竭为止,连续 14 天)方法建立大鼠络气虚滞(过劳)证候模型,模拟"过劳伤气"伴有情绪紧张、濒死感等不良精神因素刺激。

(3)络气虚滞(过逸)证候模型

根据中医"久卧伤气"的认识,长期少动安逸,脏腑经络气机困顿导致血运不畅。采用高营养饮食同时限制活动(单笼饲养,笼内空间以保持基本安静且能转身移动为度)的方法。这是在国内首次建立络气虚滞(过逸)证候动物模型。

(4)络气虚滞(缺氧)证候模型

采用常压低氧饲养舱舱,内氧体积分数维持在$(10.0\pm0.5)\%$,7小时/天,每周6天,共5周,中生存以造成缺氧状态,建立络气虚滞(缺氧)动物模型。

3. 复合模型

病证复合模型是在病理模型模拟病位、证候模型突出证候特点基础上将两者复合建模,更充分地体现临床疾病特点和证候特征信息。以 Hcy 损伤内皮作为基础病理模型,复合络气郁滞/虚滞证候造模方法,分别建立络气郁滞(束缚)和络气虚滞(过劳、过逸、缺氧)型内皮功能障碍模型,采用生物学表征、行为学定量分析、内皮(细胞)形态学及生化指标(血清 NO、VWF、ICAM-1、血浆 ET 水平)等对模型进行评价。结果表明各复合模型大鼠在具备临床络气郁滞/虚滞证候表现的同时,均存在血管内皮功能受损(主动脉内皮细胞形态病理改变、血清 NO 水平降低、血浆 ET 水平增高等),提示复合模型建立成功。复合模型较证候模型大鼠其证候表现、内皮功能相关生化指标变化更显著,说明复合模型与临床患者的病证特征更加接近。

从血管内皮功能障碍、全身性 NEI 网络调控及二者的相关性角度进行深入研究,阐明证候因素对"脉络-血管系统病"发病影响的生物学基础,揭示证候因素为内皮功能障碍独立危险因素,与 Hcy 复合时对血管损伤加剧,呈现出非线性叠加效应。正在进行证候模型基因组学和血浆、尿液代谢组学研究。在建立上述证候模型与病证复合模型的同时,建立络气虚滞/郁滞脉络瘀阻与动脉硬化模型。建立内皮损伤细胞模型(证候血清 EC 损伤、软脂酸 PA 诱导 EC 损伤、外膜-内膜共孵育细胞模型)。

动物模型的建立为更深入地研究"脉络病变"生物学基础和探讨有效治疗途径搭建技术平台。依据气血相关的络病理论特色,从营气与血管内皮功能相关性、卫气与血管外膜相关性为切入点,建立"外膜-中膜-内膜"实验模型,探讨血管外膜与内膜相互影响及其对血管平滑肌影响而引起脉络瘀阻与动脉粥样硬化、脉络绌急与血管痉挛的病理基础与通络干预,有力地支撑了"营卫承制调平"理论,有利于更全面深入地探讨"脉络病变"的发病机制和治疗规律,同时对丰富和发展假说具有重要价值。

对不同治法通络药物的效应对比揭示病证法药的科学内涵并显示复方通络药物的应用价值。坚持基础研究指导临床原则,围绕急性心梗、脑梗与糖尿病并发症三大难治性疾病"微血管损伤"的共性病理机制,开展通络药物实验与临床循证医学研究,提出通络干预保护微血管结构功能完整性,开辟了急性心梗、脑梗、糖尿病微血管并发症治疗新途径。

提出复方通络药物干预血管病变的整合调节机制——"承制调平"与"系统效应",提高机体自适应、自调节、自修复能力,恢复自稳态。揭示复方通络药物的系统效应可有效切断"脉络病变"级联反应病理链,体现了通络干预血管病变区别于目前拮抗、补偿治疗理念的整合调节机制的科学内涵。

上述研究,系统构建络病理论体系,研究络病发病、病机、辨证、治疗,初步建立络病证治系统。

二、基于临床的经穴特异性研究

(一)经穴特异性研究

"基于临床的经穴特异性基础研究"这一项目的首席科学家为成都中医药大学的梁繁荣教授,项目组成员由成都中医药大学、华中科技大学、北京中医药大学、天津中医药大学第一附属医院、广州中医药大学、中国中医科学院等单位共同组成。该研究围绕针灸理论的基本问题——经穴效应特异性问题,从经穴效应特异性的基本规律、影响经穴效应特异性的关键因素(如穴位得气、神经心理、针刺时机、刺激参数、不同组织结构、刺激方式)、经穴效应特异性的生物学基础等方面开展研究。初步肯定了经穴效应特异性的存在事实,并对特异性存在的物质基础进行了深入探索[1]。

1. 经穴特异性研究的理论基础[2,3]

腧穴理论是中医学的经典理论,时至今日,它经历了一个不断发展的过程。多年来围绕这一理论,人们开展了关于经穴效应特异性的研究,并使这一研究成为针灸学的一项重要研究项目。经穴效应存在特异性,这是客观不争的事实。但如何运用现代研究方法,对其进行科学的解释,始终是针灸研究的一大难题。经穴效应特异性,总体来说可以从以下几个方面得以体现:①经穴组织结构的特异性;②经穴的生物物理学特性;③经穴效应特异性;④经穴的病理反映特异性;⑤经穴脑功能相关特异性。

经穴与非经穴之间的效应差异,基本上可以体现为:①经穴与非穴效应不同;②本经经穴与他经经穴效应不同;③本经特定穴与本经非特定穴效应不同;④不同经穴对同一疾病的特异靶向作用不同。而这些不同,都与穴位的功能特点、经脉循行、经气汇聚(特定穴)及针刺作用靶器官和启动环节有关,并受神经心理、针刺得气、针刺时机和其他相关参数的影响。

相关的大量临床例证表明,临床治疗疾病,其选穴的基础是经脉的循行。有研究先后对2768例不同疾病患者进行临床观察,分别显示针刺对于偏头痛及偏头痛急性发作期患者的头疼天数和程度的改善,经穴效果优于非穴位,本经经穴的效果优于他经经穴,本经特定穴组的效果优于本经非特定穴。对于脑梗死患者的治疗表明,经穴治疗可显著改善其脑梗死急性的神经功能和日常生活能力,远期可以提高患者生活质量,降低伤残程度和复发率。对原发性痛经的患者治疗结果表明,三阴交的镇痛效应明显优于悬钟及非穴。对于功能性消化不良患者的治疗显示,在改善患者症状总积分和生活质量方面,刺激经穴的作用显著优于非穴位、本经穴显著优于他经穴、本经特定穴显著优于本经非特定穴。这些都从临床角度证实了经穴效应特异性的存在。

梁繁荣教授围绕经穴效应特异性的基本规律,提出"经脉循行是基础,经气会聚是关键"的工作假说,首先确定了非经非穴定位原则。在实验研究中,当针刺经穴与非穴位点时,对病理动物的治疗作用有明显的差异,经穴刺激作用大,非穴位刺激作用较小,甚至没有作用。研究表明,正常情况下大鼠脑干内有一定的 P 物质的信使核糖核酸(SP mRNA)的表达。在针刺经穴与非穴位点时,引起的基因表达差异显著,因此认为针刺非穴位点仅仅可以引起一定的应激反应,而针刺经穴点则可以起到治疗作用。在不同经脉的经穴上,不同经穴在功能和主治效应上存在差异,这主要与经脉循行所经过部位和所属络的脏腑有关。而对于同一经脉不同经穴的作用效应而言,并非同一经脉上的所有经穴都与同一脏腑有明显的相关性。也就是说,针刺同一经脉的不同经穴对相关脏腑的影响具有差异性。

2. 现代数据挖掘技术手段的应用[4-7]

针灸文献研究,是探索经穴效应特异性的基础。而现代数据挖掘技术的产生,为经穴效应特异性的文献评价研究提供了新的技术和方法。所谓数据挖掘技术,就是从大量的、不完全的、模糊的、随机的数据中集中识别有效的、新颖的、潜在有用的知识以及最终可理解的模式的过程。数据挖掘技术,可以通过将海量信息结构化,将大样本、动态变化的数据进行整体推断,有效处理大量的模糊性和非线性数据,将数据中大量存在的定性描述,或"只可意会,不可言传"的模糊概念,进行关联分析,从而揭示潜在的知识和规律,从数据的分析研究中进行学科发展预测性研究。

该研究团队以古、现代针灸文献作为考证,利用现代数据挖掘技术,从针灸文献中探索经穴效应特异性的基本规律,并在针灸文献数据库构建的基础上,利用自主研制的"针灸数据挖掘系统 V1.0",以针灸处方为切入点建立数据分析模型,对针灸临床中经穴选用及其经穴的特异性进行科学整理及规律挖掘。

研究选用了临床常见病、多发病及针灸治疗的优势病种为研究对象,将偏头痛作为经络病的代表,功能性消化不良(FD)作为脏腑病的代表。采用从文献到临床再到生物信息评价的整体研究思路,运用文献研究、临床评价和现代神经影像技术和代谢组学方法,研究经穴效应特异性的基本规律及其生物信息基础。研究共纳入偏头痛处方 634 条,功能性消化不良处方 386 条,选择以针灸治疗文献为纳入样本数据。在古代文献中,纳入先秦至清代末年医籍中的针灸临床治疗文献,排除腧穴主治文献。在现代文献中,纳入 1980—2008 年国内针灸、中医期刊中所有针灸临床医学研究文献,排除个案报道、经验总结、文摘和综述文献。然后将文献原始数据进行数据结构化处理,构建了针灸处方库和针灸知识库,并对该两病种的针灸处方信息进行了自动化、智能化的数据挖掘分析。针灸偏头痛使用的腧穴归经主要以手、足少阳经为主,腧穴类型主要以特定穴为主。

结果证实,在古往临床实践中确有以循经取穴,或以特定穴选穴为主的治疗规律,并取得良好疗效。经穴效应的特异性基本可以总结为"经脉循行是基础,经气会聚是关键",即经穴效应特异性的产生与"经脉循行和经气会聚多少(部位)密切相关"。经脉循行是经穴效应特异性产生的基础和前提。现代数据挖掘技术的产生为经穴效应特异性的文献评价研究提供了新的技术和方法

针刺镇痛临床取穴方法有按中医脏腑经络理论选穴,也有按现代神经解剖学、生理学理论选穴。其选穴都是遵从一定规律性,这些规律是以穴位结构与功能的特异性为指导的。腧穴理论"以痛为腧"的体表反应点,是特异性反映内脏功能变化的窗口,也是有效治疗相应内脏病变的典型穴位。它完整地涵盖了腧穴的诊断(按之痛)和治疗(按之快然)的两大功能。喻晓春等也论证了"以痛为腧"的阿是穴是在反映病邪和治疗疾病等两大穴位功能方面具有明显特异性的穴位。由此可见,这些文献的统计分析结果都显示,针灸在临床上取穴与疗效,都是以穴位-经络-脏腑为核心的。在对健康人躯干部经穴超微弱发光的观测中见到,在穴位与非穴位有显著性差异的基础上,背俞穴作为特定穴的一种,其发光强度高于其他经穴。

对不同穴位刺激在不同脑区反映的规律性特征进行研究中,通过运用现代神经影像技术FMRI看到,肝经和肺经在脑内均有其相对特异性的分布区域。通过观察针刺正常人可以看到,同一经脉上相似神经支配的不同穴位,其脑中枢效应最相似,而在不同经脉上相邻近神经节段支配区的经穴就有明显差异。近年来,很多人将正电子发射成像(PET)技术、单光子发射计算机断面成像(SPECT)技术和颅脑核磁共振成像(FMRI)技术等先进研究手段,运用到对偏头痛的病理生理学机制的研究中,得到了许多新的认识和进展,确立了"皮质扩散性抑制学说"和"脑干-三叉神经-血管反射学说"等研究成果。由此佐证了经穴循经效应特异性的客观存在。也正是基于此,针灸在功能主治上,才能发挥其独特的优势。

3. 经穴特异效应的研究[8]

经穴的特异性,通常是指经穴不仅在主治功能上,而且在形态结构、生物物理特性、病理反应、刺激效应等方面与非穴位比较具有特异性。正是由于这种特异性的存在,才产生了针刺效应的特异性。

针灸作为一种良性应激源,通过启动人体的神经-内分泌-免疫网络,发挥着双向调节作用。前面提到,针灸并非是对人体实施任何外源性物质直接干预,而是通过调动人体自身的修

复、拮抗机制矫偏调衡，达到治疗目的。因此，针灸的治疗作用，在很大程度上依赖于机体自身的机能状态。或者说，针灸效应不可能达到机体自身生物功能达不到的调节水平。

经穴效应特异性的物质基础，来源于经穴局部组织结构的特殊性。研究表明，经穴的组织结构基础，并不只是一个平面上的点，而是由多种组织构成的多层次"立体结构"。经穴多分布在神经、血管、淋巴附近，且经穴区域多有神经末梢、神经感受器、毛细血管、黏多糖（特别是酸性黏多糖）、肥大细胞等组织的密集分布现象。

研究证实，穴位与非穴位在特定元素含量、肥大细胞分布、胶原形态等方面均存在明显不同。

穴位处的组织结构不同于非穴位的区域。研究看到，从穴位到周围的组织区域，皮下某些微量元素的含量呈递减趋势，而在沿经络方向上减少得相对缓慢。肥大细胞的脱颗粒现象和针刺效应的产生呈正相关关系。肥大细胞所脱颗粒中的主要成分之一是组胺，它除了对所在微环境进行调节外，还可能对肥大细胞起到潜在的正反馈作用，为解释电针和手针在穴位启动机制上的差异性提供了实验数据，也为穴位效应特异性奠定了理论基础。

4. 穴位特异性的数据采集分析

中国中医科学院朱兵研究员及其所领导的研究团队，多年来始终将研究方向建立在针刺效应的数据采集与分析系统的基础上，探讨内脏病理情况下的穴位反应及穴位结构特征与功能的关系，并在动态、同步、多指标穴位效应数据采集与分析平台的基础上，通过人体观察和动物实验等方法，研究不同穴位针刺效应的特异性规律。提出"针灸对脏腑病变具有恢复稳态平衡的调节效应，腧穴与相同节段神经支配的内脏器官在交感神经控制下组成一个相对紧密联系的结构-功能性单元；围绕这种结构-功能性单元的异节段神经支配区域经穴形成一个可能通过副交感神经通路发挥相悖效应的功能性集元。单元经穴和集元经穴共同构建躯体传入信息调整和平衡内脏功能的稳态系统。副交感神经活动偏亢的病症主要取单元穴位，交感神经活动偏亢的病症主要取集元穴位，这就是针灸发挥调节效应的生物学基础"。大量实验研究表明，在副交感神经传出系统保持完整的情况下，针刺耳甲区后，信号通过迷走神经耳支激活内脏传出系统，对内脏运动产生调节效应，且这种效应优于躯体部位针刺。临床研究也表明，针刺耳甲区可缓解心动过速和高血压，促进胃运动，降低血糖水平，刺激胰岛素分泌，抑制癫痫发作。

该研究组采用内脏局部损伤模型和方法，研究动物穴位从"沉寂"到"激活"的动态变化。结果表明，经穴效应特异性与穴位敏化状态相关。据此，朱兵研究员首先提出"穴位是'活'的，穴位功能是一个动态过程"的科学理念。认为体表腧穴面积的大小和功能强弱实际上并不是一成不变的静态状态，腧穴功能的强弱及其面积的大小会随着机体状态，尤其是内脏功能状态的不同而发生改变。提出穴位有"开"、"阖"两种状态，穴位的"开"、"阖"是机体从健康状态的"沉寂"到病理状态的"激活"的动态过程，同时伴有穴位的微理化环境的改变。也就是说，随着内脏功能活动从正常状态到病理状态的变化过程,穴位也相应地从相对沉寂(silent)向唤醒(active 或 sensitized)状态转化,从而改变了穴位的敏感性,即穴位的大小和功能的强弱均发生相应改变,见图 7-1。

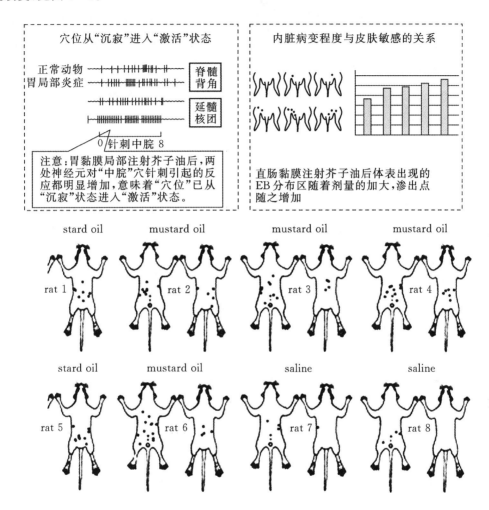

图 7-1　大鼠急性胃黏膜损伤后 EB 渗出点在体表分布的范围与穴位的关系

实验研究表明,在内脏病变时,不同体表穴位分别处在"开(唤醒、敏化)"或"阖(沉寂)"的不同状态,这对相应内脏调整或治疗作用的"质"或"量"都产生了很大影响。

据考证认为,早期腧穴的确定,是根据医者按压患者皮肤后有疼痛的感觉,有时亦或是病痛减轻或病痛解除的快然感觉,其反应类似于内脏疾患引起的体表相应部位的痛觉过敏(hyperalgesia)和痛觉异常(Allodynia)现象。穴位在内脏病变时,"按之痛"的痛觉过敏或痛觉异常现象的形成,是脊髓和/或脊髓上中枢不同水平在内脏病变时功能易化(facilitation)或敏感化(sensitization)的结果。与内脏相关的体表腧穴,既可以反映相应内脏的疾病,也可以治疗相应内脏的疾病。而且穴位的这种对于内脏功能状态的反映和调整功能是具有各自特异性的,即不同的穴位对于相应内脏功能状态具有有别于其他穴位的反映功能和调整作用。穴位由于其所属的原始体节的功能单位不同,形成了与脏器的相对特异性联系。在内脏感觉敏感性增高状态下,机体对非伤害性刺激和伤害性刺激的处理,无论在中枢还是在外周水平都发生了改变。如果抑制外周或者中枢的敏化,则能有效地缓解内脏痛。这种内脏病变引起的外周感觉的敏化,和内脏病变时穴位处的痛觉异常不谋而合。也就是说,内脏病变会在体表相应部位出现敏化反应,而且敏化部位和穴位的分布有一定的相关性。疾病状态下穴位的病理生理性改变,如敏化穴位局部的致敏生物活性物质的聚集与释放,是穴位反映疾病的生物学基础。

另外,穴位的功能是"活"的、动态的,这一概念的另一层含义是指穴位在机体生理或病理状态下,其穴位面积的大小也会发生相应的改变。机体在内脏病变时,体表—内脏的汇聚神经元受到易化和敏化后,出现体表感受野的扩大。

朱兵研究员的这一科学理念,从经穴的病理反映特异性角度,很好地解释了病理状态下,穴位为什么即具有"反映病邪"的诊断功能,又具有"痊愈疾病"的治疗作用这两大基本问题,为现代针灸学的理论研究奠定了一定的科学基础。

在经穴脑功能相关特异性研究中,赖新生等分别对接受外关穴针刺、外关穴假针刺,非穴位刺激、非穴位假针刺,以及不针刺等不同状态下的健康志愿受试者和中风病患者,进行正电子发射成像(PET)、颅脑核磁共振成像(FMRI)、单光子发射计算机断面成像(SPECT)特点的观察,从不同脑区功能变化来分析经穴的相对特异性。结果看到,外关穴的主治功效与针刺外关穴所激活的脑部特定区域密切相关。且经穴对脑区的激活和针刺刺激呈正相关,针刺捻转时间越长脑区反应范围就越大。根据以上观测结果,赖新生教授等提出"经穴—脑相关假说",认为"人体作为生物体,针刺经穴干预的反应和调节作用,必须经过脑作为中枢(即信息的传导和转导的枢纽)的调整和整合再作用于靶器官,从而呈现治疗效应"。即经穴特异性在中枢的整合,是以靶向性调节为特征。脑内对这一刺激的作用指向,是识别经穴和非经穴的最本质的关键所在。经穴可能与脑特定区域相关,并通过"经穴—脑区—内脏"途径完成其效应。建立在这一基础上,赖新生等首次提出了"建立经穴识别模型的脑界定方法"。

研究表明,运用经穴与非穴、循经取穴与非循经取穴、循经特定穴与循经非特定穴的取穴方法,观察针刺对偏头痛患者和家族性自主神经功能障碍(FD)患者脑功能活动的影响,均存在显著差别。这种差别主要体现在:①循经特定穴对偏头痛患者脑功能尤其是对扣带回中部、扣带回后部、脑岛、海马、旁海马等与疼痛相关脑区的影响更为明显。②与非穴、他经穴和本经非特定穴相比,本经特定穴针刺对FD患者脑功能的影响更为广泛,对FD病情相关脑区(前扣带、脑岛、丘脑、脑干)功能的靶向性调节更明显,见图7-2。

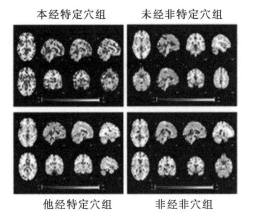

本经特定穴组　　　未经非特定穴组

他经特定穴组　　　非经非穴组

图 7 - 2　针刺治疗后颅脑核磁共振成像

5.代谢组学技术的应用[11-15]

随着对针灸效应探讨的逐步深入,人们将代谢组学技术引入针灸研究。有研究证实,经穴与非穴具有不同的代谢物质基础,与针刺非穴相比,针刺本经特定穴、本经非特定穴、他经取穴都更能使偏头痛患者的代谢物图谱向正常人明显靠拢,其中本经特定穴对葡萄糖、氨基酸、脂肪三大代谢紊乱的调节能力明显优于非穴。经穴在对 FD 患者潜在生物标志物(磷脂酰胆碱和亮氨酸/异亮氨酸)和一系列偏离常态的关键代谢物方面,经穴的调整效应和针对性明显优于非穴,本经特定穴优于他经穴和本经非特定穴。经穴的调整效应最大,针对性最强;非穴作用强度较弱,调整范围较窄。

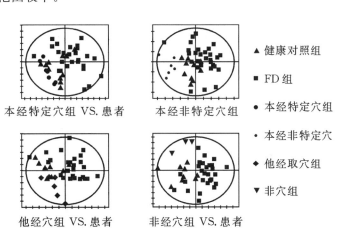

本经特定穴组 VS.患者　　　本经非特定穴组

▲ 健康对照组

■ FD 组

■ 本经特定穴组

· 本经非特定穴

◆ 他经取穴组

▼ 非穴组

他经穴组 VS.患者　　　非经穴组 VS.患者

图 7 - 3　针刺治疗 FD 后血浆核磁共振氢谱的模式识别分析结果

另一项研究中,研究人员运用免疫组化、免疫印迹、RT - PCR 方法,检测皮肤缝隙链接蛋白 Cx43 在大鼠针刺穴位和经脉上的表达。结果看到,在大鼠足三里、膀胱经和肾经上,其皮肤和皮下组织的一些细胞中,存在较周围组织中更为丰富的 Cx43 表达。针刺足三里后,使

Cx43 的表达在穴位与非穴位之间呈现明显差异。表明缝隙连接蛋白、缝隙连接与穴位和经脉存在着密切联系,缝隙连接通讯可能在针刺效应中起着非常重要的作用。

更多研究表明,艾灸足三里和梁门穴能诱导胃黏膜 HSP70 高表达并降低丙二醛(MDA)的含量;电针内关、神门和支正穴可显著改善急性心肌缺血家兔的心功能;针刺干预心俞、神门穴,对大鼠心电图、心率及心肌酶的改善明显;电针三阴交和合谷穴可兴奋子宫平滑肌的电活动,三阴交穴的作用更强,而电针内关穴则抑制子宫平滑肌的电活动;针刺大鼠子宫、关元穴,能有效调节下丘脑与模拟性唤起刺激相关的兴奋性神经元的电活动,但在动情周期的相同阶段针刺不同穴位,和动情周期的不同阶段针刺同一穴位,对该神经元的激活效应不同,对于健康雄性 7 月龄快速老化模型鼠(SAM - P/10),针刺腧穴可引起某些脑基因表达的增强。而上述针刺效应,在非经非穴则没有明显的变化。

观察佐剂性关节炎大鼠足三里穴位的胶原组织结构。发现手针足三里穴后,在穴区可引起肥大细胞脱颗粒,并释放生物活性物质作用于神经末梢,产生针刺有效信号,经传入神经至中枢产生镇痛效应。当屏蔽穴位的肥大细胞脱颗粒或者穴位的神经传入中任何一种,都可以阻止手针过程中穴位针刺有效信号的产生。

穴位的生物物理特性包括电特性、声特性、代谢特性、温度特性等。经穴区域的电阻低于周围区域,且这种低电阻特性是非线性的,且不同经穴的电阻存在某种内在联系,如胃经五输穴的电阻按合、经、输、荥、井的顺序依次降低。经穴的不同特性也存在某种内在联系,如经穴的低电阻与高温特性共存且高度相关。较低电阻特性更具普遍意义的是伏安特性曲线的低惯性特征,惯性面积有显著的昼夜节律性。

6. 红外辐射与穴位特异性[16]

人体红外辐射可反映人体脏器和全身各部的代谢变化,是人体生命活动的外在表现。丁光宏教授等将冠心病患者与正常人穴位红外辐射光谱进行比较,看到在冠心病心肌缺血缺氧病理状态下,内关、大陵和神门穴的红外辐射异常改变较其他穴位和非穴位明显。左侧太冲穴在多个波长处,其红外线辐射强度有明显不同。近红外区红外辐射强度降低,而在多个中红外区红外辐射强度升高。太冲穴近红外区红外辐射强度降低,反映了心肌缺血缺氧状态下能量代谢降低。中红外区红外辐射强度升高,反映了心肌细胞死亡前的状态。同样,当肺通气功能发生改变时,左太渊穴自发红外辐射比邻近的其他检测部位变化更加敏感。这些研究表明,经穴在机体生理、病理不同状态下具有特异性,而且以中医经络理论中的特定穴原穴(本经)更为突出。

(二)针刺"得气"的现代验证

针刺治疗疾病是一种复杂的、良性的临床干预过程。针灸治病绝非依赖于外源性物质的介入，而是由于针灸刺激所引起对机体本身机能的调节作用。针刺的治疗效果受多种相关因素的影响，如穴位"得气"、神经心理、针刺介入时机、刺激参数、不同组织结构、刺激方式、患者的机能状态等。因此，在针刺治疗中，如何合理控制、利用各种相关影响因素，是使针刺治疗取得最佳疗效的关键问题。

有人认为，"得气"是实现经穴特异性的关键因素。"得气"在某种程度上是决定针刺是否能有疗效的重要指标，是针刺疗效的基础，在针刺过程中具有非常重要的意义。熊瑾等[17,18]对"得气"感觉的程度按照 0～4 分进行评估，通过计算主穴的总"得气"程度（或分数）和总得气穴位数来反映患者的"得气"情况。在对针刺治疗原发性痛经疗效的观察中看到，总得气程度（或分数）、总得气穴位数与针刺疗效之间的相关系数很大，且呈正相关性，即"得气"感越强，得气穴位数越多，效果也越好，因此"得气"是客观存在的。有研究表明，得气时人体肌电、血管及神经系统的兴奋性都会发生相应的变化。但对"得气"如何界定，却是至关重要的。

1. 针刺感应与"得气"

一直以来，人们习惯将"得气"界定为针刺感应，或把针刺感应视为"得气"的标准。针刺感应包括了医者和患者双方的感觉，即医、患之间同时对针刺做出的有效反应。一般认为，患者"得气"时的感应包括酸、麻、胀、重、凉、热、放射感等，医生"得气"时的感应，一般多为手下感觉沉、紧、涩、滞等，并习惯上称这些为"得气"。而赖新生等研究认为，传统针灸理论中的"得气"是疗效所必需的，而临床实际中的"针感"却并非与疗效——对应，因此"针感"并不完全等同于"得气"。若将"得气"简单地认为就是"针感"，或用"针感"的强弱代替"得气"，并以此判断针刺疗效，将是一个认识的误区。例如在新针疗法中的耳针、头皮针、腕踝针、皮下埋针等，都不强调"针感"，但临床证明有效。对一些特殊人群，如婴儿、瘦弱者等，也不强调"针感"。对某些疾病，如中风、惊厥等感觉障碍者，针刺人中、十宣、十二井穴，除了剧痛外并无"针感"，效果也十分显著。所以传统上所说的"针感"，如酸、麻、胀、重等，并非是决定针刺疗效的绝对指标，它往往会受到患者自身身体状况的影响。

虽然"针感"并不等于"得气"，但针刺感应是客观存在的。"得气"与"针感"的区别在于，"得气"应当是在医者施以补泻手法后，产生一种令患者感觉精神爽朗或病痛去除，"若有失也（《灵枢·小针解》）"的舒适感。因此，赖新生等认为，患者的"针感"实质上应当属于伴随针刺的一种"副作用"。医者应以针刺的实际疗效及以往经验等综合判断是否需要"针感"的产生，而不是以单纯追求"针感"为目的。

"针感"与"得气"虽不能完全等同，但也并非毫无关系。从广义上讲"得气"应包括三类。第一类叫"针响"，即患者主观的感觉，包括"针下寒、针下热"和"酸、麻、胀、重"等。第二类叫做"医者得气"，指的是医者针下的"沉、紧、涩"的感觉等。第三类是真正意义的"得气"，即针刺调动胃气所化生的营卫之气（正气），达到治疗效果，即所谓"索气于胃络，得气也"。这是高级的"得气"，也是所谓的"治神"。是针刺调整和针刺补泻的内在本质，是针刺治疗效应的形象说明。

2. 现代科技与"得气"[19-24]

近年来关于"得气"，临床多注重手法研究，实验研究多注重其的物质基础方面的研究。有学者观察到，针刺单侧足三里穴后两侧足三里穴伏安特性的变化。研究显示，不论"得气"与否，被针刺的一侧足三里穴，表现为增程伏安面积、减程伏安面积及惯性面积同时减小。而未针刺的对侧足三里穴，伏安特性表现为"得气"时惯性面积减小，未"得气"时惯性面积增大。表明针刺在调节远端或全身机能时，"得气"与不"得气"对人体的影响是不同的，即对穴位局部影响接近，对远端或全身的影响则有较大差别。

随着脑功能成像技术的不断引进，这些技术越来越多地运用于针灸领域的研究，广州中医药大学的赖新生教授等，在提出"经穴—脑相关假说"之后，根据这一假说，把"得气"与经穴研究密切结合在一起，重新定义了"得气"的概念，即"针刺干预人体经络后，经过脑的整合时在脑部区域的反应"。这一针刺反应是有别于其他生理、病理的经络脑内反应的，是针刺在中枢调整层次上具有"治疗效应"的最主要标志。

但也有人提出，针刺某一个穴位，其激活脑区的指向并不十分地清晰和准确。因此，人们正在尝试更多的关于"得气"的客观化的研究，以给针刺"得气"一个更科学、更准确的界定。

针刺手法直接决定了针刺"得气"的快慢、强弱从而影响治疗效果。临床治疗中，虽然针刺手法很多，但是提插和捻转相结合的复合手法，依然是最常用、最有效的手法，也是得气率最高的手法。所以说"得气"是针刺取得疗效的基础，手法是针刺"得气"的关键和重要手段。捻转补泻操作对健康人体皮肤温度的影响存在着效应上的差异，补法以升温为主，泻法则降温或无明显作用。

3. 心理因素与"得气"[25-30]

当代医学模式，是由单纯的生物医学模式向生物-心理-社会医学模式的转变，人们越来越重视精神心理因素在治疗疾病中的作用。针灸临床中的心理因素，主要指患者对针刺的认知度、信心、情绪及个性特征等。心理因素既是致病因素，也是治病因素。不良心理因素可通过强烈或持续的消极情绪状态，影响内脏器官的功能活动，导致人体植物神经系统功能紊乱，从而引发各种心身疾病，如心血管、神经、胃肠功能紊乱等。同时心理因素从某种程度上，还影响患者对针刺的感受，和"得气"的质量。

心理学中著名的"皮格马利翁效应"（Pygmalion effect），亦称为"期待效应"，指的是良好的期待能给人积极、乐观的行事态度，从而达到良好的行事效果。心理因素及其心理状态，在

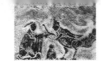

疾病的发生、治疗、康复中都起到了重要作用,具有不可忽视的影响力和潜在动力。

在针刺治疗中,医患之间的积极互动和有效沟通,对提高治疗效果十分重要。医生的情志,影响患者的情志;患者的情志,影响针刺的感应;针刺的感应,影响针刺的疗效,这是一个连锁反应式性的效应链。患者的情绪状态,对针感和耐针都有很大影响。良好的针感和耐针,能够很好地发挥针刺的效果。而医生在良好的心理状态下,积极地对患者进行施治,让患者在良好的期待中主动配合治疗,为针刺治疗创造一个良好的心理环境,达到心针并用、心身同治,最终达到最佳的治疗效果。要做到这一点,医生首先要具备良好的心理修养和精湛的医疗技术,增加患者对医生的信任,提高患者自身对康复的期待和信心。只有当患者充分相信医者,积极配合治疗,才易获得最佳针感,取得最好疗效。例如性格稳定和心理暗示有利于提升针刺镇痛的效果。反之,如果情绪消极、紧张、焦虑,则不易取得理想的针感和疗效。

精神、心理调节对针刺治疗有协同作用。针刺是一种机械或电的刺激,其信号可通过高级神经系统的一系列调节活动,激发机体自身的调节,产生治疗效果。心理调节是通过语言或行为信号,给大脑高级神经系统一种良性刺激,通过内分泌调节心脏、血压、呼吸、肌肉系统等,供给身体能量资源,加强机体的应激能力,纠正机体代偿失衡。所以针刺刺激和语言行为刺激都是通过对大脑皮层的良性刺激来实现共同的调节作用。

针感与情绪好坏有密切关系,治疗前医生应对患者进行人文关怀式的良性诱导,对患者进行必要的针前心理调节,缓解患者的紧张、不良情绪,提高患者的依从性,使进入最佳的临刺状态,提高"得气"感。梅俊华等在对贝尔麻痹患者的治疗中看到,神经心理因素在治疗和愈后的过程中发挥着重要作用,针刺"得气"与人格因素有一定关系。乐群性、聪慧性、兴奋性、敢为性、独立性人群较为容易"得气",疗效稳定,而恃强性、敏感性、忧虑性、紧张性人格则不易取得满意疗效。同样,针刺治疗视疲劳所致疼痛,实施心理干预可有效降低针刺治疗所致疼痛,提高治疗效果,增加患者的舒适感。

心理因素对针刺镇痛的影响更是不可忽视。因为疼痛不仅是一种感觉,也是一种情绪方面的体验。针刺镇痛是生物学效应和心理学效应共同作用的结果,针刺镇痛一方面通过"调气"行气活血,通畅血脉,另一方面通过"治神"调节心理感受,从身、心两个方面调节脑的功能,来阻断和转移心脑对疼痛的感知,从而实现镇痛的作用。

心理因素在针刺镇痛中虽然不可小视,但并不是针刺镇痛的决定因素。熊瑾等随机抽取60例原发性痛经患者作为研究对象。对受试者进行信任度、紧张性评估及个性特征及其他心理因素调查。证实了患者的某种人格特征与针刺镇痛的疗效有一定的相关性。恃强性与疼痛持续时间的减少值呈正相关,紧张性则呈负相关。但整体来看,心理因素与针刺疗效之间的相关性并不大。也就是说,心理因素在针刺镇痛过程中,虽然重要并不起主导作用,它不能代替针灸疗法。而有些国外学者认为,针刺镇痛的产生完全是由患者的某些心理因素导致的,这种观点显然也是不全面的。

(三)针刺参数与针刺特异性

经穴最优针刺参数的量学特征,不同经穴取得最佳效应时的针刺参数差别悬殊。不同针刺参数对脑血流的影响不同,针刺参数是影响针刺疗效的重要因素。针刺"水沟"穴对中动脉缺血模模型大鼠进行治疗干预,以脑血流量为效应指标,在"醒脑开窍"针刺法中,"水沟"穴的最佳刺激参数是快频率、足够长时间的针刺雀啄手法以眼球湿润为度,可取得最佳效应。

樊小农[31,32]等利用多层前馈神经网络技术,运用提插手法,刺激大脑中动脉梗死模型大鼠"水沟"穴,观察脑梗死面积比率、微血管管径、神经细胞坏死率等效应指标。结果显示,针刺的最佳综合效应参数为频率 60～120 次/分、持续 40～120 秒。而在非穴,没有得到最佳效应范围。

北京中医药大学朱江教授等多年来从事以胞宫相关疾病为载体的经穴效应特异性研究[33],在针灸单穴及经典配穴的应用、效应评价等方面做了大量工作。特别是就三阴交等 39 个单穴对围绝经期综合征等 40 种临床常见病症的主治作用进行了临床再评价,提出"针因病而效、穴因人而异、刺因证而定、效因时而变"的观点。"针因病而效",指针灸的疗效因病种的不同而有差异;"穴因人而异",指同一穴位因不同个体的解剖结构、体位、定寸方法及机体在病理生理条件下所表现的不同状态而不同。正如朱兵教授等提出,穴位在功能上是一个"活"的动态状态,在正常生理及病理情况下,穴位具有不同的功能表现,它有一个从相对"沉寂"到相对"敏感"的变化过程;"刺因证而定",是根据中医辨证、疾病特点选择最佳的刺激手法及刺激量,维持适宜的刺激时间,方可充分发挥针刺的最佳作用;"效因时而变",指针灸的疗效与时间因素关系密切。影响针灸疗效的 2 个关键时间因素,包括针刺时序及治疗的介入时机。梁繁荣等的研究也证实,针刺介入时机是影响经穴效应特异性的重要因素之一。如针刺早期介入对脑卒中后吞咽障碍的康复训练效果更好。同样,由于针刺参与了脑损伤后 bFGF 动态变化过程,能够使损伤后脑内 bFGF 含量增加。因此针刺早期介入,有利于对脑损伤后大鼠受损神经功能的康复,从而加强机体对损伤的自我保护及修复能力。但针刺对损伤后 24 小时的脑水肿高峰期无明显影响。

总之,经穴特异性有多种表现形式,而每种表现形式都不能全面表现所有经穴效应的特异性。因此,要对经穴特异性得出全面的、规律性的结论目前还很难做到。今后的研究还应收集大量的客观证据,采用先进的技术方法和手段,开阔新的思路并兼收其他学科的精华及人才,同时还要做好对前期工作结果的综合分析、整理,以最终得到确有收服了的、科学的结论。

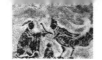

三、基于临床的针麻镇痛的基础研究

1. 针麻镇痛的基础研究[34]

"基于临床的针麻镇痛的基础研究"这一项目首席科学家是北京大学的韩济生教授。此项目主要是基于在临床工作基础上，对针麻镇痛进行基础研究，从而揭示针麻镇痛和科学内涵，为针麻镇痛提供可靠的理论依据，促进针麻临床的推广和应用。

针麻镇痛（或针刺麻醉）问世于 19 世纪初，而正式应用于临床，是在上世纪 50 年代末。直到上世纪 70 年代，我国已实施 60 余万例、近百种的针麻手术。但当时相关的基础理论研究，却滞后于临床工作的开展。基于此，上世纪 60 年代，韩济生教授首次接受了当时国务院总理的周恩来同志赋予的针麻原理研究任务。从那以后，韩济生教授便和自己的科研团队一起，开始了对针麻镇痛原理的研究，并在许多方面取得了重大进展。目前，针刺麻醉已成为世界范围内生命科学研究的组成部分之一，针麻研究成果也已被世界卫生组织确认为我国医学研究领域的 5 项重大成果之一。如今，这项研究工作在经过了近 50 年历史的审视，终于在 2007 年经国家科技部批准，被确立为"973"研究项目，从而使这项高起点的研究项目，又登上了一个新的研究平台。

韩济生教授认为，针刺麻醉是把针刺应用于现代外科手术的一种麻醉方法。针刺麻醉可以与现代麻醉技术互补，最终把麻醉药物对人体生理的干扰降至最低，为临床麻醉寻找一条更符合人体生理功能状态的更可靠、更有效的途径。针刺麻醉使用安全、术后恢复快。特别是在开颅手术中，患者容易被唤醒，从而避免了不必要的脑部神经损伤。

经过多年的潜心研究，韩济生教授等首先阐明了针刺镇痛的时间和空间分布规律，证实针刺可促进神经系统分泌 5-羟色胺、内啡肽等具有镇痛作用的化学物质。改变刺激频率可引起脑内释放出特定的神经肽。但如果刺激时间过长，超过 2 个小时，又可促使脑内产生如 CCK 等对抗镇痛的物质。因此，针刺镇痛效果的优劣，取决于镇痛和抗镇痛两类物质的多寡和相对平衡。

研究表明，内脏虽然对切割等伤害性刺激敏感性低，但对手术中的牵拉等大范围刺激则相对敏感。当内脏受到刺激时，其痛觉阈值可随时间推移而降低，敏感性增强。同时，内脏刺激常常伴有自主神经反射，从而引起血压及心率等的改变。深部内脏刺激还可引起阶段性肌痉挛等躯体反应。针刺麻醉至少具有 5 个方面的作用：镇痛作用、抗内脏牵拉反应作用、抗创伤性休克作用、抗手术感染作用、促进术后创伤组织修复作用。因此，针刺麻醉具有其他麻醉方式无可替代的优势和推广应用前景。

该研究在以往工作基础上，运用现代科学技术手段，从已有一定临床基础的颅脑手术、心脏手术、肺切除手术、甲状腺手术等临床研究入手，同时开展对针麻镇痛、神经内分泌免疫调节及控制性降压对脏器的保护作用等方面的基础理论研究。该研究共设立了7个研究项目：

（1）"针麻镇痛中高级中枢痛觉信息调制回路的作用"；

（2）"开颅手术针麻理论及发生机制的研究"；

（3）"基于针药复合麻醉颅脑手术的镇痛机理研究"；

（4）"基于心脏手术的针麻镇痛理论及其作用机制研究"；

（5）"针麻甲状腺切除手术的临床研究"；

（6）"肺切除术针刺（复合）麻醉规范化方案及机制研究"；

（7）"针药复合麻醉中镇痛与血压调控的相关性机制及对脏器保护效应的研究"。

2. 针麻镇痛的中枢调控机制的研究[35-39]

在针麻镇痛的中枢调控机制研究中，北京大学的万有研究员等开展了电针对慢性痛、急性痛和神经病理性疼痛作用的研究。提出穴位选择和电针频度是影响针刺治疗慢性神经病理痛效果的重要因素之一。根据不同疼痛情况选择不同针刺部位，可收到最佳治疗效果。在电针频度的选择上，三天一次的综合累加效应和后续效应最优。除此之外，NMDA 受体参与了电针对慢性神经病理痛大鼠的镇痛作用，且这种镇痛作用与阿片受体系统有关。而 2Hz 电针可以诱导神经病理痛大鼠脊髓背角伤害性感受的突触传递产生 NMDA 受体依赖性的长时程抑制（LTD），内源性阿片肽系统参与了这种 2Hz 电针诱导的 LTD。总之，电针治疗神经病理痛具有频率、穴位和频度特异性。低频电针的镇痛作用强于高频电针。低频电针诱导神经病理痛大鼠脊髓背角出现长时程抑制（LTD）。而高频电针相反，在神经病理痛大鼠上诱导出长时程增强（LTP），其机制是因为神经病理痛大鼠失去了 GABA 能和 5-HT 能抑制（即去抑制）。高频电针治疗慢性炎性痛效果更好，而低频电针治疗神经病理痛效果好。

电针镇痛不仅有参数的差异而且存在品系差异。例如同属于 C57BL 品系的 B10 和 B6 小鼠，低频电针镇痛差异显著。B10 对电针镇痛最敏感，而 B6 却不敏感。遗传分析发现 Oprd1 基因是低频电针镇痛的一个"候选基因"。

3. 针刺对慢性痛的针痛机制研究[40-43]

慢性痛在临床上很常见，刘俊岭等观察了不同强度、不同频度电针，对大鼠慢性痛的镇痛作用。首先在大鼠坐骨神经分叉的近心端，非常松地做 4 个结扎，造成慢性压迫性损伤疼痛模型（CCI）（由 Bennettand Xie1988 年结扎大鼠坐骨神经创建的慢性压迫性疼痛模型，已经得到广泛的认可）。CCI 后，模型动物的痛敏分数明显增加。手术 5 天后，以频率为 2/15Hz 电针，刺激大鼠双侧"足三里-阳陵泉"穴 30 分钟，电针强度分别为 1mA 和 5mA，并设每日电针、隔日电针、每周电针组。结果看到，1mA 和 5mA 两种强度的电针，都有不同程度的镇痛作用，

1mA 强度电针的镇痛作用明显优于 5mA 强度电针。1mA 强度电针时,以每天 1 次电针的镇痛效果最好,5mA 强度电针,对每天 1 次、每周 1 次电针的镇痛效果无显著性差异。

多次重复针刺具有累积效应,这是针灸临床公认的一个事实。有研究表明,累积效应的产生,依赖于神经记忆功能的完整。而神经元的可塑性变化及其伴随的相关蛋白质的转录和翻译活动,是神经记忆的物质基础。在单纯性慢性压迫性损伤疼痛(CCI)的动物模型上,每天电针 1 次。观察到电针对连续电针 2 天的大鼠,和连续电针 2 周的大鼠,均有镇痛效果,而且连续电针 2 周大鼠的镇痛效果明显优于连续电针 2 天的大鼠。而在 CCI 加记忆损伤的动物模型身上,连续 2 天和连续 2 周电针,也均有镇痛效果,但镇痛效果明显低于 CCI 大鼠。说明针刺镇痛的累计效应确与机体的神经记忆活动有关,神经记忆力的减退在可减弱针刺镇痛的累积效应。同样,海马及下丘脑突触素(SYN)的表达上调,也与针刺累积效应密切相关。

关于刺激参数的选择,韩济生等曾有报道:用 2Hz 电针,对正常大鼠做经皮神经电刺激(TENS)"足三里/三阴交"穴,每 2 天 1 次,其镇痛效应可累加,但后效应减弱。在慢性疼痛模型上,2/5Hz 电针 30 分钟,间隔 1 小时,镇痛效应可逐渐增强,而间隔 4 小时多次电针,则针刺效果不累加。万有等认为,慢性痛的外周机制主要包括:

(1)外周的炎症反应和免疫反应,导致损伤局部聚集了大量的肥大细胞、巨噬细胞等,它们释放炎症因子刺激神经末梢,或者释放神经生长因子来上调神经末梢上的痛觉感受器蛋白,如辣椒素受体。

(2)背根神经节(在人称为后根神经节),神经元及其外周的感觉纤维表达的离子通道和受体发生了改变,如钠离子通道、钾离子通道、辣椒素受体、HCN 通道等表达量增加,抑或这些通道蛋白或受体的磷酸化状态增加,从而它们的兴奋性增加。

(3)在神经的损伤部位或神经受到损伤的背根神经节神经元胞体出现所谓的"异位放电",从而使得向脊髓传递的异常信息增加。

慢性痛的中枢机制是近年来研究的热点,主要包括:

(1)脊髓背角出现了长时程增强(LTP),使得痛觉纤维在此的突触传递效能增强。

(2)脊髓胶质细胞活化,增加脊髓背角投射神经元的兴奋性。

(3)脑干痛觉下行抑制系统活动减弱。

(4)皮层的前额叶、边缘系统的扣带前回在慢性痛情况下,参与了痛觉情绪与情感。

通过对孤啡肽(OFQ)基因敲除小鼠电针镇痛作用的观察,看到在在体情况下,OFQ 可导致痛敏,并拮抗电针镇痛。

对急性疼痛早期治疗的研究表明,外周神经损伤后早期的异位放电,不仅是早期急性痛的重要原因,而且这些异位放电不断轰击脊髓背角等中枢部位,诱发中枢敏化,成为神经病理痛后期维持的重要机制。因此,早期阻断异位放电,可以阻断神经病理痛急性期向慢性期的转变,有效阻止神经病理痛的发生。

4. 针刺对神经病理性疼痛的作用机制研究[44]

在对大鼠神经病理性疼痛的观察中,通过在腰5进行脊神经结扎(SNL)手术,造成大鼠神经病理性疼痛的动物模型,观察其脊髓背角广动力范围神经元的电生理特性。结果显示,对于结扎脊神经所诱导的神经性疼痛大鼠,脊髓背角广动力范围神经元(WDR)的兴奋性增加。而WDR神经元的兴奋性增加,可能参与神经病理痛的发生。鞘内应用选择性的NR2B拮抗剂Ro25-6981(100.0μg),则可以对SNL大鼠产生明显的镇痛作用,而不影响动物的运动功能。这种镇痛作用可能是通过拮抗脊髓背角的NMDA受体NR2B亚基,进而抑制WDR神经元的C纤维诱发放电所产生的。

对神经病理痛外周机制的研究表明,其外周机制可以从以下几个方面考虑:

(1)异位放电的产生:来自损伤神经的异位放电与疼痛行为存在很强的相关性。到目前为止,比较一致的观点认为,多种离子通道在损伤区及胞体膜大量聚集造成膜功能重塑,是产生异位放电的主要原因。另有研究发现,神经损伤后阈下膜电位的震荡也参与异位放电的产生。异位放电产生的机制主要包括电压依赖性钠、钾、钙离子通道的改变以及阈下膜电位震荡。神经损伤后,钠、钾、钙离子通道的改变及具有膜震荡神经元数量的增加,使得异位自发放电也增加。

(2)神经元的交互混传诱发的放电:神经元的交互混传,可影响邻近神经元的电活动。当某一纤维被激活时,去极化的电位便扩散到相邻的静息纤维,并诱发它们也放电,从而使参与放电神经元的数目和发放的频率在神经损伤区和DRG之间被放大。

(3)交感-感觉耦联作用:大量研究证明,交感神经系统通过发展异常交感功能,或者通过影响传入神经异常活动,参与许多神经病理性疼痛的形成。

(4)相邻的未受损神经纤维的兴奋性增加:在神经损伤后,不仅受损的神经纤维和DRG神经元发生了剧烈的改变,由于受损神经纤维与其相邻未受损神经纤维发生华勒氏变性,从而使相邻的未受损DRG神经元及神经纤维也发生了剧烈的改变,引起未损伤纤维支配的外周感受器的敏化和未损伤DRG神经元的兴奋性增加。

5. 针刺复合麻醉的应用[45-54]

针麻的最终目标,是在保证手术顺利进行的前提下,最大可能地保持患者的生命体征及内环境的稳定。针麻手术问世于20世纪50年代末,1960年,我国针刺麻醉首次成功地应用于肺切除术,并由此掀起一股针麻的研究与应用热潮。到20世纪80年代,针麻的机制研究有了重大突破。内源性吗啡样物质的发现,推动了针刺麻醉的应用和研究。目前除中国外,临床应用针麻的国家已达 30 多个。回顾针麻手术的开展,在我国也是经历了从高潮到低谷的发展历程。由当初的普遍应用到有选择地应用,从针刺完全代替药物麻醉到针刺与药物复合麻醉。

针刺麻醉以其安全、简便、生理干扰少、术后恢复快和并发症少的优点,运用于临床半世纪之久。但单纯的针刺麻醉,由于存在镇痛不全等缺点,使其在临床中的开展受到一定限制。因此,近 20 年来,针药复合麻醉方法越来越受到人们的青睐。针药复合麻醉,既保留了针麻的优势,又解决针麻镇痛不全的难题,是我国运用中西医结合方法,在针刺麻醉领域的新发展。目前,临床和实验研究也基本围绕如何减少麻醉药用量、增加手术安全性等开展工作。业已证明,针灸对脑、心、肝、肾、胃等均具有保护作用。利用针灸的这一特点,有效安全地根据手术需要实施针药复合麻醉,将是今后的研究和应用重点。

针药复合麻醉是一种有效增加药物麻醉效应、减少麻醉药物用量,削减不良反应及副作用的一种新型麻醉方法。事实证明,针药复合麻醉时所需的药物越少,手术病人就越有可能安全、平稳地度过围手术期,这对于某些体弱或年老患者,更具有应用价值。

针药复合麻醉的常用方法主要有针刺—硬膜外复合麻醉,针刺—气体复合麻醉,针刺—硫喷妥钠复合麻醉,针刺—局部复合麻醉等。

提到针刺麻醉,就必须提到经皮穴位电刺激(TEAS)。TEAS 是一种经皮神经电刺激(TENS)与针灸穴位疗法结合的新型针灸治疗方法。它以皮肤表面电刺激,代替了传统的针刺进入肌肉的方法,使治疗过程无创伤性。有研究表明,TEAS 与传统电针具有相似的镇痛效应和外周、中枢神经机制,包括相似的作用途径,以及相似的神经化学机制,而且无创伤、易操作、镇痛效应不易耐受、可反复使用、患者依从性好、外科医生易配合等优点。从 20 世纪 60 年代起,TEAS 方法便受到从业者的广泛重视,应用范围涉及临床各科,疗效不断得到肯定,使该疗法逐渐成为与传统电针并用的常规镇痛手段。有研究表明,经皮穴位电刺激,在手术中可相对减少 17% 丙泊酚用量及 14% 芬太尼用量。更有专家预言,采用 TEAS 方法全面替代传统电针,用于针药复合麻醉手术,将有良好的应用前景。

韩济生教授及科研团队研究证实,给予体表不同参数的穴位电刺激,可促使中枢神经系统释放不同的内源性阿片肽。低频电刺激(2Hz),可促使内啡肽和脑啡肽释放增加,而高频电刺激(100Hz),可促使强啡肽释放增加,当使用上述两种频率交替刺激(2/100Hz)时,可促使上述三种阿片肽同时释放,从而产生较强的镇痛效果。

沈卫东等使用针药复合方法,在肺切除手术中观察不同频率下,电针对心血管的影响。研究显示,利用 2Hz、100Hz 及 2/100Hz 的刺激频率,不仅能减轻气管插管时血压、心率的波动,还能维持术后患者 CD4/CD8 的稳定。同样,使用 TEAS 与芬太尼药物配合,在完成肺切除手术中也看到,电针 2/100Hz、100Hz 及经皮穴位电刺激 2/100Hz 时的芬太尼追加量,与常规药

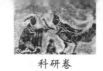
物全麻相比所有下降。结果支持强电针刺激更能取得明显持久的镇痛效应,针刺复合麻醉可以在适当减少药物用量或用量相同情况下,减轻患者的应激反应,从而达到保护脏器功能的作用。同样,针刺复合麻醉能升高肺癌手术患者的血清 γ-干扰素含量、SOD 含量及肿瘤坏死因子含量,对肺癌手术患者起到保护性免疫调节作用。

控制性降压(CH)是临床上常用的一种以减少术中出血为主要目的的麻醉技术,但控制性降压由于具有低灌注的特点,容易造成脑、心、肝、肾、胃肠等重要脏器的缺血、缺氧,从而导致脏器功能不同程度的损伤。因此,实现控制性降压过程中的脏器保护,是目前急需解决的关键问题。

业已证明,电针刺激可以明显增加大脑中动脉血流速度,继而增加脑血流量(CBF),改善脑组织微循环和脑组织氧代谢。

方剑乔等在对比格犬的研究观察中,采用 TEAS 与异氟烷复合的麻醉方法,观察到在控制性降压过程中,TEAS 的适时介入与单纯药物全麻相比,更能有效改善手术中及术后胃电振幅随血压下降而下降的变化,使胃电振幅在各时段都维持较高水平,以增强胃蠕动的幅度。同样,TEAS 在复合药物全麻行控制性降压过程中,还参与了对胃肠激素的调节作用,有效改善胃泌素随血压降低而显著减少的状况,有利于术后胃泌素的迅速回升和胃功能的快速恢复。

同样,在观察 TEAS 复合药物全麻行控制性降压对肝脏的影响时看到,当手术中采用 TEAS 干预处理后,机体的肝血流量在术中及术后,均维持一较高水平,从而使肝组织血流的低灌注状态得到明显改善,减少了对肝脏的损伤。同样,由于手术后肝血流的回升速度和幅度均好于单纯性药物麻醉,致使肝脏组织的 SOD/MDA 增高,从而也使由于缺血缺氧造成的氧自由基氧代谢状况得到相应改善,进而抑制了肝细胞的凋亡,起到肝保护效应。

有研究表明,当收缩压(SBP)小于 60mmHg 时,心肌可以出现缺血现象,降至 $30\sim40$mmHg 时,心肌可以出现早期缺血改变。方剑乔等在实验中观察到,TEAS 复合药物全麻行控制性降压,能明显缩短基础平均动脉血压(MAP)的回升时间,改善心肌缺血情况和心功能恢复能力,抑制心肌细胞凋亡,从而起到心肌保护作用。

甲状腺手术中由于可能损伤喉上神经及喉返神经,所以大多数情况下,手术时需要患者保持清醒,并做发音配合。因此,选择一种合适的麻醉方法,更显得十分重要,这将直接关系到手术能否顺利进行及患者的术中安全和术后恢复。针刺麻醉用于甲状腺切除手术被公认效果较好,这源于颈部手术无需肌肉松弛,也无胃肠手术那样明显的牵拉反应。针刺麻醉可以在最大程度上,使用少量药物而保持患者清醒,提高患者与医生的配合度,有利于避免手术对喉返神经及迷走神经的误伤。

在针刺镇痛治疗中,选择适当的穴位,进行合理的穴位配伍是提高疗效的关键之一。针药

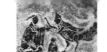

复合麻醉在甲状腺切除手术中的取穴原则可分为远端取穴、近端取穴、经验取穴和耳穴等。远端取穴，根据中医学"经脉所过，主治所及"的理论，多使用曲池配合谷或合谷配内关穴，而且止痛效果好。局部取穴，取切口附近的穴位，临床上均选择采用扶突穴双向法。即一支针采用斜刺，另一支针采用直刺。因为颈神经丛分为颈深丛和颈浅丛，采用斜刺是为了刺激颈浅丛，直刺是刺激颈深丛，有利于激活深部组织的神经，从而给予病人足够的刺激量，通过外周和中枢相关的疼痛调节通路达到镇痛的目的，使其在分离甲状腺上下极，以及切除甲状腺时发挥作用，减轻病人的痛感受。有研究表明，针刺位于与病灶相同或临近的脊髓神经节段的穴位的镇痛效果最明显。在针刺辅助麻醉用于甲状腺手术中，采用 2/15Hz 的疏密波刺激，比 2/100Hz 的麻醉效果更能抑制手术带来的应激反应。

临床实践证实，针药复合麻醉是甲状腺切除手术的适宜麻醉方法，可以完成大多数甲状腺切除手术，且具有良性生理影响。例如在甲状腺手术中，由于创伤性应激情反应，使组织细胞对胰岛素的敏感性下降，摄取利用葡萄糖能力下降，从而导致血糖升高。针药复合麻醉，能够抑制甲状腺手术中的血糖上升，使血糖升高的程度显著降低，从而在一定程度上抑制了以血糖升高为指标的应激反应。在麻醉前使用韩氏穴位神经刺激仪（HANS）进行术前诱导，并辅助静吸复合全麻，可以减少 21%～30% 的七氟醚用量，而且围术期血压、心率更趋平稳，苏醒更快。采用针麻复合颈丛神经阻滞方法，镇痛完善，术中各生命体征平稳，患者安静合作，辅助用药量明显减少。

吴根诚等在开颅手术中对幕上肿瘤切除术患者，进行穴位电刺激复合七氟烷麻醉，显著缩短开颅手术麻醉后苏醒期及恢复时间，提高麻醉恢复质量。

在对电针调节创伤应激后免疫功能紊乱的神经内分泌机制进行系统研究中，观察应激后免疫调控的相关通路在电针调节创伤应激导致免疫功能紊乱中的作用。研究表明，电针能有效改善创伤应激后大鼠的免疫功能，有效避免创伤应激后免疫功能紊乱，使因创伤应激导致的脾脏淋巴细胞增殖的刺激指数（SI）降低得到明显改善，促进创伤应激后机体免疫功能的及早恢复。电针的免疫调节作用是通过抑制下丘脑-垂体-肾上腺轴和交感神经系统功能活动实现的。电针的中枢免疫调节作用，一方面通过增强中枢孤啡肽系统和褪黑素的功能，另一方面通过抑制创伤应激时中枢小胶质细胞的激活以及抑制炎性细胞因子 IL－1beta 和去甲肾上腺素的释放来发挥免疫调节作用。

手术应激反应，是指机体因受到手术及麻醉刺激，引起交感神经—肾上腺髓质系统兴奋，下丘脑—垂体—肾上腺皮质分泌增多，引起机体各种功能和代谢变化的过程。手术的刺激、失血、疼痛和缺氧等，是引起手术中及手术后应激反应的主要原因。麻醉期间应激反应可以导致机体的免疫抑制，如儿茶酚胺、肾上腺皮质激素等的增加，均可起到较强的免疫抑制作用。针药复合麻醉在很大程度上通过"神经—内分泌—免疫"网络调节,抑制儿茶酚胺等的反应,从而降低手术的应激反应程度。合理应用各种麻醉技术和药物,可有效控制麻醉手术中有害的应激反应。针药复合麻醉,不仅可以显著降低手术应激反应,并且有利于患者的生命体征和内环境的稳定。

针药复合麻醉的一项重要成果就是可以减少术中挥发性麻醉剂和阿片类药物的需求量。上述研究结果提示,针药复合麻醉显然要比单纯针刺麻醉或单纯药物麻醉更具有优势,因此也应更容易被人接受,更受到临床麻醉医生的普遍欢迎。但事实并非完全如此。从理论上讲,针药复合麻醉可能出现的结果有三种趋势,一是协同,二是无效,三是拮抗。以往的研究证实,具有肯定镇痛作用的一些药物,当它们在辅助针刺镇痛时却出现了分化。这些药物在辅助针刺镇痛时可分为三类,一类是能增强针刺镇痛效果的药物,如芬太尼等 16 种;一类是对针刺麻醉不产生影响的药物,如舒必利等 3 种;一类是对针刺镇痛起拮抗作用的药物,如氯胺酮等 6 种。所以在临床麻醉中,只有增效的针药组合才是我们所需要的,而不是盲目的任意组合。

另外,由于患者间存在着个体差异,针刺复合麻醉,对于痛阈较高或痛阈较低患者的效果均不明显,而对痛阈处于中间状态的患者镇痛效果最佳。

针刺麻醉的作用效应,是多途径、复合作用的结果。在功能上主要表现为辅助镇痛,减少麻醉药用量,病人苏醒快,使机体保持动态平衡,促进肾上腺皮质功能,使患者处于应激状态,有利于提高手术过程中脑部的供血与供氧,有利于对脑的保护作用等。在镇痛机制方面,相关研究表明,经皮穴位电刺激,诱发大脑功能磁共振成像(FMRI)信号表达。γ-氨基丁酸(GABA),作为抑制性递质参与针刺镇痛的受体分型。中枢 β-内啡肽(β-EP)参与低频低强度电针镇痛。在颅后窝手术中,发现针药复合麻醉可明显抑制患者术中儿茶酚胺反应,部分改善手术引起的免疫功能抑制。在体外循环内直视手术(OHSC)中,发现针药复合麻醉可以抑制 OHSC 的 β-EP、促肾上腺皮质激素(ACTH)、皮质醇反应和血糖升高等。

下面引用韩济生教授于 2010 年 8 月在加拿大蒙特利尔第 13 届世界疼痛大会上的报告中结论性总结:

(1)针刺麻醉所具有的共识之点

①针刺、电针和经皮穴位电刺激(TEAS)其中包括"经皮神经电刺激(TENS)",可以视为是刺激疗法的一个延续群体(spectrum),可称之为"针刺相关技术(ART)"。

②与上一世纪后 30 年相比,最近 10 年对 ART 的兴趣急剧增长,这可从针刺有关的基础研究和临床研究论文的快速增长中得到反映。

③ART 的诸多适应证中,针刺镇痛是研究最多、了解最深的领域之一。

④手术前和/或手术后应用 ART 可以减轻手术后疼痛和恶心呕吐。

⑤在大多数慢性痛情况下,ART可以减轻疼痛,其效果优于空白对照组。

⑥治疗慢性痛时应用ART,应考虑多次治疗(例如每周1~2次,维持数周),以便发挥其积累效应。

⑦对于针刺有效的患者,或患者处于疾病的高敏期,不应采用强刺激,或过于频繁的治疗,有时应用弱刺激,或减少刺激次数,反而得到良好疗效。

⑧不同频率的ART所产生的镇痛效果,是由脑内不同类型的阿片受体介导的。

⑨ART引起的镇痛效应中,心理成分(条件反射、期望值)可能起着重要作用。

⑩ART引起的镇痛效应,有时可以表现出明显的频率特异性(某种频率特别有效),表明该频率有其特定的生理效应,而不完全是由于心理效应作用,因为患者并不预知何种频率特别有效。

⑪针刺的局部效应和全身效应,可能是通过不同的机制介导的。

⑫今后的临床试验中,要注意对ART的各种参数进行优化,使之发挥最大的生理效应,争取实现最佳的投入产出比,达到除痛目的。

(2)针刺麻醉所具有的待探讨的问题

①经络具有不同于神经的特异结构基础。

②应该就某一特定病例采用个体辩证取穴,才能达到最大疗效,而不应对某一病种定出标准穴位处方。

③在身体任意部位扎针,均可得到同样针刺效果。

④针刺的疗效主要是由于安慰剂效应所致。反方认为,这种观点可能会导致放弃对针刺最佳条件进行深入研究的努力。

⑤今后计划进行的针刺临床试验中,应该更多考虑应用电针和TEAS。

⑥鉴于TEAS步骤简单易行而效果确切,可以考虑普遍应用于大多数外科手术中(手术前半小时开始应用),以减轻术后疼痛和恶心呕吐。

针刺麻醉,不仅将传统的针灸学推向世界,也进一步使中医学在世界范围被人们所接受和认可。针刺麻醉为针灸疗法的临床应用和学术理论,发展开拓了一个新的领域。针刺麻醉的运用,不仅为现代外科手术,提供了一种可能的、非药物性的麻醉方法,而且对外科麻醉学和痛觉生理的研究,产生了巨大的促进和影响,催化了现代自然科学多学科对疼痛学的研究,成为现代世界生命科学研究的一个重要组成部分。

四、灸法作用的基本原理与应用规律研究

该研究首席科学家为上海中医药大学的吴焕淦教授。此项目的研究,是从灸法的临床现象中提炼出理论规律,诠释灸法的理论内涵与作用机制,为灸法临床疗效的提高提供理论支撑

和科学依据。

该研究根据以往灸法研究成果和中医针灸学理论,基于艾灸临床有效病症(慢性浅表性胃炎、溃疡性结肠炎、肠易激综合征、高脂血症、类风湿性关节炎、颈椎病、腰椎间盘突出症、膝骨性关节炎、过敏性鼻炎、支气管哮喘、面瘫、痛经等)开展灸法作用基本原理与应用规律的研究。以提高艾灸治疗优势病种、疑难病症疗效为目标,凝练出"人体对艾灸的温热刺激及其生成物的反应是灸效的科学基础,灸材、灸法、灸位、灸量及机体反应性是影响灸效的关键因素,合理运用是提高疗效的关键"的工作假说。围绕假说,综合运用现代多学科技术与方法,从文献和灸法的临床实践提炼出规律,采用严格的随机对照研究以临床疗效进行实证,实验研究揭示艾灸疗效产生的关键因素、物质基础及影响因素,解决"艾灸理化特性的生物效应机制、灸疗的热敏规律及其科学基础和艾灸效应关键因素的临床科学基础"之关键科学问题,阐释灸法作用的基本原理与应用规律,促进灸法的传承与创新。

围绕研究内容形成 6 个项目:①机体对艾灸的反应性特点及其与艾灸红外物理特性关系的研究;②灸疗的热敏规律及其科学基础研究;③艾灸温热刺激的局部感受机制及信号转导通路研究;④艾灸的温补效应规律及其原理研究;⑤艾灸的温通效应规律及其原理研究;6. 项目六"艾蒿与艾灸生成物的成分及其效应机制和安全性评价研究。

五、确有疗效的经穴效应相关基础研究

该研究首席科学家为广州中医药大学的许能贵教授。此研究以确有疗效的经穴效应"面口合谷收"为切入点,深入探寻经脉体表与体表上下之间特异性联系的生物学机制,诠释经络理论的科学内涵,进一步阐明穴位主治作用的规律和机制。

经络学说的核心是体表与体表、体表与内脏之间的特定联系,现代医学关于"体表-内脏相关"的研究使"经脉-脏腑相关"理论得到现代生命科学的认同。而"经脉所过,主治所及"的远端取穴原则和经脉现象的机理问题一直没有得到解决。项目组以"面口合谷收"经脉现象为切入点,从猕猴合谷穴区与面口部特异性联系的实验研究、合谷穴区与面口部特异性联系的人体研究、合谷穴区和面口部感觉传入信息在猕猴颈髓、丘脑和皮层的汇集研究、猕猴大脑皮层调控合谷穴区和面口部感觉和运动的研究、病理状况下合谷穴区与面口部联系的脑功能和突触可塑性研究五个方面探讨手阳明大肠经"合谷穴"与远端循行所过部位"面口部"所蕴涵的体表-体表特异性联系规律、途径及其机制;同时,通过经脉现象的研究,验证是否存在针灸肌肉通道,研究生理病理状态下穴位内脏相关以及穴位和疾病相关性规律,诠释经络学说的科学内涵。以针灸优势病种及治疗该病种有效经穴为载体,探讨"针刺手法四大要素"的效应规律,明确针刺手法的量效关系及生物学机制。

六、针灸作用机制研究进展

针灸作用是针灸刺激在机体产生的生物反应,对这一生物反应的启动、过程、结果进行的研究称为针灸作用机制研究。针灸防治疾病机制研究是针灸学与现代科学的观念与技术相结合的产物,其目标是明确针灸作用的生物现象和生物效应,研究针灸作用的生物过程,寻求针灸作用的规律及其代表的生物过程的相应规律与机制,对针灸效应机制进行科学的解释,并为提高针灸防病治病水平服务,同时从针灸学出发发展生物学。

针灸作用机制研究自 20 世纪 50 年代起,在中国已经发展了半个多世纪,针刺麻醉原理研究在其发展过程中具有重要推动作用,也为其研究思路与方法的建立做出了重要贡献。针灸作用机制研究不仅是一种研究,更是针灸学发展的观念、思路与方法的源泉。50 年来,实验针灸研究工作者、临床针灸医师以及相关学科的研究者,应用现代科学技术和研究方法,对针灸治病、防病的疗效及其机理进行了系统的临床观察和实验研究,基本明确了针刺镇痛与针刺麻醉、针灸对免疫系统及机体各系统多方位、多环节、多靶点的调节作用及部分机制。针刺镇痛、针刺麻醉的基础和临床研究成果,丰富了疼痛领域的研究,已引起世界医学界的极大关注和重视。20 世纪末,生命科学界"脑的十年"的实践研究,使针灸对中枢神经系统的功能调节作用的研究和对中枢神经系统疾病的治疗有了很大进展,针灸调节免疫功能的临床规律和机制研究对总结针灸效应规律具有先导性价值。针灸对各脏腑功能调整作用的规律和机理的研究,脏腑相关理论的阐明,也促进了针灸疗法对多种内脏疾病的治疗。

大量的临床和实验研究证明,针灸对各系统的调整作用,在很大程度上是通过对"神经-内分泌-免疫"网络的调制而实现的。研究主要集中在针灸对神经、内分泌、免疫、呼吸、循环、血液、消化、泌尿生殖等系统的调节效应和作用机理。针刺镇痛与针刺麻醉的临床和机理研究对针灸作用机制的研究具有巨大的促进作用。

(一)国内针灸作用机制研究进展

1.针灸对神经系统功能的调节[55-61]

神经系统是机体内起主导作用的功能调节系统之一,神经调节是实现针灸调整机体功能的主要作用途径。针灸的机制研究涉及中枢、外周神经、脊髓、脑与大脑皮质等,研究角度也逐渐从细胞水平深入到细胞核内基因表达调节的水平。神经递质在针灸作用机制中的作用研究较为广泛,内源性阿片肽是近年的研究热点。

（1）针灸对中枢神经系统的作用

针灸对中枢神经系统损伤具有阻止或减轻神经损伤后的继发性损害,促进神经修复、神经再生和突触重建,达到中枢神经功能重组的作用。

电针治疗脊髓全横断损伤大鼠,能够增高脊髓损伤邻近组织的神经营养素－3水平,促进神经纤维明显再生和神经修复。电针刺激还可以促进脊髓损伤大鼠神经丝蛋白－200与神经胶质原纤维酸性蛋白质的表达。针灸可以增加缺血区微血管的数目并促进血管形成,刺激改善脑缺血脑组织的血流量,促进血肿吸收,以及改善缺血半暗带的血液供应,加快缺血后神经功能恢复,显示了脑血管病针灸早期介入的重要性。同时,临床试验表明,常规治疗配合针刺干预有助于提高急性脑梗死患者脑源性神经营养因子、神经生长因子水平的表达,进而促进患者神经功能的恢复。

(2)针灸具有改善脑功能的效应

相关报道多集中于阿尔茨海默病(AD)与血管性痴呆(VD)。实验发现针刺治疗 β -淀粉样蛋白片段 25－35($\alpha\beta$25－35)诱导的阿尔茨海默病大鼠模型,可以显著促进 AD 大鼠突触传递长时程增强现象(LTP)恢复,并且电针对麻醉状态下正常大鼠的海马 LTP 有易化作用,提示针刺能提高学习记忆能力或者效率,即具有所谓益智作用"。针灸通过逆转缺血性脑损伤后 NO 含量升高所致神经元损害过程、提高 VD 患者的葡萄糖代谢水平、增强多发梗死性痴呆大鼠海马 NF－κB、IκB 蛋白表达水平等途径,改善 VD 动物的学习记忆能力,从而在一定程度上改善 VD 患者的认知能力。

(3)针灸可促进受损周围神经功能的恢复

相关研究多集中于面神经损伤与坐骨神经损伤疾病。实验表明:电针可促进损伤面神经修复。其分子机制是电针能提高表情肌组织神经生长因子(NGF)、神经营养因子-3(NT－3)表达,加快逆转运速率,并提高雪旺氏细胞 NT－3 表达、加快逆转运速率,增加受体数量,从而促进面神经损伤的修复。

(4)针灸治疗头痛的作用和机制

针刺在临床上广泛应用于偏头痛、紧张性头痛等的治疗,取得了较好的效果。针刺能够增强内源性阿片肽的活性或激活内源性阿片肽能神经元释放阿片肽,使脑内阿片肽的含量增高,产生镇痛效应。磁共振机能成像(FMRI)和正电子发射断层显像(PET)研究表明,前额叶皮质和扣带回皮质在头痛信号的传导中起着很重要的作用,针刺能激活相应脑区起到镇痛的作用。临床研究发现针刺能有效改善头痛发作期和间歇期的脑血流异常状况,即针刺能双向调节偏头痛患者的脑血流状况。电针"阳陵泉"和"太冲"可以显著抑制偏头痛大鼠皮质扩展性抑制的波幅,作用途径可能是通过调节血浆降钙素基因相关肽(CGRP)和 P 物质(SP)含量实现的。

(5)针灸治疗运动障碍疾病的作用和机制

主要研究多集中于帕金森疾病(PD)的治疗。电针可保护 PD 大鼠多巴胺(DA)能神经元免受损伤,电针后大鼠损毁侧 DA 能神经元凋亡数减少,黑质酪胺酸羟化酶阳性神经元数和纹状体 DA 增加。此外,有研究认为针刺对 PD 模型大鼠的治疗作用可能是通过改善免疫系统失衡状态而起效。关于其他运动障碍疾病多为观察报道,其相关的机制研究比较少。

(6)针灸治疗癫痫的作用和机制

研究表明,穴位埋线治疗能显著地抑制癫痫发作,该方法可降低癫痫持续状态后大鼠海马神经元细胞凋亡指数,可通过抑制神经元细胞凋亡起到治疗癫痫的作用。穴位埋线治疗可使急性癫痫大鼠模型海马和颞叶皮质中的 γ-氨基丁酸(GABA)、GABA/谷氨酸(GLU)含量明显增高,GLU 含量明显降低,提示穴位埋线可通过调节脑内兴奋性与抑制性氨基酸的水平而发挥抗癫痫作用。

2. 针灸对内分泌系统功能的调节[62-69]

针灸的多种效应与调节内分泌系统的功能有关。针灸影响内分泌腺或内分泌细胞分泌激素及激素从产生到发挥作用的每一个环节,从而协调了激素的调节功能。另外,针刺对内分泌系统的调节与神经系统有着密切的联系。相关机理研究多集中于针刺对下丘脑、垂体、胰腺、甲状腺、肾上腺以及性腺等方面的调控,具体体现在对糖尿病、甲状腺疾病、性腺疾病等内分泌功能失调或障碍疾病的防治规律和机制研究上。

(1)针灸对糖尿病及其并发症的调节

①针刺预防糖尿病:动物实验表明,链脲佐菌素造模前两周给予大鼠针刺,可明显降低大鼠血糖含量和 LPO 水平,增加血清胰岛素和大鼠体重,减轻胰岛损伤。

②针灸对 β 细胞及胰岛素抵抗的调节:针灸可以有效地保护胰岛 β 细胞形态、改善胰岛 p 细胞分泌功能。另外,针灸具有显著降低 2 型糖尿病大鼠脂肪组织抵抗素基因表达、改善脂代谢紊乱缓的作用,从而有效改善胰岛素抵抗。

③针灸对糖尿病心血管并发症的调节:针刺可明显改善糖尿病大鼠心肌细胞凋亡,改善糖尿病动脉粥样硬化,其机制可能与降低炎症及一氧化氮、TG、低密度脂蛋白、FFA 及胰岛素水平有关。

④针灸对糖尿病神经系统并发症的调节:针刺可有效改善糖尿病合并脑缺血、脑缺血再灌注导致的学习记忆障碍,可能是通过调节 PKA-CREB 信号通路促进 BDNF 的合成及分泌,促进神经细胞再生功能。针刺可提高糖尿病合并脑缺血大鼠海马 CA1 区胆碱能的活性,这也可能是针刺提高学习记忆的内在机制之一。针灸对糖尿病外周神经并发症也有较好疗效,可有效恢复其神经传导速度、热痛阈等神经障碍。主要通过降低炎症因子、调控下丘脑弓状核组织中神经递质的水平、抑制晚期糖基化终产物在神经组织中的积聚、抗氧化应激等作用,促进神经损伤的修复。

⑤针灸对糖尿病胃轻瘫的调节:针灸可主要通过降低糖尿病患者血中胃动素(MTL)和

胃泌素(GAS)的含量,促进胃肠运动加快胃排空,从而有效控制血糖。

⑥针灸对糖尿病及并发症调节的其他机制研究:针灸作用不是调节体内单一环节来发挥其对糖尿病及其并发症的治疗,而是对多层面调节的共同作用结果。涉及针灸对神经系统、β细胞、胰岛素抵抗、代谢紊乱、细胞因子、细胞内通路及基因表达的调节等。

(2)针灸对肥胖症的调节

针灸减肥以其疗效显著、无毒副作用而广泛被患者接受,其作用机制也涉及了多个层面,包括对脂类代谢的影响、对下丘脑一垂体系统的调节、对胰岛素抵抗作用的缓解、对瘦素(Leptin)的调节、对基因表达的改变等。

针刺治疗肥胖与 Leptin 分泌的调节密切相关,针刺能增加肥胖患者 Leptin、胰岛素的敏感性,改善 Leptin 及胰岛素抵抗、脂肪代谢以及内分泌代谢异常,进而调节机体能量代谢的作用。针刺减肥效应产生的对能量调节的作用,也可能是通过胆囊收缩素(CCK)的中枢系统控制进食量而减少了能量蓄积,同时 CCK 通过调节胃肠道和胰腺等功能,延缓胃肠排空,增加能量分解等,最终改善了能量代谢状态,使体重降低,脂代谢指标改变。此外,动物实验提示在针刺减肥时须同时控制饮食,针刺结合饮食结构调整对肥胖大鼠的治疗作用主要表现在饮食量减少和饮水量增加。

(3)针灸对高脂血症的调节

研究从针灸对机体氧化应激状态调节、对机体脂类代谢的调节、对血清某些相关蛋白和相关基因的表达等多个方面对其机制进行了阐释。针刺能改善高脂饮食引起的氧化应激状态,可通过对 NO 和髓过氧化物酶(MPO)的调节改善人体内环境,并具有良好的降脂、保护内皮细胞及预防动脉粥样硬化形成的作用,对加强脂蛋白的代谢,促进肝脏对脂质代谢的调节,保护肝脏,干预脂肪肝的形成,降血脂,防治心脑血管疾病有积极作用。针刺可降低 Leptin 引起的肝细胞凋亡,并能上调脂联素信号保护高脂对主动脉的损伤,其作用主要通过脂联素受体(AdipoR2)介导。这些研究成果为针灸治疗高脂血症及其并发症的机制研究提供了思路。

(4)针灸对痛风的调节

针灸对痛风调节作用的机制研究主要集中在相关生化指标的观察。临床实验表明电针治疗可抑制血尿酸的生成。动物实验证明电针对急性痛风性关节炎模型有抗炎消肿作用,能减小关节周径,明显降低组胺、5-羟色胺、白三烯和血管舒张因子 NO 含量。

3. 针灸对免疫系统功能的调节[70]

针灸的促防卫与调节免疫作用是针灸治疗作用发挥的重要途径之一。针灸对免疫球蛋白、补体、细胞因子、白细胞、吞噬细胞、B 淋巴细胞、T 淋巴细胞、自然杀伤细胞、抗原提呈细胞、红细胞免疫功能等均具有明显的双向调节作用。

针灸调节非特异性免疫应答的作用主要体现在：提高吞噬细胞的数量及功能,促进机体内细胞因子的合成、分泌及生物学活性,提高血清补体含量及效价,提高 NK 细胞数量与活性;针灸对特异性细胞免疫的影响主要体现在：通过调节应答过程中细胞因子的合成与分泌,从而调节细胞免疫应答;针灸对特异性体液免疫的调节主要体现在：促进辅助性 T 淋巴细胞分泌细胞因子,调节各种免疫球蛋白的分泌与合成等。

针灸对细胞因子的调节包括对多种白细胞介素($IL-1$、$IL-2$、$IL-4$、$IL-5$、$IL-6$、$IL-12$)、肿瘤坏死因子(TNF)的合成、分泌及其生物学活性的调节。大量实验证实针刺对 $IL-2$ 水平有着明显而确定的影响。此外,针和灸均能诱生干扰素(INF),且不同手法和穴位均能不同程度地提高 IFN 效价。针灸对 T 细胞的调整具有双向性,其效应与机体功能状态密切相关,针灸对 $CD4^+T$ 细胞的影响较大,而对 $CD8^+T$ 细胞的影响不太明显,针灸可使紊乱的 $CD4^+/CD8^+$ 比值趋于正常。

针灸对免疫系统的调节可能是通过神经—内分泌—免疫网络实现的。针灸调节免疫的作用有赖于神经系统和内分泌系统功能的完整性。针灸调节作用呈现双向性,机体功能状态、穴位特异性、刺激方法的选择及治疗时间等因素均可影响针灸对免疫系统的调节效应。

4. 针灸对呼吸系统功能的调节[71,80]

近年国内在针灸对呼吸系统功能的调节研究方面,主要集中于针灸防治哮喘的机制研究,包括改善呼吸功能、调节 cAMP/cGMP 平衡、调节 β-肾上腺素能受体、调节 Th1 和 Th2 细胞亚群平衡、调节机体免疫球蛋白(LgE、IgG、IgA 等)的表达水平、调节免疫功能、调解细胞因子等的释放、调节下丘脑—垂体肾上腺皮质轴、抑制气道重建。近年组学技术的应用与针灸抗哮喘效应物质基础研究是机制研究的新亮点。

(1)免疫调节

天灸能抑制过敏性哮喘患者外周血单个核细胞培养上清液中的 $IL-4$、$IL-13$ 的分泌,降低血清总 IgE 的水平,从而阻断 IgE 介导的 I 型超敏反应。穴位贴敷经皮给药药贴可以通过降低血清中环氧合酶-2(COX2)水平、降低肺组织基质金属蛋白酶-9 水平,从而对哮喘产生治疗作用。针刺防治过敏性哮喘的机制与调节哮喘大鼠呼吸道内表面蛋白 A 的表达有关。

(2)抑制气道炎症

简易穴位埋线可抑制 $ICAM-1$、$NF-\kappa B$ 表达,减轻气道炎症。针刺足三里具有促进哮喘模型大鼠支气管肺泡灌洗液中低水平 $TGF-\beta$ 浓度的增高、抑制粒细胞-巨噬细胞集落刺激因子浓度增高的作用,从而抑制气道炎症。

(3)针灸抗哮喘效应物质基础研究

近年来,基于针灸防治哮喘的临床有效性,开展了比较系统的针灸抗哮喘的效应物质基础研究。研究表明针刺的抗哮喘作用不依赖肾上腺皮质激素,提示针刺可能激发了体内不依赖皮质激素的抗哮喘活性物质,通过非皮质激素类其他内源性调节途径发挥其抗哮喘作用。针刺血清具有与针刺类似的抗哮喘作用,针刺血清中至少存在四种特异成分。

在进一步应用系统生物学的基因组学和蛋白质组学技术研究针刺抗哮喘效应物质基础中,建立了大鼠哮喘模型针刺组、正常针刺对照组等四个肺组织基因表达连续分析(serial analysis of gene expression,SAGE)标签数据库,生物信息学分析表明针刺抗哮喘作用存在免疫抑制、固醇合成、内环境稳态维持等三类关键基因群,其作用是调节内源性类固醇激素产生,抑制炎症和调节免疫的生物过程。蛋白质组分析表明,针刺哮喘大鼠肺组织蛋白质组差异分析显示针刺抗哮喘效应相关调控蛋白 32 个,其中 30 个蛋白点经过 LC-ESI-MS/MS 被鉴定为 28 种蛋白。生物信息学分析显示针刺抗哮喘效应相关调控蛋白主要参与免疫/炎症调节生物学过程,针刺能够降低促炎症蛋白(S100A8、RAGE)的水平和提高抗炎症蛋白(CCl0、sRAGE)的水平。抗哮喘效应相关调控蛋白功能之间的相互作用形成潜在的针刺免疫调节和抗炎症反应生物信息传导途径,其中 CC10、S100A8、RAGE、sRAGE、RhoGDl2 等均为关键节点蛋白。基于 SAGE 标签数据库生物信息学分析结果,对针刺调节的 S100A9 差异表达基因进行了基因克隆和蛋白质纯化,并从体内、体外抗哮喘效应两个方面验证了类似针刺的抗哮喘功能,针刺抗哮喘物质基础研究获得突破性进展。

5. 针灸对循环系统功能的调节[81-84]

(1)针灸对心脏活动的调节作用

①针灸对心率的调节作用。针灸主要通过调节交感-迷走神经的均衡、改善心率变异性、抑制交感-肾上腺髓质系统活性并减少儿茶酚胺的释放、降低血管紧张素Ⅱ的水平等作用途径,使异常心率向正常状态恢复。

针刺对异常心率的调整作用具有穴位特异性和双向良性调节的特点。红外激光刺激内关穴后,心动过缓家兔模型心率得到明显改善,而非穴位治疗后几乎无作用。电针心包经 3 个穴位(大陵、郄门、曲泽)均能提高心动过缓大鼠的心率,但各组提高心率的效应不同,其效应大小趋势为大陵<郄门<曲泽。胃经 3 个穴位解溪、足三里、犊鼻中除解溪组外,其余各组与模型组比较,均无提高心动过缓模型大鼠心率的作用。此外,针灸能够明显减慢心动过速模型大鼠心率,并对缓慢性心律失常大鼠心率也有显著的改善作用。

②针灸对心律的调节作用。针刺对单纯心律失常(如过早搏动和阵发性心动过速)以及心肺相关疾病(如急性心肌梗死、慢性肺心病、冠心病等)并发的心律失常均有一定的疗效。对心肌细胞 G 蛋白、离子通道、心肌细胞钙振荡、弓状核内阿片受体等的调节是针灸治疗心律失常的重要机制。

③针灸对心肌缺血性损害的保护作用。针灸治疗缺血性心脏病疗效肯定。针灸可能通过以下机制对心肌缺血性损害产生保护作用:对抗过氧化作用物质的调节,自由基对细胞膜的过氧化损伤是心肌缺血性损伤的重要机制,研究表明针灸治疗心肌缺血模型大鼠后明显提高血清中超氧化物歧化酶(SOD)的活性,降低丙二醛(MDA)含量,提高心肌谷胱苷肽过氧化酶(GSH-PX)活力,提示针灸有明显的抗氧化作用,在一定程度上降低心肌细胞膜和心功能损伤程度;对心肌酶的调节,心肌缺血后,细胞膜通透性增强,心肌细胞内的酶释放进入血液,成为心肌损害的重要指标,研究显示针灸治疗可降低血清心肌肌酸激酶(CK)、心肌肌酸激酶同工酶(CK-MB)、心肌细胞蛋白激酶C(PKC)的水平,抑制心肌乳酸脱氢酶(LDH)和心肌内天冬氨酸氨基转移酶(AST)活性,发挥对心肌细胞的保护作用;对能量代谢的调节,糖原减少是心肌缺血早期的重要病理变化之一,针灸能增强心肌能量代谢物质的活性,可改善心肌的能量供应,保护心肌的有氧代谢,降低氧自由基的产生,减轻心肌细胞的损害,改善心功能;对血管活性物质的调节,针刺治疗能够提高急性心肌缺血大鼠血清NO的含量,降低其血浆ET-1的含量,从而提高NO/ET-1比值,在一定程度上纠正内皮功能紊乱。针刺还能提高血浆CGRP含量,以及血管加压素Ⅱ在缺血再灌注损伤心肌细胞内的水平,具有较强的心肌保护作用;⑤对心肌细胞离子浓度的调节,实验表明针刺可明显提高体内钙网蛋白(CRT)含量,促进CRT表达的上调,并能抑制心肌细胞内Ca^{2+}的升高,降低Ca^{2+}超载,上调心肌肌浆网钙泵(Serca)基因表达,增强Serca活性,在维持胞浆Ca^{2+}浓度和维持心肌的正常舒缩功能中发挥重要作用;对心肌细胞基因表达的影响:基因组学研究表明针刺心经、小肠经穴位治疗后心肌缺血大鼠心脏组织中有70个基因下调和20个基因上调,主要是离子通道和运输蛋白相关基因、细胞凋亡和应激反应蛋白相关基因、代谢相关基因、细胞信号和传递蛋白相关基因、DNA结合、转录和转录因子类基因、免疫和炎性反应相关基因等。另外,研究发现针刺对心肌缺血再灌注损伤大鼠Bcl-2、Baxm、cTnT、bax等基因表达具有良性调节作用;对心肌细胞超微结构的影响,电针内关穴对大鼠急性心肌缺血心肌细胞明显肿胀、肌原纤维排列紊乱、纤维断裂、线粒体明显肿胀、细胞核固缩等病理改变均有明显改善,在一定程度保护了缺血再灌注损伤心肌细胞;对单胺类递质的调节,心肌缺血大鼠下丘脑室旁核区去甲肾上腺素(NE)的含量较正常显著降低,电针治疗促进单胺类递质NE的释放,NE可能是电针抗心肌缺血损伤的中枢调控物质之一。另外,针刺干预还能显著降低心肌缺血大鼠下丘脑和脊髓背角5-HT的表达;其他机制,研究显示针刺内关穴能抑制心肌缺血再灌注大鼠血浆β-内啡肽的升高,减轻应激反应的发生,从而起到保护心肌的作用。β-肾上腺素受体参与介导了电针处理改善心肌缺血性损害的作用。也有研究发现针刺对心肌缺血损害的保护作用与血液流变学,应激蛋白HSP70、HSP90的改变,促进心肌肥大细胞脱颗粒,增强钠泵活性维持细胞膜内外环境的稳定

等生物学过程相关。

（2）针灸对血管功能的调节作用

临床和实验研究证实,脑缺血后针灸治疗能促进血管新生,其作用机制可能与"双向良性调节"血管新生相关因子的表达相关,即上调血管生长因子和下调血管抑制因子,加速新血管的形成,恢复受损脑组织血流供应,促进缺血后神经功能的康复。

针灸治疗大动脉炎(头臂动脉型)患者后,测定内皮依赖性血管舒张功能明显升高,血浆中NO浓度明显上升,内皮素浓度明显降低,并且SOD活性提高,过氧化脂质水平降低,提示针灸能调节血管内皮细胞因子分泌,提高机体清除自由基的能力,从而改善血管的舒张功能。针刺具有调节脑梗死大鼠脑血管舒缩运动从而促进侧支循环的效应,这可能与三磷酸肌醇(IP3)–钙离子通路以及二酰基甘油(DAG)–蛋白激酶C途径有关。针刺还能调节再狭窄血管平滑肌中原癌基因c-myc及c-fos mRNA以及凋亡相关基因P53基因的表达,抑制血管平滑肌细胞增殖,调节平滑肌凋亡,影响动脉再狭窄的病理进程。

（3）针灸对血压的调节作用

针灸对高血压的降压作用:针灸能改善微循环状态以及高血压血管重构现象,还能够影响高血压患者血清中血管活性物质的含量,通过调节血管内皮细胞的内分泌功能达到降压效果。针刺信号的中枢降压作用部位可能位于脊上中枢水平,与其综合抑制肾素－血管紧张素－醛固酮系统有关。针刺降血压的同时能够显著改善其伴随的胰岛素抵抗(insulin resistance,IR),可通过改善IR途径降压。针刺降压还具有穴位特异性的特点,分别针刺偏历、合谷、曲池、阳池、消泺、外关等单穴对高血压大鼠进行治疗,曲池、合谷在电针治疗后即刻血压与治疗前血压相比有显著性变化,并与阳池穴在治疗后10～20分钟使血压下降趋于稳定。偏历、消泺、外关三穴降压效果不明,说明针刺单穴降压作用具有相对特异性。

针灸对低血压的升压作用:针刺足三里和内关穴均能显著升高低血压模型大鼠平均动脉压,研究认为其机制可能与神经体液等因素有关,尤其与孤束核神经元的激活密切相关。而cAMP、蛋白激酶A(PKA)介导的细胞信号转导通路可能参与组成了电针内关穴调节大鼠失血性低血压的经络信息作用途径。

6. 针灸对血液成分的调节[85,86]

针灸对血液成分的调节,对维持机体内环境的平衡具有非常重要的意义。研究表明,针灸对血液红细胞、血红蛋白、白细胞、血小板的量和功能有明显调节作用,对血液中血浆蛋白、血氨、血脂、血糖、电解质、酶及其他生物活性物质具有良性的双向调节作用。

悬灸瘀积模型大鼠足三里穴可升高白细胞、红细胞、血红蛋白、血细胞比容,从而改善贫血状况,提高机体免疫力。针灸白细胞减少模型大鼠膈俞穴能上调CD54表达,增强免疫功能,回升外周血白细胞数量。增强化疗大鼠粒细胞-巨噬细胞集落因子的能力。温针灸和单纯针刺均能增加血小板减少性紫癜患者血小板数量。单纯针刺以近期疗效见长,温针灸以远期疗效见长。

7. 针灸对消化系统功能的调节[87,88]

针灸对消化系统的调节主要表现在对胃肠黏膜损伤、胃电节律紊乱、胃动力和胃排空以及肠易激综合征的调节作用。

艾灸血浆能够降低胃黏膜内皮素和血浆多巴胺含量,增加胃黏膜血流量,降低血清炎性细胞因子含量,减少内生性炎性介质和血管活性物质在肠黏膜的积聚,恢复胃黏膜组织形态,保护胃黏膜上皮细胞。电针对胃黏膜组织特异性调整作用与肠三叶因基因表达差异有关,孤束核内精氨酸加压素参与了电针对大鼠应激性胃粘膜损伤的保护作用。电针对家兔胃电节律紊乱有显著调节作用,可使亢进的胃肠运动降低,且电针后效应优于即时效应,不同频率电针对胃电的调整效应不同。MTL、CCK 是参与针刺调整消化道运动的重要脑肠肽物质。电针天枢穴对慢传输型便秘结肠 c-kit 和 SCF 基因表达有上调作用,可能是针灸治疗慢传输便秘的机制之一。电针通过降低结肠黏膜肥大细胞数量,下调下丘脑促肾上腺皮质激素释放激素、P 物质及其受体表达,改善肠易激综合征大鼠的症状。此外,电针对非酒精性脂肪肝大鼠有较好的治疗作用,其作用机制可能是通过调节下丘脑 Leptin 及其受体 mRNA 的表达实现的。

8. 针灸对泌尿生殖系统功能的调节[89-92]

主要集中在针灸对痛经作用机制的研究,涉及神经系统对各组织器官的反射调节,内分泌系统中各种激素的表达含量,信号传递中受体与配体的激活与抑制,免疫系统中炎症因子及免疫细胞的活性调节,以及相关基因与蛋白的表达与否等。神经-内分泌-免疫网络是其作用的主要途径和机制。

针刺可阻断来源于下丘脑的病理性促性腺激素释放激素(GnRH)刺激,通过抑制下丘脑中 GnRH 的表达来抑制病理状态下活动过强的下丘脑—垂体—卵巢轴。针刺能使痛经大鼠卵巢 GnRH、血清雌二醇表达减少,孕酮含量增加,而针刺三阴交可以升高大鼠子宫前列腺素(PGE2)含量,降低 PGF2a 含量和 PGF2a/PGE2 比值,从而治疗痛经。另外,电针也能提高子宫 HSP70 表达和降低子宫丙二醛含量,清除氧自由基,增加子宫局部镇痛物质,起到保护子宫和镇痛作用。基因层面研究表明缝隙连接蛋白 Cx43 可能参与针刺治疗痛经效果的产生。

针灸对疼痛有很好的止痛或缓解疼痛的作用,并对原发性痛经免疫功能变化有调整作用,动物实验表明,针灸对拟原发性痛经大鼠外周血 T 淋巴细胞亚群和免疫器官都有影响,在一定程度上拮抗了原发性痛经出现的免疫功能低下。另有实验证明针刺能提高痛经大鼠 CD3、CD4 水平,但其确切机制有待进一步探讨。此外,针灸可以改善血液的流变性能,降低血液黏度及红细胞的聚集状态,提高红细胞的变形能力,有效改善子宫微循环,从而使疼痛缓解。

(二)国内外研究比较

国外针灸作用机制研究,主要集中于针灸对内分泌系统、消化系统、泌尿生殖系统和循环系统疾病的治疗机制研究。

1. 针灸对内分泌系统功能的调节

国外针灸对内分泌系统疾病调节机制的研究不多,涉及病种较少,主要集中在糖尿病及其并发症和多囊卵巢综合征。

2. 针灸对消化系统功能的调节[93,94]

电针预处理对乙酰水杨酸(ASA)诱导的溃疡具有保护作用,电针组 COX－1 和 COX－2mRNA 水平较 ASA 模型组和蒸馏水对照组显著增加;NO 水平较 ASA 模型组显著增加。电针能够下调脑肠轴中枢血清素活性,减弱内脏痛觉过敏。电针组痛阈较假针刺组显著提高;肌电图测定显示内脏运动反应降低,与对照组无差异;电针组显著抑制脑干中缝核、脊髓表面背角、结肠上皮 Fos 表达,抑制脑干和脊髓 5－HT 表达。

3. 针灸对免疫功能的调节[95－97]

针灸可以刺激 T 淋巴细胞的增殖,激活 NK 细胞活性,调节细胞因子分泌和 Th1/Th2 平衡。针刺合谷、足三里、三阴交等穴位,能减轻患者压力,刺激患者尤其是老年患者 T 淋巴细胞的增殖。针刺正常人肝俞、脾俞、肾俞和足三里穴后,检测其外周血中 CD 阳性分子和相关细胞因子的数量,发现与 NK 细胞相关的 CD 分子(CD16＋、CD56＋)和与 B 淋巴细胞相关的 CD 分子(CD19＋)的数量在针刺后明显提高,而与 T 淋巴细胞相关的 CD2＋、CD8＋和与巨噬细胞相关的 CD11b＋等无明显变化。受测者外周血中 IL－1B、IL－4 和干扰素－γ(IFN－γ)针刺后均明显增加,但各自变化规律不同。针刺预处理致死量单纯疱状病毒－1(HSV－1)感染小鼠,可明显提高小鼠的存活率,血清中 IL－1β 和 IFN－γ 表达水平提高,皮肤中 IL－1α、IL－1β、TNF－α 以及脾脏中 IL－15、TNF－α 等 mRNA 的表达均上调,脾脏中 NK 细胞活性明显增强。提示针灸能通过刺激细胞因子的产生增强自身免疫防御能力。NK 细胞是机体先天免疫系统的基本组成部分,能自发地杀死感染和自发转变的细胞,是机体对抗病原体和癌症第一道防御系统的重要效应细胞。针刺通过促进由 NO、β－内啡肽和细胞因子组成的神经递质网络和免疫系统之间的交互作用,提高 NK 细胞的细胞活性,针刺提高 NK 细胞活性作用有助于杀伤肿瘤细胞从而刺激抗癌免疫系统活化。此外,针灸治疗能改善过敏性鼻炎患者 Th1 和 Th2 之间的平衡,调节 Th1 和 Th2 细胞相关的促炎与抗炎因子的平衡。

4. 针灸对呼吸系统功能的调节[98]

国外对针灸调节呼吸的作用机制偶见报道。有学者实验表明,电针治疗哮喘大鼠,在提高组织中 IL－1、IFN－c 水平的同时,可降低与气道炎症反应相关的 IL－4、IL－10、NO、白三烯 B4,从而降低嗜酸粒细胞、抑制气道炎症,表明电针治疗哮喘与 Th1/Th2 淋巴细胞因子相关。

5. 针灸对泌尿生殖系统功能的调节[99,100]

国外研究主要集中在针灸对卵巢功能的调节作用:低频电针可以提高比目鱼肌细胞的葡萄糖转运体 4 的表达以及胰岛素受体基质 1 的表达,一定程度上改善多囊卵巢综合征(PCOS)大鼠血脂异常,从而纠正 DTH 所致卵巢囊肿大鼠异常的胰岛素敏感性,阻断卵巢性激素恶性循环。低频电针还可以通过中枢神经系统来调控卵巢交感神经,从而增加卵巢血流量,并能刺激麦角受体和躯体感觉神经从而调整中枢交感运动神经和脊反射,减低脂肪组织中交感神经编码基因表达,抑制肾上腺素能受体 β_3 的基因表达,恢复卵巢囊肿大鼠子宫形态。

6. 针灸对循环系统的调节[101－103]

国外主要针对针灸调节心血管功能、心率和血压的机制进行相关研究。电针内关、间使可激活 ARC 的神经元,神经元含有阿片类物质或谷氨酸,均能够调节心血管的功能。也有研究发现电针内关、间使穴能明显降低心脏缺血再灌注后室性心动过速的发生率,这可能与针刺降低心脏代谢需求相关。同时,针刺信号可能通过 IV 型肌肉传入神经纤维传导并激活脑干丁-氨基丁酸神经元,进而抑制交感神经输出使心率降低。此外,国外研究认为针灸发挥血压调节作用主要通过调控一氧化氮合酶表达影响下丘脑交感神经活性。

针灸学是引导中医学走向世界的先导学科。针灸学不仅是中医学的,更是生命科学乃至生物学的针灸学,针灸学也自然承担起沟通中医药学和其他自然科学尤其是生命科学或生物学的桥梁作用。换言之,针灸学的基础与临床研究不仅仅是针灸学的内容,也应当是生命科学或生物学的内容,针灸学研究的目的一方面服务针灸学,另一方面也将服务于生命科学或生物学,这正符合《国家中医药创新发展规划纲要(2006－2020)》所指出的"中医药作为我国最具原始创新潜力的领域,中医药系统性和复杂性等关键问题的突破,将对生物医学、生命科学乃至整个现代科学的发展产生重大影响"的分析判断。

七、循证针灸学发展近况

针灸学具有系统的理论体系和丰富的临床经验,目前已被 142 个国家和地区所接受,并成为许多国家主流医学的重要替代和补充疗法。但随着人类疾病谱的变化,老年病、慢性病和疑难病症的增多,如何进一步扩大针灸应用范围,提高针灸临床疗效;基于一系列针灸临床疗效评价的国内外研究结果的差异,如何合理设计针灸临床研究、科学评价和展示针灸疗效;面对浩瀚的经典古籍文献和丰富的现代临床研究,以及众多的名老中医经验和个案报道,如何评价针灸证据的地位和作用,如何整理针灸证据并挖掘其中的规律,以及如何应用证据规律指导针灸临床实践,这些都是针灸学科发展所面临的重大问题,也是关乎针灸学在世界范围内发展的一些重要环节,被普遍认为是当前针灸学研究的当务之急。

循证医学(evidence based medicine,EBM)作为近 10 年迅速发展起来的一门新兴的临床学科,其原则、方法及研究结果对于医疗卫生决策、医学教育、医疗实践和临床科研,都起着关键性的指导作用,具有十分重要的意义。伴随中国循证医学中心率先在亚洲成为 Cochrane 协作网的第工 3 个中心,循证医学的理念迅速向中西医学领域渗透,强烈地影响着中西医临床医学的发展趋势,激起了中国针灸领域的工作者的高度重视和关注,更是积极探索循证医学与针灸学的结合。

(一)新分支学科:循证针灸学的产生

循证医学理念中所体现的人文关怀、个体化原则和经济学原则,非常切合针灸学的特点和优势,故循证医学在国内发展之初即 20 世纪 90 年代末,中国针灸界工作者就在循证医学原则和理念指导下,开展针灸随机对照试验研究。2000 年以后,逐渐掀起了循证医学与针灸临床研究结合的热潮,其中以成都中医药大学为代表,先后发表了"循证医学与针灸临床疗效评价"、"用循证医学方法评价针灸治疗面瘫的临床疗效"、"新中国成立以来针灸治疗面瘫随机对照试验初步分析"、"方兴未艾的循证针灸学"、"中国循证针灸学研究现状与展望"等一系列论文,明确提出了循证针灸学的概念和基本内容,并指明:"循证针灸学并非简单、机械地将循证医学的方法套用于针灸学,而是在吸收循证医学核心理念的同时,继承和发扬针灸学特有的优势和特点,始终不偏离针灸学术和学科的发展方向;依据证据,参考临床,始终以整体观、辨证论治的原则来指导针灸的临床实践,为中国循证针灸学的灵魂之所在"。2009 年 9 月 19 日,中国针灸学会循证针灸学专业委员会正式成立,为将循证医学原理和针灸学理论相结合,创建科学、严谨且具备针灸学术特点的循证针灸学,为针灸临床、科研、教育和卫生决策等发展提供更广阔的平台。2010 年 9 月 15—17 日,首届中国针灸学会循证针灸专委会于成都召开,大会邀请了循证针灸研究领域内的专家对来自全国 18 个省市的 100 余名代表进行了为期一天的"循证针灸方法学培训"促进循证针灸学的理念与方法在针灸学领域的传播。2010 年 12 月 1—13 日,由成都中医药大学的梁繁荣教授和德国柏林医科大学 Claudia Witt 教授共同牵头的"首届中德针灸科研方法学培训班"在德国柏林举行,由中方三位来自成都中医药大学和德方四位分别来自德国柏林医科大学、慕尼黑工业大学和瑞士伯尔尼大学医院的针灸学专家、临床流行病学专家和统计学专家,为 30 名来自中国和德国各地的学员,传授了学科领域内先进的科研方法和研究思路,内容涵盖针灸试验设计、实施/监督、数据分析/统计等内容推动了中德双方针灸研究者的交流与合作[104,105]。

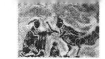

(二)新理论:循证针灸学理论体系的构建

1. 循证针灸学的概念[106-108]

2003 年成都中医药大学廖海清老师在山西中医杂志上发表《方兴未艾的循证针灸学》,提出了循证针灸学一词,指出循证医学将对针灸学的教学、科研和临床产生重大的促进作用。2006 年成都中医药大学梁繁荣教授在天津中医杂志上发表《中国循证针灸学 研究现状与展望》,率先明确了循证针灸学(evidence-based acupuncture and moxibus－tionmedicine, EB-AMB)的概念,即遵循证据的针灸学,是遵循科学依据的针灸学实践过程,其核心是高质量的研究证据。2010 年由梁繁荣教授领衔的团队出版了《循证针灸学》专著,系统详细地描述了循证针灸学是将循证医学的原理与方法应用于针灸的临床实践、医疗决策和科学研究等方面,强调针灸医生对病人的诊断、治疗、预防、康复和其他决策应建立在当前最佳临床研究证据、临床专业知识技能及病人需求三者有机结合的基础之上,用以提高针灸临床疗效和研究水平。至此,循证针灸学作为一门新型分支学科,有了自己独立而明确的定义。

2. 循证针灸学理论体系的基本原理[109]

《循证针灸学》一书中还系统总结了近十年来循证针灸学的发展概况,分析提炼了循证针灸学基本原理:合理引入循证医学的理念与方法,尊重针灸学的理论特点和临床治疗规律,重视针灸经典文献与名家经验,强调针灸辨证论治的原则,推崇实践的检验,既遵循循证医学原则,又融合针灸学整体观和辨证施治特点。

3. 循证针灸学理论体系的方法学特点[110]

循证针灸学理论的方法学体系,在《循证针灸学》专著中有系统的描述,即借鉴循证医学证据等级划分标准,融合针灸学自身的特点与特色,制定证据等级分类标准;运用文献整理与分析、经验传承与评价、数据挖掘技术、临床研究等方法,客观、系统和全面地收集、整理、分类针灸文献,产生证据;合理设计针灸临床试验,生产高质量的证据;运用循证针灸学的证据等级分类标准,合理评价证据;挖掘证据规律,分析其证据特点,阐明证据的适用范围;将证据运用于临床实践,接受实践检验,同时根据实践的需要,丰富和发展证据。不同于循证医学,循证针灸学的证据来源由古籍证据、经验证据和现代研究证据三部分,其中古籍证据和经验证据是针灸医学乃至传统医学的特点与特色,不容忽视。

4. 循证针灸学理论体系的应用原则与范围[111]

循证针灸学理论体系的应用原则是在针灸学不同的领域分层次地运用。其应用范围包括针灸临床治疗决策方案制定、针灸临床实践指南制定、针灸用穴规律挖掘以及针灸临床疗效评价等领域。

综上,循证针灸学理论体系包括循证针灸学基本概念、基本原理、基本方法、应用原则和应用范围,其理论核心是"理"、"法"、"证"、"验"。"理",即循证医学理念和方法与针灸学理论特点相结合的基本原理;"法",即循证针灸学证据产生、评价和应用的方法;"证",即循证针灸证据,由古籍证据、经验证据和现代研究证据组成;"验",即循证决策方案要结合个体化治疗的原则,经过临床实践的检验,获得后效评价。

(三)新方法学:循证针灸学的证据体系

1. 循证针灸证据的产生[112-118]

根据性质和特点的不同,针灸临床研究证据可分为古籍证据、名老中医经验证据和现代研究证据。针灸学的特点之一是辨证施治,强调个体化治疗,并且疗法丰富,因此采用统一、标准化治疗方案的随机对照试验产生的针灸证据,并不足以代表针灸证据的全貌。循证针灸证据的来源,除了随机对照研究证据,还应该纳入非随机对照研究证据、病例序列研究证据、个案报道及专家意见等研究证据。

(1)古籍证据的收集和整理

近年来,融合多学科的研究技术与方法,针灸学者、文献研究者以及计算机技术专家们一起,开展了一系列的针灸古籍证据的收集与整理研究,并且逐渐总结凝练了一套有效收集与整理针灸古籍资料的方法。首先,根据系统、全面、深入的普查调研,编制了《古代针灸书目表》,涵盖了上自先秦、下迄公元 1919 年的古代针灸学相关书目;其次,根据文献的学术价值和文献价值,制定了《古代针灸文献资料工作细则》,保证了收录文献的质量;再次,运用数据挖掘等现代信息技术,将纸本针灸古籍转换为数字化信息,构建了大型系统的针灸文献数据库。此外,学者们从疾病的角度,充分利用现有工具书,对古籍中某些疾病的针灸疗法进行了专门的整理与分析。这些将为循证针灸古代证据的产生提供文献整理的方法学借鉴,为提炼出用于指导针灸临床实践的有用证据提供数据准备。

(2)名老针灸医家经验证据的收集与整理

长期以来,针灸的传承主要以著书立说、总结经验为主。近年来,借鉴循证医学的方法,涌现了一系列将名老针灸医家经验转化为可广泛使用成果的研究。这类研究的思路,多基于先归纳、总结名老针灸医家经验,然后回归临床、开展试验研究,最后整理、分析研究结果,进而推广运用。通过检索维普、万方、清华同方等主要中文数据库,检索到了一系列的名老针灸医家经验的研究文献。如郑魁山名老中医创立了"温通针法"治疗多种疾病,治疗的总有效率达90%以上。动物实验研究表明,"温通针法"能改善脑缺血引起的学习记忆障碍。贺普仁名老中医创立了"贺氏三通法"治疗中风,基于"贺氏三通法"治疗痰瘀阻络型中风,开展了多中心临床试验研究,结果提示"贺氏三通法"的总有效率较之于常规针刺法,能显著改善患者日常生活自理能力,差异有统计学意义。田从豁名老针灸医家创立了"冬病夏治,防治哮喘"的特殊防治方法,采用田氏哮喘膏穴位贴敷防治哮喘,效果稳定,疗效显著。采用定量与定性相结合的方法,整合计算机和数据挖掘的技术和方法,同时结合深度访谈的定性研究方法(通过田从豁教授本人的参与),即"人机结合"的方法,研究田教授临床配穴经验,发现田教授临床应用穴方共19个,并总结了田教授有关临床配穴的学术观点,其研究结果既符合临床真实情况又反映老中医学术观点,为名老中医经验总结的学术研究提供了可供参考的研究方法与思路。

(3)现代研究证据的产生

循证针灸的现代研究证据的来源包括:系统评价、随机对照试验、非随机对照试验、病例对照试验、病例报道等研究。

Cochrane library(CL)被认为循证医学和系统评价的阵地,而 Cochrane 系统评价被认为是防治性措施的金标准。研究者曾于 2010 年整理分析了 Cochrane 图书馆与针灸相关的系统评价,共检索到系统评价全文 42 篇、研究方案 30 篇,近两年完成全文 11 篇、研究方案 20 篇,表明近两年针灸临床疗效评价研究得到了广泛的开展。评价的病种(或症状)大多为常见病和难治病,以神经系统疾病、疼痛类居多,同时也涵盖了类阿片依赖、慢性疲劳综合征和肥胖症等新型病种,为开阔针灸疾病谱提供了依据。发表于其他杂志或数据库的系统评价则有 100 余篇,其评价的疾病(或症状)种类更多、形式更丰富、灵活性更强,既评价具体的疾病或单一症状,也评价某一系统或某一科别的疾病,既评价有效性,也评价安全性;既有专门针对某一具体国家针灸文献的评价,也包括专门针对某一种疗法的评价。

目前在针灸领域虽然随机对照试验的数量在逐年增加,但临床试验仍以非随机研究为主。Cochrane 协作网已经成立了非随机对照研究方法学小组,专门从事医疗卫生干预措施非随机研究的系统评价和方法学研究。非随机研究的系统评价随着其设计质量的提高和完善在这一领域的作用会越来越大。

(4)循证针灸数据仓库的运用

在全面收集、整理古今针灸文献的基础上,将原始纸本文献转化为电子文献,运用计算机文本数据挖掘技术将原始文本型证据转换为结构化数据,并采用数据库技术进行合理有效的存储、集成、管理,最终构建多库融合的针灸循证证据数据仓库,为有效、充分地利用古今循证针灸证据提供针灸循证决策做准备。

数据仓库作为一种新型的数据存储和处理手段,不仅能存储海量数据,而且能将海量信息进行结构化加工后按一定格式进行合理组织,从而为信息分析、处理和挖掘提供基础数据和研究平台。研究者采用 Microsoft SQL Server 2005 为数据仓库开发平台、构建针灸处方数据仓库。构建的针灸数据仓库数据库由腧穴表、经络表、刺法灸法表、现代针灸处方表、古代针灸处方表、诊疗主表、诊疗辨证表等51个表构成；数据库中各表之间的数据借助外键建立联系，各表中的数据包括细化到不能分解的原数据，从而构建了一个庞大的针灸数据体系结构；运用其数据库，根据针灸文献证据的特征和结构，借鉴循证医学的理念和方法，开展了古今针灸治疗常见病种的临床疗效评价，获得了新的临床证据。采用数据仓库技术存储、管理针灸诊治疾病的古代和现代临床证据，构建多库融合的循证针灸数据仓库，将合理有效地存储、集成和管理循证针灸学证据，能为其蕴涵的信息被充分利用、其潜在的价值被充分发挥，为针灸临床、教学、科研决策服务提供保障。

2. 循证针灸证据的评价

(1)循证针灸证据分级标准的制定

根据英国循证医学中心制定的证据分级标准，随机对照研究的证据为Ⅰ级证据，证据水平高，而古籍研究证据和名老中医经验证据为Ⅴ级证据，证据水平最低。若完全照搬循证医学对证据的分级方法，忽视针灸学自身的特点，将丢失针灸学独特的优势。故国内针灸学者采用文献分析、专家访谈和共识性方法，基于GRADE证据等级的制定，依照AHCPR标准（美国卫生保健和政策研究署，1992）、SIGN标准（苏格兰学院间指南工作网的标准），制定了循证针灸学证据的分级标准见表7-1。

表7-1　循证针灸证据分级标准

证据强度		证据类型
高	Ⅰa	经典著作记载或历代医家长期沿用
		现代高质量随机对照试验的Meta分析验证
	Ⅰb	经典著作记载
		历代医家长期沿用
		现代高质量随机对照试验的Meta分析
	Ⅰc	古代文献记载或名老中医专家经验
		随机对照试验验证
中		古代文献记载
		名老中医专家经验
		随机多照试验
		非随机临床试验
低		病例序列研究
极低		个案报道

注：①经典著作指《素问》、《灵枢》、《难经》、《甲乙经》等；②历代医家长期沿用指在历代专著中重复应用。

循证针灸学证据分级标准，充分考虑了针灸学本身的特点，体现了中医经典古籍与名老中医经验的证据价值,构筑了一座针灸文献与临床实践的沟通桥梁,能更好地服务于针灸临床实践、科学研究、针灸教育乃至卫生决策的制定。循证针灸学证据分级标准的制定,奠定了循证针灸学理论体系的方法学基础,标志着循证针灸学学科体系的初步形成。

(2)循证针灸证据的评价方法

符合针灸学理论和学术特点的现代研究证据质量评价方法,需从以下几方面评价:①随机序列的产生是否正确;②随机分组的方案隐匿是否正确;③盲法评价的实施,即研究设计者、执行者和评价者实施三分离,由于针灸在中国已有数千年的应用历史,不少人群有接受针灸治疗的经历,对得气的感应已经形成认知,因此很难盲病人;④组间基线是否可比;⑤意向性治疗分析的统计;⑥随访资料的说明;⑦效应量的评估是否正确;⑧治疗效果的估计是否采用置信区间估计。

个体化评价与群体评价相结合的评价方法。标准化的群体评价是目前临床疗效评价的主流,被誉为疗效评价的"金标准",而针灸学本身不能忽略个体化诊疗特色的评价。针对针灸临床特点,可以引入比较成熟的个体化临床疗效评价方法"目标成就评量法(goalattainment scale,GAS)"。GAS是20世纪中后期形成于服务和精神卫生领域的一种评价方法,基本思路是根据服务对象(患者)的具体情况确定相应的服务目标,制定有针对性的干预措施,然后按照同样的目标定量评价每个人的结果。在病人个体评价指标不同的前提下,保持个体间的可比性。GAS与针灸个体评价相通之处是均注重医生经验和患者感受;不同之处是GAS在方法学上更加科学客观。鉴于此,学者提出可以尝试将两者有机结合并建立一种新的评价方法,称之为"循证—目标成就评量法"。该法既融入了循证医学评价理念,又能较好地体现个体化评价的特色和优势,应用于针灸临床疗效评价,将更容易被接受。该种评价方法既能保持针灸学的自身特色,又能加速针灸学融入国际主流医学的步伐。

3. 循证针灸证据的挖掘[111]

丰富的针灸研究证据为针灸临床决策提供了源泉,但如何从证据中快速、有效地提取有用资源,深入挖掘数据背后隐藏的特征和规律,是针灸学发展中又一个亟待解决的重要项目。以梁繁荣教授领衔的团队首次探索性地将数据挖掘理论与方法应用于针灸循证临床决策分析,编撰出版了专著《针灸数据挖掘与临床决策》。该书为首部关于数据挖掘技术在针灸学科领域应用的专著。全书以数据挖掘运用于针灸知识发现过程为主线,密切联系中医药学自身特点和针灸学科的特色,紧密结合了数据挖掘的理念和方法,全面地阐述了数据挖掘、数据仓库技术的基础知识、数据挖掘技术在中医药领域的应用现状和评价、数据挖掘技术在针灸文献研究中的应用、数据挖掘对临床诊疗决策的作用以及数据挖掘技术应用于针灸文献研究的思考和展望等,为针灸研究的现代化与国际化提供了一种重要思路和方法。

学者运用数据挖掘技术中的采用关联规则分析方法,对针灸治疗疾病的选穴规律进行挖掘分析,具体有以下几方面内容:①针灸治疗某一疾病的常用腧穴以及所选腧穴的频次和支持度;②针灸处方中腧穴与腧穴的配伍规律,以及其配伍的支持度和置信度;③针灸处方的选经规律、特定穴运用规律和腧穴分部规律;④不同年代、出处、文献类型等条件下选穴规律。学者还通过采用遗传算法获得了针灸治疗方案的最优筛选方案,首先采用 10 个基因来定义处方类型,即文献年代、文献类型、主穴、配穴、刺灸法、针刺深浅、针刺角度、针灸补泻、留针时间、疗程,然后采用二进制编码方式对每个基因进行编码,由此对针灸处方数据的各属性值转换成为遗传空间中的数串结构,并按照编码规则将群体中的每一个基因个体的基因码所对应的自变量代入适应度函数,计算出相应的总体疗效,最后进行基因复制、杂交、变异处理,得到针灸处方的最优解。

(四)新成果:循证针灸学的实践运用

1. 针灸临床疗效评价

国内主要数据库中检索到的相关针灸系统评价研究的疾病或病症共 32 种;其评价内容涉及不同的针灸方法、疾病的具体辨证分型;其研究结果证实针灸有效的病种达 26 个,包括中风、中风后呃逆、中风后尿失禁、中风后假性球麻痹、血管性痴呆、三叉神经痛、坐骨神经痛、抽动秽语综合征、帕金森病、广泛性焦虑症、抑郁症、失眠、带状疱疹、颈椎病、神经根型颈椎病、腰椎间盘突出、肩周炎、纤维肌痛综合征、强直性脊柱炎、类风湿性关节炎、化疗后胃肠道反应、单纯性肥胖、膀胱过度活动症、慢性疲劳综合征、神经性皮炎和臀先露。

检索 cochrane 图书馆的系统评价数据库,共 72 个针灸相关研究,研究结果提示:仅自发性头痛、颈痛、膝关节炎、妊娠骨盆和背痛、原发性痛经、术后恶心呕吐、化疗后恶心呕吐、偏头痛的预防、紧张性头痛、周围性骨关节炎、非细菌性前列腺炎、慢性骨盆疼痛综合征、腕管综合征、慢性下腰痛、类风湿性关节炎和急性牙痛共 15 篇研究证据支持针灸疗效确切;癫痫、血管收缩性围绝经期综合征、抑郁症、分娩疼痛、可卡因依赖与口干燥病共 6 个研究的当前证据不支持针灸治疗;其余均为当前证据不足以判断针灸的临床疗效;发现以往认为针灸有效的病种却没有足够的证据支持其有效性,可能与 RCT 研究设计的方法学缺陷有关。

2. 针灸循证证据规律分析[119~121]

遵循循证针灸学的原理和方法,在针灸循证数据仓库建立的基础上,从古今针灸循证证据中,运用数据挖掘技术等循证证据的挖掘方法,针灸研究者们开展了偏头痛、功能性消化不良、面瘫、中风等一系列病症的腧穴运用规律和针灸治疗决策方案的研究,分析了经络、腧穴和特定穴选用情况,挖掘了经络—腧穴关联、腧穴配伍和特定穴配伍关联的潜在规律,为针灸的临床选穴组方以及针灸临床治疗方案的标准化、科学化提供了参考和借鉴,为针灸循证证据规律分析提供了示范性研究。

以偏头痛的针灸循证证据规律分析为例。古代针灸循证证据,共纳入 109 条偏头痛文献数据,分析显示:①腧穴运用规律,共使用腧穴 49 个,总运用频次 259 次;频次前 3 位的腧穴为丝竹空、风池、率谷;针灸处方配伍中以合谷—风池的配伍频次最高;②经络运用规律,运用了 11 条经络,没有涉及手厥阴心包经、足厥阴肝经和足少阴肾经;少阳经的交会穴选用最多;特定穴的配伍以大肠原穴与胃经穴的频次最高。现代针灸循证证据,基于国内、外针灸治疗偏头痛的临床对照文献 196 篇(中文 185 篇,英文 11 篇),包括 CCT63 篇、RCT133 篇,分析显示:①腧穴运用规律,共使用十四经主穴 97 个,配穴 32 个;使用率居前 3 位的腧穴依次为风池、率谷、百会;风池穴为使用率最高的腧穴;特定穴使用频次最高的为交会穴;②经络运用规律,共涉及 1—4 条经络,但用穴主要集中在足少阳胆经,其次为手少阳三焦经、督脉。

3. 针灸临床决策方案制定[121]

面对海量的文献数据,到底哪些数据能为针灸临床医师服务,临床医师如何制定有效的决策方案,一直是困扰针灸临床医师、科研者的难题。在编著的《循证针灸学》专著中,综合考虑并权衡针灸对某种疾病的治疗优势、治疗特点、具体治疗方案、预后、安全性和卫生经济学效益等问题,采用古代和现代研究证据相结合的方法,共对 20 多种疾病进行了研究,制定了相应的针灸临床决策方案。

以偏头痛的针灸临床决策方案的制订为例。围绕"针灸治疗偏头痛的优势和特点是什么,哪些针灸方法安全、有效,如何确定患者的针灸治疗方案,针灸治疗的安全性评价及卫生经济学效益如何"一系列问题,查阅古代医籍并检索主要的中英文数据库,共检索到针灸治疗偏头痛古代文献 48 小条,现代文献中 SR3 个、RCT7 个。根据严格的证据评价,总结针灸治疗偏头痛的特点:①古代研究证据显示,采用毫针刺 35 条,灸法 2 条;共使用 34 个穴位,总计 141 穴次;常用穴位前 3 位为风池、合谷、丝竹空;常用经络前 3 位为足少阳胆经、督脉、手阳明大肠经;②现代研究证据显示,纳入 7 个研究,采用毫针刺 6 个,电针 1 个;共使用个 41 穴位,总计 112 穴次;常用穴位前 3 位为风池、率谷、太阳;常用经络前 3 位为足少阳胆经、督脉、足太阳膀胱经;③安全性评估显示:其不良反应多数为针刺局部疼痛、少量出血、小血肿等,且不良反应明显低于药物组;④卫生经济学评价研究显示,同常规西药治疗相比较,针刺治疗偏头痛可以节约 1332285 里拉(人·年)(意大利研究结果),具有良好的卫生经济学效益;⑤推荐针灸疗法,针灸处方主穴选用风池、率谷、头维、合谷、丝竹空、太阳,配穴以经络辨证或八纲辨证为主,或用三棱针刺血法,采用点刺法或刺络法。

4. 针灸临床实践指南制定

由中国针灸学会、中国中医科学院针灸研究所共同承担完成的世界卫生组织项目《WHO西太区循证针灸临床实践指南(草案)》,成功编制了针灸治疗抑郁症、带状疱疹、中风后吞咽困难、偏头痛、贝尔面瘫五种疾病的临床实践指南,并于 2011 年 1 月 1 日由中国中医药出版社正

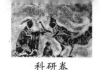
式出版了《中医循证临床实践指南——针灸分册》。此针灸临床实践指南的制定,是在全面收集针灸临床研究文献资料与充分考虑中国针灸临床特点上,先制订了实践指南的证据与推荐等级,然后形成指南草案,再进行全国范围征求专家意见及修改完善等环节,最终形成指南定稿。此指南的制定方法科学规范,指南推荐的建议切合临床实际,具有可操作性和示范价值,能与国际上制定的临床实践指南接轨。此指南明确规定了应用范围,即目标环境,包括中国大陆境内的各级医院针灸科门诊部或住院部、有针灸专业医师的社区、医院科室及医院、有针灸专业的大学或学院、各针灸相关的科研及评价机构。

5. 针灸临床循证决策软件开发[122]

在针灸临床治疗决策中,如何选取最优化的针灸处方是针灸医生面临的一大难题。循证医学提倡在当前最佳研究证据的基础上进行医疗决策,然而受时间、条件、精力等因素的制约,绝大多数医生和决策者往往很难迅速地取得最佳证据。采用什么方法如何从大量的数据源中快速方便地获取真正有用的信息又是一大难题。

研究者在借鉴循证医学的理念和方法的基础上,采用数据挖掘技术与数据仓库技术存储、管理针灸诊治疾病的古代和现代临床证据以及相关针灸知识,整理、加工和评价古今针灸治疗常见病种的临床证据,为探索提供最佳针灸诊治疗方案的临床决策方法,研制出了一套能为针灸临床提供循证诊疗决策服务的基于电子病历的针灸临床循证诊疗决策支持系统见图7-4。

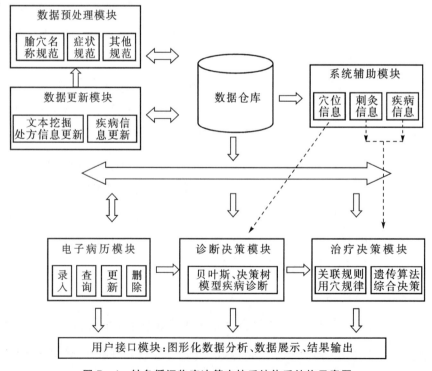

图7-4 针灸循证临床决策支持系统体系结构示意图

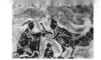

根据针灸循证决策的实际需要,针灸临床循证诊疗决策支持系统总体上分为七大模块:①数据更新与导入模块,为用户提供方便快捷的数据导入和导出接口,或数据录入修改功能;②数据预处理模块,旨在处理针灸仓库中的腧穴别名、症状名称、疾病名称、刺灸方法、治疗时间、疗效等不规范、不一致的信息;③电子病历模块,录入病人的基本情况,包括病人信息、病史、主诉、症状、体征等信息;④诊断决策模块,据病人电子病历提供的病人信息进行诊断决策;⑤治疗决策模块,根据病人所患疾病提供该病的针灸治疗决策,是系统的核心模块,基于遗传算法的数据挖掘方法针对疾病分期或分型,针灸辨证或对症,不同文献类型,不同时间范围的选穴、刺灸方法、治疗时间等给出最佳针灸处方决策;⑥系统辅助模块,根据用户需求即时显示所需信息,包括腧穴定位、疾病解释等;⑦结果输出模块,分析结果通过用户接口呈现给用户,允许用户进行交互式的分析。

(五)循证针灸学国内外研究进展

1. 循证针灸学理论发展的国内外比较

循证针灸学理论体系的发展,必然依托国内。国外对针灸的研究主要侧重在针灸治疗的临床有效性和安全性,而对循证针灸学理论的研究几乎缺乏。国内对针灸的研究非常全面,涵盖了文献、临床、实验等领域,对循证针灸学理论的研究,主要体现在学者对循证医学与针灸学相结合优劣势的探讨、循证针灸学理念的提出、循证针灸学理论体系的构建等。

也正是由于国外缺少对循证针灸理论的研究,导致国外的大部分针灸临床研究均停留在为研究而研究,虽然方法学质量很高,在方案上以患者为中心,在选穴上给予研究者一定的空间,看似符合针灸临床实际,但绝大多数研究把针刺技术易化为在穴位上的机械刺激,摒弃了针刺理论的独特性,脱离了针灸理论,缺乏针灸基本理论的支撑,其结果也就很难真实反应针刺的临床效应。

2. 循证针灸学理论实践运用的国内外比较[123-126]

循证针灸学理论实践的运用,早于循证针灸学理论体系的形成。国外研究起步早,主要研究方向为针灸治疗的有效性和安全性评价,具体而言,体现在临床随机对照试验、系统评价的注册与实施;尤其是近年来,国外运用循证医学方法与实践开展了一系列针灸临床试验,其研究结果引起了国内外针灸学术界的广泛关注,也带来一些激烈的争论,是国际针灸学术研究的热点,使得针灸学的发展既迎来了机遇,也面临着巨大的挑战。

在 Clinical Trials 注册资料库(http://WWW. clinicaltrials. gov)、International Standard Randomised Controlled Trial Number Register(ISRCTNR, http://WWW. controlledtrials. com)和中国临床试验注册中心,(http. //WWW. chictr. org)主要检索了截至 2011 年 8 月 25 日的针灸临床试验注册,整理分析显示:①Clinical Trials 注册资料库。共 337 个针灸相关的

临床试验,依次排列前 5 位的国家为:美国 175 个,中国大陆 32 个,香港地区 20 个,韩国 17 个,德国 15 个;研究的病种较为丰富,为多系统疾病,主要为常见病、神经系统疾病及各种疼痛性疾病等。此外,还注册了一些临床机制研究的试验,观察针刺后胃蠕动、心率、血压、眼压等指标的改变。②ISRCTNR 注册中心:共注册针灸相关临床试验 95 篇,依次排列前 5 位的国家为:英国 46 个,中国大陆 10 个,德国 9 个,西班牙 6 个,韩国 5 个。研究的主要病种亦为常见病、神经系统疾病及各种疼痛性疾病等。③中国临床试验注册中心。针灸相关临床试验共计 26 个,近几年呈现逐年增多的趋势。

比较国内外针灸临床试验的注册情况发现,国外的针灸研究主要集中在评价针灸的临床疗效性和安全性以及假针灸与真针灸的对比,而国内研究则偏重于针灸特色部分,如针灸手法,针灸辨证论治等。在针灸国际化、标准化的趋势中,我国更注重运用现代的观念阐释出针灸的基础性问题,而国外则把针灸当成一种"实用"的治疗手段,对针灸特色的理解存在一定的文化差异。

循证针灸学除了应用于科研、临床实践之外,还可考虑用于制定中医政策,比如经过系统评价证实的石学敏院士创立的醒脑开窍针法治疗中风,已被国家中医药管理局确立为重点推广项目,推广到全国 20 余个省市及国外 40 余个国家和地区;还可优化中医院校教学及医院医师培训,让针灸专业学生既学习临床技能又懂得循证针灸学证据体系,让临床医师在运用经验治病的同时能参考循证证据,从而提高临床诊治水平。当循证针灸学普及之后,对应病种的最优治疗方案都有根可寻,这样既能快速提高年轻医生的治疗水平,又能避免患者盲目跟风,专找名医看病。此外,循证针灸学提供的证据,还运用在针灸的推广上,循证针灸学能提供西方科学认可的证据,这将促进针灸的国际化进程。

八、耳穴诊疗研究进展

耳穴诊治疾病在中国源远流长,早在 2000 多年前,就发现了某些疾病与耳郭的关系。春秋战国时期的《阴阳十一脉灸经》就有"耳脉"的记载。秦汉时期成书的《黄帝内经》中更全面地描述了耳的经络联系,同时还有望耳诊病的内容。此后,历代对耳郭穴位治疗内容逐渐丰富,也有关于耳郭分区的探索记载。20 世纪 50 年代,法国学者 P. Nogier"胚胎倒影"学说的提出,极大地激发了中国耳穴诊疗的发展,掀起了长时间大规模的临床研究和探索,发现了众多新的耳穴有效点和区域。同时,在国际上,也出现了以法国、德国、美国等为代表的耳穴定位分区和诊疗的不同学派。我国分别在 1992 年颁布了国家标准《耳穴名称与部位》,2008 年新版标准《耳穴名称与定位》代替旧版标准。新标准与国际同类标准相比具有明显优势,为进一步向国际标准过渡创造了条件。与此同时,耳穴诊疗内容不断丰富,从早期的耳穴针刺为主,发展到数十种耳郭刺激诊疗形式,一批不同形式的耳郭诊断治疗的器具设备应运而生。耳穴诊疗法

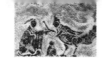

是除经典体穴体系之外,在国内国际推广范围最大的针灸疗法[127]。

(一)耳穴诊疗研究发展现状

1. 耳穴基础研究新进展[128-138]

耳穴诊疗的基础研究发展较快,2006年以来,基础研究主要集中在耳穴与内脏相关性的研究和耳穴疗法治疗常见病的作用机制。在耳穴—内脏—中枢核团的相关性研究方面,研究提示耳甲穴位针刺效应很可能是通过耳-迷走神经反射途径实现的。梅志刚等研究了大鼠孤束核葡萄糖敏感神经元、胰岛素敏感神经元对耳甲电针的反应,得出结论:耳甲电针能兴奋大鼠孤束核葡萄糖敏感神经元(抑制反应型为主)和胰岛素敏感神经元(激活反应型为主),说明耳针的降糖作用可能与调节上述神经元放电作用有关。针刺自发性高血压大鼠耳甲区耳穴的降压作用及降压机制研究结果提示,耳穴的降压作用与迷走神经的激活密切相关。有人从形态学角度研究耳甲传入与孤束核等中枢核团之间的联系,在耳甲区注射生物胞素,观察到孤束核有标记纤维,说明耳甲区有直接投射到孤束核的一般内脏纤维。

在耳穴抗癫痫的机制研究方面,王晓宇等研究了耳—迷走反射及耳针抗癫痫的效应机制,该研究从行为学和电生理的角度探讨了耳针治疗癫痫的效应机制。实验结果表明,癫痫的发病表现为同时可能伴有自主神经系统功能的失衡。针刺特别是耳针能明显改善癫痫大鼠的行为学发作和脑电图的高幅癫痫波,这种作用可能是通过激活孤束核(NTS)的活动来增强副交感的功能从而去同步化脑电图,最终抑制癫痫发作。有人专门研究了耳-迷走神经刺激与抗癫痫效应,该研究主要从电生理的角度探讨了耳针刺激耳甲区域(耳-迷走神经刺激)治疗癫痫的效应机制。实验结果表明:耳-迷走神经刺激能抑制癫痫大鼠发作时异常的场电位变化。这种作用可能是通过激活NTS的活动来增强副交感的功能从而去同步化脑电来完成的。

在耳穴抗衰老机理研究方面,梁欣等研究了耳针可能的抗衰老机理,研究结果提示耳针可通过减少大鼠松果体中脂褐素(LF)的积累而干预松果体的氧化损伤,延缓松果体衰退进程,从而在一定程度上延缓衰老。张杏艳等研究针刺"艇角"对肾阳虚衰老兔性激素的影响,结果显示:针刺"艇角"可使肾阳虚衰老兔模型的血清睾酮(T)升高、雌二醇/睾酮(E2/T)下降,并可显著地改善睾丸的生精功能,从而发挥其治疗肾虚和抗衰老的作用。

在耳针治疗常见病的机理研究方面,主要研究耳针治疗痴呆、骨质疏松的机理研究。在痴呆研究方面,潘娅等研究针刺耳穴对血管性痴呆VD大鼠的治疗机制,针刺"肾"、"心"耳穴可改善VD大鼠学习记忆能力,其机制可能与Caspase-3表达减少、抑制缺血海马神经细胞的凋亡有关。苗婷等研究了耳针对阿尔茨海默病(AD)大鼠记忆能力的影响及可能的机理,结果提示耳针可以改善AD大鼠学习记忆能力,其可能的机制是耳针降低胆碱能神经元的损伤以及减少星形胶质细胞的异常活化与增生。在耳针治疗骨质疏松的机理研究方面,王卫强等研究了耳针对去卵巢大鼠骨密度及相关细胞因子的影响,结果提示耳针对去卵巢骨质疏松大鼠有一定的预防与延缓骨质疏松进展的作用。

在耳穴与体穴的协同作用机理研究方面,耳穴与体穴合用在临床中可提高疗效。邵清华等研究了耳穴电针刺激对单纯性肥胖大鼠的治疗作用、耳穴与体穴作用的差异与可能机制,结论为电针耳穴可通过中枢和外周两条途径减少体脂,降低体重,改善肥胖机体的病理状态,提示耳穴与体穴同用可提高减肥效果。

在耳穴与中药的协同作用机理研究方面,耳穴与中药合用具有较好的协同作用。唐中生等研究耳针"肾"、"脑",联合中药复方丹参片灌胃,对血管性痴呆大鼠记忆障碍及胰岛素样生长因子－1及乙酰胆碱酯酶表达的影响,结果提示耳针与中药联用较单纯耳针或中药能更好地改善 VD 大鼠学习记忆障碍,其可能机理是上调大鼠海马 IGF－1 活性,抑制神经元死亡,保护脑功能神经元,下调 Ache 活性,减慢 Ach 降解过程,延缓中枢胆碱能神经元受损,从而达到改善 VD 大鼠学习记忆障碍的目的。

在耳郭皮肤电特性的诊断方面,金凤等针对健康青年人群耳郭正面电阻分布地形图进行了研究,研究显示:每个健康青年人群双侧耳郭正面电阻分布接近;男性耳郭电阻比女性耳郭电阻低;健康青年人群耳郭正面电阻分布具有一定的规律性:软骨的电阻比脂肪组织的电阻要高;凸起部位的电阻比凹陷部位的电阻要高。

2. 耳穴临床研究新进展[139]

耳针疗法在临床上应用广泛,发展迅速,疗效显著。近年来耳针逐渐参与一些疑难病的治疗并取得较好的疗效。基于中文期刊文献的调查显示,各类耳穴疗法被用于独立或辅助治疗230 余种病症或症状。主要应用于呼吸系统疾病、消化系统疾病、内分泌疾病、代谢疾病和营养疾病、神经系统及精神疾病、循环系统疾病、泌尿系统疾病、男科疾病、皮肤疾病、儿科疾病、妇产科疾病、骨科疾病、五官科疾病、疼痛性疾病和其他疾病(包括腮腺炎、眩晕、亚健康、化疗后呕吐、急性阑尾炎、无明发热、口腔溃疡、减肥、血液透析后头痛、口渴等)。近 5 年发表的耳穴疗法临床研究文献中,失眠报道篇数名列首位,其他报道较多的依次是单纯性肥胖、痛症(癌痛、术后痛等)、更年期综合征、假性近视、麦粒肿、呃逆、痤疮、偏头痛、痛经等。

耳针参与疑难病的治疗也有报道,如阻塞性睡眠呼吸暂停低通气综合征、久咳、术后胃肠动力恢复、糖尿病胃轻瘫、肠易激综合征、糖耐量异常、阳痿、慢性非细菌性前列腺炎、慢性非淋菌性尿道炎、抽动秽语综合征、抽动障碍合并注意缺陷多动障碍等均取得较好的疗效。此外,李常法等对耳穴沿皮透刺法治疗常见病疗效的机制进行了较系统的临床观察研究,取得了较好的疗效。耳穴辅助的随机对照研究也逐渐增加,如偏头痛、戒毒、癌痛、高血压、中风后抑郁症、子宫内膜异位症等,但独立的耳穴随机对照临床研究较少。

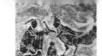

3.耳穴诊疗新技术、新仪器的研究进展[140]

耳穴不仅可以治疗疾病,还有预防疾病、辅助诊断和手术镇痛等作用。近年来,耳穴诊疗新技术新仪器的研究方面取得较大的发展。

(1)耳穴诊断仪器

耳穴诊查方法主要包括耳穴望诊、耳穴触诊、耳穴染色、耳穴日光反射、耳穴示波和耳穴电探测等多种诊疗方法,其中耳穴电探测法寻找反应点方便准确、快速经济、应用广泛,是多数临床工作者选用的方法。以往的耳穴探测仪大多采用灯光和声音来定性表示耳穴电阻值与基准点阈值之间的定性关系(大于或小于阈值),功能单一,缺乏对耳穴电阻值的定量测量和统计分析。有人着手研究耳郭不同区域的电阻在生理状态下的分布规律,为耳穴电测定诊疗方法提供基础依据。此外,近年来已有一批不同类型的耳穴检测仪器面世,将耳郭皮肤电阻测定与计算机数据统计有机结合起来,大大提高了耳穴探测的方便性和智能化程度。

(2)耳穴治疗方法及用具

在耳穴刺激手段方面,耳郭刺激的方法很多,有耳穴贴压、耳穴放血、耳穴按摩、耳穴割治、耳穴注射、耳穴火针、耳穴指压、毫针、皮内针、揿针、U形针、金针、银针、MP针、梅花针、电针、电热针、电火针、电极板、TENS、耳穴冷激、耳穴磁疗、耳穴吹振、耳穴超声、耳穴激光、耳穴夹、耳穴贴膏、魔针、耳体电失衡治疗、油浸灯草灸、线香灸、苇管灸、耳灸盒、点灸、蜡灸等几十种。近年来,又有不少新型耳穴治疗用具涌现,如新型耳贴、细微型耳穴振动按摩保健笔、耳针器、耳穴浮络割治专用刀夹、负压式耳穴放血针刀、耳穴刺络针等等,大大促进了耳穴诊疗的临床运用和推广。

4.耳穴诊疗国外研究新进展及国际交流[141-145]

鉴于现代耳穴诊疗的特殊发展历史,耳穴诊疗的基础和临床研究及国际间的学术交流十分活跃,也取得了令人瞩目的成果。

(1)国外耳穴研究的新进展

在耳穴作用原理及分布定位的研究方面,运用现代医学理论来解释耳穴作用原理能促进外界对耳穴疗法的认可与接受。随着人们对神经生理学的知识加深,研究人员通过脑功能核磁共振对耳郭穴位的分布与大脑区域的相关性进行研究。近年来,研究人员利用表面肌电图学(electro myo graphy,EMG)来检测耳郭穴位与横纹肌骨骼肌肉的肌电活动的对应性。肌纤维的传导速度影响EMG信号的功率谱,最常以信号的中位数频率及平均频率来反映信号强弱的变化。巴西的研究人员根据Nogier提出的耳穴分布图在耳郭肩胛骨与肩的位置进行刺激,并通过表面肌电图学来检测15例受试者的上斜方肌及三角肌在经过耳穴刺激后的肌电活动量变化,其目的是为了研究耳郭肩胛骨与肩的分布与同侧上斜方肌及三角肌的对应性。以受试者的最大随意收缩力(maximum voluntary contraction,MVC)为标准,结果发现在60%的 MVC 水平出现肌电活动的显著性提高,但是在20%及40%的 MVC 水平则无改变。

在戒断综合征的临床治疗报道方面,耳穴疗法广泛应用于戒断综合征的临床治疗,但是其方法及疗效仍存在争议。美国的 National Acupuncture Detoxification Association(NADA)在1985年提出的戒断综合征耳穴治疗协议在双侧耳郭的神门、交感、肺、肝、肾进行针刺会有利于减轻戒断症状,并在多个戒断中心采用。近期的研究报道都否定了耳穴的疗效,如 J. Bearn 等将93例滥用阿片类药物的患者随机分成治疗组及对照组,针刺上述的5个耳穴治疗2周,结果发现治疗组与对照组在减轻戒断症状方面并无显著性差异。W. Raith 等用探测仪在患有戒断综合征(Neonatal Abstinence Syndrome,NAS)的新生儿找到与精神情绪有关的反应点,可用于辅助诊断及治疗。

在耳穴疗法新器具方面,目前有一种便于携带在耳郭背面的耳穴电刺激装置 P-Stim。与普通耳穴针刺相比,这种耳穴电刺激装置能持续刺激耳穴长达4天,对于疼痛性疾病有较好的疗效。奥地利的一项研究调查将94例接受体外受精卵母抽吸手术的妇女分成 P-Stim 治疗组、普通耳针治疗组及胶布贴压对照组,穴位选用耳郭的子宫、神门及下丘脑,结果发现针刺加以 P-Stim 持续电刺激有助于加强围术期的镇痛效果,以及降低麻醉药瑞芬太尼的用量。德国的研究人员将44例接受腹腔镜肾切除术的患者随机分成 P-Stim 治疗组及对照组。P-Stim 治疗组在手术前4天每日接受30分钟的耳穴电刺激,术后的视觉模拟评分法结果都优于对照组,麻醉药的用量也明显少于对照组。P-Stim 的应用较简便及安全,并可在临床中推广使用。

(2)耳穴诊疗国际交流

国际上有多个耳穴诊疗领域的专门学术团体开展常规的国际学术交流,定期举办国际会议或区域性学术会议。2006年8月由 International Consensus Conference on Acu-puncture Auriculotherapy and Auricular Medicine(1CCAAAM)主办的国际耳穴疗法及耳郭医学学术会议在美国芝加哥举行,来自中国、法国、美国等多个国家的专家介绍各国的耳穴基础及临床研究进展和现状。2006年10月,由法国 Groupe Lyonnais d'Etudes Medicales(GLEM)主办的第5届国际耳穴疗法及耳郭医学座谈会在法国举行,以耳穴疗法及耳郭医学的诊断、治疗、基础及临床研究为主题。2009年10月欧洲国际耳穴研讨会在意大利举行,介绍的内容包括耳穴治疗神经痛、偏头痛、姿势障碍性等疾病的应用研究,耳穴疗法对微循环的影响及耳穴定位的脑功能核磁共振等方面的研究。2010年5月18日由世界针灸联合会主办,中国针灸学会耳穴专业委员会承办的耳穴国际标准化研讨会在北京举行。会议就耳穴国际标准达成了多项共识。不少国家设立有耳穴疗法的专门学会,如美国的 Auriculotherapy Certification Institute(ACl)、法国的 Groupe Lyonnaisd Etudes Medicales(GLEM)、德国针灸耳穴学会等

（二）国内外比较分析

耳穴诊疗法在国内有大量的临床和实验研究成果,主要体现在耳穴分布命名体系、作用机理的阐述和临床治疗方法等多个方面。有关耳穴名称与定位的国际标准起草制定早在 20 世纪 80 年代就已开始,但因几个耳穴诊疗主要国家间的意见分歧未能达成一致意见。法国 P. Nogier 在 1956 年提出 42 个耳穴点和形如"胚胎倒影"的耳穴分布图,并分别于 1961 年、1975 年和 1982 年多次加以增补和修改,此后又提出了"三个位相学说"的设想。法国 R. Jarricort 也在 1971 年提出过不同的耳穴方案。从影响力采看,三相学说中的"第一位相"影响较大。

美国 T. Oleson 在 1983 年提出一套采用字母与数字结合标注耳郭区域与耳穴的方案,1996 年又对此方案进行了补充修订。此方案基本思路得到国际许多国家的认可,被作为耳穴行业标准命名的原则之一。在临床应用方面,美国作为东西方文化的交融国度,接受采自中国和欧洲的两种耳穴诊疗模式。

德国也是耳穴诊疗较为流行的国家,其方法主要来源于法国。此后,在法国耳穴"三相理论"的基础之上,提出不少新的耳穴。在疾病的诊查方面,采用电子探测技术,将脉诊信息转换为电信号用于疾病的诊断。在治疗手段上,常以激光、金银磁珠贴压为主,也有根据患者是左利手还是右利手来选择金针、银针治疗的做法。

日本、韩国、独联体等也采用中国的耳穴诊疗理论并用于临床。日本有学者[146]采用耳穴贴压疗法用于源于精神紧张的疾病诸如头痛、眩晕、失眠、情绪不安等患者的辅助治疗措施,结果表明,耳压减轻了患者的时间和金钱负担,还有减少药物依赖患者服药量,甚至使患者摆脱药物治疗的作用。巴基斯坦也广泛应用中国耳穴国家标准用于治疗疼痛性疾病,验证了耳穴的确切疗效。

国际耳穴诊疗的应用情况各有特点。在我国耳穴疗法属中医针灸的重要组成部分,多由针灸医师实施。在西方耳穴疗法则属较为独立诊疗方式,从业者为物理治疗师甚至非医务人员,因此,多数耳穴诊疗从业者只能采用耳郭电刺激、激光刺激、磁疗贴压等非创伤性治疗。关于耳穴诊疗的机制,目前仍从全息学说和神经反射等角度进行诠释。

九、针灸康复医学研究进展

传统的针灸疗法与现代的康复医学相结合应用于临床是针灸学科在 21 世纪来发展最迅猛的方向之一,它出现的时间不长,但普及面广,民众接受度高,已经成为新的中西医结合的热点。

（一）针灸康复医学的产生与发展

1. 新分支学科:针灸康复医学

（1）临床医学发展的趋势

当人们生活水平提高到一定程度时,对医疗品质的追求则愈加迫切,从单纯的挽救生命、减少痛苦提升到"回归社会"、提高生活质量；同时，临床治疗也以多元化的格局来满足患者快速、全面康复的需求；其次，急诊、抢救水平的提高，使患者死亡率下降但致残率上升，成为新的"疑难杂症"，需要从多方面干预才可能逐步起效直至痊愈；在这些需求的共同作用下，临床治疗渐渐从单一疗法向综合治疗过渡，为针灸康复医学的产生提供了契机。

（2）康复医学在国内的发展

1984年在石家庄市召开了首届全国康复医学学术讨论会，康复医学从此在中国萌芽并在20世纪90年代以后逐渐成长壮大。由于具有很强的实用性，并且得到政府主管部门评选等级医院必须设置康复科等政策法规的强力支持，所以康复医学在短期内得到迅速发展。除各级等级医院设立康复科外，还建立了一批康复中心、康复医学院、康复医学门诊、社区康复等多层次的康复网络。康复医学教育也从无到有，学历教育、继续教育基本完善。

（3）康复医学与针灸学科的结合

在康复医学进入我国之初，由于康复教育发展相对滞后，康复人才奇缺，所以许多医院的康复科多以与之相近的针灸或理疗人员为主，甚至直接以针灸科"贴牌"康复科应急，这样就产生了针灸学科与康复医学在人员层面的"结合"，客观上为针灸从业人员率先了解康复知识创造了有利条件；康复医学在中国早期介入的病种多集中在脑卒中等伴有功能障碍的疾病上，它与针灸科临床常见病种相重叠，于是又产生了治疗病种层面的"结合"。随着工作的开展，结合的程度、广度与深度不断拓展，参与的人员越来越多，社会影响也越来越大。为了配合这一形势发展的需要，中国针灸学会针灸康复专业委员会于2008年成立，标志着我国针灸康复医学进入了快速发展的阶段。

2. 新成果：针灸康复医学的实践运用

（1）针灸康复临床治疗单元的制定

"单元"是康复医学的一大特色，借助这一优势，结合针灸学自身的特点，逐渐形成针灸康复临床治疗"单元"，主要包括：不同治疗时期针灸方法的辨证选择，现代康复技术及康复评定等见图7-5。其中"石氏中风单元疗法"就是较成熟的代表。该单元是急性抢救监测和早期综合治疗、康复相结合的服务模式。

针灸康复临床治疗单元是对传统病房管理模式的重组，把传统的治疗方法最优化，构成新的治疗系统，它改善了住院患者的医疗管理模式，要求各部门之间要有高度的协调性和统一性，体现了中医整体观与因人制宜相结合的原则。

（2）临床评价方式、标准与国际接轨

中国针灸要走向世界，需要引入国际通用的严谨的评估体系。传统的针灸疗效评价以软指标为主，容易受到各种因素的干扰。康复医学的评价则相对量化与客观。所以目前针灸或针灸与康复配合治疗的评价方法基本是借用康复医学的评价方式，与中医学的其他学科相比，

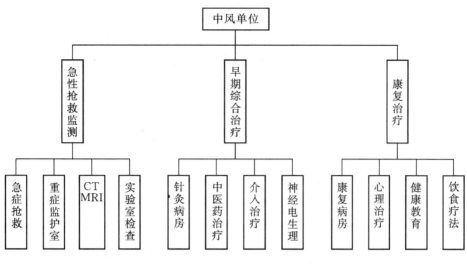

图 7 - 5　针灸康复临床单元

在与国际接轨方面可谓先行一步。

(二)针灸康复医学的临床进展

针灸康复学可运用于临床多种疾病的治疗。主要运用的领域有神经系统疾病、骨科疾病、老年性疾病等。现有文献资料普遍认为,传统康复医学(包括针灸、推拿等)结合现代康复技术比单纯现代康复或单纯中医康复技术对各种损伤的康复疗效更显著。

1. 治疗中枢神经系统疾病进展[147-156]

针刺与现代康复相结合在辅助治疗脑血管意外等神经系统疾病中起着重要的作用。近年的基础研究多集中在对局灶性脑缺血大鼠神经生物学方面,临床研究中针刺与康复结合治疗中枢神经系统偏瘫、脑瘫的研究居多,偶见两者结合运用于颅脑损伤与脊髓损伤的研究。

在基础研究中,有报道认为电针结合经颅磁刺激能明显提高脑缺血大鼠的学习记忆功能,其海马 CA3 区突触界面曲率、突触后致密物质厚度和穿孔性突触百分率明显增加,优于单用电针或经颅磁刺激;针刺结合康复对脑卒中后神经功能的恢复具有显著的促进作用,蛋白激酶(PKA)表达的增强可能是其治疗缺血性脑卒中的机制之一。

临床研究方面,以偏瘫(包括各种脑血管意外)常见,多按照不同功能障碍和并发症进行分类治疗。常见的功能障碍分类有运动和平衡功能障碍、认知功能障碍(包括单侧空间忽略)、吞咽障碍及肩手综合征(肩痛)、痉挛、失语等。针刺的穴位上肢多选取肩髃、臂臑、天井、手三里、外关、合谷、中渚等,下肢多选取髀关、伏兔、血海、环跳、承扶、委中、阳陵泉、丰隆、悬钟等。报道的针刺方法多见毫针针刺、电针、头针,另外醒脑开窍针刺法、头穴纵刺法、腹针、热补针法、头穴丛刺、浮针、项针、舌三针、舌下针、对应与中轴针刺等也见报道。例如头穴丛刺结合康复训练治疗脑梗死患者运动功能障碍的临床观察。康复训练的方法主要采用,运动疗法、

Bobath疗法、神经肌肉促进技术(PNF技术)、运动再学习、作业疗法、认知训练、语言训练、吞咽训练等。同时,也结合一些康复仪器进行治疗,比如上肢(下肢)机器人、Biodex平衡训练系统、三维步态检测及训练系统、动静态平衡仪、情景互动训练系统、语言认知训练及评估系统等。在针刺治疗偏瘫疗效评价方面,多借鉴康复的评定量表及仪器,例如偏瘫运动功能评定的Brunnstrom、偏瘫六阶段分级法、Berg平衡量表、改良Bathel指数等。在诸多的研究中,普遍认为针刺与康复相结合临床疗效优于单一的治疗方法。由于针刺结合康复干预因素较多,针对此问题有学者进行了不同干预次序研究,结果表明:电针与运动疗法以任何次序组合均可改善卒中后偏瘫肢体的功能,但以先电针后运动治疗临床效果更佳。

许多现有资料表明传统康复医学(包括针灸、推拿等)结合现代康复比单纯现代康复对脑瘫的疗效更显著。总体方法是针对不同功能障碍,如运动功能、言语功能、认知功能、日常生活活动能力障碍等,针灸多采用头针配合体针,配合神经发育疗法(Bobath和Voj-ta法)训练、引导式教育、作业疗法、言语训练等进行治疗。如"醒脑开窍"针刺法配合口腔功能训练能更有效改善脑瘫患儿流涎症状;点刺法配合推拿治疗,步态训练,言语、智力训练,每日康复训练累计2h左右,以患儿能接受、配合为宜,能提高患儿的运动功能和生活能力;聪脑通络法(取头穴线为主)针刺治疗脑瘫疗效与靳三针治疗效果相似。还有报道用腹针配合康复训练治疗脑瘫较常规针刺加康复训练效果好;也有报道针灸配合音乐治疗脑瘫疗效较单纯针灸治疗为好。临床研究所用的康复疗效评价多采用显效、好转、无效等分级方法,但分组标准不统一,少数用残疾儿童评定量表(PEDl)和功能独立性WeeFIM量表评分、肌肉痉挛的Asthworh量表、粗大运动功能评估(gross motor function measure,GMFM)、日常生活能力量表(ADL)评分和综合功能评定量表评定。基础研究方面,有研究发现,电针能提高窒息脑瘫模型幼鼠海马、纹状体和运动皮质GAP-43表达,促进神经细胞再生和突触重建。

对于颅脑损伤的研究,有报道康复训练加针刺疗法可明显提高中、重型TBI患者下肢运动功能、平衡功能、认知功能及ADL积分值,对功能恢复有积极的作用。

对于脊髓损伤的研究多采用电针配合康复训练,穴位多选督脉或夹脊穴。康复训练有被动关节活动和主动肌力训练、坐位及站位移乘、平衡训练,并佩戴矫形器及支具。有学者对本病的干预时机进行研究,认为早期在脊髓损伤手术后即进行针灸治疗,2周内即开始呼吸、膀胱功能训练,被动活动关节,循序渐进增加康复治疗强度;晚期则在2个月后开始针灸和康复功能训练。也有学者对脊髓损伤进行分阶段治疗研究,分为平卧阶段、床上体位转换阶段、坐位阶段、站位阶段、走阶段,根据每个阶段不同的特点选用相应的针刺与康复方法。

2. 治疗周围神经系统疾病的进展[157,158]

针灸对周围神经损伤的康复多结合活血化瘀、通络止痛的中药,营养神经的西药,中医推拿以及感觉和运动功能训练、物理因子治疗技术（如蜡疗、超短波等）。如周围神经损伤后，采用电针、直流点送、运动疗法综合治疗围神经损伤后功能障碍，可以明显提高疗效，缩短病程，促进运动和感觉功能的恢复；针刺飞经走气法为主结合推拿、肌力训练、平衡功能训练、手功能训练及电脑中频疗法治疗地震伤员周围神经损伤；针刺结合运动疗法及穴位注射丽珠赛乐、加兰他敏治疗分娩性臂丛神经损伤物。但上述临床报道的康复疗效评价多采用优、良、中、差等方法，或者采用感觉功能和运动功能中的肌力等评价，如果能够增加采用客观的量表可能更有说服力。少数用英国医学研究会 BMRC 周围神经损伤后的运动功能恢复等级及周围神经损伤后感觉功能恢复等级评定。

3. 治疗骨骼肌肉系统疾病进展[159-162]

骨骼肌肉系统的针灸康复医学结合目前还几乎全部集中在针灸科传统优势病种颈椎病、腰椎间盘突出症、肩周炎、膝骨关节炎等疾病。这类疾病针灸已有数千年实践积累，治疗上优势较多。例如对于腰椎间盘突出症，有研究证实以牵引配合针灸加红外线治疗组优于牵引配合电脑中频治疗组、牵引配合微波治疗组。同时也强调主动功能锻炼、康复教育结合，例如腰椎间盘突出症患者强调卧硬板床，后期强调进行腰背、腹肌锻炼（拱桥、飞燕等）。顾艳明等观察针灸结合康复训练对中央型腰椎间盘突出症的临床疗效优于单纯针灸治疗。颈椎病患者强调左顾右盼、项臂争力等功能训练；牟宪慧研究以针灸、按摩、康复等为主的综合康复方法对颈椎病疗效明显；屠文展等研究表明对于颈椎病不同分型的不同阶段优化组合针灸和康复治疗技术疗效满意。膝关节疾病患者强调股四头肌和胭绳肌的肌力训练。周本成等运用温针灸结合推拿疗法配合功能康复锻炼治疗膝关节积液疗效满意；邱玲等研究表明温针内外膝眼配合康复训练治疗膝骨关节炎疗效优于针刺配合康复训练；边晓东等观察温针灸、中药熏蒸、常规功能锻炼相结合的方法较常规功能锻炼在膝关节半月板损伤术后康复中疗效显著；杜奋飞等观察温针灸、中药熏洗、康复训练综合治疗对骨折内固定术后膝关节功能障碍的临床疗效较单纯康复训练明显。传统针灸与其他徒手治疗（比如关节松动术、核心肌群训练技术、PNF 技术、扳机点技术、麦肯基疗法、牵伸技术）也有涉及，杜奋飞等用针刺条口穴结合推拿、关节松动术、运动疗法治疗老年性肩周炎疗效显著；陈瑛等研究表明治疗肩周炎针灸结合康复疗法显著优于中药离子导入疗法；韩丽凤等应用中药贴敷、针灸配合肩关节松动术治疗肩周炎疗效优于单纯针灸疗法；杨晓霞等研究发现针刺配合麦肯基运动治疗腰椎间盘突出症疗效优于单纯针刺疗法。针灸与牵伸技术、核心肌群训练技术、PNF 技术、扳机点技术结合的国内文献很少。

与神经康复相比，目前我国的骨科康复相对较为薄弱，但参照国外康复医学发展轨迹来看，未来国内骨科康复必将蓬勃发展，同时针灸与现代康复综合手段在骨科康复中也必将大有作为，例如针对在骨科康复中占很大比例的术后康复，针灸康复综合治疗的国内文献较少，未来在这方面应该有很大的发展空间。

4. 治疗心血管疾病的进展[163-169]

采用针灸与康复疗法治疗心血管疾病仍处于起步阶段,研究涉及冠心病、高血压、心律失常等病种,治疗方法以一种物理因子或康复技术在穴位上的应用为主。冠心病是针灸与康复结合在心血管疾病中应用的主要病种,内关穴是针灸治疗心血管病的常用穴位,在内关、虚里、膻中等穴施加物理因子,如激光、超声波、微波治疗等是近年研究中主要采用的治疗方式。在这些研究中,出现了多中心随机对照研究,提供了高级别的循证医学证据,即激光照射内关穴可以改善冠心病患者的高凝、高血脂状态并增加心肌供氧,缓解患者胸闷、胸痛、头晕等症状。另一个单盲随机对照试验则在双侧内关穴上施加经皮神经电刺激疗法(transcutaneous electric nerve stimulation,TENS),观察了其对踏板运动后心率及血压的影响。研究显示在运动前及运动后立即进行干预均可以使心率恢复时间缩短,运动后进行干预甚至可以使心率恢复时间缩短50%;同时,运动后进行干预还可以使血压恢复时间缩短,而运动前进行干预则对血压恢复无影响。该研究的意义在于为在内关穴上施加TENS疗法对心肌耗氧及心血管系统变化影响的机制研究提供了依据。

随着干细胞移植技术在康复医学中的应用发展,近年出现了穴位上移植同种异体骨髓间充质干细胞对梗死区心肌再生影响的随机对照试验及其机制研究。穴位上移植的同种异体骨髓间充质干细胞不仅可迁移至心肌梗死区,在梗死区分化为心肌细胞,而且能使心肌细胞凋亡数减少。高血压病是人群高发的慢性病,也是社区防治的重点病种之一,近年开展的针灸配合太极拳运动或音乐疗法及周波在穴位上的应用治疗,在对血压的控制及影响生活质量的症状如头痛、头晕、失眠等都有较好的疗效。人中是急救常用穴之一,近年出现了心肺复苏术与针刺人中结合用于心搏骤停后自主心律恢复的个案研究报道。

5. 治疗肺部疾病的进展[170,171]

近几年,针灸与康复结合治疗的肺系疾病以表现为肺功能障碍的疾病如哮喘、慢性阻塞性肺病等为主。研究中,国内出现了紫外线穴位照射及中频药物穴位导入治疗哮喘的研究,而国外则出现了穴位上应用TENS治疗哮喘及慢性阻塞性肺病的随机对照试验研究。从研究的设计来看,国外的研究采用了二组或三组的随机双(单)盲对照试验并进行了隐藏分配,且对照组采用了安慰治疗对照;而国内的研究则多为常规治疗加上干预治疗的设计,由于设计上未采用随机方案且对照组的设置可比性较低,因此不具备高级别研究证据的要求。从评价的指标上看,国外文献采用的是1秒钟用力呼气量、最大肺活量及直观模拟标度尺进行短暂呼吸测试评价呼吸困难程度等客观指标进行评价,而国内则主要以临床症状分级即缓解率、有效率等进行评价。另有报道采用针刺留针期间结合深呼吸运动,对急性单纯性喉炎患者症状体征积分及嗓音声学参数值均有较好的影响。

（三）针灸康复医学国内外研究进展比较

近5年来,国外针刺结合康复疗法主要应用于中风后的功能障碍、骨科疾病、各种疼痛、运动损伤、哮喘等疾病。虽然治疗的病种与国内无太大区别,但国内所应用的针刺疗法多样,如巨刺法、腕踝针、耳针及具有地方特色的针法如"靳三针"等,国外的研究大多采用的是单纯针刺或是电针,甚至出现了单穴的单纯针刺的大样本多中心随机对照试验。而在所结合的康复疗法上,国内大多采用的是综合性的康复治疗,而国外则选择一种康复治疗如运动疗法或是物理因子治疗等。例如,VasJ[172]等收集了6个分中心的425例的肩痛患者,采用单穴条口结合运动疗法进行治疗,研究结果显示针刺条口结合物理运动疗法可以改善肩功能、减轻疼痛,同时减少止痛药的用量。除所采用的针刺疗法不同外,在对疗效的评价上,相对于国内的文献而言,国外文献更侧重于对客观指标的评价[173],如在对哮喘的研究上,国内多采用一些问卷及评分量表及哮喘发作次数进行评价,而国外则采用最大呼气量、肺功能、焦虑量表等进行评价。另一对中风后腕痉挛的研究,采用了 Biodex multijoint System 3 Pro. 及改良的 Ashworth 指数对腕关节的活动度、神经反射、肌张力等进行客观评价,认为针刺结合肌力训练可以有效缓解中风后腕关节痉挛。与以往的国外研究不同,近年出现了一篇采用辨证分型选穴对颈部紧张综合征进行治疗的报道,研究将颈部紧张综合征分为肝气郁滞型、肝阳上亢及肾虚肝郁型进行选穴,认为针刺可以有效提升物理治疗的疗效。这一研究体现了辨证论治的中医核心思想正逐步被国外研究者所接受。

国外研究关于针灸结合康复训练治疗骨骼肌肉系统疾病的也相对较少,Daisy 研究表明对于颈部张力症候群针灸配合康复训练治疗效果疗效优于单纯的康复训练。S. McDon－ough 等也证实治疗慢性下腰痛患者耳针配合康复训练疗效也优于单纯康复训练。

老年病是康复应用的重点领域,国外一回顾性研究[174]对近年住院的老年病患者在应用针刺结合康复治疗的疗效进行了统计分析,评价指标包括疼痛、睡眠质量、胃口、幸福指数、躯体功能等。研究对所有因急性病发作而住院的老年病患者,在亚急性期或恢复期曾实施过针刺结合康复治疗的病例进行分析,研究不仅认为针刺可以作为一种补充或替代疗法在老年病患者上进行应用,研究者也试图给读者提供一种思路,即针刺结合康复疗法在老年性疾病上应用前景广阔,但是否能将老年病作为一个纳入病种进行研究尚待商榷,而回顾性研究本身也需要前瞻性研究来加以验证。

第二节　"十一五"期间针灸科研成果

"中医针灸"项目的申遗成功,有赖于世代中国人对针灸医术的传承,有赖于几代针灸人对针灸理论研究的贡献。多年来,众多从事针灸事业的科研人员的不懈努力和国家对针灸事业的大力支持,是使针灸走向世界的坚实基础。

"十一五"期间,国家科技部出于对针灸问题研究的重视,加大了投入力度,设立了"针灸诊疗方案和评价研究"的重点项目,并于2011年5月通过国家科技部的验收。该研究主要包括针灸适宜病症的研究、针灸治疗优化方案评价及临床共性技术研究两方面研究内容:

一、针灸适宜病症的研究

针灸适宜病症的研究采用文献研究方法,对中医针灸书籍、论文中记载的针灸所治病种进行全面系统地挖掘整理,形成针灸适宜病症文献数据库。运用现代流行病学调查的方法,对国内外各级医疗机构的针灸、理疗、康复等相关科室及人员进行针灸治疗病症的现状调查,研究提出针灸的适宜病症及科学分级。

"基于临床调查的针灸门诊适宜病症研究"为国家"十一五"科技支撑计划项目(No. 2006BAI12B01),由天津中医药大学第一附属医院杜元灏教授负责[175,176]。

该研究通过整群多级随机抽样对2008年全国31个省具有代表性的医院针灸门诊接受治疗的患者进行调查研究,基于帕累托法则和EpiMap软件进行病症分类和分布分析。获得36家医院针灸门诊首诊患者31858例,涉及病症种类368种16个疾病系统,其中最常见病症57种,常见病症60种,少见病症251种。依据本次调查显示现阶段针灸门诊适宜病症368种,各行政区病症种类数量分布不均衡,针灸优势病症系统聚集度高,应加大推广普及针灸适宜病症的应用。

二、针灸治疗优化方案评价及临床共性技术研究

选择发病率高、现代医学疗效欠佳、针灸疗效突出、优势明显的8~10种疾病,如中风后遗症、周围性面瘫、功能性便秘、带状疱疹等作为研究对象,充分考虑影响针灸临床疗效的关键因素,如不同针灸方法、不同针刺时机、不同针刺浅深、不同针刺时程以及不同针刺频次等,紧密结合过去的临床和科研基础,科学设计,开展多中心、大样本临床研究,形成优化治疗方案、实践指南,同时解决针灸临床治疗中一些共性技术问题。

该研究共设置了15个研究项目,并通过多中心、大样本、随机对照临床试验,对中风后遗症、周围性面瘫、功能性便秘、带状疱疹、颈椎病颈痛、原发性痛经等疾病的针灸优选方案进行了验证性研究。对针灸临床治疗中的一些关键技术问题做出了初步回答,形成了针灸规范方案、临床实践指南、临床操作技术、疗效评价技术等阶段性研究成果20余项。

1. 针灸治疗抑郁证及其优化方案

北京中医药大学图娅教授对"大学生群体抑郁情绪早期干预的有效性"及"电针治疗轻中度抑郁症的优化方案"进行临床试验研究,探讨早期针刺、心理以及两者综合的干预方案对抑

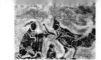

郁情绪及生存质量的改善作用。本项研究在 2009—2010 年间，分别对 1270 名在校大学生进行问卷调查，并对有轻微抑郁情绪者施以针刺、心理及综合干预（针刺＋心理）等早期干预治疗。结果看到，针刺及心理早期干预，能明显改善大学生的生存质量和健康总评，提高对周围环境的满意度，促进社会关系向良性化发展。综合干预能显著提高大学生的生存质量和对环境满意度，但对环境的改善程度不如针刺组。

2. 针刺治疗中风后遗症及其优化方案

上海中医药大学的东贵荣教授、天津中医药大学第一附属医院的傅立新教授、广州中医药大学的庄礼兴教授分别对中风后遗症进行了针刺治疗优化方案及影响疗效共性技术的临床评价的研究。中风后遗症的主要问题是偏瘫问题，而偏瘫愈后的核心问题是肌力和肌张力的协调性恢复问题。针对这一问题，此项研究依据循证医学原则，采用了"择期分型透穴针刺治疗脑梗塞偏瘫规范方案"，进行针刺治疗中风后偏瘫疗效和安全性的临床 RCT 研究。本研究历时 3 年，完成了对 892 例脑梗塞（中风后偏瘫）患者的治疗及分析研究。研究采用了多中心、大样本、单盲、随机、平行对照的方法，分别对患者进行"醒脑开窍法"、"靳三针法"和"阴阳调衡透刺针法"的针刺及康复治疗。经过对治疗后 28 天，以及随访 6 个月的各组功能综合评定量表（FCA）、临床神经功能缺损程度评分（NDS）、运动功能四肢简化 Fugl－Meyer 评分、日常生活活动能力（ADL、Barthel 指数）等疗效比较，可见上述三种针刺优化方案，均表现为相同的结果。从而证明了针刺治疗缺血性中风能减少致残率，改善患者的运动功能，提高日常生活能力和综合康复水平。针刺治疗中风起效时间早，远期疗效良好。

3. 针刺治疗周围性神经麻痹及临床评价分析

成都中医药大学的李应昆、李瑛教授，天津中医药大学第一附属医院的李妍主任医师，青岛市海慈医疗集团的刘立安主任，分别对针刺治疗周围性面神经麻痹的临床疗效及影响因素进行临床评价及分析。

4. 针灸治疗偏头痛的优化方案评价

成都中医药大学的李应昆教授应用循证取穴的方法，进行了"不同取穴方法治疗偏头痛的优化方案评价"研究。将实验设计为远近配穴组、电针头针组、模拟针刺组、非针刺组（即空白对照组），进行预防性针刺治疗无先兆型偏头痛。结果显示，在治疗 4 周时，疗效达到顶峰，循证配穴组治疗效果最好。随访第 2 个月时，疗效明显减弱，但四组比较来看，循证配穴组的延时效应最长。模拟针刺组虽具有一定安慰剂效应，但并不具有延时效应。

5. 针灸择期治疗周围性面瘫的研究

成都中医药大学李瑛教授等针对周围性面瘫不同分期的临床特点，进行"针灸择期治疗周围性面瘫多中心大样本 RCT 研究"，筛选出针灸择期治疗周围性面瘫的最佳治疗方案，即针灸治疗贝尔面瘫的优化选穴。主穴选地仓、颊车、合谷、阳白、太阳、翳风、颧髎、下关。当鼻唇沟变浅时，加迎香；当抬眉困难时，加攒竹；当人中沟歪斜时，加口禾髎；当颏唇沟歪斜时，加承浆。筛选出不同病程分期的优化刺灸方法，急性期（发病 7 天以内），宜使用单纯毫针刺治疗；静止期（发病 8～20 天），可选择毫针刺、毫针刺加电针、毫针刺加灸、毫针刺加经筋排刺治疗；恢复期（发病 20 天以后），不推荐使用单纯毫针刺治疗。筛选出了针对不同神经定位的优化刺灸方法，对鼓索以下的贝尔面瘫，可选用毫针刺、毫针刺加灸、毫针刺加电针、毫针刺加经筋排刺治疗；对鼓索以上的贝尔面瘫推荐使用毫针刺、毫针刺加灸、毫针刺加电针治疗。形成针灸治疗周围性面瘫的临床实践指南。明确了针灸治疗贝尔面瘫的最佳介入治疗时间为发病后的 1～3 周。

6. 艾灸治疗哮喘及其优化方案

江西中医药大学附属医院的陈日新主任中医师等对腧穴热敏化艾灸治疗哮喘（慢性持续期）的优化方案进行研究。共纳入 288 例慢性持续期支气管哮喘志愿受试者，联合全国 12 家研究单位，采用中央随机系统，实施一项多中心、非劣性随机对照试验。结果表明，热敏灸能明显控制哮喘症状、减少哮喘发作频次，与西药舒利迭疗效相当。且在改善睡眠、倦怠乏力、胸闷、畏风寒体质，以及减少感冒次数方面明显优于西药舒利迭，显示出明显的疗效优势。

7. 针灸治疗功能性便秘临床规范化

中国中医科学院广安门医院的刘志顺主任医师对"针灸优选方案治疗功能性便秘临床规范化"进行研究。选用 460 例功能性便秘患者，并按照 2∶1∶1 随机分为个体化深刺组、浅刺组和阳性药物组。以患者每周自主排便次数作为主要结局指标，患者排便相关症状、便秘评分量表及首次自主排便时间等为次要结局指标，对其近期和远期的随访疗效及安全性进行评价。结果表明，针灸优选方案治疗功能性便秘，在治疗后 4 周、12 周和 6 个月的每周自主排便次数，明显优于浅刺组和阳性药物组，具有较好的后治疗效应，且无不良反应发生。

8. 针灸治疗颈型颈椎病及优化方案

广州中医药大学的符文彬教授对"不同针灸方法治疗颈型颈椎病优化方案"进行临床研究。对 896 例患者做随机对照临床试验，分别从西医诊断分型、中医辨证、患者病程、疼痛程度等 4 个角度切入，综合评价针灸优化方案对颈椎病颈痛的疗效。确立了"针刺联合皮内针治疗颈椎病颈痛优化方案"

9. 针灸治疗带状疱疹的临床优化方案及疗效评价

成都中医药大学的杨运宽教授，武汉市中西医结合医院的张红星，广州中医药大学的林国华教授，通过对针灸治疗带状疱疹的临床优化方案及疗效评价的研究，比较不同针灸方法治疗带状疱疹的临床疗效。研究纳入500例带状疱疹患者,连续进行10天治疗及90天随访。使用火针疗法、基础针刺疗法,叩刺拔罐疗法,铺棉灸疗法治疗效果显著。

10.针灸治疗自发性痛经优化方案及临床共性技术

山东中医药大学的高树中教授对"针灸治疗原发性痛经优化方案及临床共性技术"进行研究。通过对600例原发性痛经患者的观察认为,对原发性痛经患者应在痛经发作前5天左右选用三阴交、次髎、地机、十七椎穴治疗,痛经发作时单针刺十七椎穴即可。

11.针灸适宜病症研究

天津中医药大学第一附属医院杜元灏教授等,通过大量文献研究,从三个不同角度对针灸的适宜病症进行深入探讨,并对针灸病谱进行了系统分析归类。其中在"基于古代文献的针灸适宜病症研究"中,通过对73部针灸临床类文献的整理,获得古代针灸治疗病症约470种。包括眼耳鼻喉口腔类病症84种,内科病症90种,情志类病症23种,妇科病症17种,外感病症9种,颈、肢、躯体类病症247种。结果显示,古代针灸治疗的适宜病症,主要以颈、肢、躯体类病症最多,即主要集中在神经、肌肉系统。其次是消化系统病症、眼耳鼻喉及口腔类病症和泌尿生殖系统、精神和行为障碍、妇科病症等。

在"基于现代文献的针灸适宜病症"的研究中,通过对国内4大数据库和国外3大数据库的检索、分析,初步确立了16个系统532种病症为针灸适宜病症。按照循证医学证据等级,相应地将针灸病谱分为5个等级,即Ⅰ级强证据;Ⅱ级强中证据;Ⅲ级弱中证据;Ⅳ级弱证据;Ⅴ级极弱证据。

按循证等级针灸病谱研究结果表明:

Ⅰ级病谱:共计23种,如颈椎病、肩周炎、腰椎间盘突出症、肱骨外上髁炎、膝骨性关节炎等。

Ⅱ级病谱:共计82种,如风湿性关节炎、强直性脊柱炎、髌骨软化症、纤维肌痛综合征、骨质疏松症、落枕、运动性疲劳等。

Ⅲ级病谱:共计187种,如第三腰椎横突综合征、梨状肌综合征、腱鞘炎、腱鞘囊肿、筋膜炎、增生性脊柱炎、小关节紊乱症、斜颈、膝关节滑膜炎、膝关节滑囊炎、股骨头坏死、颞下颌关节炎等。

Ⅳ级病谱,共计89种,如髌下脂肪垫炎、肋软骨炎、白塞氏病、跟腱周围炎、髂腰三角综合征、青少年特发性脊柱侧弯、氟骨症等。

Ⅴ级病谱,共计151种,如创伤性关节炎、骶髂筋膜脂肪疝、腓肠肌痉挛、肱骨内上髁炎、骨骺炎、肌腱炎、棘上韧带炎、脊柱隐性裂、前斜角肌综合征、尾骨痛、腘窝囊肿、系统性红斑狼疮、尺骨茎突炎、陈旧性三角纤维软骨复合体损伤、跗骨窦综合征、致密性骨炎等。

12.效能等级针灸谱的研究[177,178]

天津中医药大学杜元灏教授等对"基于综合模糊评判技术和专家问卷调查的效能等级针灸病谱"进行研究。所谓"针灸效能",是指依靠针灸刺激实现其治疗病症的最佳效价的总体趋势。"效能

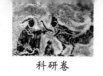
等级针灸病谱",是根据针灸自身治疗的效价总趋势,将病症进行4个等级划分所获得的病谱。研究通过对全国526名临床副高级职称及以上针灸专家进行的问卷调查进行综合分析。结果表明:

Ⅰ级病谱:有28种病症和35种病症的40种亚型,病症＋亚型共计68种。如肌肉骨骼系统与结缔组织病症:肱骨外上髁炎、腱鞘炎、腱鞘囊肿、下颌关节炎、肱骨内上髁炎、肌肉劳损(腰肌劳损等)、腓肠肌痉挛、落枕等。

Ⅱ级病谱:有84种病症和125种病症的234种亚型,病症＋亚型共计318种。如第三腰椎横突综合征、肌筋膜炎、髌下脂肪垫劳损、增生性脊柱炎、脊柱小关节紊乱症、肌腱炎、肋软骨炎、纤维肌痛综合征、多发性肌炎、隐性脊柱裂、跟腱周炎/跟腱炎、冈下肌综合征、前斜角肌综合征、肩胛肋骨综合征、尾骨痛/尾骨综合征、骨质增生症、骨科手术后部位疼痛等。

Ⅲ级病谱:有4种病症和42种病症的60种亚型,病症＋病症的亚型总计64种,如椎管狭窄、颈椎病、腰椎间盘突出症等。

Ⅳ级病谱:有163种病症和150种病症的483种亚型,病症＋亚型总计646种,如股内收肌肌管综合征、指(趾)头炎、致密性骨炎、腓肠豆综合征、骶髂筋膜脂肪疝、跗骨窦综合征、骨髓炎(手指)、腘窝囊肿、儿童生长痛等。

杜元灏教授在"基于临床的针灸临床适宜病症调查"研究中,通过对全国36家针灸临床医院的流行病学调查结果,采用帕累托法则对病症及系统进行分类,制作了全国针灸病症分布流行病学地图,见图7-6。

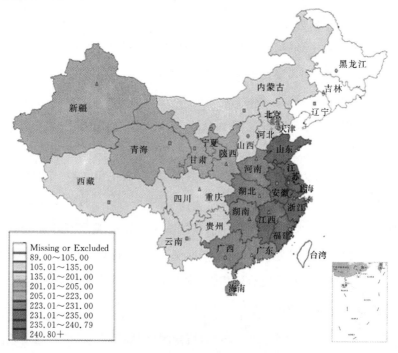

图7-6　全国针灸病症分布流行病学地图

临床流调表明,全国针灸门诊最常见病症 57 种,常见病症 60 种,少见病症 251 种,共获得针灸门诊适宜病症 368 种。病房最常见的针灸适宜病症有 25 种,常见的针灸适宜病症有 28 种,针灸病房少见的病症有 199 种,共计 252 种。

通过本次文献研究,共得到了 16 类针灸病谱 461 种,包括西医病 338 种,西医症状 73 种,中医病症 50 种。证明针灸疗法适应证广,值得临床推广应用。

针灸作为一种方法独特、疗效显著、机制和谐的治疗手段,其治疗理念完全符合现代社会－自然－生理－心理的医学模式,符合现代人崇尚自然、追求健康的生活理念,国此,可以预见它必将被越来越多的人所接受。同时,采用针灸治疗疾病,医疗成本相对较低,大力提倡医疗卫生事业公益性的今天,推广针灸治病,有助于减少在医疗设备、医疗药品、医疗消耗方面的开支。随着针灸的服务面不断地扩大,针灸服务能力的不断提高,针灸必将为我国国民健康水平提高做出更大的贡献。

参考文献

[1] 梁繁荣,曾芳,赵凌,等.经络效应特异性及其基本规律[J].中国针灸,2009,29(2):129－132.

[2] 于建春,于涛,韩景献.从基因表达差异分析腧穴和非腧穴针刺效应差异[J].中国针灸,2002,22(11):749－751.

[3] 于建春,于涛,韩景献.从基因表达差异分析腧穴和非腧穴针刺效应差异[J].中国针灸,2002,22(11):749－751.

[4] 任玉兰,赵凌,陈勤,梁繁荣.数据挖掘技术在经穴选用及其特异性研究中的应用[J].中医杂志,2010,51(1):47－51.

[5] 陈勤,吴曦,朱欢,等.针灸治疗偏头痛临床对照文献用穴规律分析[J].成都中医药大学学报,2007,30(3):1－5.

[6] 赵凌,任玉兰,余毓如,等.基于数据挖掘技术分析古代针灸治疗偏头痛的经穴特点[J].中国中医基础医学杂志,2008,14(10):774－776.

[7] 刘庆萍,牛争平.偏头痛的神经影像学[J].国外医学脑血管疾病分册,2005,13(11):831－834.

[8] 赖新生,张琦斐.经穴特异性与针刺效应作用[J].针灸临床杂志,2010,(26)7:6－8.

[9] Li Yuqing,Zhu Bing,Rong Peijing,et al. Effective regularity in modulationgastric motility induced by different acupoints timulation[J]. World J Gastroenterol, 2006, 12(47):7642－7648.

[10] Li Yuqing,Zhu Bing,Rong Peijing,et al. Neural mechanism of acupuncture modulated gastric motility[J]. World J Gastroenterol,2007,13(5):709－716.

[11] 常小荣,彭娜,易受乡,等.艾灸足三里和梁门穴诱导热休克蛋白70抗大鼠胃黏膜氧化损伤作用[J].世界华人消化杂志,2006,14(35):3405－3408.

[12] 胡玲,蔡荣林,吴子建,等.电针不同经穴对急性心肌缺血家兔心功能的影响[J].针刺研究,2008,33(2):88－92.

[13] 王海,东贵荣,吴北峰.针刺对心脏靶器官的穴位特异性实验研究[J].现代保健:医学创新研究,2008,5(8):25－26.

[14] 刘俊岭,陈淑萍,高永辉.电针不同穴位对大鼠子宫平滑肌电活动的影响[J].针刺研究,2007,32(4):237－242.

[15] 王少军,朱兵,任晓暄,等.针刺对动情周期不同阶段大鼠下丘脑性唤起刺激兴奋性神经元电活动的影响[J].针刺研究,2007,32(5):313－318.

[16] 应荐,沈雪勇,丁光宏,等.冠心病患者与正常人太冲穴红外辐射光谱比较[J].浙江中医杂志,2005,40(3):100－101.

[17] 熊瑾,刘芳,王伟,等.得气、针刺手法与针刺治疗原发性痛经疗效的关系[J].辽宁中医杂志.2011,38(8):1482－1485.

[18] 熊瑾,袁琪,张莉娟,等.针刺得气临床初步观察[J].中医杂志,2010,51(增刊2):212－214.

[19] 周杰,毛慧娟,沈雪勇,等.针刺得气对正常人足三里穴伏安特性的影响[J].上海针灸杂志,2011,30(7):433－435.

[20] 赖新生,童钟.针刺"得气"分类与捕获的研究设想[J].中医杂志,2008,49(5):392－394.

[21] 赖新生.传统毫针刺法的五大环节[J].新中医,2007,39(2):89－90.

[22] 黄泳,夏冒李,陈俊琦,等.运用脑功能成像开展针刺得气客观化研究的思路[J].中华中医药学刊,2009,27(1):11－12.

[23] 赖新生,黄泳.经穴—脑相关假说指导下经穴特异性、针刺得气、配伍规律脑功能界定[J].中国针灸,2007,27(10):777－780.

[24] 赖新生,张贵锋,黄泳,等.针刺外关穴激活脑区的PET脑功能成像研究[J].上海中医药大学学报,2008,22(5):40－43.

[25] 邵欣,曾芳,张继成,等."皮格马利翁效应"与针灸治疗[J].上海针灸杂志,2009,28(6):363－364.

[26] 杨咏梅,黄涛,黄醒华.心理因素对针刺镇痛的影响[J].北京中医药大学学报,2008,31(11):787－887.

[27]　陈日新.针灸作用的影响因素[J].江西中医学院学报,2008,20(1):6474.

[28]　梅俊华,高珊,陈国华,等.神经心理因素与贝尔麻痹针刺治疗疗效关系观察[J].中国中西医结合杂志,2010,30(10):1026-1029.

[29]　董素亭,张彬,贾海波,等.心理干预对针刺治疗视疲劳所致疼痛的疗效分析[J].中国全科医学,2010,13(2C):613-615.

[30]　熊瑾,刘芳,王伟,等.心理因素对针刺治疗原发性痛经疗效的影响[J].中国针灸,2011,31(6):493-497.

[31]　李雅洁,樊小农,王舒,等.基于光镜观察的水沟穴治疗脑梗塞的参数优化研究[J].时珍国医国药,2008,19(12):2938-2941.

[32]　樊小农,王舒,李雅洁,等.水沟穴最佳刺激参数的筛选研究[J].中国针灸,2008,28(12):913-917.

[33]　付平,贾建平,朱江,等.针刺内关穴对机体不同功能状态下脑功能FMRI成像的影响[J].中国针灸,2005,25(11):784-786.

[34]　韩济生.影响针刺镇痛效果的若干因素[J].针刺研究,1994,19(1):3-4.

[35]　Wan You,Han Jisheng,John E. Pintar. Electro acupuncture analge siaisenhanced in transgenic nociceptin/orphan in FQ knock-outmice[J]. Journal of Peking Univesity(HealthSciences),2009,41(3):376-379.

[36]　万有,刘凤雨.急性疼痛早期治疗的必要性[J].中国疼痛医学杂志,2011,17(1):2-5.

[37]　Liu Fengyu,Qu Xiaoxiu,Cai Jie, et al. Electrophy siological properties of spinal widedy namicrange neuronsin neurop athicpainrats following spinal nerveligation[J]. Neurosci Bull,2011,17(1):1-8.

[38]　万有.慢性痛发生机制研究进展[C].中华医学会疼痛学分会第八届年会暨CASP成立二十周年,2009:1-5.

[39]　万有.神经病理痛的外周机制[J].中国疼痛医学杂志,2007,13(5):10.

[41]　刘俊岭,陈淑萍,高永辉,等.不同强度、不同频度电针对慢性痛大鼠镇痛作用的比较[J].针刺研究,2006,31(5):280-285.

[42]　王俊英,陈淑萍,李燕华,等.电针镇痛的累积效应与大鼠下丘脑、海马蛋白激酶A表达变化的观察[J].针刺研究,2008,33(2):80-87.

[43]　徐秋玲,陈淑萍,高永辉,等.累加电针对坐骨神经痛大鼠海马及下丘脑突触素表达的影响[J].中国康复医学杂志,2009,24(6):498-502.

[44]　曲晓秀,李鸣佳,蔡捷,等.蛛网膜下腔应用Ro25-6981对神经病理痛大鼠的镇痛作用及其电生理学机制研究[J].中国疼痛医学杂志,2008,14(2):87-91.

[45]　马文,潘红,沈卫东.针药复合麻醉中不同频率对肺切除患者应激反应的保护作用[C].

上海：第十届全国针刺麻醉、针刺镇痛及针刺调整效应学术研讨会论文集，2010，21 - 22.

[46] 方剑乔，张乐乐，邵晓梅，等.经皮穴位电刺激复合药物全麻行控制性降压对胃动力的影响[C].中国针灸学会年会论文集，2011：105 - 112.

[47] Litscher G，Sandner Kiesling A. Effects of acupuncture on the oxygenation of cerebraltissue[J]. Neurol Res，1998，20(supp)：S28 - 32.

[48] 方剑乔，王均炉，邵晓梅.针药复合麻醉的新思路——经皮穴位电刺激参与全麻行控制性降压中对器官保护的可行性[J].针刺研究，2007，32(6)：402 - 406.

[49] 方剑乔，陈云飞，刘元亮.经皮神经电刺激疗法镇痛的作用途径探讨[J].浙江中医学院学报，1999，23(4)：52 - 54.

[50] 王强.电针镇痛与经皮电刺激镇痛的比较[J].北京医科大学学报，1990，22(6)：430 - 433.

[51] 方剑乔，张乐乐，邵晓梅，等.经皮穴位电刺激复合药物全麻行控制性降压对肝的保护效应[C].中国针灸学会年会论文集，2011：97 - 105.

[52] 方剑乔，周传龙，邵晓梅，等.经皮穴位电刺激复合药物全麻行控制性降压对心脏的保护效应[J].中国针灸，2011，31(7)：625 - 629.

[53] Sladen R N，Klamerus K J，Swafford M W，et al. Labetalol for the control of elevated bloodpressure follow ingcoronaryartery by pass grafting[J]. JCardiothoracAnesth，1990，4(2)：210 - 221.

[54] 徐栋，方剑乔.针药复合麻醉降低手术应激反应的应用前景[J].针灸临床杂志，2010，26(4)：68 - 71.

[55] 陈雅云，曾园山，张伟，等.督脉电针与 NSCs 移植联合应用对大鼠脊髓全横断损伤组织NT - 3 含量及受体表达的影响[J].中国康复医学杂志，2006，21(9)：779 - 781.

[56] 乔鸿飞，兰宾尚，刘亦恒.电针刺激对脊髓损伤大鼠 NF200 GFAP 表达的影响[J].中国康复医学杂志，2008，23(7)：635 - 637.

[57] 梁晖晖，张益伟.针刺对急性脑梗死患者血浆脑源性神经营养因子及神经生长因子水平的影响[J].中医杂志，2010，51(10)：912 - 914.

[58] 沈梅红，唐青青，李忠仁，等.电针对 aB25 - 35 诱导的阿尔茨海默病大鼠模型海马长时程增强的影响[J].针刺研究，2010，35(1)：3 - 7.

[59] 牙祖蒙，王建华，李忠禹，等.面神经损伤后穴位电针刺激对神经组织中神经营养因子-3 及其受体表达的影响[J].中国中医基础医学杂志，2000，6(1)：59 - 62.

[60] 石宏，李江慧，吉长福，等.电针对偏头痛大鼠的皮层扩展性抑制以及对血浆降钙素基因相关肽、P 物质含量的影响正[J].针刺研究，2010，35(1)：17 - 21.

[61] 邓元江,刘卫英,梁伟雄,等.穴位埋线对实验性癫痫大鼠海马及大脑皮质丁-氨基丁酸和谷氨酸的影响正[J].北京中医药大学学报,2006,29(8):562-565.

[62] Jiang Y L,NingY,Liu Y Y,et al. Effects of preventive acupuncture on streptozotocin-inducedhyperglycemia in rats[J]. J Endocrinol lnvest,2011,34(11):355-361.

[63] 祁燕,韩燕铃,曾小云,等.针刺对2型糖尿病大鼠动脉粥样硬化的作用及机制[J].中国动脉硬化杂志,2008,6(5):361-364.

[64] 晋志高,何原芳,景向红.针刺对糖尿病大鼠海马和杏仁核CREB表达的影响正[J].中国中医基础医学杂志,2011,17(1):102-105.

[65] 刁蔡虹,石宏,逯波,等.针刺对糖尿病合并脑缺血再灌注大鼠海马CAI区胆碱能神经纤维活性的影响[J].针刺研究,2007,32(3):182-183.

[66] 王少锦,李文丽,葛建军,等.针刺后胆囊收缩素对肥胖大鼠能量代谢的影响[J].中国老年学杂志,2008,12(28):2314-2316.

[67] 刁陈佳红,崔建美,杨永清,等.针刺和饮食结构调整对实验性肥胖大鼠减肥作用的效应研究[J].上海针灸杂志,2006,125(4):32-34.

[68] 袁爱红,蔡辉.针刺对高脂大鼠主动脉脂联素受体基因表达的影响[J].中西医结合心脑血管病杂志,2010,8(10):1201-1203.

[69] 胡伟文,谢菊英,李启秀,等.电针治疗痛风性急性关节炎及对血尿酸的影响[J]湘南学院学报(医学版),2008,10(3):47-48.

[70] Kung Y Y,Chen F P,Hwang S J. The Different lmmunomodulation Of lndirect Moxibustion on Normal Subjects and Patients with Systemic Lupus Erythematosus[J]. Am J Chin Med,2006,34(1):47-56.

[71] 严兴科,张燕,林佩谕,等.针刺对哮喘大鼠肺泡灌洗液SP-A表达的影响[J].中国针灸,2010,40(8):665-668.

[72] 崔瑾,陈盼碧,杨孝芳,等.简易穴位埋线对哮喘大鼠ICAM-1和NF-KB表达及气道炎症的影响[J],中国针灸,2010,30(2):141-145.

[73] 吴兆利,刘自力,张庆荣.针刺足三里对脾虚哮喘大鼠TGF-p和GM-CSF浓度的影响[J].中国中医药信息杂志,2009,16(12):27-29.

[74] 崔龙革,杨永清,王正田,等.针刺对肾上腺切除大鼠哮喘模型嗜酸粒细胞计数及血清皮质酮水平的影响[J].中国针灸,2000,20(8):501-504.

[75] 杨永清,崔龙革,马淑兰,等.不同针刺血清抗哮喘作用的比较研究[J].中国中西医结合杂志,2002,22(增刊):97-98.

[76] 王宇,马淑兰,崔建美,等.针刺抗哮喘大鼠血清差异组分的色谱分析[J].上海针灸杂志,2006,25(8):41-43.

[77] Yin L M,Jiang G H,Wang Y,et al. use of serial analysis of gene expression to reveal the specific regulation of gene expression profile in asthmatic rats treated by acupuncture[J]. J Biomed Sci,2009,6(1):46 – 57.

[78] 尹磊森,徐玉东,王宇,等.针刺正常大鼠肺组织 SAGE 标签数据库的基因分类研究[J].上海针灸杂志,2010,29(5):315 – 317.

[79] 徐玉东.基于蛋白质组技术的针刺抗哮喘效应蛋白及功能验证研究[D].上海中医药大学博士学位论文,2011.

[80] Yin L M,Li H Y,Zhang Q H,et a1. Effects of S100A9 in a rat model of asthma and in isolated tracheal spirals[J]. Biochem Biophys Res Commun 201 – 0,398(3):547 – 552.

[81] 陈采益,徐斌,喻晓春,等.电针经穴与相应非经穴对大鼠心动过缓调节效应差异的研究[J].上海针灸杂志,2010,29(12):747 – 751,

[82] 黄日龙,张伟,东贵荣.电针内关穴对急性心肌缺血家兔心肌组织能量代谢的实验研究[J].针灸临床杂志,2010,26(12):44 – 48.

[83] 李强,吴绪平.电针内关穴对急性心肌缺血家兔一氧化氮及血小板活性物质的影响[J].湖北中医学院学报,2006,8(02):3 – 5.

[84] 袁叶,田岳凤,王军,等.针刺手厥阴心包经穴对心肌缺血再灌注损伤大鼠钙网蛋白的影响[J].中医杂志,2011,52(03):227 – 230.

[85] 杨孝芳,王超,严洁,等.电针内关对缺血再灌注损伤大鼠心肌肌浆网钙泵活性及 mRNA 表达的影响[J].中华中医药杂志,2007,22(6):345 – 348.

[86] 王欣,刘婧,汪克明.电针不同经穴对心肌缺血大鼠下丘脑内单胺类递质 NE 含量的影响[J].甘肃中医学院学报,2010,27(3):4 – 8,

[87] 周国祥,林亚平,王晓顺,等.不同手法针刺大鼠内关穴对心肌缺血再灌注损伤和 p – 内啡肽的影响[J].湖南中医药大学学报,2009,29(4):70 – 73.

[88] 高俊虹,付卫星,晋志高,等.电针预治疗保护心肌缺血再灌注损伤 – B – 肾上腺素受体的耐受机制[J]针刺研究,2006,31(1):22 – 26.

[89] 倪光夏,韩景献,高其芳,等.针灸对大动脉炎(头臂动脉型)患者血管舒缩功能及抗氧化能力的影响[J].江苏中医药,2006,27(1 – 2):48 – 50.

[90] 习孙冬玮,杜元灏,石磊,等.电针"水沟"对脑梗死大鼠脑动脉血管细胞内三磷酸肌醇及二酰基甘油含量的影响[J].针刺研究,2008,33(06):392 – 396.

[91] 黄丹,张立德.电针刺激"曲池""足三里"穴对自发性高血压大鼠血压及胰岛素抵抗的影响[J].辽宁中医药大学学报,2010,12(4):224 – 225.

[92] 魏丹,陈邦国,钱春艳,等.电针不同穴位对高血压模型大鼠血压的影响[J].湖北中医杂

志,2008,30(7):7-8.

[93] 胡和平,朱兵,孙国杰,等.针刺不同腧穴对大鼠血压的影响[J].湖北中医杂志,2008,30(4):5-6.

[94] 张雪莲.电针"内关"穴对失血性低血压大鼠心肌 cAMP-PKA 细胞信号转导通路的影响[J].辽宁中医药大学,2009,11(7):194-195.

[95] 邵瑛,闫兵,唐纯志.悬灸足三里对疳积大鼠贫血及血细胞影响的对比观察[J].光明中医,2006,21(11):34-37.

[96] 崔瑾,严洁.艾灸或针刺膈俞穴对环磷酰胺致白细胞减少大鼠诱生粒细胞-巨噬细胞集落刺激因子的作用[J].中国组织工程研究与临床康,2007,11(28):5473-5476.

[97] 孙建华,郭慧,裴丽霞,等.电针天枢穴对慢传输型便秘大鼠结肠 c-kit、SCF 基因表达的调节[J].南京中医药大学学报,2011,27(1):33-35.

[98] Ma X P,Tan L Y,Yang Y,et al.Effect of electro-acupuncture on substance P,its receptor and corticotropin-releasing hormone in rats with irritable bowel syndrome [J].WorldJ Gastroenterol,2009,15(41):5211-5217.

[99] 刘芳,熊瑾,黄光英.针刺对痛经大鼠神经-内分泌影响的机制初探[J].针刺研究,2009,34(1):3-8.

[100] 宋晓琳,张露芬,李晓泓,等.电针"三阴交"穴对痛经大鼠子宫丙二醛、β-内啡肽含量及热休克蛋白70表达的影响[J].针刺研究,2010,35(05):342-346.

[101] 杨雅琴,黄光英.针刺对Cx43基因敲除小鼠痛经反应的影响[J].针刺研究,2008,33(6):366-371.

[102] 鞠琰莉,王黎,刘金芝,等.电针、艾灸、埋线对痛经大鼠T细胞亚群水平的影响[J].上海针灸杂志,2007,26(9):43-45.

[103] H wang,H. S. ,K. J. Han,Y. H. Ryu. Protective eHects of electroacupuncture on acetylsalicylic acid-induced acute gastritis in rats[J]. World Gastroenterol,2009,15(8):973-977.

[104] Wu,J C,E. T. Ziea,L. Lao,et al,EHect of electroacupuncture on visceral hyperalgesia,serotonin and fos expression in ananimal model of irritable bowel syndrome[J]. Neurogastroenterol Motil,2010,16(3):306-314.

[105] Yamaguchi N,Takahashi T,Sakuma M,etal. Acupuncture Regulates LeukocyteSubpopulations in Human Peripheral Blood[J]. Evid Based Complement Alternat Med,2007,4(4):447-453,

[106] Takayama Y,Itoi M,Hamahashi T,etal. Moxibustion activates host defense against herpes simplex virus type I through augmentation of cytokine production[J]. Micro-

biol Immunol,2010,54(9):551-557.

[107] Shiue H S,Lee Y S,Tsai C N,et al. DNA microarray analysis of the eHect on innammation in patients treated with acupuncture for allergic rhinitis[J]. J A1tern Complement Med,2008,14(6):689-698.

[108] Carneiro E R,Xavier R A,De Castro M A,et al. E1ectroacupuncture promotes a decreas eininflammatory response associated with Th1/Th2 cytokines,nitric oxide and leukotriene B4 modulation in experimental asthma[J]. Cytokine,2010,50(3):335-340.

[109] Stener-Victorin,E.,E. Jedel,P. o. Janson,et al. Low-frequency electroacupuncture and physical exercise decrease high muscle sympathetic nerve activity in polycystic ovary syndrome[J]. Am J Physiol Regul Integr Comp Physiol,2009,297(2):R387-95.

[110] Manneras,L.,S. Cjander,M. Lonn,et al. Acupuncture and exercise restore adipose tissue expression of sympathetic markers and improve ovarian morphology in rats with dihydrotestosterone-induced PCOS[J]. AmJ Physiol Regul Integr Comp Physiol,2009,296(4):R1124-1131.

[111] GuoZ L,Longhurst J C. Expression of c-Fos in arcuate nucleus induced by electroacupuncture:relations to neurons containing opioids and glutamate[J]. Brain research,2007,66(11):65-76.

[112] Luan H L,Kramer V J,DiCarlo S E. E1ectroacupuncture decreases the susceptibility to ventricular tachycardia in conscious rats by reducing cardiac metabOUc demand [J]. American journal of physiology Heart and circulatory physiology,2007,292(5):H2550-2555.

[113] Uchida S,Kagitani F,Hotta H. Mechanism of the reflex inhibition of heart rate elicited by acupuncture-like stimulation in anesthetized rats[J]. Autonomic neuroscience:basic SL clinical,2008,143(1-2):12-19.

[114] 杨永清,王宁,徐东玉,等.针灸作用机制研究进展[C]//针灸学科发展报告.北京:中国科学技术出版社.2012:61-74.

[115] 梁繁荣,吴曦,李瑛.中国循证针灸学研究现状与展望[J].天津中医药,2006,23(6):441-445.

[116] 廖海清.方兴未艾的循证针灸学[J].山西中医,2003,19(5):38-39.

[117] 梁繁荣,吴曦.国外针灸发展现状与展望[J].中国针灸,2006,26(2):79-82.

[118] 梁繁荣,吴曦.循证针灸学[M].北京:人民卫生出版社,2009.

[119] 梁繁荣,任玉兰.针灸数据挖掘与临床决策[M].成都:巴蜀出版社,2010.

[120] 杨晓波,锁堂,杨晓彬.温通针法对血管性痴呆大鼠行为学及脑组织病理变化的影响[J].针刺研究,2007,32(1):29-33.

[121] 程金莲,刘慧林,刘志顺,等."贺氏三通法"治疗痰瘀阻络型中风临床研究[J].北京中医,2006,25(9):515-517.

[122] 张华,刘保延,田从豁,等."人机结合、以人为主"的名老中医经验整理研究方法[J].中医研究,2007,20(2):4-7.

[123] 刘迈兰,马婷婷,唐勇,等.Cochrane系统评价数据库收录针灸文献分析[J].中国循证医学杂志,2010,10(1):97-99.

[124] 刘迈兰,兰蕾,吴曦,等.Cochrane图书馆的针灸资源述评正[J].中国针灸,2011,31(8):634-635.

[125] 任玉兰,高燕,吴曦,等.数据仓库在针灸临床循证决策分析中的应用研究[J].医学与哲学(人文社会医学版),2009,30(11):59-61.

[126] 赵凌,任玉兰,余毓如,等.基于数据挖掘技术分析古代针灸治疗偏头痛的经穴特点[J].中国中医基础医学杂志,2008,14(10):774-777.

[127] 陈勤,吴曦,卢圣峰,等.十四经输穴在偏头痛治疗中的运用.特点及相关因素分析:[J].辽宁中医杂志,2009,36(9):1477-1480.

[128] 任玉兰,曾芳,赵凌,等.研制针灸临床循证诊疗决策支持系统的思考[J].针刺研究,2009,34(5):349-352.

[129] 刘志顺,蔡玉颖.针灸临床研究设计存在的问题及方法学思考[J].中国针灸,2010,30(1):67-71.

[130] 杨志新,石学敏.循证医学与针灸治疗中风的系统评价[C]//第七届上海国际针灸临床与科研学术研讨会论文集.2008:220.

[131] 施毅.循证医学在中医药领域中的应用现状与前景[J].中国中医药信息杂志,2010,17(6):20,21.

[132] 梁繁荣,吴曦,刘迈兰,等.针灸作用机制研究进展[C]//针灸学科发展报告.北京:中国科学技术出版社.2012:86-96

[133] 赵百孝,周立群,姜云武,等.针灸作用机制研究进展.针灸学科发展报告.中国科学技术出版社.2012:155-160.

[134] 梅志刚,朱兵,李艳华,等.大鼠孤束核葡萄糖敏感神经元、胰岛素敏感神经元对耳甲电针的反应[J].中国针灸,2007,27(12):917-922.

[135] 高昕妍,李艳华,朱兵,等.针刺耳甲区对自发性高血压及正常大鼠血压的影响及其机理探讨[J].针刺研究,2006,31(2):90-95.

[136] 王晓宇,朱兵.耳迷走神经刺激与抗癫痫效应[D].中国中医科学院博士研究生学位论文,2010.

[137] 梁欣,钟愉,罗永芬,等.耳针对实验性衰老大鼠松果体脂褐素含量的影响[J].临床神经电生理学杂志,2008,17(2):67-70.

[138] 张杏艳,张书征,曾强.针刺"艇角"耳穴对肾阳虚衰老兔性激素的影响[J].针灸临床杂志,2007,23(5):50-52.

[139] 潘娅,戴桃李,杨琼,等.针刺耳穴对血管性痴呆大鼠海马 Caspase-3 表达的影响[J].四川中医,2008,26(8):17-18.

[140] 苗婷,蒋天盛,董宇华,等.耳针对阿尔茨海默病大鼠记忆能力及 ChAT 和 GFAP 表达的影响[J].中国针灸,2009,29(10):827-832.

[141] 王卫强,罗小光.耳针对去卵巢大鼠骨密度及相关细胞因子的影响[J].甘肃中医学院学报,2009,26(2):20-23.

[142] 邵清华,徐斌.电针耳穴治疗单纯性肥胖病的实验研究[D],南京中医药大学硕士研究生学位论文,2008.

[143] 唐中生,吕明庄,贺志光.耳针联合中药对血管性痴呆大鼠记忆障碍及胰岛素样生长因子-1及乙酰胆碱酯酶表达的影响[J].中华中医药杂志,2008,23(3):270-271.

[144] 金凤,赵百孝.健康青年人群耳郭正面电阻分布规律的研究[J].中国针灸,2009(增刊):49-51.

[145] 李常法,贾春生,李晓峰,等.耳针沿皮透刺配合体针对急性期脑梗死患者肌力和神经功能恢复的影响[J].针刺研究,2010,35(1):56-60.

[146] 黄学宽.从古文献之刺激耳郭法探讨现代耳穴诊疗及器械开发的原则[J].甘肃中医,2007,20(5):58-59.

[147] Politti F,Vitti M,Arnorim C F,et a1. Correspondence of the auricular acupoint with the upper trapezius muscle:A electromyography study[J]. Complementary Therapies in Clinical Practice,2010,16:26-30.

[148] Bearn J,Swami A,Stewart D,et a1. Auricular acupuncture as an adjunct to opiate detoxification treatment:Effects on withdrawal symptoms[J]. Journal Of Substance Abuse Treatment,2009,36:345-349.

[149] Raith W,KutscheraJ,Mailer W,et a1. Active ear acupuncture points in neonates with neonatal abstinencesyndrome(NAS)[J]:AmericanJournal of Chinese Medicine,2011,39(1):29-37.

[150] Sator-KatzenschlagerS. M. ,WolferM. M. , Kozek-LangeneckerS. , et al. Auricula relectro-acupuncture as an additional perioperative analgesic method during occyte

aspiration in IVF treatment[J]. Human Reproduction,2006,21(8):2114－2120.

[151] Likar,R H Jabarzadeh,et al. Elektrische Punktualstimulation(P-STIM)mittels Ohr-akupunktur[J].DerSchmerz,2007,21(2):154－159.

[152] 饭田清七.微针系统诊疗法在日本的临床运用[J].中国针灸,2002,22(2):115－116.

[153] 韩肖华,黄晓琳,王熠钊,等.电针结合经颅磁刺激对脑缺血大鼠学习记忆功能的影响[J].中国康复医学杂志,2009,24(6):494－497.

[154] 黄国付,黄晓琳,电针结合重复经颅磁刺激对局灶性脑缺血大鼠蛋白激酶表达的影响[J].中国康复医学杂志,2010,25(5):401－404.

[155] 张宁霞,刘桂珍,姚秋红,等.热补针法结合康复训练对缺血性脑卒中偏瘫患者早期运动功能的影响:随机对照研究[J].中国针灸,2010,30(6):441－445.

[156] 吴庆连,王淑敏,王怡清,等.早期健患侧针刺结合康复训练治疗脑卒中偏瘫的疗效分析[J].中国康复医学杂志,2010,25(5):469－470.

[157] 申芳芳,吴强,林忠荣,等.电针与运动疗法不同干预次序对卒中偏瘫患者疗效的影响[J].中国针灸,2008,28(10):711－713.

[158] 宋雄,林小苗,邹林霞."醒脑开窍"针刺法配合口腔功能训练治疗脑瘫流涎症的临床观察[J].光明中医,2011,26(9):1858－1859.

[159] 黄雄昂,刘继明,唐绍灿.电针对窒息脑瘫幼鼠海马、纹状体和运动皮质GAP－43表达的影响[J].山东大学学报(医学版),2009,47(9):44－48,52.

[160] 徐亚林,黄如训.针灸结合康复训练对颅脑损伤患者运动和认知功能的影响[C].工广东省康复医学会、广东社会学会康复研究专业委员会学术年会论文汇编.2007,106－109.

[161] 陈启波.针灸结合康复治疗干预时机对不同程度脊髓损伤患者神经功能恢复的影响[J].中国老年学杂志,2011,31(5):772－773.

[162] 李香云,李艳.电针、直流点送、运动疗法综合治疗对周围神经损伤后功能恢复的影响[J].中国医学工程,2006,14(5):530－532.

[163] 姜花,杨永红,俞泳.综合康复疗法治疗汶川地震伤员周围神经损伤24例临床疗效观察[J].中国循证医学杂志,2008,8(12):1056－1059.

[164] 顾艳明.针灸结合康复训练治疗中央型腰椎间盘突出症[J].针灸临床杂志,2007,23(5):14－15.

[165] 邱玲,翟佳丽,刘迪,等.温针灸内外膝眼配合康复训练治疗震后板房区膝关节骨关节炎的疗效观察[J].现代中西医结合杂志,2011,20(4):391－393.

[166] 边晓东,沈来华,罗开涛,等.温针灸、中药熏蒸在半月板损伤术后康复中的疗效分析[J].中医正骨,2009,21(10):744－745.

[167] 韩丽凤,迪里夏提·艾尼瓦尔,韩丽凤,等.中药贴敷、针灸配合肩关节松动术治疗肩周炎[J].实用中西医结合临床,2009,9(5):31-33.

[168] Franca D,Sennafemands V,Cortez C,et a1. Tension neck syndrome treated by acupuncture combined with physiotherapy:A comparative clinical trial(pilot study)[J]. Complementary Therapies in Medicine,2008,16(5):268-277.

[169] S. McDonough,R. Hunter,S. Dhamija,D. Walsh. Manual auricular acupuncture as an adunct to exercise in people with chronic low back pain:A feasibility study[J]. European Journal of Pain,2009,13(1):S138.

[170] 陈可劲,鲁中华,李中和.激光血管外及穴位照射治疗冠心病的临床研究[J].实用心脑肺血管病杂志,2006,14(8):619-620.

[171] LeoChin-Ting Cheung,Alice Yee-Men Jones. Effect of Acu-TENS on recovery heart rate after treadmill running exercise in subjects with normal health[J]. Complementary Therapies in Medicine,2007,15(2):109-114.

[172] 张哲,杨关林,陈岩,等.穴位移植同种异体骨髓间充质干细胞对梗死区心肌再生的影响[J].中国组织工程研究与临床康复,2008,12(25):4837-4841.

[173] 王奎生,赵春峰.针灸配合太极拳运动治疗原发性高血压[J].光明中医,2009,24(1):2.

[174] A. Ferndndezde Gamarra Goiricelaya. Reanimaci6n cardiopulmonary Du-26. A prop6sitode uncaso[J].Revista Internacional de Acupuntura,2011,5(1):24-26.

[175] KenS L. Lau,Alice Y. M. Jones. A single session Of Acu-TENS increases FEV1 and reduces dyspnoea in patients with chronic obstructive pulmonary disease:a randomised,placebo-controlled trial[J]. Australian Journal of Physiotherapy,2008,54(3):179-184.

[176] 陶波,李云英,谢强,等.针刺运动疗法治疗风热型急性单纯性喉炎观察[J].中国针灸,2006,26(2):107-109.

[177] 杜元灏,肖延龄.现代针灸临床病谱的初步探讨[J].中国针灸,2002,22(5):347-350.

[178] 杜元灏,李晶,孙冬纬,等.中国现代针灸病谱的研究[J].中国针灸,2007,27(5):373-378.

第八章

国外针灸科研发展及现状

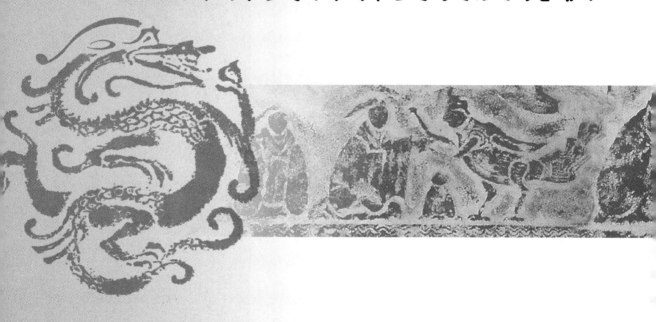

针灸医学传到国外已有上千年的历史,随着社会的不断发展,针灸医学在维护人类健康和防病治病方面的重要性越来越受到国际社会的普遍关注和重视,尤其在中国针麻成功后更加引起了医学界的强烈反应和重视。近年来,世界范围内不断掀起针灸学术研究热潮,针灸在全球,特别是在西方发达国家发展迅速。了解和把握针灸医学在国外的发展状况以及今后的发展趋势,对国内针灸的发展以及针灸如何进一步走向世界具有十分重要的意义。

第一节　国外针灸科研概述

一、国外针灸科研的概述

近年来,美国国立健康研究院(National Institute of Health)对不少针灸临床研究进行了资助。俄罗斯在针灸疗法研究方面也很有特点,全国设有 127 个反射疗法(苏联称针灸疗法为反射疗法)研究所,形成了全国性的针灸医疗、科研网络,尤其是将针灸作为宇航员的特殊保健方面的研究取得了一定的成果。法国的医学家们则对于经络原理的研究很重视,法国奈克医院核医学部用闪烁摄像机连接电子计算机的方法,把放射性元素锝注射到针灸穴位及其对照穴,摄影显示得出的该元素行走路线与针灸文献记载的经络行走路线极为相似,而与血管、神经的循行毫无关系。德国在针灸麻醉研究方面在欧洲处于领先地位,新加坡在针灸研究方面均取得了一定的成果。此外,如加拿大、英国、阿根廷、古巴、奥地利、捷克、罗马尼亚、波兰、荷兰、澳大利亚、新西兰等国家都对针灸感兴趣,并开展了一定的临床、科研和教学工作。总之,随着科学技术的快速发展、医疗水平和医疗效果的进一步提高,针灸医学将作为世界医学的重要组成部分,在世界各国都将获得更加广泛的承认与推广。我们应该借此契机,加快对针灸临床及研究的标准化的研究,重视国际学术交流,不断提高针灸学术水平,以促进针灸在世界范围的传播。

二、国外针灸的科研情况

(一)美国

1. 美国国立健康研究院(NIH)资助的针灸临床研究内容与特点[1~12]

近年来,美国国立健康研究院对许多针灸临床研究进行了资助。在所资助的 60 项针灸临床研究中,美国本土的研究有 39 项,加拿大 2 项,欧洲 7 项,中东 4 项,东南亚 8 项,中国 2 项。这些研究项目涉及门类繁多,有些与手术后或化疗后的病症有关,如患肢痛,结肠切除术后、化疗后的慢性疲乏、防止放疗后的口腔干燥,减轻手术后的伤口疼,减轻放疗或化疗后的恶心呕吐,减轻手术后的肠梗阻等;有些与疼痛有关,如关节炎、癌症、手术后的疼痛管理等;有与心理精神疾病相关的,如儿童的孤独症,成人的药物滥用等;也有与妇女疾病有关的,如痛经、非周期性乳腺疼痛、生产过程中的生产延迟、生产后会阴修补术引起的疼痛、乳腺炎、妇女更年期以及乳腺癌后的潮热等都纳入了针灸临床研究的范围。与早期只注重于疼痛管理或癌症后的胃肠道反应相比,这些研究项目更深入更广泛。

NIH 资助的针灸临床研究有以下特点:①规模较小。国内的许多针灸临床往往规模较美国的研究要大。但近年来一些欧洲国家的临床研究参与的病例数就超过了国内一些临床研究项目。②设计严谨。由于 NIH 的针灸临床研究的研究对象是针灸疗法,在研究的报告中很少提及所用穴位或穴位配合。但大部分的研究都会在纳入或排除标准中注明受试者没有接触过针灸,因为往往在安慰组或假针灸组里,采用假刺或仅仅浅刺,受试者不可能有类似针灸得气的感觉。NIH 研究设计的一个优点是随访周期可长达数月甚至数年。③立题新颖。总的来讲,NIH 的针灸临床研究项目肯定没有国内的多和广,但它所涉及的领域,有些在国内还是空白。④实用性强。西方人往往是在常规或传统的治疗方法无效的情况下才会想到使用针灸的,在许多疾病如疼痛、癌症、艾滋病、糖尿病或吸毒(药物滥用),会求助于替代医学中的针灸疗法。因而,NIH 只会选择那些实用性很强,能切实帮助解决问题的研究进行资助。⑤着重安全。美国 NIH 对于所有医学治疗的态度可能与国内有所不同,安全性是一个首要的而且是

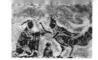

决定性的因素。几乎所有的针灸临床研究都需经过预试验(pilot)，设立纳入或排除标准时一定要按照常规医疗的规范来进行，可以避免许多法律上的麻烦。

自二十世纪 70 年代美国兴起的针灸热以来，有不少国内的海外兵团在美国从事针灸临床，获得了有目共睹的一些治疗效果，而这些成就也促使了美国的国立健康研究院(National Institute of Health，以下简称 NIH)有目的地对相关的针灸临床研究进行资助。进行这些研究的人当中，不仅有国内的人士，更可贵的是许多美国人也加入其间。但是，针灸的临床研究在美国究竟处于什么样的地位，深入到了什么样的程度，产生了哪些有用的结果呢？这正是本文所要探究的。

在美国，进行针灸临床的大多是私人开业，由于针灸不被纳入正规的医疗体制内，因而许多州的医疗保险不能报销针灸费用，因而针灸师的收入主要是依靠门诊，许多国内正规院校毕业或有较高学位的针灸师只能兼职在西医院或是大学里做研究，而且大多数是志愿者形式，并不拿研究机构的工资或拿很少的计时工资。担任针灸临床研究负责人的大多数来自于美国及欧洲的大学医学院，极少数来自于诊所。

NIH 所资助的科研项目都是对外公开的，以便于科研工作者或任何感兴趣的人进行查寻，因此，用 acupuncture 一词在 http://clinicaltrials.gov/上进行交叉搜索，就可以找到所有与针灸有关的研究项目。所得到的搜索结果为 60 个，这就意味着目前 NIH 所资助正在进行中的项目数。这些研究项目往往包括了项目名称，目前进行的状况，信息发布者及发布时间，研究者的简况，以及有关项目的简介，将这些情况进行综合，分析其研究内容和方法，结合 PUBMED 上研究者们已发表的相关文章，可以粗略地了解 NIH 所资助的针灸临床研究的大致情况。

(1)研究内容

在 60 项针灸临床研究中，美国本土的研究有 39 项，加拿大 2 项，欧洲 7 项，中东 4 项，东南亚 8 项(包括台湾大学、香港中文大学)，中国大陆只有上海复旦大学的两项合作研究获资助。在美国的 39 项研究中，最多的集中于纽约，有 8 项，其次是宾夕法尼亚、马里兰和加州，分别有 6 项、5 项和 4 项，其他各州则较少。按针灸师分布来讲，加州的针灸执照获得者最多，其次是纽约，可见针灸临床研究与针灸开业者的多寡并不直接相关。

NIH 的项目介绍或写作也是有一定格式的，这点国内的针灸临床研究也基本都做到了。

Purpose——目的；

Condition——目前的条件或情况；

Intervention——采用的干涉手段，如针灸；

Phase——研究的阶段，一般有三个阶段；

Study Type——研究类型，干预性或非干预性等；

Study Design——研究设计，这是国内现在申请局部级项目中非常强调的，如要求随机、对照、双盲或单盲、平行等，也有的设计是要求进行疗效性验证或安全性验证的；

Official Title——项目的名称；

Further study details as provided by XXXX——研究的目的一般都会分几步来写，通常有两步：

Primary Outcome Measures

Secondary Outcome Measures

Total Enrollment——样本数，或病例数；

Study start——研究开始的时间；

Eligibility——研究对象的选择；

Ages Eligible for Study——年龄；

Genders Eligible for Study——性别；

Criteria——标准，一般分两项；

Inclusion Criteria——纳入标准；

Exclusion Criteria——排除标准；

Location and Contact Information——这是研究者的个人信息。通常在信息中都要标明NIH临床研究中的编号，以及详细列名项目负责人的网址、电子信箱、通信地址以及电话等方便与之联系。

这些内容足可以使访问者了解到研究者想要达到什么目的以及如何去做。

(2)研究特点

这里试图对NIH资助的针灸临床研究进行分析，并与所了解的国内研究情况加以比较。

①规模较小

美国针灸临床研究方法多是拷贝药物研究的方式，大部分分为3期，当然也会视情况而定。一期临床（Phase Ⅰ）是指研究者在一个小的样本范围内对一种新药或一种新的治疗方法进行试验性的研究，人数通常在20～80人，主要任务是观察这种药物或方法的安全性，确定安全的剂量范围，同时观测其副反应如何；到了二期临床（Phase Ⅱ），所研究的样本范围就扩大到了100～300人，主要目的在于观察新药或新的治疗方法是否有效，以及进一步评价其安全性；三期临床（Phase Ⅲ）的样本量便达到1000～3000人，用以确定其有效性，监控其副作用，与常规治疗方法进行对比，同时注意收集在使用过程中有关安全性的信息。第四期的研究就是针对药品上市后的一些信息，包括药物的风险、利润和最佳的使用方式。

由于美国的针灸临床研究大多刚开展不久,加上前面提到过的许多针灸师不关注研究而许多研究人员又不会或是不了解或没有针灸执照,因此,有些研究尽管已经进行到了三期,但参加的人数也并不多,如 Memorial Sloan‑Kettering Cancer Center 所进行的化疗后的慢性疲劳研究,虽然已进入临床三期,但参加人数也只有 88 例,最少的一个治疗眼压增高的项目才有10 例。这与国内情况可能大不相同,中国是针灸的故乡,人口基数大,病人总数多,中医针灸疗法属于常规医疗手段,官方地位与西医是一样的,而且中国几乎每个省区都有相应的中医管理机构、中医学院、研究院所以及不同级别的中医院,这些都是中国中医包括针灸临床研究的主体,每年可以从国家、部、省及不同的地方和部门获得各式各样的资金支持进行研究,这是在美国的针灸临床研究人员所不能及的。因而,国内的许多针灸临床往往规模要较美国的研究要大。但近年来一些欧洲国家花了大力气从事中医针灸的临床研究,像德国的一项从事下腰痛治疗的研究,属于多中心的随机对照,参与的病例数就超过了国内一些临床研究项目。

NCCAM 在 2000 年制定的《拓展医疗保健领域五年战略计划 2001－2005》中明确指出,包括中医药在内的传统医学是一代又一代的众多医疗工作者的集体临床经验和智慧的结晶,研究传统医学将为新兴的科学领域提供创新理念,帮助扩展现有对健康、疾病和治疗的理解。

NCCAM 在其 2005－2009 五年战略计划中将下列工作列为优先级:

增进身心健康;控制疼痛及其他症状、残疾、功能损伤;对治疗特殊疾病有显著效果;疾病预防,提高自我防病能力;减少特殊人群的选择性健康问题。

而在 NCCAM 2005－2009 五年战略计划的研究目标中,首先致力于国际合作,通过国际合作研究,进一步理解传统医学/本土医学体系;为保存不可替代的珍贵的传统医学/本土医学知识及资源做出贡献;加强了解其他国家或美国国内是如何将补充及替代医学疗法安全有效地与常规医学(西医学)疗法结合运用的。其次是基于手法的治疗手段(按摩、脊柱按摩)研究。阐明疗法的作用机理;确定疗法的有效适应证以及选择该疗法的最佳状况;研究这类疗法的潜在治疗保健作用;确定哪类患者(有客观评价指标)期望优先采用该类疗法/对该类疗法满意;再次是替代医学体系,包括针灸、阿育吠陀、顺势疗法等。

需要充分理解这类体系,了解在其本土是如何运行、如何设置的;用文献证明这类体系对治疗某些经选择的病症的有效作用;需要阐明其潜在的成功多模式治疗机理。

另外还有卫生保健服务研究以确定补充及替代医学在整个医疗卫生市场中的影响;加强补充及替代医学临床研究及临床试验的设计,增加数据采集的设备、手段,以收集卫生保健服务数据;探索传统医学与常规医学相结合的卫生保健服务机构模式。

②设计严谨

用"麻雀虽小,五脏俱全"来比喻 NIH 的针灸临床研究项目再合适不过。所有的临床研究都会严格地采用随机、对照、平行等方法进行,然后根据研究的类型来决定样本的数量。一些复杂病种,或在预试验期,由于涉及病例数少,只进行疗效验证性的研究,可能就会采用非随机对照方式进行。由于 NIH 的针灸临床研究的对象是针灸疗法,所以它所关注的是针灸疗法本身,在研究的报告中很少提及所用穴位或穴位配合。不像国内的研究,还要在针灸疗法组中分出不同穴位配合、不同手法或不同刺激方式(针、灸、激光、电针等),因此,在阅读的时候,它所提到的针灸可能会包括许多方面,而且与国内的用词也有所不同。如 PUBMED 上有一篇文章是对针灸按摩进行评价(review),但读了之后通篇不见中国方面的文献,而且其所引用的文献进行的治疗并不是基于穴位的按摩推拿,而是瑞典式或东南亚式的放松性的按摩,其对针灸按摩的评价当然也就不足采信。但由于国内杂志的许多研究不按随机、对照等进行设计,文章中的病例数再多也只能被西方人认为是案例报道,没有参考价值,不被引用,这是值得注意的。许多研究都设有假针灸组(sham acupuncture/Placebo Control),双盲或单盲。但大部分的研究都会在纳入或排除标准中注明受试者没有接触过针灸.因为往往在安慰组或假针灸组里,针可能不会真的刺入或仅仅浅刺,受试者不可能有类似针灸得气的感觉。这在国内的许多研究里是做不到的,因为文化背景与传统的关系,许多受试者了解针刺后的感觉是怎么回事,而且在临床中,许多人还非要求达到酸麻胀不可,否则会认为针灸师水平不高或治疗没有效果。在这样的情形下,双盲就不可能做到,这可能是未来在针灸临床研究中最大困惑所在。NIH 研究设计的一个优点是研究周期长,尤其是随访周期长,有些治疗周期可能只有两周的研究,随访周期却可达数月甚至数年。这样,研究者可以充分了解针灸疗法在某病的治疗过程中的近期和远期疗效。值得国内的相关研究学习借鉴。

③立题新颖

总的来讲,NIH 的针灸临床研究项目肯定没有国内的多和广,但它所涉及的领域,有些在国内还是空白。

拿妇女疾病来说,有个例子就非常有趣,是研究如何让怀孕妇女按时生产。我在佛罗里达参观一家针灸诊所时就遇到这样的产妇,到了预产期还没有分娩的迹象,而产妇又不愿意接受催产或手术治疗,于是西医便介绍她去接受针灸,看来这已是美国产科界的一个普遍认识。回到麻省,我打开 NIH 的网址搜索,果然发现不止一家机构在做类似的临床研究。如宾州大学已经做到三期临床,有 100 例参与;北卡罗来纳大学做到二期临床,有 120 例参与;而丹麦的 SkejbyHospital,也是做到二期临床,参与者为 124 人。有关妇女疾病尤其是产科的研究欧洲多于美国,仅丹麦对针灸临床的研究就有多项,包括了产时、产后及哺乳各个方面。在丹麦,多是由学习过针灸技术的助产士进行对产妇的针灸操作,针灸临床研究涉及的医院有 Obstetric Departments in the Hospitals of Southern Denmark,Haderslev,Region South Denmark,Skejby Hospital，Denmark 等，他们所做的研究非常全面，从怀孕时的抑郁症，到纠正或防止过期妊娠，还有在分娩时减少疼痛，还有减轻会阴侧切伤口疼痛，哺乳时的乳腺炎治疗，都列入了研究的范围，这必将极大地推动针灸疗法在欧洲的推广与应用。但在我国，由于执业医师、护师等制度不断完备，许多北京的妇产科医院由于助产士没有持针灸师执照不能使用针灸，而产科的特殊性也会使针灸师的介入有一定困难，因而在产科领域的针灸临床研究我们要向人家借鉴学习。

④实用性强

西方人往往是在常规或传统的治疗方法无效的情况下才会想到使用针灸的，在许多疾病如疼痛、癌症、艾滋病、糖尿病或吸毒（药物滥用），西医没有更好的解决方法，因此会求助于替代医学中的针灸疗法。因而，NIH 只会选择那些实用性很强，能切实帮助解决问题的研究进行资助，而他们认为西医已经能够很好解决的问题，往往不会有太大的兴趣。如在癌症的治疗中，针灸被证实能很好地缓解化疗、放疗所造成的毒副反应，因而就有项目被资助进行针灸治疗癌症化疗后的恶心、呕吐，针灸治疗放疗后的口腔干燥等；在 HIV 的治疗中，耳针或其他针灸的疗法会被用于研究缓解胃肠道副反应，如恶心、腹泻等；在我们实验室里，TENS 被用于治疗酒精依赖或其他药物依赖。马里兰州巴尔的摩市的 Reproductive Endocrinology and Infertility 研究室于 2005 年 10 月份开展一个项目是有关 In－Vitro Fertilization(IVF)试管婴儿的针灸效果，预计 2008 年结束。在美国有许多不孕夫妇迫切地想要孩子，试管婴儿是常规的解决方法，而且保险公司也会在想要怀孕妇女的一系列指标合适的情况下报销相关费用，因此，这一研究非常有市场需求。

⑤着重安全

美国 NIH 对于所有医学治疗的态度可能与国内有所不同，安全性是一个首要的而且是决定性的因素。针灸疗法在中国有几千的历史，对于中国人来说，它是一种有效的常规疗法，可以在医院里进行，可以在家里自行操作，但对于大多数美国人来说，针灸还是陌生和神秘的疗法，并不认为是常规的医疗手段，而且美国的国情也与中国不同，医疗诉讼非常普遍，一旦出了问题被病人投诉，无论是西医还是针灸师都会面临破财或失业的危险。因此，虽然针灸的疗效渐渐被大家所认识，但怀疑还是大于信任，在针灸临床以及临床研究中如何保护针灸师自身不出医疗事故或不受病人投诉是最重要的。几乎所有的针灸临床研究都是经过预试验的（pilot），而且在设立纳入或排除标准时非常详细地考虑到合法与合理两个因素。如大多数的研究项目要求参与的人必须 18 周岁以上，因为 18 周岁以下还属于未成年人，按照美国的法律需要有父母或监护人在场的情况下才能进行任何的问询或治疗。许多研究的纳入标准里一般都会注明要求受试者讲英语（或西班牙语，或丹麦语等），有时还会强调一定是母语为英语等，这是为了避免在研究的过程中因为语言的误会造成不必要的麻烦。在许多研究的排除标准里还有一条是"对金属针过敏者",这可能在国内的针灸临床研究中一般不会被考虑。马里兰大学的一项有关针灸治疗慢性腰痛的研究项目里,光排除标准就有 15 条,其中有痴呆、严重抑郁症、焦虑、药物或酒精滥用者、怀孕或准备怀孕者、有腰腿部手术史等,非常全面,一方面要保护研究者自己避免违反美国的法律规定,一方面又要使入选的病例能符合科学研究的设计要求。针灸治疗癌症后的一系列问题是目前美国针灸临床研究的热门之一,目前医学界在癌症治疗方面针灸有效且被推荐的临床症状包括:放化疗后引起的恶心、呕吐(chemotherapy - induced nausea/vomiting)、癌性疼痛(cancer pain)、失眠(insomnia);化疗后的乏力(post - chemotheraphy fatigue);放疗引起的口腔干燥(radiation - induced xerostomia)、焦虑(anxiety)等。但是对癌症病人的针灸治疗绝非一件易事,麻省针灸学会主席陆慰东教授在一次报告中提出,能胜任参与治疗癌症的针灸师应具备的能力包括:能读懂实验室检查和影像学报告;能熟悉病人所用药物的反应;能在施行针灸之前知道病人的体能状况(哪些情况不合适针灸一定要清楚);能及时把不合适治疗的病人转往其他专科医生处(要有一个西医医生的网络,以保证支持针灸的治疗);更重要的是,在进行针灸临床研究的过程中,一定要按照常规医疗的规范来进行,比如说,一般乳癌手术后常见手术侧上肢淋巴回流障碍,外科医师会嘱咐病人一定不能让任何人碰患肢,这时候的任何人也包括针灸师,如果 touch 后出了任何问题,也会是针灸师的责任,即使是因为手术本身或患者本身的缘故造成的。所以,在针灸临床研究的排除标准或 guideline 里,往往会有很详细的说明,如病人的 Absolute neutrophil count 中性粒细胞 ANC 小于 500/ul 时,或 Platelet count 血小板低于 25000/ul 时等,这些标准看起来是对临床研究的限制,但实际上是对针灸师最好的保护。因为只要严格按照标准操作,一旦出了问题,可以避免许多法律上的麻烦。不过,就目前的情况来看,由于 NIH 资助的针灸临床研究大多是由美国、欧洲或东南亚的知名大学或研究机构所承担的,他们所做的一些标准或规范都受到业界的认可,可为我国针灸临床研究借鉴。

通过对上述情况的分析和综合,我们不难得出这样一个结论,NIH 的针灸临床项目相对集中于几个现代医学尚不能解决根本问题的方面,如疼痛的治疗与控制、癌症、艾滋、药物或酒精依赖、精神神经方面的疾病以及妇女疾病。大多数的针灸临床研究虽然设计严谨合理但研究规模小,多处于在确定安全性之后的对针灸疗效的验证层面,但其有些针灸临床的研究模式和方向对我们国内的针灸临床研究有很好的启发和借鉴作用。

2. 中美针灸研究重点和思路现状[13-25]

针灸是中医学的重要治疗手段,与现代医学的药物和手术疗法相比,因具有有效、安全、简便、无副反应等优点而为世界各国人民所接受,已成为中医药走向世界的突破口。据文献记

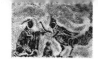

载,早在公元6世纪针灸就传到了朝鲜和日本,16世纪传入欧洲。针灸向美国的传入,最早可追溯到19世纪。1825年,美国医师F.Bache翻译了S.Morant所著的法文针灸专书,并在费城出版,成为在美国出版英文版本的针灸专书的第一人。次年F.Bache在《北美内科与外科杂志》发表了他本人用针灸进行治疗的临床病例报告[1]。此后在美国便陆续有一些相关针灸著作发表。而针灸疗法在现代西方的盛行与美国总统尼克松访华关系密切[2]。针灸进入美国经历了怀疑—兴趣—尝试的漫长过程,但凭借其独特神奇的疗效,征服了越来越多的美国人,尤其是在疼痛方面的卓越疗效引起多方关注。然而由于在医疗环境和文化背景等方面的差异,使得两国在针灸临床和实验研究中存在诸多不同。本文基于文献研究和笔者对中美针灸之体会的基础上,总结了美国目前针灸发展的概况,以及中美针灸研究重点和思路现状,并对此现象作一肤浅解析。

(1)美国针灸目前整体概况

美国人对针灸的逐渐认同有多方面原因,一方面,许多患者以尝试的态度接触针灸后,发现针灸的临床疗效非常显著;另一方面,因为化学药物和生物制品的不良反应多,因此许多人更倾向于针灸这样的自然疗法。近10年来,针灸在美国迅速发展,1992年,美国国立卫生研究院(NIH)设立"替代医学"研究中心,纳入和资助针灸研究。1997年,NIH举行针灸听证会,肯定了针灸对某些病症的疗效。1999年,克林顿总统下令设立19人委员会,对"替代医学"进行政策性研究。目前在美国大多数州批准了针灸的合法地位,以满足民众对针灸疗法的需求,见表8-1。截至2006年6月份,只有阿拉巴马州、特拉华州、密西西比州、北达科他州、南达科他州、怀俄明州等尚未对针灸立法。

表8-1　针灸在美国获得立法批准概况

年份	通过立法的州
1973	内华达州、奥勒冈州
1974	夏威夷州、蒙大纳州
1975	路易斯安那州
1976	加利福尼亚州
1978	新墨西哥州、罗德岛州
1981	佛罗里达州
1982	马里兰州
1983	新泽西州、南卡罗来纳州、犹他州
1985	佛蒙特州、华盛顿州
1986	马萨诸塞州、宾夕法尼亚州

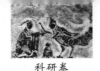

年份	通过立法的州
1987	缅因州
1989	科罗拉多州、华盛顿特区、威斯康星州
1990	阿拉斯加州
1991	纽约州
1993	爱荷华州、北卡罗来纳州、德克萨斯州、弗吉尼亚州
1994	明尼苏达州
1995	康涅狄格州
1996－1997	亚利桑那州、伊利诺宜州、新罕布什尔州、田纳西州、西弗吉尼亚州
1997－2006.6	印第安纳州、堪萨斯州、俄克拉荷马州、内布拉斯加州、密苏里州、密西根州、肯塔基州、伊利诺州、爱达荷州、乔治亚州、阿肯色州

（2）美国针灸研究重点

目前，针灸在美国的主要研究重点集中在临床研究方面，而在基础研究，特别是经络的研究以及针灸的治疗机制研究尚不全面。而且美国针灸研究开始注重方法学，尤其着重强调 placebo、sham acupuncture 与针灸的对比研究以及针灸治疗的有效性验证。综合 PUBMED 文献数据库，发现美国针灸研究重点仍然偏重于神经系统、心血管系统、内分泌系统，如疼痛的缓解、脑血管意外后遗症、美容等方面。虽然疾病谱的局限性在一定程度上限制了针灸的发展，但反过来，也有利于对这些疾病进行充分的认识和研究，尤其在针灸镇痛方面做得很深，取得了相当大的发展，有些成果在世界处于领先地位。

（3）美国针灸研究思路

在每个医学领域，一个新医疗手段的介入都必须接受比以前更严格的审查。因此，针灸在美国发展应具备能够经得起审核的研究思路。为此 NIH 对将来针灸研究思路给出如下建议。

①对美国针灸适用人群和形式进行研究

虽然针灸在美国的使用已经逐渐广泛，但是对一些基本问题的了解还比较少，如哪些人群在使用针灸？针灸最常运用于哪些疾病谱？针灸从业人员在针灸治疗的经验和技术上有哪些不同和变化？这些针灸治疗经验和技术在美国各地之间、民族之间是否存在差异和不同？对这些问题进行描述性的流行病学研究有利于进一步了解针灸并确认针灸涉及的公众健康领域，引导针灸在更多疾病中的运用。

②对针灸临床治疗和预防的疾病进行疗效评估

开展一些研究思路设计严谨的针灸实验来评价针灸的疗效，包括纳入一些富有经验的针

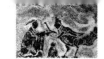

灸师设计和运用合理的针灸干预方法,尤其是针灸研究需要强调适时检查临床针灸的诊疗过程以及针灸治疗是否真正秉承中国针灸的基本理论。其他的一些研究思路如临床流行病学调查,也能够为针灸在不同疾病使用的有效性提供借鉴和参考。

③对不同针灸理论基础是否导致不同的临床疗效进行评估

多种学术门派的理论思路之间的相互争鸣往往会导致不同的治疗方法出现,需要设计一些研究方案来评价这些方法的相对优势,系统性比较这些治疗方案与传统治法之间的疗效优劣。

④研究公共政策研究在哪些方面能够为针灸融入现代医学系统提供指导纲领

将针灸纳入为美国的医学治疗手段之一使得公共决策部门面临相当多的问题。这些问题包括针灸的合法进入,治疗成本和治疗效率,各州、联邦政府、私人的医疗赔偿问题,针灸从业人员的培训、许可证发放、资格再认证问题。这些问题的解决必须建立在高效的流行病学研究、人口统计学研究和针灸疗效评价的基础上。

⑤进行针灸的生物基础研究

目前,一些关于针灸疗效内在机制的现代科学阐释,为针灸研究在神经、内分泌和其他生理过程中的调节作用提供新的视野。此外,还需要开展一些生物学基础研究以便能够更深刻理解和解释针灸的作用机制,从而更好地提高临床疗效。

通过比较分析我们发现,中国针灸研究发展稳定,总体处于领先地位,美国针灸现状有很多不足,发展还相对缓慢:在美国把针灸临床研究尤其是针刺镇痛作为重点,在制定研究思路时更注重对针灸疗效的评估,明确治疗范围,为针灸在临床的应用提供依据,总结起来是面窄点深;在中国,为了针灸更好的发展,提出了中医针灸要走国际化和现代化的道路,在巩固临床研究的基础之上将基础研究也作为今后工作的重点,并运用西方医学研究模式探讨针灸作用的机制,把现代科技成果与传统针灸相结合来促进针灸现代化,为针灸在全世界更广的范围内传播打下基础,总结起来是面广而点深度不够。这些差异主要是由中美两国特有的文化背景和医疗环境所决定的:美国文化是在继承了西方文化的精髓,包括政治、哲学、艺术、经济思想等诸多领域,并经过长时期的发展后形成的多元文化体系。所以,西方医学是美国的主流医学,在美国医疗体系中占据着主导地位,而中医针灸是在中国古代传统哲学思想指导下形成的一门医学手段,要让美国民众接受针灸,并学习掌握针灸,就必须先了解掌握中国文化,这对于以西方文化知识为背景的美国社会是十分困难的,因此中医针灸只能作为一种替代疗法运用于临床。这样,针灸的发展就不能得到美国社会的足够的重视和支持而处于滞后缓慢的状态。另一方面,西方医学的研究模式以及美国文化讲求的"实用主义"也对美国针灸发展重点和研究思路产生了很大影响;在中国,传统的中国文化是中医针灸成长的沃土,它经过几千年的发展,积累了极其丰富的临床经验,中医针灸也已成为中国医疗体系中不可或缺的一部分,有着广泛的群众基础,并得到了政府的大力扶持,所以针灸不管在临床还是基础研究能够始终保持健康和快速的发展。然而正是因为中国针灸的广泛发展,使针灸研究在内容和地域上相对分散,据统计针灸临床所涉及的病症数多达972种,而且还未形成一套统一的临床和实验研究标准,所以不能像美国那样在某些点的研究上做得很深入。

基于以上情况,国内针灸在今后发展中要注重研究方法的科学化:广泛开展随机对照和盲法试验研究;加快临床诊断、疗效评价、针灸技术的客观化和标准化进程;吸收利用现代医学先进技术手段,对针灸疗法的优势病种集中力量做深入研究,同时攻克临床上某些疑难杂症;促进针灸现代化以及与现代科学的多学科交叉。美国则应该尽快完善对针灸的立法,使其真正纳入美国医疗卫生系统,当然这需要对针灸疗效的进一步验证,并扩大针灸临床应用范围,加强对针灸从业人员的培训教育等。我们相信通过以上努力,将会使针灸在两国得到更好的发展。另一方面,中美针灸在很多方面有着很强的互补性。在美国,由于把现代医学成熟严谨的科研理念和科研思路应用于针灸学研究,从而使其相对规范,也更具科学性,这些是中国针灸研究者值得去借鉴和学习的地方。而在针灸研究理论支持方面,中国的针灸从业人员大都受过正规高等中医院校的专业教育,拥有较为扎实的专业理论基础,美国针灸研究在这方面就相对比较薄弱。另外,现代医学理论存在的局限性和它提出的系统医学理论,为它与针灸传统理论体系的交叉提供了切入点。这些都说明中美针灸研究能够做到优势互补,协同发展。因此,中美科学家应根据各自的资源优势,重视和加强在针灸研究领域进行科研合作,组织两国科学家开展高水平的针灸研究,及时进行研究信息交流,开展人才培训以及专题学术研讨会议等,这将促进中国传统针灸学的现代化,提高美国针灸医学的临床疗效及其学术地位,也为针灸在其他国家的传播发展提供了一个思路和借鉴。

3. 美国国立补充替代医学中心[26]

国立补充替代医学中心(NCCAM)是美国政府资助的专门进行CAM研究的科研机构,是组成NIH的27个研究所或中心之一,隶属于美国卫生与人类服务部。作为NIH的一个中心,NCCAM拥有独立的拨款权力,且其运用CAM解决公共卫生健康问题方面的资源也在不断丰富中。目前,NCCAM资助多个肿瘤学科领域的研究项目。

本书通过对NCCAM网站的情报检索与收集,把2005—2009年间与针灸相关的补充替代医学疗法的科研项目翻译整理如表8-2,表8-3所示。

表 8 - 2 针灸疗法研究项目

编号	题目	涉及类型	进行时间
1	利用针灸治疗接受化疗后出现迟发性恶心呕吐的新诊断的肉瘤、神经母细胞瘤、鼻咽癌、生殖细胞肿瘤或霍奇金淋巴瘤患儿	大脑与中枢神经系统肿瘤,儿童胚芽细胞肿瘤,睾丸外胚芽细胞肿瘤,头颈部肿瘤,淋巴瘤,神经母细胞瘤,卵巢癌,肉瘤	2009
2	针灸治疗出现气短症状的癌症病人的疗效	乳腺肿瘤,肺肿瘤	2006
3	针灸用于减轻晚期直肠癌症状的疗效	直肠癌	2007
4	针灸改善晚期癌症患者生活质量的研究	卵巢癌	2006
5	针灸治疗吞咽困难的初步研究		2008
6	关于针灸提高女性健康状况的研究	卵巢肿瘤,子宫肿瘤	2008
7	利用针灸预防术后肠麻痹的研究		2006
8	以针灸为临床实例阐述安慰剂的作用	乳腺癌	2008
9	针灸治疗开胸手术后疼痛症状的研究		2006—2007
10	针灸治疗头颈部癌症患者同步放化疗后出现的吞咽困难	头颈部癌症	2007—2008
11	利用针灸治疗化学疗法导致的疼痛		2008

表 8 - 3 手法和基于身体的疗法研究项目

编号	题目	涉及类型	进行时间
1	按摩缓解癌因性疲乏的效果	乳腺肿瘤,直肠肿瘤,卵巢肿瘤,前列腺肿瘤	2006
2	按手疗法和触摸疗法在癌因性疲乏的乳腺癌幸存者中的疗效的比较	乳腺癌	2008
3	触摸治疗和放松治疗在宫颈癌患者中的应用	宫颈肿瘤	2008
4	触摸治疗与免疫能力在宫颈癌患者中的关系	宫颈癌	2007
5	按摩疗法在乳腺癌患者中对由治疗引起的手臂肿胀的疗效的研究	乳腺癌	2007
6	关于使用按摩减轻临终症状的效果的研究		2008
7	按摩疗法对临终患者的作用		2005

4. 美国国立癌症研究所[27]

2009 年,美国国立癌症研究所(NCI)在近十年开展和支持了多类关于补充替代医学治疗方法的研究,主要包括以下 7 种:替代医学体系,如针灸和中医药等;锻炼治疗,如太极拳和瑜伽等;手法和基于身体的治疗,如脊柱指压和按摩等,心身治疗,如静坐和生物反射等,营养治疗,如营养补充剂等,药物和生物治疗,如鲨鱼软骨等,精神治疗,如祈祷等。

早在 1998 年 NCI 就建立了癌症补充替代医学办公室(Office of Cancer Complementary and Alternative Medicine, OCCAM),主要任务为协调和加强 NCI 的补充替代医学研究活动,包括预防、诊断以及对癌症、癌症相关症状和常规癌症疗法导致副作用的治疗,主要负责与癌症有关的所有 CAM 临床和基础研究项目。

这里通过对 NCI 网站的情报检索与收集,把 2001 年至 2009 年以来与针灸相关的补充替代医学疗法的科研项目翻译整理如表 8-4。

表 8-4　与针灸相关的补充替代医学疗法科研项目

编号	题目	涉及类型	进行时间
1	针灸疗法治疗胰腺癌患者疼痛	胰腺癌	2001-2002
2	利用针灸缓解前列腺患者潮热症状的研究	前列腺癌	2003-2004
3	初步随机试验:针灸缓解癌症患者潮热症状	乳腺癌,前列腺癌	2003-2004
4	针灸治疗癌症术后肩部综合征	头颈部癌症	2003-2004
5	针灸缓解骨髓癌小鼠疼痛的疗效	骨髓癌	2003-2004
6	针灸治疗绝经期乳腺癌患者的潮热症状	乳腺癌	2004-2005
7	初步研究:针灸治疗癌因性疲乏的疗效		2005-2006
8	针灸疗法在大肠癌患者切除术后康复过程的应用	大肠癌	2006-2008
9	癌症晚期患者姑息疗法		2004-2008
10	国际传统现代结合肿瘤学学会会议		2006-2008
11	斯隆·凯特琳纪念癌症中心(MSKCC):传统现代结合肿瘤研究培训计划		2006-2008

(二)加拿大

公立多伦多大学生理系教授 Bruce 从 1979 年开始研究"针灸对内啡呔的影响"。公立卡尔加里大学的 Dr. Marja Verhoef 正在进行"应用中医替代治疗癌症"的研究,并发表了"中医药对结肠癌患者的治疗效果"的论文。

私立中西医药研究所则从美国获得研究经费进行中医针灸对北美地区多发病症—更年期综合征、骨关节炎疾病、类风湿关节炎及多发性硬化疾病等疗效研究。私立白求恩研究中心则主要进行应用针灸治疗肥胖症、高血压、糖尿病等疾病研究。

(三)法国

法国现今拥有 18 个针灸研究单位,6 家针灸杂志,政府成立了针灸专门委员会。此外,一

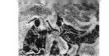

些与针灸相关的协会及私立研究机构、大学的研究室及医院等都在进行着针灸疗法的研究。有关研究可分为文献翻译、方法学、基础研究、临床研究以及近代医学与传统医学相互关系的研究等五个方面。在文献翻译上，尤其是对术语的翻译，为了取得较好的理解效果及较少出现解释错误与翻译错误，研究人员主要考虑撰著古文的时代及地点，以及译成多少个相应词汇才适度。此外，法国尼姆大学医学图书馆，首先从制作关键词、同义词词典开始，然后以其为基础，进行文献的分析与检索。用一年多时间建成了可以检索有关特定主题过去 4 年间参考文献的数据库。计算机软件的开发，使得这些情报无论使用何种语言，都可按从事针灸治疗的使用者的意图得到；基础方面的方法论研究重点放在形态学、生理学及免疫学等方面。遗憾的是，这些研究常因资金及人才方面的问题而中断。[28]

（四）英国

在英国，越来越多的人因为针灸的有效性、安全性及成本低廉而选择针灸作为医疗手段。同时也有越来越多的国家性的针灸研究机构相继建立。在这里简单介绍一下英国中医药基金会（Foundation of Traditional Chinese Medicine）的研究现状，希望通过了解国外专家的研究工作对我们的临床研究有所帮助。[29－35]

英国中医药基金会是一个针刺研究的中心，设在英国的约克，成立于 1991 年，成员主要是英国人，此外还有美国人、澳大利亚人和日本人。该中心以促进针刺研究为目的，宗旨是："通过研究和教育，使传统的中国针刺在国民医疗体系中占更重要的位置。"中医药基金会是由 Rt. Hon. Lord Colwyn 爵士资助，他是英国议会替代和补充医学小组组长，同时也是自然医学会会长。基金会三任研究室主任分别是 Richard Blackwell（1992—1993），Mike Fitter（1993—1997），Hugh Macpherson（1997 -）。Hugh Macpherson 也是英国北方针灸大学的奠基人和前任校长。

基金会的主要工作是与英国针灸理事会合作建立并运行针灸研究资源中心（ARRC）。它提供关于针灸研究的国家性的信息服务，也给针灸从业者提供导向和 Arrcbase 针灸数据库。ARRC 和基金会的全体成员会把针灸研究人员组织起来召开一年一度的讨论会，展示他们的研究成果。

基金会已经和这个研究领域的很多个人和组织建立了很好的联络网，包括补充医学研究理事会（the Research Council for Complementary Medicine），以及位于埃克赛特、格拉斯哥、圣菲尔德、南安普敦、威斯敏斯特和约克（Exeter，Glasgow，Sheffield，Southampton，Westminster and York）等地的各大学的研究中心及全体成员。基金会的全体成员也参加国家性的促进和发展补充医学的组织。基金会目前有 7 个大的项目，下面根据目前所能获得的信息对这几个项目的具体情况进行简单介绍，借此了解国外的针灸临床研究现状。

1. 针刺治疗腰背痛

在随机对照试验前要先进行可行性研究，在约克角针灸门诊对 4 个有腰背痛的病人进行

10次为一疗程的治疗,目的是验证评价治疗结果的方法是否正确,这些结果包括治疗程序、终点指标和疗效,之后再进行一个完整的初步研究。一个针刺治疗148例腰背痛患者的随机对照试验已完成,目的是评价临床上针刺治疗腰背痛的诊断和治疗方式及可重复性,主要结果是:腰背痛最常见的是气滞血瘀型(88%),其次是肾虚型(53%)和痹症(28%),有65%的病人同时有2种以上的症候;由不同的针灸师进行2次诊断的符合率是47%～80%;整个试验总计进行了1269次治疗,使用了177个不同的穴位,常用的是膀胱经和胆经的穴位,最常用的一个穴是肾俞,其次是华佗夹脊的最下面2个穴。还有一个临床随机对照试验,纳入241例病人,针刺组接受10次治疗,治疗者是来自约克角2个中心的6个针灸师,试验开始于1999年夏,进入试验后3、12、24个月分别统计结果数据。

2. 针刺的神经成像

该研究是关于"针刺能否引发大脑视觉中枢信号"的随机交叉试验。验证针刺光明和合谷能引起视觉中枢反应的假说。针刺组:单独针刺光明和合谷;每一个穴位都设立两个对照组:照明灯照射组和穴旁2cm的非穴点刺激组。针刺的顺序随机分配。

将20个来自约克角大学的学生志愿者,随机分配到各组。A组:真正刺光明、合谷;B组:非穴点刺;C组:照明灯照射。以约克角大学医学系为基础的约克角试验小组将独立的设计并提供随机号,尽管不可能在治疗措施上做到盲针灸师,但是要保证他们不知道随机分组的情况。

由英国针灸理事会的一位经验丰富的针灸师施治。在针灸穴位时将产生得气感,而在针刺非穴点时则没有。使用长25～40mm,直径0.25～0.30mm的非磁性针。

疗效评价主要指标是由MRI和MEG记录的视觉中枢的活动水平。

用SPSS统计软件分析。对于每一个穴位(光明和合谷),分别与另外两组对引起的视觉中枢变化水平进行比较,用配对t检验进行分析。

3. 针刺的安全性

1998—2000年间调查文献报道的针刺引起的不良事件。在过去的5年中,英国一直在详细审查针刺的安全性。基金会研究了很多原始文献并发表了一些文章,这些研究报道了针刺安全性的证据,验证了报道的质量,并提出建议做一个前瞻性研究来评价针刺和针灸师的危险性和安全性。

2001—2002年间对针灸从业者的调查。该项研究开始联系了1848名专业针灸师和2000年在英国针灸理事会注册时间超过4个星期以上的成员,最终共有574名从业者参与了这次调查。他们报道了34407次治疗,详细地反馈了针刺引起的不良反应和轻微的短暂反应,同时也提供了关于针灸师的一般信息,包括年龄、性别、培训的时间长短及从业时间。

针灸师们没有报道严重的不良反应,有43种常见的轻微不良反应,机率是1‰。在5136次治疗中有10920个短期反应,占34407次治疗的15%。关于针刺的局部反应,报道有轻微

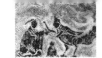

瘀血(1.7%)、疼痛(1.2%)、出血(0.4%)。2.8%的患者感觉治疗后症状加重,大部分患者(86%)声称症状改善,这些很可能意味着针刺有肯定的治疗效果。

2002—2004 年间对病人的调查。英国针灸理事会提供资金对针灸病人的不良反应进行为期 3个月的随访。这是英国第 1 个关于病人报道针刺引起的不良反应的类型及频率的研究。

4. 针刺治疗抑郁症

中医药基金会和约克大学医学系共同来完成这个项目,已于 2007 年间完成。

要证明针刺治疗抑郁症的疗效必须有现实的充足的证据,这个研究项目的第一步是解决设计和实施随机对照试验(RCT)时遇到的 5 个方法学上的问题:治疗的潜力、治疗方法同疗效之间的关系、治疗的范围、试验初步方案得到一致认可、基础治疗中决策的制定。这就使研究者必须先进行探索性 RCT,接下来是多中心 RCT,来评价针刺在治疗轻中度抑郁症时的临床疗效和经济学效益。

5. 针刺治疗月经过多

基本设计是临床随机对照试验。病人被分配到针刺组和对照组,针刺组包括针刺和常规治疗,对照组只有常规治疗。病人对治疗方式的喜好选择也被列入研究统计项目。在统计结果时,将病人对治疗方法的喜好对于研究的影响取最大值。另外,在针刺的可接受性和合理性方面,将进行一个对病人和针灸从业者的相似的定性调查,并将对干预措施的特性进行描述。

6. 针刺治疗颈痛

该研究将评价针刺治疗慢性颈痛的疗效和成本效率,试验设计是随机对照试验。为了避免安慰剂效应带来的偏倚,该研究将探索病人信任针刺对研究结果有什么影响。效仿在一个物理疗法治疗腰背痛的试验中成功地运用过的方法,通过在随机分配之前引出病人的信任,就能发现先前的信任是不是影响试验结果。

这样的试验设计还有一个问题,就是在一个干预措施之后的疗效多大程度归因于医生,多大程度归因于治疗方法本身呢? 在该随机对照试验中,探索关于此问题的测量方法,它被称为"医生之间的疗效有无差异",这是在最近的一个针刺治疗腰背痛的试验中用到的方法。该试验的目的可概括为 4 方面:①针刺治疗慢性颈痛有没有临床疗效? ②针刺治疗慢性颈痛有没有经济学优势? ③病人对针灸的信任对结果有无影响? ④针灸医生间的疗效差异有多大?

7. 针刺治疗非心脏病性胸痛的项目尚在筹划中

通过上述这些项目的介绍,我们可以看到国外专家在针灸临床研究方面做得非常认真、细致,而且一步一步逐层深入,正像 Karen 等建议的那样,针刺临床试验应该像药物试验那样,遵循一个多步骤的复杂的程序,①查阅文献;②咨询医师和翻阅医师的病例记录;③选择测量指标；④设计、实施小规模的非对照试验（第1阶段）；⑤设计、实施小规模的随机对照试验（第2阶段）；⑥对照的可信性测试；⑦设计、实施全面的描述性试验（第3阶段）；⑧设计、实施临床试验；⑨设计、实施进一步研究。采用这个程序，和直接进行大规模试验比起来，能省很多人力、物力和财力。第④、⑤、⑦最好写出详细的草案，以便后来的研究者能重复试验并综合分析这些试验结果。

还有篇文章报道了用于针灸临床研究的病人知情同意书，现把它翻译出来，如下：

病人知情同意书

请仔细阅读下文，如果还有地方不明白请咨询您的医师。

什么是针刺？针刺是将细针刺入身体特定穴位以治疗某种疾病的一种方法。

针刺安全吗？总体来说针刺还是很安全的，严重的副反应很罕见，少于1‰。

针刺能引起哪些副反应？您需要注意：

少数病人治疗后会有困意，如果对您有影响，您最好注意；大约有3%的病人针刺后会引起少量出血和瘀青；1%的病人针刺会引起疼痛；3%的病人治疗后症状加重，您最好向医师咨询，但是通常结果是好的；一些病人会晕针，尤其是初次针刺者。

此外，如果针刺对于您的病有特殊的危险性，医生会和您商量。

你的医师需要知道什么？跟其他医疗方法不同，如果您有如下问题您必须让医师知道：

有过痉挛、晕厥或不明原因的病情转变；带有起搏器或其他的电子植入物；有出血性疾病；正在服用抗凝剂或其他药物；心脏瓣膜受损或其他很危险的传染病。

临床中使用×××的针具

同意声明：我确认我已读并理解了上面的问题，且同意进行针刺治疗，我知道我可以随时拒绝治疗。

签字：   日期：

此外，中医药基金会还提出了非常重要的CONSORT和STRICTA，已由刘雪梅等翻译成中文。

综上所述，可以看出国外专家的工作是在非常严谨的科研方法下得到的结果可信度是很高的。目前国内针灸临床研究在有些医院已经采用先进的科研方法，但这种情况还很少，有待大力普及。我们应该在以后的科研中做到选题恰当、目的明确、计划详细、方案具体，使我们的针灸临床研究水平跟上世界的步伐，并把祖国的传统医学发扬光大。

（五）德国

近30年来，在德国进行了不少针灸研究，20世纪80年代主要从神经物理的角度进行针刺研究，20世纪90年代则以针刺的临床基础研究为主。1993年，在一篇对86个针刺标准评

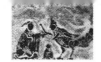

估中发现,只有 57％的研究提供足够的治疗信息;39％的研究没有合理的治疗准则;仅有 12％的研究达到了标准,并取得了明显的针刺疗效。目前,在德国进行的不少研究都是针对针刺疗效的观察。近几年来不少机构先后对痛证(主要以头痛、关节痛、腰痛等为主)、戒毒、节段性肠炎、过敏性鼻炎、针刺助产等做了疗效研究。研究证明,不少病人针刺后均有疗效,特别是在痛证上,针刺疗效显安慰疗法好。除了保险公司自己的针刺研究外,目前,德国最大的研究项目是 Gerac 研究(german acupuncture trials,意译德国针刺三部分)。2000 年 10 月医生联邦委员会决定建立 Gerac 研究系统观察针刺疗效,对针刺做出评估。该研究项目是目前全世界最大的研究项目,准备在 2 年内对 7300 家诊所治疗的 50 万病人进行针刺疗效研究(美国的针刺研究最多的也只涉及 1 万名病人)。所有拥有 A－Diplom 的医生均可参加该项研究,虽然德国每年有 800 万病人有慢性痛,但该研究只准备针对头痛、腰痛和关节痛进行观察。资料主要来源于病人的主诉和医生诊疗报告。Gerac 研究先后分 3 部分进行,第 1 部分为 Kohorten Studie,主要研究针刺的副作用;第 2 部分为 Randominisierten Studie,主要研究针刺疗效,比较针刺穴位和穴位的疗效显示;第 3 部分为研究针刺与药物、物理、心理疗法的疗效区别。第 1 部分的研究成果已出现,到 2001 年 10 月为止已有 4 万病人,平均年龄 59 岁,被 7309 名医生针刺治疗过,90％的病人显效。其中 51％的病人仅针 4 次即有效。不良反应则包括瘀血、不适感和针刺部位感染。其中瘀血占 500 人,20 个病人有部位感染,311 个病人针后有不适感。研究的第 2 部分已在进行中。为支持这项研究,保险公司预计开销 750 万欧元。类似的研究方法曾用于其他的研究,如 1999 年 Erlangen Nuernberg 大学研究的节段性肠炎针刺疗效观察和过敏性鼻炎的疗效观察等。

目前在德国也有不少奖金颁发给对针灸有贡献的人,其中较出名的是国际 Seirin 针灸促进奖 Czzl(Akupunktur Foederpreis)。从 1991 年起,每年在德国 Seirin 基金会均颁发这项奖,奖金为 2 万马克。从 1996 年起这项奖每隔 2 年颁发一次。该基金会由 Seirin 公司创办,该公司是全世界最大的一次性消毒针的制造商。评判委员中,一位来自美国针协,一位来自不是德语区的针协,6 名则来自于德语地区,还有一名则是德国 Seirin 办事处理事,共 9 名。该基金会每年还颁发新人奖,奖金 1 万马克。

(六)俄罗斯

1. 针灸相关的科研

1957 年,苏联卫生部成立了"针灸疗法生理研究所",格拉申科夫教授为中医理论基础研究室的领导。苏联医学科学院成立"针灸疗法感传试验室"。

1976 年,苏联在莫斯科创建"反射疗法中央科学研究所"(即针灸研究所),并设有附属门诊部。在全国设有 127 个反射疗法(苏联成针灸疗法为反射疗法)研究所,由莫斯科研究所负责协调和指导各地研究,形成了全国性的针灸医疗及科研网络。苏联科学院院士、全苏外科研究中心负责人彼得洛夫斯基认为针灸镇痛效果好,倡议全苏各外科研究所均成立针刺镇痛小组,对针灸麻醉深入研究。同时将针灸应用于宇航员的特殊保健研究。现该研究所已更名为"俄罗斯联邦传统诊断治疗方法临床试验科研中心"。

俄罗斯有国家级科研和推广机构两个:"俄罗斯联邦传统诊断治疗方法临床试验科研中心"(莫斯科),"俄罗斯卫生部恢复医学与疗养学科学中心"(莫斯科)。其他非官方科研机构还有"埃尼欧姆"全俄传统民间医学科研中心(莫斯科)、俄罗斯东方医学研究院(乌兰乌德市)等。同时还在莫斯科、列宁格勒、高尔基市等地设有针灸研究基地,并且各城市大医院里大多设有针灸科,其主要任务为开展针灸临床和科学研究工作。

2. 研究机构的合作与学术交流

俄罗斯医学科学院西伯利亚分院临床免疫学研究所设立了传统中医研究室。该所 2004 年与北京针灸研究所等单位签署多方合作协议,开展传统中医领域内经验交流,举办传统中医、手法疗法、针刺疗法、气功等方面培训与讲座。

3. 国际性学术会议的召开

俄罗斯针灸学会是世界针联的重要成员,1~2 年举行一次全国性针灸学术交流会,目前同我国的学术交流也十分频繁。

2006 年 5 月 19 日至 26 日俄罗斯五十周年反射疗法及二十五周年手操作疗法国际会议在俄罗斯莫斯科市举办。该会议由俄联邦卫生与社会发展研究中心,俄罗斯医学科学院研究生院,俄罗斯国立医科大学 RMAPS 手操作疗法及俄罗斯反射疗法协会,俄罗斯联邦卫生部手操作疗法中心,俄罗斯职业手操作疗法联合会,以及莫斯科反射疗法及手操作疗法学会共同组织筹办。卡强会长邀请世界针联派人员专程参加此次大会,希望通过这次会议交换各自多边观点,并通过现场讨论等多种形式为双方的进一步合作创造新的契机。

(七)瑞士

2000 年 3~5 月,在瑞士巴塞尔放射学研究所,研究人员应用神经放射学技术功能性磁共振成像(FMRI),对耳针与中枢神经系统(CNS)的相关性进行了前瞻性研究。受试者为 10 名健康人,男女各 5 人,年龄 18~52 岁。实时记录受试者在下述 5 种状态时的脑兴奋运动区横断面的回波平面图像,即①安静状态时;②频率 2Hz 触觉刺激右趾时;③触觉刺激右耳的右趾耳部反应点时;④右耳的右趾耳部反应点上刺入 3 根金针(约 3mm)时;⑤对刺入的金针施以频率为 2Hz 捻转机械刺激时。上述 5 种状态每人测试的顺序半随机化,每种测试状态持续 5 分钟,刺激与休息交替持续 30 秒。两种测试状态之间间歇 10 分钟,第 5 种状态总是最后进行。结果 10 人中除 1 人因恐慌测试失败外,其余 9 人耳针捻转刺激时,在趾的躯体投影区即躯体感觉 S1 区水平,出现明显的 MRI 信号,此信号与触觉刺激趾时的信号相叠加,而当触觉刺激或单纯金针刺入耳部趾反应点时,受试者均不出现信号。本研究支持耳穴和 CNS 存在特异性神经生理这一假说,为进一步对耳针治疗的操作方式进行研究提供了依据。

(八)日本

日本应用现代科学方法研究针灸,从经络观点出发,思路较广,形成了一些具有独特风格的流派。针灸临床应用研究亦有较大发展,在治疗疼痛性疾患、冷症、高血压、卒中、儿科、妇科等疾病方面均有涉猎。南云三枝子氏对以运动系疾病为主的疼痛性患者,在使用针灸治疗而症状得以改善的 70 例患者中,经激光血流计、光谱检测,然后用电子计算机和熵力学函数法等研究,发现其血流量有所增加。栗原胜美氏选择桡神经、正中神经、坐骨神经等部位,以低频电 1Hz 通电 20 分钟治疗伴有神经根症状的颈椎综合征和腰、下肢痛患者,并以 X 光素片、温度记录法等进行研究,结果发现低频电疗对受累神经的皮区、肌节上有压痛、硬结等体征者更有效。山口智氏在治疗肌肉收缩性头痛患万者 23 例时,选择头、颈、肩甲等肌肉的起止部位,以及根据脏腑经络取膀胱经、胆经、胃经等经穴,亦用局部与远端取穴法,治疗后缓解了软组织的紧张,改善了循环状态从而使症状得以改善。另外用皮肤温度记录法发现了后颈至肩甲上的两个高温区。这可能是肌群紧张而导致肌肉收缩性疼痛的机制之一。

在内科中针灸最常应用的是高血压与卒中。佐藤登志郎氏与天津中医学院第一附属医院针灸科的合作中,用超声波血流计对 25 例脑卒中患者与正常人进行对照,用以确定针刺手技的客观化、定量化。韩景献则报导天津中医学院第一附属医院针灸科用"醒脑开窍"针刺法治疗 2236 例中风患者,取得了总有效率 97.43% 的良好效某,经动物试验并发现该方法有防止血栓,改善血液黏度等作用。德竹忠司氏用针灸治疗 43 例特发性高血压患者取得疗效,并提示对循环系统功能异常者更有效。

石野尚吾对广泛性子宫切除术后的 19 例患者,在曲骨、命门针刺后用脉冲波 1～10Hz,通电 15～20 分钟进行治疗,结果是残留尿在 50mL 以下所需日数为(45.6±19.8)日,经统计学处理,与对照组有显著差异。在膀肌内压测定中,发现治疗组在第 5 日后大致已恢复至术前水平,并以术后早期治疗为佳。和田博氏选用双侧乳根、天宗、肩井、内关、合谷及擅中等穴,针刺后留针 15 分钟治疗产后 3～30 日乳汁分泌不全,其总有效率为 83%,经统计学处理有显著差异,且以产后 3～7 日者最佳。

在治疗冷症方面,日本汉方界一些学者对冷症颇感兴趣,针灸医师对冷症颇感兴趣纷纷对其展开临床观察与研究。[36]

川名律子曾对冷症的生理、病因方面进行研究。对 228 名 19～30 岁女性进行观察,从主诉冷症的 132 例中选择有低血压倾向,过敏体质者 30 例进一步研究。观察到这 30 例有共同的症状：即有从腰、臀、大腿、小腿至足冷的自他觉症状，月经前及月经期间多有植物神经功能紊乱，骨盆周径有狭小骨盆的倾向。在东洋医学之"虚证类型"方面以腹证为显著。红外线热像图的皮肤温度分布，下半身为低温分布；特别是深部温度分布，体位变换时，冷的部位恢复正常值较迟，狭小骨盆与腹证所见相关。认为年轻女性的冷症与更年期妇女冷症有共同之处，即都与骨盆内循环障碍有关。

他对年轻女性（19～30 岁）冷症患者 105 例进行针灸治疗。选穴以任脉、足的胃经、脾经的穴位为主，使用 2 号或 3 号、3cm 或 4cm 的不锈钢针。治疗时根据病情施以微细捻转、振动、雀啄、压迫等不同程度的刺激，对发病不久的新病例用普通针，慢性病例施行留针并用低频脉冲刺激。此外，对慢性患者，取针刺治疗处方中的一定穴位施用小灸或知热灸。结果：显效 6.7%，有效 26.7%，稍有效 29.5%，总有效者 66 例，总有效率为 62.9%。

代田文彦认为冷症的寒冷感是由于血管收缩、局部血流减少所致，而有寒冷感的部位并不凉的病人是由于其温度感觉失调，体温调节、控制机能不正常，因而虽尚属温热感的范围却感到寒冷。就具体的行针取穴来说，改善手足、下腹、腰部血流的经穴，可按病人体表出现的反应而定，或从调节、控制体温考虑，需取次髎、中髎等八髎穴，腹部的关元、气海、天枢、大巨等穴也很有必要。另在下肢取照海、三阴交以及有名的寒府穴（别名膝阳关、关阳、关陵等）。冷症病人指端血色不好，出现明显血液瘀滞时可用注射针头或三棱针点刺，挤出少量血液。作为修整体温调节、控制机能失常的穴位，在头颈部有百会、风池、天柱或上天枢、通天、百会等。其次，督脉有陶道、身柱、神道、灵台、至阳等五穴。腰、下腹、下肢的血流不畅者，与中医所说的瘀血关系很大，多数病人都有月经不调、痛经、尿频、便秘、痔疮等综合征状。这些症状综合起来，属于肾俞、大肠俞或胸部的膻中，足的太冲、中封等。可按其压痛点、硬结所在等组织反应来取穴。

（九）韩国

1. 针灸研究

随着传统医学逐渐被世界认可，韩国投入到传统医学的研究经费也出现增长态势。仅从韩国政府推进的"韩方治疗技术研究开发事业（2010 Project）"投入经费来看，自 1999 年至 2004 年投入的总研究经费为 253 亿韩元，而 2005 年则投入 407 亿韩元。以此相应，投入到针灸研究中的经费相应亦增加。

韩国韩医学研究院 2006 年曾就全世界的针灸研究论文进行了回顾性的文献统计分析，所选论文均为具有英文摘要者。由于排除了无英文摘要的相关论文，因此研究结果不是很全面，但也反映了韩国针灸研究的一些状况。论文检索数据库为 Pubmed，以检索词"acupuncture"、"acupuncture & meridian"、"moxibustion"进行检索。研究结果显示：1995 年 1 月至 2006 年

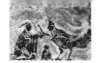

7月,共有2677篇相关论文,其中韩国有140篇。从针灸研究论文发表刊物来看,主要集中在"American journal of Chinese medicine"、"Neuroscience Letter"、"Acupuncture electro—therapeutics research"等3种刊物中。

近年来对循证医学(EBM,Evidence based Medicine)的关注度增加。韩国的针灸临床研究似乎紧跟形势,其研究也逐渐活跃。针灸临床研究包括对痛证、癌症、人工授精在内的各种病症进行了广泛研究。在上述研究的140篇论文中,临床领域有65篇,占46%,以全世界论文中占75%相比,明显偏少。

由于韩国内更加注重实用性等原因,经费投入不足,韩国针灸实验研究长期以来进行较少。从实验研究论文数量来看,进入21世纪后,针灸实验研究出现增加态势。针灸实验研究论文发表Acupunct Electrother Res,Am J Chin Med,Neurosci Lett等刊物,其中以Acupunct Electrother Res发表较多。从针灸实验研究内容来看,可分为镇痛(Pain)与非镇痛(Non—Pain)实验,研究目的包括机理研究、功效研究两个方面。与针灸实验研究多用电针不同,韩国的针灸实验研究中,手针研究与电针研究比例相当。此外,对蜂毒、药针等的实验研究比重亦偏高。可知,韩国针灸实验研究,其领域广泛,方法多样。

2. 针灸相关机构、团体

(1)韩国韩医学研究院

韩医研究起步较晚。1965年,东洋医科大学与庆熙大学校合并后,为了开展韩医、西医学临床研究及韩方制剂的现代化研究,在大学内建立的东西医学研究所,是韩国当代第一所韩医学研究机构。此后,以东西方医学比较研究等为目的,又相继建立了财团法人东洋医学研究院、济韩东医学学术院等。韩国韩医学研究院是目前在韩国规模最大的,也是唯一的国立韩医学研究机构。

韩国韩医学研究院(原称韩国韩医学研究所,1997年更名)成立于1994年10月。这是大韩民国成立以后,现代韩医学50年的发展历史上,首次由国家主持设立的韩医学研究机构,也是目前唯一的国立韩医学研究机构。当时韩国韩医学研究院的行政主管部门为保健社会部,但自1999年起由科技部管理。特别法规定韩医学研究所开展的主要工作是:①对历代韩医学相关文献及韩方理论进行研究分析;②韩医学的临床、实验研究;③韩药的规范化及韩药制剂开发研究;④关于针灸学发展的调查研究;⑤国内外传统医学及民间疗法的研究;⑥韩方医疗制度的改善及政策开发研究;⑦关于韩医学研究的国际交流事业;⑧与国内外研究机关及团体等的协作研究及担负政府、民间团体的研究事业委托;⑨其他研究所的研究协作工作。

韩国韩医学研究院自成立以来就开展针灸相关研究工作,目前工作主要由标准化研究本部针灸经络研究中心开展。

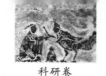
针灸经络研究中心的工作目的：①通过韩国针灸临床效能评价，构筑韩国针灸 EBM，开发针灸经络标准治疗技术。②通过对针灸作用原理的科学解析，构筑针灸标准治疗技术依据。③通过针灸国际标准的研究、培训及国际合作，实现韩国针灸治疗的全球化。

针灸经络研究中心的工作内容与方法：①开发针灸标准治疗备用技术。包括履行以探索针灸标准治疗技术使用领域为目的的预备研究事业；并行以针灸临床效能评价技术多边化为目的的原理研究、品质研究、经济性评价研究和临床研究；与国外优秀的机构共同进行临床研究；以确保针灸标准技术依据为目的的多机构临床研究；以开发针灸施术标准为目的的委员会构成及工作施行。②运营标准协作网络。包括举办以扩大 EBM 领域为目的的学术论坛；举办以帮助针灸临床研究者为目的的培训活动；开发以形成韩方医院针灸临床研究网络为目的的网络基础临床症例报告系统及培训程序；举办以制定针灸国内标准为目的的学术论坛；在海外数据库注册韩国针灸临床研究成果。③解析针灸经络作用原理；有关筋萎缩性侧索硬化症的针灸治疗的抗炎作用原理；基于谷氨酸诱导的兴奋的神经细胞死灭作用原理；足太阴、手少阴、手太阳、足太阳经络多渠道监控生体全位比较。

（2）大韩针灸医学会

大韩针灸医学会 1973 年 8 月 8 日成立，隶属于大韩韩医学会。学会成立的目的在于发展韩医学术，主要进行针灸学理论及技术的研究调查、针灸学会志及针灸学书籍的刊行收集、针灸的国际交流及协助、主办全国学术大会及研讨会及其他相关工作。截止 2012 年，重新注册及新注册会员共 176 人，未重新注册会员有 500 余人（会员注册要交注册费）。《大韩针灸学会会志》是韩国内主要针灸学术期刊，1984 年创刊，自 1994 年起每年出 2 期，自 1999 年起每年出 4 期。目前每两年举办一次国内针灸学术大会。另外针对韩医师组织高级针灸学讲座。

（3）大韩药针学会

大韩药针学会 1990 年成立，隶属于大韩韩医学会，由致力于发展药针学术，开发研制新型药针制剂的韩医师组成。为普及药针技术、研究安全的药针制剂制备工艺、开发多种药针液，学会设有附属研究所，目前具有符合 KGMP 标准的无菌实验室，开展着多项研究工作。

（4）大韩针灸师协会

大韩韩医师协会成立于 1992 年 4 月 1 日，原称"大韩针灸学会"。1993 年 11 月 20 日，在日本京都召开的世界针灸学会联合会第 3 次总会中，成为其会员学会，改称为"世界针灸学会联合会大韩针灸学会"。2001 年 10 月 19 日变更名称为"世界针灸学会联合会大韩针灸师协会"。

此外，还有高丽手指针学会、东洋针灸学会、韩国一针学会等。

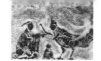

第二节 国外针灸临床试验研究的调研分析报告

一、研究背景及意义

近年来随着中医药国际交流与合作的不断发展,针灸医学在维护人类健康和防病治病方面的重要性越来越受到国际社会的普遍关注和重视,目前针灸在不少国家和地区已取得了合法地位,并纳入医疗保险体系。在世界范围内也不断掀起针灸学术研究热潮,针灸在全球,特别是在西方发达国家发展迅速,了解和把握针灸医学在国外的发展状况以及今后的发展趋势,对国内针灸的发展以及针灸如何进一步走向世界具有十分重要的意义。

近年来,针灸的科研项目已被广泛地开展,美国研究了针灸的作用机理,美国国家卫生研究院公布了针灸有效性的研究报告,美国国立卫生研究院(NIH)对很多针灸研究予以了资助,例如近几年对于妊娠期抑郁、癌症伴随的呃逆、潮热、血象异常、疲劳等症状、哮喘、慢性骨盆痛、膝骨关节炎、腰痛等临床研究的资助。此外,美国国立卫生研究院(NIH)通过多年的研究,在 1997 年召开了关于针灸的听证会,发表了《美国国立卫生研究院关于针灸的一致声明》,认为针灸在治疗手术及化疗后的恶心呕吐、孕期恶心和牙科术后疼痛方面有明显的疗效,对于治疗其他与疼痛有关的病症可能有效,并且不仅限于治疗这些病症。其他如德国、法国、意大利、韩国等对针灸进行了大量的研究工作。

随着针灸医疗、政策的发展,近年来国外的针灸教育也发展较快。在美国,各州都不同程度地实施了针灸师执业资格考试制度和许可证颁发制度,目前美国有 80 多所中医学院提供针灸课程的教育。另外在欧洲,越来越多的大学开展了针灸的教育,表现出逐步向高层次发展的特点。现代教育带动了科研的进步,国外高校的针灸教育为科研也提供了一个广阔的平台。

近年来国外寻求以针灸为主的中医学治疗方法的人数在逐年增加,在医疗从业方面,目前德国针灸医师超过了 5000 余人,法国有针灸师 7000 余人,荷兰 4000 余人,美国获得资格认证的针灸医生已经超过 10000 人。在人口不多的加拿大针灸从业者也超过了 2000 人。且针灸治疗的范围也在不断扩大。这样的发展必然导致西方医学界对针灸显示了前所未有的兴趣,他们一方面寻找对于慢性疾病运用针灸进行治疗的方法,另一方面也在科研领域进行的积极的探索与尝试。种种迹象表面,临床的应用在国外不断地扩大,为科研领域的突破奠定了必要的基础。

总之,随着科学技术的快速发展、医疗水平和医疗效果的进一步提高,针灸医学将作为世界医学的重要组成部分,在世界各国都将获得更加广泛的承认与推广。因此对于针灸在国外临床科研情况及其发展现状与趋势的调研是必要且重要的,我们应该借此契机,加快对针灸临床试验研究的关注与监测,重视国际学术发展趋势,尤其是对其在几十年的临床试验领域的研究发展历程进行回顾,对其现状进行把握,对其发展趋势进行分析,可以为我国的中医药对外合作与交流提供及时的情报监测数据,为促进针灸的国际化发展提出对策建议,同时也为国内针灸科研人员提供国外基础情报的监测服务。

二、国外针灸临床试验研究调研

(一)国外针灸临床试验研究一般概况的调研

为了了解30余年来国外机构在针灸临床试验研究方面的发展趋势,为我国的中医药对外合作与交流及科研领域提供战略情报的参考,有学者采用文献计量的方法,从文献角度对世界各国及其重点研究机构的发文情况进行监测,为我政策制定部门及科研人员提供基础情报与趋势分析。

MEDLINE 数据库(1978－2010)和 EMBASE 数据库(1987－2010)是国际医学界两个著名的文摘型数据库,MEDLINE 更多的收录了以美洲及亚太地区为主的研究文献,而 EMBASE 则更多的收录了以欧洲为主的研究文献,因此对这两个重要数据库进行监测,能较为全面的了解针灸研究在世界范围内的整体状况与发展趋势。

1. 资料与方法

分别以 acupuncture;acupuncture therapy;acupuncture analgesia;acupuncture,ear;electroacupuncture;acupuncture points 和 moxibustion 等作为检索词,联机检索相关数据库的临床试验研究文献,经过 NOTE－EXPRESS 文献管理软件去重以及人工筛选,剔除非临床试验研究的文献、中国机构发表的文献等,最终有1564篇国外文献被纳入,其中142篇文献国家名称缺失,缺失率为9.1%。

2. 结果

(1)年度发文量

在 1978－2010 年的 30 余年间,国外机构进行的针灸临床试验研究从整体上呈现上升的趋势,90 年代初有个小高峰(1991 年发文量达到 85 篇),之后迅速回落,但仍然远远高于高峰前的数字,而此后的 10 年里,则呈现波动上升的趋势。自 2001 年后,发文量进入明显的持续上升趋势,在 2009 年达到高峰,为 139 篇(由于文献录入的滞后性,2010 年文献尚不完全,仅作参考),详情见图 8－1、表 8－5。

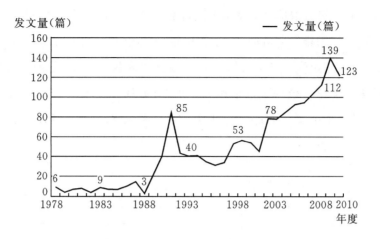

图 8-1 国外机构年度发文量

表 8-5 国外机构年度发文量

年度	发文量(篇)	年度	发文量(篇)
1978	9	1995	34
1979	4	1996	31
1980	7	1997	33
1981	7	1998	53
1982	4	1999	56
1983	9	2000	54
1984	7	2001	45
1985	7	2002	79
1986	10	2003	78
1987	15	2004	85
1988	3	2005	93
1989	22	2006	94
1990	41	2007	101
1991	85	2008	112
1992	43	2009	139
1993	40	2010	123
1994	41		

（2）区域发文量

①总体概况

1978—2010 年期间，不同地区的发文量有很大差异。由于 142 篇文献无法获取研究国家

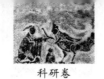
信息,该部分统计是在可获取信息的基础上进行的。有个别合作的国家,按照 2 次计算。

从洲际来看,欧洲国家发文量最多,为 881 篇,且其中发文国家有 29 个之多;其次是北美洲,发文量为 266 篇,超过欧洲发文量的 1/4,而发文国家仅有 3 个,分别是美国、加拿大和墨西哥;发文量排第三至第七位的大洲依次为亚洲(199 篇,11 个国家)、大洋洲(46 篇,2 个国家)、南美洲(29 篇,3 个国家)、非洲(2 篇,1 个国家)、南极洲(无);大洲发文量和各洲发文国家数见图 8-2,图 8-3,表 8-6。

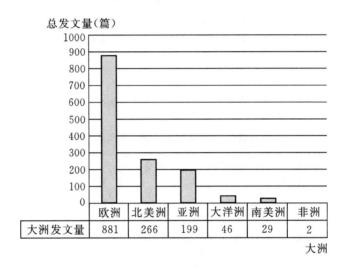

图 8-2 各大洲发文量

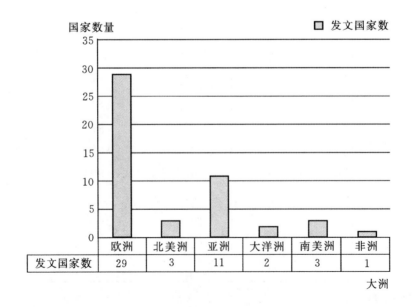

图 8-3 各大洲发文国家数

表 8-6 大洲发文情况

国家	大洲发文量(篇)	发文国家数(个)
欧洲	881	29
北美洲	266	3
亚洲	199	11
大洋洲	46	2
南美洲	29	3
非洲	2	1

从国家来看,共有 49 个国家的文献,其中德国以 274 篇的发文量排首位,比第二位美国(247 篇)多了 27 篇。发文量上 100 大关的国家有德国、美国、英国(139 篇)和瑞典(105 篇),排名第五至第十的国家依次为日本(76 篇)、奥地利(70 篇)、韩国(64 篇)、意大利(55 篇)、澳大利亚(44 篇)、挪威(29 篇)。从表 8-3 可以看出,在发文量排名前 15 位的国家中,美国、德国的发文量有明显优势,英国、瑞典也相对较多,日韩以及一些欧洲国家紧随其后,其余国家的优势则不十分明显。

表 8-7 国家发文量(前 15 位)

排名	国家	发文量(篇)
1	德国	274
2	美国	247
3	英国	139
4	瑞典	105
5	日本	76
6	奥地利	70
7	韩国	64
8	意大利	55
9	澳大利亚	44
10	挪威	29
11	土耳其	28
12	俄罗斯	27
13	丹麦	26
14	巴西	25
15	西班牙	23

在 1564 篇文献中,德国、美国、英国的发文量分别占总数的 17%、16%、9%,排名前十位的国家发文量约占总量的 70%,发文量排名在十六位之后的其他国家,包括瑞士(20 篇)、伊朗(19 篇)、加拿大(17 篇)、法国(17 篇)、以色列(16 篇)、捷克(12 篇)、荷兰(9 篇)、克罗地亚(8

篇)、保加利亚(7篇)、印度(7篇)、波兰(7篇)、新加坡(5篇)、巴基斯坦(4篇)、匈牙利(4篇)、泰国(4篇)、希腊(4篇)、古巴(3篇)、乌克兰(3篇)、芬兰(3篇)、罗马尼亚(3篇)、比利时(2篇)、马来西亚(2篇)、埃及(2篇)、墨西哥(2篇)、新西兰(2篇)、阿尔巴尼亚(1篇)、爱尔兰(1篇)、白俄罗斯(1篇)、葡萄牙(1篇)、塞尔维亚(1篇)、塞浦路斯(1篇)、乌拉圭(1篇)、亚美尼亚(1篇)、越南(1篇)。

2001年之后,国外发文量总体呈持续上升趋势,于是选取2001年作为节点,研究发文量突出的国家在2001年后的趋势变化(由于文献录入的滞后性,2010年文献尚不完全,因此终点选为2009年,2010年数据仅为参考)。

如图8-2所示,发文量处于明显波动上升期的为美国和韩国,需要特别指出的是韩国自2001年后才开始有针灸临床试验研究文献发表,在此之前是空白,而该国在近几年有明显波动上升的趋势;处于明显下降期的是德国,其典型的变化是非常值得关注的,在2006年之后呈明显下滑趋势;处于相对平稳期的是英国、日本、奥地利、瑞典,其中英国、日本在平稳之中近两年有小幅上升,见图8-4。

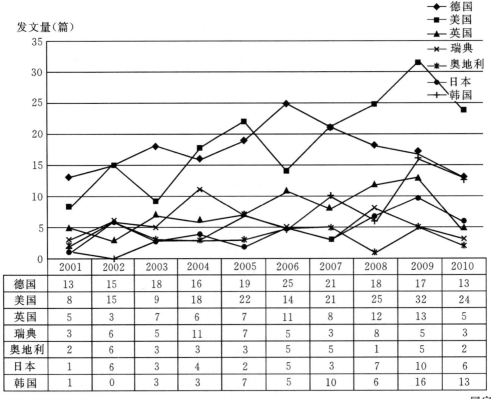

	2001	2002	2003	2004	2005	2006	2007	2008	2009	2010
德国	13	15	18	16	19	25	21	18	17	13
美国	8	15	9	18	22	14	21	25	32	24
英国	5	3	7	6	7	11	8	12	13	5
瑞典	3	6	5	11	7	5	3	8	5	3
奥地利	2	6	3	3	3	5	5	1	5	2
日本	1	6	3	4	2	5	3	7	10	6
韩国	1	0	3	3	7	5	10	6	16	13

国家

图8-4 前7位国家2001年后发文量变化

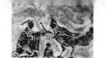

②洲际概况

在发文量排名前十的国家中,有 6 个国家来自欧洲,可见欧洲机构在针灸研究中的重要性,于是针对欧洲国家发文量前 10 位及欧洲国家发文量比例进行了统计。在梳理的过程中发现,德国、英国、瑞典三国的发文量之和已超过了欧洲发文量的一半,达到 60%,而其中仅德国发文量就已占了 31%,这个结果提示德国的重要性,今后我们将对德国机构的研究进行重点关注。欧洲国家发文量前 10 位排名见图 8-5、表 8-8。

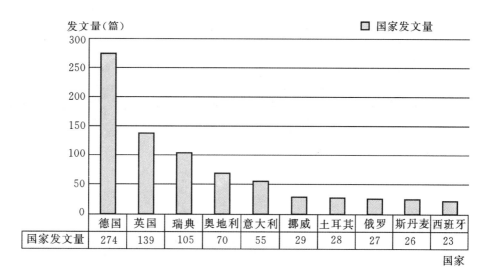

图 8-5　欧洲国家发文量(前 10 位)

表 8-8　欧洲国家发文量(前 10 位)

排名	国家	发文量
1	德国	274
2	英国	139
3	瑞典	105
4	奥地利	70
5	意大利	55
6	挪威	29
7	土耳其	28
8	俄罗斯	27
9	丹麦	26
10	西班牙	23

北美洲只有 3 个国家有发文记录,分别是美国、加拿大和墨西哥,其中美国的发文量占了绝大部分。

在亚洲,共出现 11 个国家的研究文献,其中日本、韩国的发文量均位于国家发文量的前十位之列,占据了亚洲国家发文量的 64%。亚洲国家发文量见图 8-6、表 8-9。

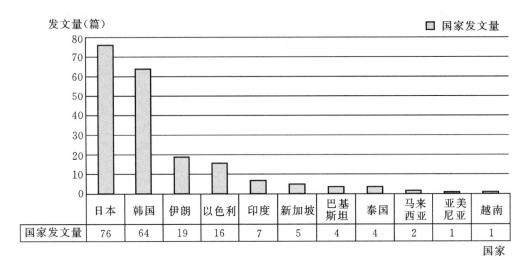

发文量(篇)										国家发文量
	日本	韩国	伊朗	以色利	印度	新加坡	巴基斯坦	泰国	马来西亚	亚美尼亚	越南
国家发文量	76	64	19	16	7	5	4	4	2	1	1

图 8-6　亚洲国家发文量

表 8-9　亚洲国家发文量

排名	国家	发文量
1	日本	76
2	韩国	64
3	伊朗	19
4	以色列	16
5	印度	7
6	新加坡	5
7	巴基斯坦	4
8	泰国	4
9	马来西亚	2
10	亚美尼亚	1
11	越南	1

(3)针刺方法的概况

关于针刺治疗的方法涉及了普通针刺、电针、耳针、激光针、灸法、水针、针刺放血等多种方法。其中普通针刺按部位又涵盖了手针、体针、腕踝针、头皮针、面针、皮肤针、骨膜针刺、肌肉针等;电针包括电磁针、电热针、经皮神经电刺激、无线电针等;耳针包括耳电针、耳穴贴压、耳穴刺血等。

统计显示,普通毫针针刺的研究占 67%,居主要地位,之后依次为电针(16%)、耳针(8%)、激光针(4%)、经络疗法(2%)、其他(包括面针、点刺放血等等)(3%)。

此外,普通针刺的发文量逐年增加,电针、耳针、激光针等的发文量较少,没有出现明显的变化走向,说明国外对三种针灸方式的研究还未形成规模,但不排除将来得到重视的可能性,见图 8-7。

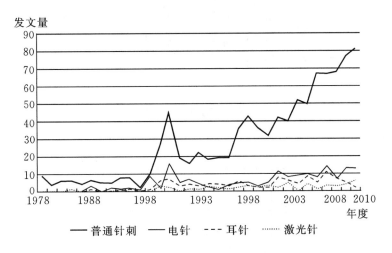

图 8-7　各针刺方法年度发文量

各种针刺治疗方法的统计中,针对国家使用的针刺方法的发文量,得出几个统计图。普通针刺、电针、耳针、激光针四种方法中发文量靠前的国家排名见图 8-8,8-9,8-10,8-11。

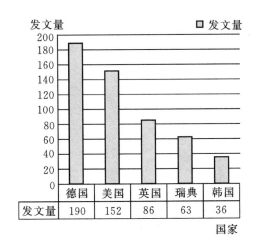

	德国	美国	英国	瑞典	韩国
发文量	190	152	86	63	36

图 8-8　普通针刺国家发文量排名(前 5 位)

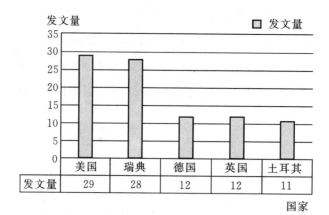

图 8 - 9　电针国家发文量排名(前 5 位)

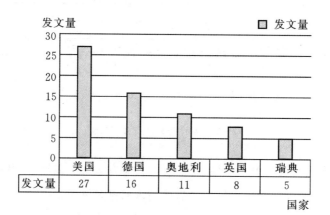

图 8 - 10　耳针国家发文量排名(前 5 位)

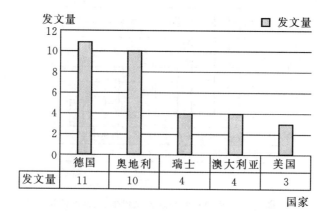

图 8 - 11　激光针国家发文量排名(前 5 位)

（4）试验设计的概况

由于 1978—1995 年文献缺失率较高，针对试验类型、盲法、样本量等试验设计的研究将集中于 1996—2010 年间。经过计算机及人工筛选，1996—2010 年间文献共收录入库 983 篇，根据统计的方向内容不同，得到以下结果。

①试验类型

在本次统计中，按照试验时是否设置随机对照，将所有文献划分为随机对照试验（RCT）和非随机对照试验（非 RCT）。在 15 年的总发文量中，36 篇缺失，缺失率 3.7%。RCT 在临床试验中占了绝对优势的地位，达到总数的 68%。占 32% 的非 RCT 中包括了对照非随机试验、非随机非对照试验文献。

图 8-12 反映了近 15 年 RCT、非 RCT 发文量的变化，从整体上看，两种试验类型研究发文量均处于上升期，RCT 从 1997 年开始反超非 RCT，两者差距越来越大。

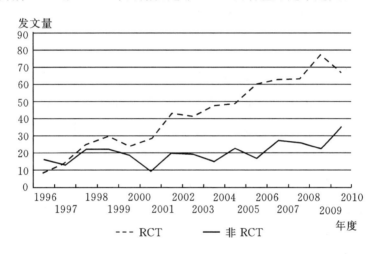

图 8-12　RCT、非 RCT 年度发文量发展趋势

近 15 年的 RCT 针灸临床试验研究主要由德国、美国、英国、瑞典、澳大利亚、韩国、奥地利、挪威、意大利、伊朗发表，这些国家也是 RCT 发文量位居前 10 位的国家。从图 8-13 看出，这些国家国 RCT 发文量的比例很高。值得一提的是，伊朗近 15 年的文献都是 RCT 研究。

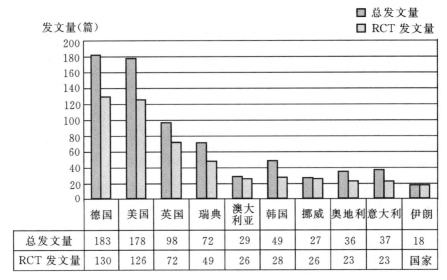

图 8-13 近15年各国 RCT 发文量(前10位)

	德国	美国	英国	瑞典	澳大利亚	韩国	挪威	奥地利	意大利	伊朗
总发文量	183	178	98	72	29	49	27	36	37	18
RCT 发文量	130	126	72	49	26	28	26	23	23	国家

②盲法的应用

盲法的应用很大程度上避免了试验阶段出现的信息偏倚。在可获知信息的948篇文献中(文献缺失率3.6%),盲法的使用率较低(27%),说明盲法在针灸临床试验上的应用还处于初级阶段。从1996年至2010年,应用盲法的临床试验虽然还未达到平稳增加的状态,但总体上有逐步上升的趋势。这种更严谨的方式能够更好地确保结果的真实性与可靠性。

有一例使用三盲方法的试验来自瑞士,采取受试者、医生和评估者三盲的方式探讨了针刺戒酒的疗效,采用激光针、普通针刺、假激光针三种针刺对照(普通针刺组无法采用盲法),最终得出针刺和激光针刺均对戒酒有效,且激光针刺持续时间更长。

③样本量

样本量的研究在909篇文献中进行,文献缺失率7.5%。99例以下的文献发文量占了全部的77%;100～199例,占12%;200～999例,占10%;1000例以上文献仅占1%,详见表8-10。

表 8-10 不同研究样本量发文量

样本量	发文量
99 例以下	700
100-199	112
200-299	33
300-399	17
400-499	16
500-999	22
>1000	9

德国 1000 例以上的研究就有 7 篇,研究领域涉及头痛、腰膝痛、膝骨关节炎、颈痛等,研究均采用随机对照试验,样本量分别有 1000、1007、2564、3451、11630、14161、15056 例,结果均肯定了针刺治疗的效果。

④对照方法

15 年研究所运用的对照方法可查到的主要有假毫针针刺、常规疗法(药物)、穴位按压、空白组、医师意见、运动锻炼等。其中运用最多的是假毫针针刺和常规疗法(药物)。表 8 - 11 是不同对照方法发文量的情况。其他包括肌肉注射、芳香疗法、放松疗法、蜂毒针刺、心理治疗、水疗法等方法。

表 8 - 11　不同对照方式发文量

对照方式	发文量	对照方式	发文量
假毫针针刺	292	运动建议	9
常规疗法(药物)	96	假电针	9
空白对照	36	穴位按压	7
常规护理	22	膳食	7
假激光针刺	14	非穴位针刺	5
电针	14	微型针	4
自身对照	12	耳针	4
激光针	11	其他	94

⑤疗效标准

疗效标准应用的方法很多,如 Becks Depression Inventory(贝克抑郁鉴定表),McGill Pain Questionnaire(McGill,疼痛评分表),Visual Analogue Scale/Score(VAS,疼痛视觉类比评分法),SF - 36(SF - 36 量表)WOMAC 骨关节炎指数,Oswestry Disability Index(Oswestry 功能障碍指数),Roland - Morris Disability Questionnaire(RMDQ,Roland - Morris 功能障碍调查表),Nottingham Health Profile(NHP,Nottingham 健康量表)等。这些疗效标准基本上都有较强的针对性,用来评估抑郁、疼痛、肢体功能障碍、生活质量等方面的情况,和西方医学目前常用的疗效标准相差不大。

(二)国外针灸临床试验研究的病种趋势调研

为了了解 30 余年来国外机构在针灸临床试验研究中涉及的病种及其发展趋势,为我国的中医药对外合作交流及科研领域提供情报服务,有学者采用文献计量的方法,从文献角度对世界不同国家的病种研究情况进行监测,并进行趋势分析。

1. 资料与方法

MEDLINE 数据库(1978—2010)和 EMBASE 数据库(1987 - 2010)是国际医学界两个著

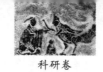
名的文摘型数据库,MEDLINE 更多的收录了以美洲及亚太地区为主的研究文献,而 EM-BASE 则更多的收录了以欧洲为主的研究文献,因此对这两个重要数据库进行监测,能较为全面的了解针灸研究在世界范围内的整体状况与发展趋势。

分别以 acupuncture;acupuncture therapy;acupuncture analgesia;acupuncture,ear;electroacupuncture;acupuncture points 和 moxibustion 等作为检索词,联机检索相关数据库的临床试验研究(clinical trials)文献,经过 NOTE－EXPRESS 文献管理软件去重以及人工筛选,剔除非相关的临床研究(如对健康人的临床试验等)、中国机构发表的文献等,最终有 1324 篇国外文献被纳入。由于数据库更新存在滞后性,2010 年文献部分收集不全,可作为参考(最后检索时间为 2011 年 3 月)。

2. 结果

在对 1978～2010 年这 32 年的研究过程中,为了使研究结果更为直观系统,将病种分归为 18 类。系统归类上主要按照 ICD－10 的标准,根据病种的实际情况进行了调整,并新增妇产科疾病、戒断等类别。除此之外,对一些病种的归属也做了微调,如对于 ICD－10 中出现在传染病和寄生虫病的带状疱疹、小儿麻痹后遗症调整归入神经系统疾病,脑血管疾病由循环系统疾病归入神经系统疾病等,最终本研究的病种归类为 18 类,包括肌肉骨骼系统及结缔组织疾病、神经系统疾病、呼吸系统疾病、消化系统疾病、循环系统疾病、泌尿系统疾病、内分泌、营养和代谢疾病、免疫系统疾病、皮肤和皮下组织疾病、精神和行为障碍、妇产科疾病、耳和乳突疾病、眼科疾病、男科疾病、手术相关症状、肿瘤相关症状、戒断、其他。其中,其他包括了损伤中毒外部原因(含晕动病等)及环境病、贫血、破伤风等少量疾病共 13 个。

(1)各系统总发文量

肌肉骨骼及结缔组织疾病发文量以明显的优势排在首位,之后依次为神经系统疾病、妇产科疾病、手术相关症状、戒断、精神和行为障碍、呼吸系统疾病、肿瘤相关症状、消化系统疾病、循环系统疾病、免疫系统疾病、内分泌、营养和代谢疾病、耳和乳突疾病、眼科疾病、皮肤和皮下组织疾病、男科疾病、泌尿系统疾病、其他。其中 7 篇文献缺失,对余下的 1317 篇进行统计,详细情况见图 8－14,8－15,表 8－12。

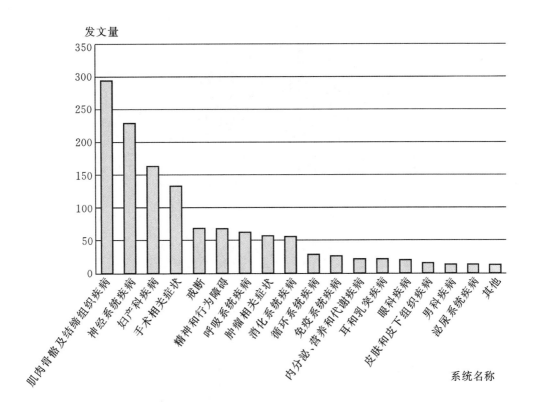

图 8 - 14　各系统发文量

表 8 - 12　各系统发文量明细

系统名称	发文量	系统名称	发文量
肌肉骨骼及结缔组织疾病	295	循环系统疾病	30
神经系统疾病	230	免疫系统疾病	27
妇产科疾病	164	内分泌、营养和代谢疾病	23
手术相关症状	134	耳和乳突疾病	22
戒断	70	眼科疾病	20
精神和行为障碍	69	皮肤和皮下组织疾病	15
呼吸系统疾病	63	男科疾病	14
肿瘤相关症状	58	泌尿系统疾病	13
消化系统疾病	57	其他	13

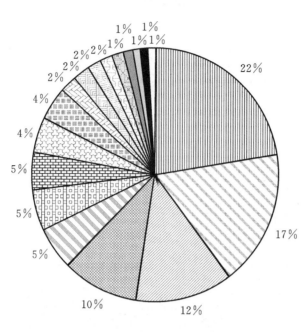

图 8-15 各系统发文量比例

（2）各系统年度发文量

针对排名前五位的系统，我们进行了进一步的研究。为了明确各系统的发展趋势，围绕各系统的年度发文量进行了统计。

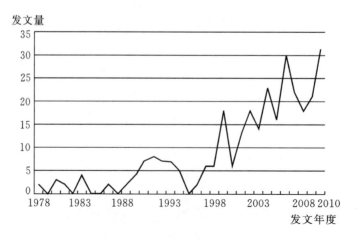

图 8-16 肌肉骨骼及结缔组织疾病年度发文量变化趋势

根据图 8-16 所示,1978—2000 年间,肌肉骨骼及结缔组织疾病的发文量上下波动,而自 2000 年开始,发文量虽然仍然处于波动中,但总体呈增加趋势,属于上升型。

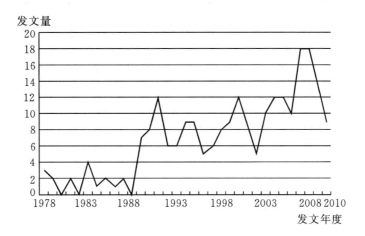

图 8-17　神经系统疾病年度发文量变化趋势

如图 8-17,神经系统疾病在在 1990—1991 年、2006—2007 年呈现两次明显增长趋势,最近两年出现下滑趋势,可能是因为 2010 年度文献的统计不全,也可能因为国际关注降低。

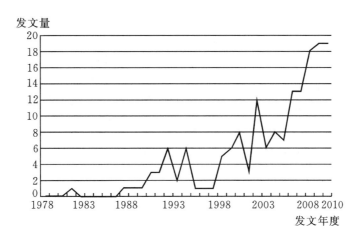

图 8-18　妇产科疾病年度发文量变化趋势

图 8-18 反映了妇产科疾病的年度发文量变化趋势。妇产科疾病的年度发文量一直呈波动上升状态,属于上升型,尤其在 1998 年和 2005 年后出现了强势增长。

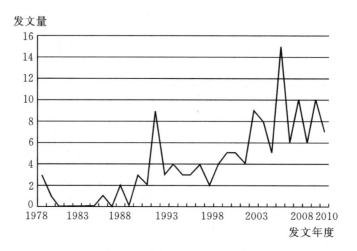

图 8－19　手术相关症状年度发文量变化

在图 8－19 中，手术相关症状的发文量一直反复不定，呈现变形的 M 型，峰值分别出现在 1991、2005 年。

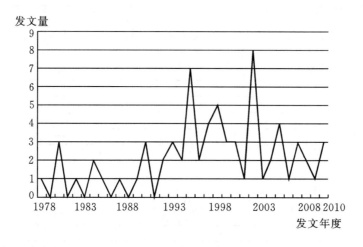

图 8－20　戒断年度发文量变化

图 8－20 中，戒断的发文时走势也是一个变形的 M 型，两个制高点出现在 1995 和 2002 年。在 2002 年达到顶峰后，戒断发文时开始下降，2003—2010 年呈现波动不定。

3. 重点系统的各国发文量

我们对排名前五位系统的国家发文量进行了统计。图 8－21、图 8－22、图 8－23、图 8－24、图 8－25、表 8－13 是肌肉骨骼和结缔组织疾病、神经系统疾病、妇产科疾病、手术相关症状、戒断的国家发文量情况。

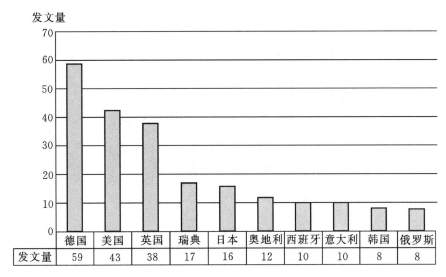

发文量	德国	美国	英国	瑞典	日本	奥地利	西班牙	意大利	韩国	俄罗斯
发文量	59	43	38	17	16	12	10	10	8	8

图 8-21 肌肉骨骼及结缔组织疾病各国发文量(前 10 位)

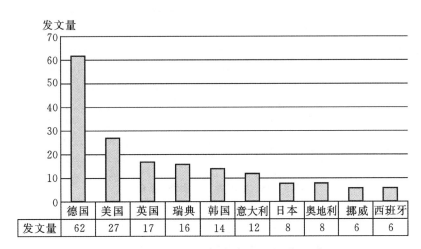

发文量	德国	美国	英国	瑞典	韩国	意大利	日本	奥地利	挪威	西班牙
发文量	62	27	17	16	14	12	8	8	6	6

图 8-22 神经系统疾病各国发文量(前 10 位)

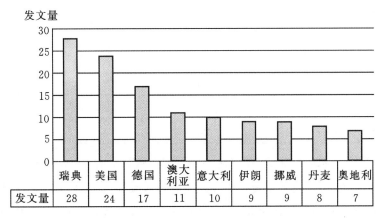

发文量	瑞典	美国	德国	澳大利亚	意大利	伊朗	挪威	丹麦	奥地利
发文量	28	24	17	11	10	9	9	8	7

图 8-23 妇产科疾病各国发文量(前 9 位)

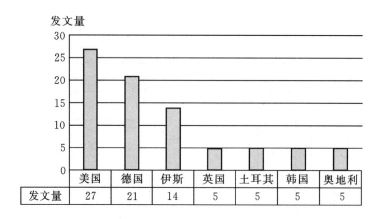

图 8-24　手术相关症状各国发文量(前 7 位)

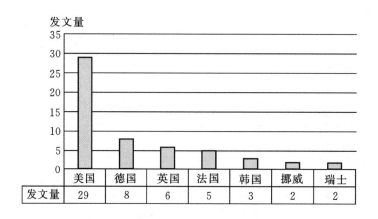

图 8-25　戒断各国发文量(前 6 位)

表 8-13　系统各国发文量排名(前 5 位)

	肌肉骨骼及结缔组织疾病	神经系统疾病	妇产科疾病	手术相关症状	戒断
1	德国(59)	德国(62)	瑞典(28)	美国(27)	美国(29)
2	美国(43)	美国(27)	美国(24)	德国(21)	德国(8)
3	英国(38)	英国(17)	德国(17)	英国(14)	英国(6)
4	瑞典(17)	瑞典(16)	澳大利亚(11)	韩国(5)	法国(5)
5	日本(16)	韩国(14)	意大利(10)	奥地利(5)	韩国(3)

　　综上所述,德国在肌肉骨骼及结缔组织疾病、神经系统疾病、手术相关症状、精神和行为障碍的研究中贡献很大;美国发文主要集中在肌肉骨骼及结缔组织疾病、妇产科疾病、手术相关症状、戒断;瑞典主要研究妇产科疾病。而英国、韩国等也多次进入排行榜,值得我们关注。

(4)重点病种的发文量

排名前五的五个系统发文量占 PE 库总发文量的 66%,因此我们针对这五个系统排名前几位的病种进行了统计。统计过程中,一篇文献涉及多个病种的,分按多次统计计算。

肌肉骨骼及结缔组织疾病病种的前五位依次为腰痛(59)、膝骨关节炎(30)、颈痛(29)、肌筋膜痛(19)、膝关节炎(14),见图 8-26。

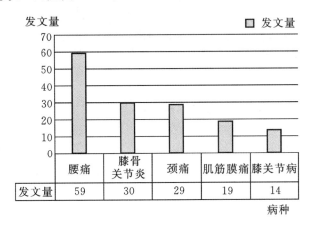

图 8-26　肌肉骨骼及结缔组织疾病病种发文量(前 5 位)

神经系统病种前五位是偏头痛(42)、脑血管病(40)、头痛(31)、紧张性头痛(23)、失眠(10),见图 8-27。

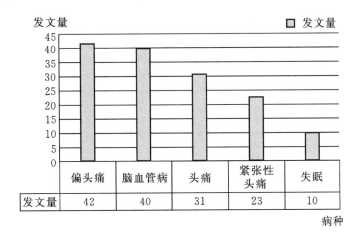

图 8-27　神经系统疾病病种发文量(前 5 位)

图 8-28 是妇产科疾病病种前五位排名,包括更年期综合征(24)、不孕(20)、胎位不正(15)、妊娠反应(14)、孕妇腰骶骨盆痛(9)。

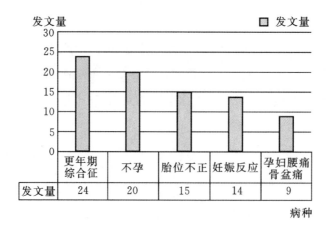

图 8 - 28　妇产科疾病病种发文量(前 5 位)

手术相关症状病种前四位排名见图 8 - 29,依次为术后恶心呕吐疼痛(84)、手术镇痛(38)、麻醉症状(6)、手术镇静(2)。术后恶心呕吐以明显的优势位居首位,反映出国外对针刺治疗手术相关症状的研究主要集中的术后症状上。

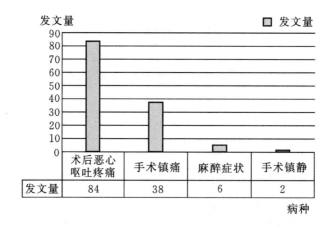

图 8 - 29　手术相关症状病种发文量(前 4 位)

作为研究较多的一个种类,戒断从精神和行为障碍中单独抽出,得到图 8 - 30 的结果,研究排名居前三的为戒烟(24)、戒毒(21)、戒酒(12)。

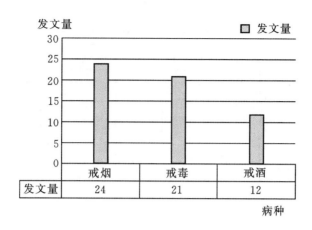

图 8 - 30　戒断病种发文量(前 3 位)

(5)重点病种的各国发文量

从排名前几位的病种中,我们把每个系统前三名进行研究国家的统计,得出的结果如图 8 - 31 所示:

对肌肉骨骼及结缔组织疾病的研究,选取腰痛、膝骨关节炎和颈痛。对腰痛研究较多的国家为德国(14)、英国(11)、美国(9)、日本(6)。

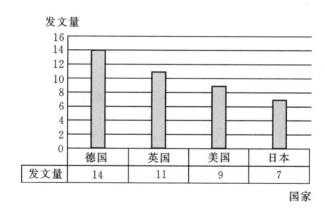

图 8 - 31　肌肉骨骼及结缔组织疾病-腰痛发文量国家排名(前 4 位)

膝骨关节炎国家发文量前四位包括英国(8)、德国(6)、美国(4)、巴基斯坦(3),见图8 - 32。

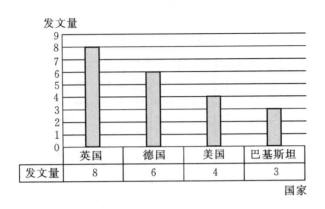

图 8－32 肌肉骨骼及结缔组织疾病-膝骨关节炎发文量国家排名（前 4 位）

颈痛国家发文量前四位是德国（6）、英国（4）、日本（3）、土耳其（3），如图 8－33 所示。

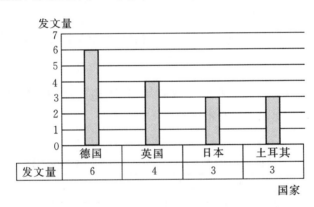

图 8－33 肌肉骨骼及结缔组织疾病-颈痛发文量国家排名（前 4 位）

神经系统病种国家发文量选取偏头痛、脑血管病和头痛如图 8－34 所示，德国对偏头痛的研究大大多于其他国家，达到 23 篇，之后四位包括意大利（4）、西班牙（3）、奥地利（2）、英国（2）。

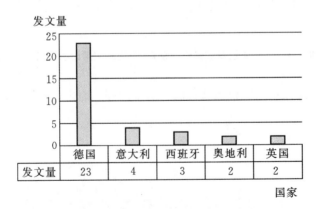

图 8－34 神经系统疾病-偏头痛发文量国家排名（前 5 位）

图 8－35 是脑血管病国家发文量前五位排名，德国首次未进入前几位，取而代之前五位依

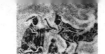

次是美国(10)、韩国(8)、瑞典(6)。挪威(3)、英国(3)。

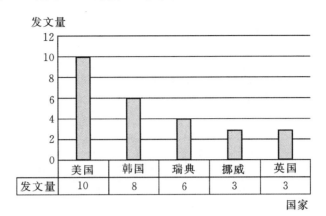

发文量	美国	韩国	瑞典	挪威	英国
发文量	10	8	6	3	3

图 8 - 35　神经系统疾病-脑血管病发文量国家排名(前 5 位)

头痛排名前五位国家是德国(14)、美国(3)、韩国(2)、意大利(2)、英国(2)。除了德国发文量超过 10 篇外,其他均在 3 篇以下,如图 8 - 36 所示。

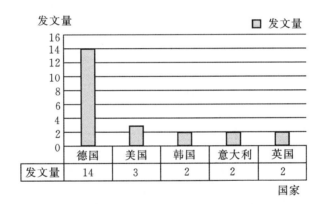

发文量	德国	美国	韩国	意大利	英国
发文量	14	3	2	2	2

图 8 - 36　神经系统疾病-头痛发文量国家排名(前 5 位)

妇产科疾病选取更年期综合征、不孕及胎位不正。绝经期症状发文量居前五位的国家包括美国(7)、挪威(5)、瑞典(4)、韩国(3)、德国(2),如图 8 - 37 所示。

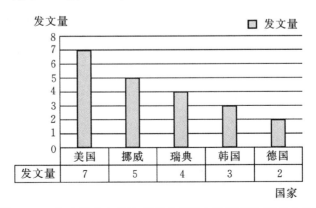

发文量	美国	挪威	瑞典	韩国	德国
发文量	7	5	4	3	2

图 8 - 37　妇产科疾病-更年期综合征发文量国家排名(前 5 位)

不孕的前 5 位国家发文量相差不大,依次是美国(7)、德国(4)、澳大利亚(3)、丹麦(2)、瑞典(2),如图 8-38 所示。

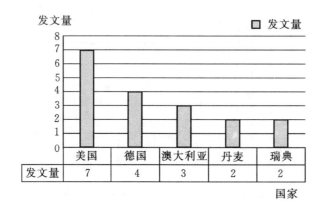

图 8-38 妇产科疾病-不孕发文量国家排名(前 5 位)

胎位不正的发文国家和发文量都较少,前三位是意大利(6)、德国(2)、瑞士(2),如图8-39所示。

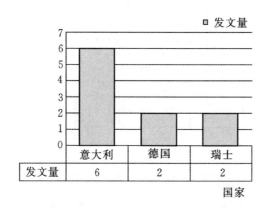

图 8-39 妇产科疾病-胎位不正发文量国家排名(前 3 位)

根据发文量情况,手术相关症状选取了术后恶心呕吐疼痛和手术镇痛进行统计,得到以下结果。

针刺治疗术后恶心呕吐疼痛研究较广,如图 8-40 所示,排名前五位的国家包括美国(16)、德国(13)、英国(12)、韩国(5)、印度(5)。

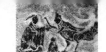

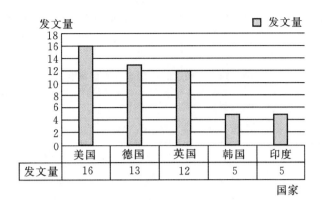

图 8-40　手术相关症状-术后恶心呕吐疼痛发文量国家排名(前 5 位)

　　针刺用于手术镇痛的研究国家发文量前五包括德国(7)、美国(7)、奥地利(2)、俄罗斯(2)、荷兰(2),如图 8-41 所示。

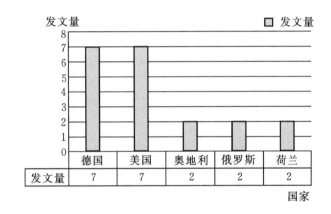

图 8-41　手术相关症状-手术镇痛发文量国家排名(前 5 位)

　　针刺用于戒断症状的研究国家发文量前三位的包括美国(29)、德国(8)、英国(6),如图 8-42 所示。

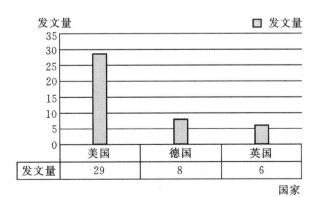

图 8-42　戒断发文量国家排名(前 3 位)

表 8 - 14 反映的是发文量前 5 个系统中前 3 个病种的发文量,以及各病种发文量居前三位的国家。

表 8 - 14　系统、病种、国家发文量排名

系统	病种(篇)	第一位(篇)	第二位(篇)	第三位(篇)
肌肉骨骼及结缔组织疾病	腰痛(59)	德国(14)	英国(11)	美国(9)
	膝骨关节炎(30)	英国(8)	德国(6)	美国(4)
	颈痛(29)	德国(6)	英国(4)	日本(3)
神经系统疾病	偏头痛(42)	德国(23)	意大利(4)	西班牙(3)
	脑血管病(40)	美国(10)	韩国(8)	瑞典(6)
	头痛(31)	德国(14)	美国(3)	韩国(2)
妇产科疾病	更年期综合征(24)	美国(7)	挪威(5)	瑞典(4)
	不孕(20)	美国(7)	德国(4)	澳大利亚(3)
	胎位不正(15)	意大利(6)	德国(2)	瑞士(2)
手术相关症状	术后恶心呕吐疼痛(84)	美国(16)	德国(13)	英国(12)
	手术镇痛(38)	德国(7)	美国(7)	奥地利/俄罗斯/荷兰(2)
戒断	戒烟(24)	法国(5)	英国(4)	韩国(3)
	戒毒(21)	美国(12)	德国(3)	——

综上,目前针灸临床试验研究所涉及的病种已经非常广泛,而对于不同系统的不同病种,各个国家也显示出了不同的关注程度,研究提示:神经系统疾病、肌肉骨骼及结缔组织疾病和妇产科疾病已受到了国外的高度关注,其中后两个疾病在近年来呈现明显上升的趋势。另外频次统计显示:美国、德国和英国的临床研究基本反映了国外针灸临床试验中对于不同系统疾病的关注方向,而瑞典、英国、韩国等国家的研究也在不同程度上反映了国外针灸临床研究对于不同系统疾病的关注程度,另外对于不同病种也受到了各个国家不同的关注,例如偏头痛受到了德国研究者的重视,而戒断则受到了美国研究者的青睐等等,这些可以成为我国对外合作交流与科研工作中密切关注与重点合作的对象。

(三)国外针灸临床适应证的对比研究

1980 年,WHO 向全世界宣布,针灸的适应证为 43 种;而到了 1996 年 11 月,WHO 在世卫组织意大利米兰会议上则提出了针灸的适应证为 64 种。如今,经过了又一个 15 年的发展历程,我们预期,针灸适应证的范围应该得到更大范围的扩充,新增更多的病种或适应证。

近年来,虽然循证医学的发展十分迅速,但是在针灸临床试验证据相对不足的情况下,利

用循证医学的方法来验证针灸诸多的疗效并非唯一可选的道路。

为了了解在 1996 年后这 15 年间针灸适应证的变化,采用文献计量分析法对 PubMed 和 EMbase1996－2010 年间发表的有关针灸临床试验的文献进行了调研。

1. 资料与方法

分别以 acupuncture therapy;acupuncture analgesia;acupuncture,ear;electroacupuncture;acupuncture points 和 moxibustion 作为检索词,检索 PubMed(1996－2010)和 EMbase(1996－2010)的临床试验,经过筛选、剔除非相关文献后,共有 PubMed628 篇、EMbase 331 篇被纳入,合计为 959 篇。之后,根据 1996 年 WHO 发布的 64 种针灸适应证,按照其指定的标准进行前后对比,统计得出新增与升级的病种。

2. 结果

(1)升级的适应证

原 64 种适应证的第二类包括了 16 个病种,在我们统计的数据中,其中有 7 个病种升级到了第一类即采用针灸法或传统疗法随机对照试验过的针灸适应证,他们是肠道激惹综合征、胎位不正、背痛、单纯性肥胖、急性扁桃体炎和急性咽炎、小儿遗尿、扁桃体切除术后疼痛,共 21 篇文献。各个病种的发文量见表 8－15。

表 8－15　升级到一类的原二类适应证近 15 年发文量

编号	适应病种	发文量
1	肠道激惹综合征	8
2	胎位不正	4
3	背痛	3
4	单纯性肥胖	3
5	急性扁桃体炎和急性咽炎	1
6	小儿遗尿	1
7	扁桃体切除术后疼痛	1

原 64 种适应证的第三类定义为"有反复的临床报道,效果较快或有一些试验依据的针灸适应证",针对这一概念,在 1996—2010 年发布收录入库的文献中,有 5 个病种得到升级进入第一类,即无痛分娩、女性不孕、男性不育(精子缺乏、精子活动力缺乏)、泄泻、尿失禁。5 个病种的发文量见表 8－16。

表 8 - 16 升级到一类的原三类适应证近 15 年发文量

编号	适应病种	发文量
1	无痛分娩	7
2	女性不孕	6
3	男性不育	3
4	泄泻	1
5	尿失禁	1

相比之下,原 64 种适应证中没有适应证从原第三类升级到第二类。

(2)新增的适应证

在 64 种适应证之外,1996—2010 年间又出现了新的针灸适应证。运用随机对照试验证实的针灸适应病种,即新增加到一类适应证的病种有 83 种,具体病种名称及发文量见表 8 - 17。

表 8 - 17 近 15 年新增加到一类适应证的病种

编号	适应病种	发文量	编号	适应病种	发文量
1	膝骨关节炎	22	43	帕金森症	1
2	绝经期症状	15	44	鼻炎	1
3	肌筋膜痛	14	45	妊娠消化不良	1
4	焦虑	10	46	系统性红斑狼疮	1
5	分娩相关症状	9	47	肌肉酸痛	1
6	放化疗引起的恶心呕吐	9	48	痉挛性大脑性麻痹	1
7	妇科手术诸症	7	49	术后功能恢复	1
8	孕妇腰骶痛	7	50	下肢静脉溃疡	1
9	耳鸣	5	51	重症病人镇静	1
10	癌症患者潮热	4	52	多发性硬化	1
11	癌症患者血管舒缩症状	4	53	味觉障碍	1
12	干眼病(结膜干燥)	4	54	胃灼热	1
13	上踝炎	4	55	应激障碍	1
14	骨关节炎	4	56	癌症患者术后症状	1
15	术后恶心呕吐	3	57	黄褐斑	1
16	放化疗引起的疲劳	3	58	结肠炎	1
17	HIV 并发症状	3	59	恋物癖	1
18	阻塞性睡眠呼吸暂停	3	60	妊娠失眠	1
19	纤维肌痛	3	61	瘙痒	1
20	癌症患者疼痛	3	62	肩撞击综合征	1

续表 8-17

编号	适应病种	发文量	编号	适应病种	发文量
21	疝	2	63	感冒	1
22	多囊性卵巢综合征	2	64	气绝	1
23	腕管综合征	2	65	鼻充血	1
24	前列腺炎	2	66	步态异常	1
25	回旋肌腱炎	2	67	哺乳期乳房炎症	1
26	膀胱炎	2	68	术后尿急	1
27	过敏性哮喘	2	69	肢端循环紊乱	1
28	口腔干燥症	2	70	磨牙症	1
29	手术镇静	2	71	麻醉起效时间	1
30	麻醉症状	2	72	消化不良	1
31	髋骨关节炎	2	73	勃起功能障碍	1
32	肠炎	2	74	癌症患者下泌尿道症候群	1
33	癌症患者生活质量	1	75	尿毒症瘙痒	1
34	银屑病	1	76	尿路感染	1
35	前十字韧带康复	1	77	雷诺现象	1
36	蛛网膜下腔出血疼痛	1	78	臀部骨关节炎	1
37	胃排空延迟	1	79	髋关节病	1
38	痤疮	1	80	髋股疼痛	1
39	心脏衰竭	1	81	慢性阻塞性肺病	2
40	湿疹	1	82	妊娠下肢抽筋	1
41	腰椎横突综合征	1	83	肘关节炎	1
42	饮食障碍	1			

除了新增加到一类的病种外,还有一部分新增加到二类的病种。根据第二类适应证的描述"有足够数量的病人为样本但无随机性对照试验",以样本量 30 例为界限,30 例以上有效的非随机对照试验入选二类。在这种情况下,新增的二类病种为 29 种,具体情况见表 8-18。

表 8-18　近 15 年新增加到二类适应证的病种

编号	病种	发文量	编号	病种	发文量
1	急性颈痛	1	17	盆腔炎	1
2	慢性骨盆痛	1	18	眩晕	1
3	青光眼(高眼压症)	1	19	牙矫正患者的呕反射	1
4	晕动病	1	20	厌食症	1

编号	病种	发文量	编号	病种	发文量
5	膝关节病	1	21	性功能障碍	1
6	变性肌骨骼的紊乱	1	22	谵妄	1
7	不宁腿综合征	1	23	囊性纤维化疼痛	1
8	药物引起的肥胖	1	24	风湿病	1
9	平滑肌瘤患者动脉阻塞	1	25	心绞痛	1
10	胃胀	1	26	伤口愈合	1
11	足痛	1	27	皮炎	1
12	腹痛	1	28	糖尿病周围神经病变	1
13	黄斑退化症	1	29	涉及神经学原因的视力障碍	1
14	激素系统紊乱	1			
15	颈部紧张综合征	1			
16	髋痛	1			

"有反复的临床报道,效果较快或有一些试验依据的针灸适应证",针对第三类适应证的定义,报道2篇次以上(含2篇次)、证实针灸有效的病例研究以及有效的样本量小于30例的非随机对照试验均纳入收录范围,据此依据第三类新增16种,而1篇的报道则值得继续监测,详细情况见表8-19。

表 8 - 19　近 15 年新增加到三类适应证的病种

编号	病种	发文量	编号	病种	发文量
1	慢性盆腔炎疼痛	3	44	脑瘤患者神经症状	1
2	肌张力障碍	3	45	脑瘤切除术后痉挛性偏瘫	1
3	脊髓损伤	3	46	脑血管性痴呆	1
4	发音障碍	2	47	尿喷射	1
5	外阴疼痛	2	48	桡神经麻痹	1
6	慢性疲劳综合征	2	49	视网膜病变	1
7	系统性硬化(硬皮病)	2	50	退行性脊柱侧凸	1
8	血友病的关节病	2	51	神经性皮肤瘙痒	1
9	牙周病	2	52	神志不清	1
10	咽反射敏感	2	53	失嗅	1
11	眼肌无力	2	54	痛觉功能障碍	1
12	周围神经病	2	55	肌肉萎缩	1
13	足跟痛	2	56	贪食症	1

编号	病种	发文量	编号	病种	发文量
14	弥漫性轴索损伤	2	57	疼痛性压迫性足部丘疹	1
15	周围神经痛	2	58	双侧颈前肌症	1
16	痛性眼肌麻痹	2	59	枕神经痛	1
17	阿尔兹海默症	1	60	慢性丙肝	1
18	白色念珠菌超敏反应	1	61	动脉闭塞	1
19	干扰素引起的不良反应	1	62	腱鞘囊肿	1
20	使用干扰素的不良反应	1	63	胃轻瘫	1
21	癌症引起的多汗	1	64	喉痉挛	1
22	不明原因意识不清	1	65	膝骨肌腱炎	1
23	痴呆病患术后行为问题	1	66	淋巴水肿	1
24	大脑性麻痹	1	67	下食管括约肌松弛	1
25	动脉硬化	1	68	静脉曲张	1
26	多系统萎缩症	1	69	先天性眼球震颤	1
27	耳聋	1	70	心理创伤	1
28	发烧后易怒、顽抗行为	1	71	胸廓出口综合征	1
29	交感神经综合征	1	72	弥漫性特发性骨肥大症	1
30	精神疾病	1	73	慢性中枢性疼痛	1
31	结膜炎	1	74	炎症性脱髓鞘性多发性神经病	1
32	甲亢引发的心功能不全	1	75	组德克氏萎缩症（外伤性急性骨萎缩）	1
33	营养不良	1	76	精神性多汗	1
34	肺癌患者呼吸道症状（咳嗽,吐痰,咯血）	1	77	十二指肠溃疡	1
35	子宫脱垂	1	78	伤口反复溃疡	1
36	自闭症	1	79	口吃	1
37	股外侧皮神经炎	1	80	眼睑痉挛	1
38	尿频、夜尿症和漏尿	1	81	骨质增生	1
39	慢性痛风	1	82	腰椎滑膜囊肿	1
40	幻肢痛,幻肢感	1	83	易激惹婴儿	1
41	脊柱滑脱	1	84	老年医学康复	1
42	呼吸困难	1			
43	鼻息肉	1			

综上所述,按照 WHO 的标准,1996 年之后有 7 个病种从二类升级到一类,5 个病种从三类升级到一类,没有病种从三类升级到一类。另外,83 个病种新增到一类,29 个病种新增到二

类,16个病种新增到三类。

(四)国外重点机构及大型临床试验的调研

1. 重点国外机构的研究概况

近15年来,很多国家的研究机构陆续开展了不少针灸临床试验研究项目,为了了解国外哪些重点机构开展了哪些临床研究,本研究针对 Medline 和 Embase 数据库(1996－2010年)的针灸临床试验研究文献(包括健康人的试验研究)进行了调研,并对发文量超过3篇次的国外机构开展研究的病种种类等进行了统计,见表8-20。

表 8-20　国外重点机构研究数量及病种

国家	机构	发文量篇次	研究病种
奥地利	University of Vienna	10	麻醉症状 低血压
			三叉神经痛
			颈痛
			腰痛
			妇科手术诸症
			分娩相关症状,3
			干眼病
			不明病位疼痛
奥地利	Medical University of Vienna	4	焦虑
			手术镇痛
			颅颌紊乱症
			干燥综合征
美国	Yale University	10	术后恶心呕吐疼痛
			孕妇腰痛骨盆痛
			手术镇静
			焦虑,3
			可卡因依赖,2
			戒毒,2
美国	Harvard Medical School	14	糖尿病
			腰痛
			术后恶心呕吐疼痛,2
			臂痛
			子宫内膜异位症,2
			戒毒,2
			囊性纤维化疼痛
			不明病位疼痛
			针刺镇痛
			安慰剂研究
			针刺大脑反应

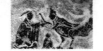

续表 8 - 20

国家	机构	发文量篇次	研究病种
美国	Memorial Sloan - Kettering Cancer Center	10	癌症患者呼吸困难
			术后恶心呕吐疼痛,3
			头痛,2
			口腔干燥症
			癌症患者化疗后疲劳
			癌症患者潮热
			利用协方差分析对 4 个针刺治疗疼痛随机试验的数据分析
美国	University of California	9	不明病位疼痛,3
			肌筋膜痛,2
			手术镇痛
			癌症患者术后症状
			心脏衰竭
			得气感觉的电生理学
美国	University of Texas	6	手术镇痛
			不明病位疼痛
			硬皮病
			膝骨关节炎,2
			术后肠梗阻
美国	University of Pittsburgh	6	膝骨关节炎
			疲劳
			尿失禁
			绝经期症状
			系统性红斑狼疮
			女性不孕
美国	Stanford University	5	抑郁,2
			绝经期症状 潮热,3
美国	University of Pennsylvania	4	疲劳
			癌症患者关节痛
			腰痛
			术后恶心呕吐疼痛
美国	University of Michigan	5	纤维肌痛,2
			手术镇痛
			腰痛
			中医针刺和假针刺对 μ 受体的不同作用
美国	University of Maryland	4	膝骨关节炎
			术后恶心呕吐疼痛
			膝骨关节痛
			手术镇痛

国家	机构	发文量篇次	研究病种
美国	University of Arizona	5	痉挛性大脑性麻痹
			抑郁，2
			胃灼热
			父母对痉挛性大脑性麻痹患儿使用整骨手法或针刺的疗效评价
美国	Wonkwang University	6	中风 肢体功能
			肥胖
			肩痛
			提高穴位温度为肥胖者减肥
			针刺穴位的点传导性与正午-午夜定律的关系
			东方音乐五音和五脏及经络的对应关系
美国	University of South Carolina	3	可卡因依赖
			药物依赖
			HIV
美国	University of North Carolina	3	女性不孕
			分娩相关症状
美国	Mayo Clinic College of Medicine	3	纤维肌痛
			绝经期症状 潮热
			术后恶心呕吐疼痛
美国	Columbia University	6	关节痛
			肠易激综合征
			HIV
			癌症患者关节痛，2
			针刺对健康受试者自平衡的急性效应
英国	University of York	8	肠易激综合征
			抑郁
			膝骨关节炎，2
			腰痛
			颈痛
			高压直流点刺激 ST36 和 ST37 对末梢血流量及皮肤温度的影响
英国	University of Manchester	5	糖尿病
			肌筋膜痛
			癌症患者化疗后疲劳
英国	Universities of Exeter	8	紧张性头痛，2
			戒烟
			心肌梗死
			戒烟
			针刺与假针刺的得气感受
			针刺戒烟的元分析
			针刺试验参与者的经历对试验的影响

国家	机构	发文量篇次	研究病种
英国	University of Ulster	4	腰痛,3
英国	University of Southampton	6	颈痛
			骨关节痛
			非过敏性鼻炎
			中风
			针刺治疗慢性疼痛研究的对象选择:患者还是健康人?
			假针刺作为安慰剂的合理性
英国	University of Sheffield	3	腰痛,2
			戒烟
英国	Bedford Hospital	3	术后恶心呕吐疼痛
			膝骨关节炎,2
			男性不育,2
			女性不孕,2
			分娩相关症状
德国	Charite-Universitatsmedizin Berlin	24	脊髓损伤
			青光眼
			膝骨关节炎,4
			过敏性鼻炎
			癌症患者化疗后恶心呕吐,2
			头痛,2
			痛经
			骨关节炎,4
			腰痛,3
			颈痛,3
			术后心房颤动
			戒毒
德国	University of Heidelberg	16	膝关节痛
			肌腱炎
			术后恶心呕吐疼痛,5
			哮喘
			心脏衰竭
			肠易激综合征
			鼻充血
			膝关节病
			膝骨关节炎,髋骨关节炎
			肩痛
			肠炎
			膝骨关节炎

国家	机构	发文量篇次	研究病种
德国	Technische Universität München	14	紧张性头痛,2
			偏头痛,6
			癌症患者化疗后恶心呕吐
			湿疹
			腰痛
			骨关节炎,2
			癌症患者化疗后恶心呕吐
德国	Hannover Medical School	10	骨关节炎
			紧张性头痛,2
			焦虑
			戒酒
			上踝炎,2
			中风
			骨关节炎
			雷诺综合征
德国	University of Munich	5	不明病位疼痛
			颈痛
			扁桃体炎,咽炎
			带状疱疹
			血管运动性鼻炎
德国	University of Duisburg – Essen	4	偏头痛,2
			术后恶心呕吐疼痛,2
德国	University of Bonn	4	绝经期症状
			高血压,3
德国	University of Bern	4	过敏性鼻炎
			术后恶心呕吐疼痛
			肌筋膜痛
			痛经
德国	Ludwig – Maximilian	4	头痛
			网球肘
			颈痛
			周围神经痛
德国	University of Regensburg	3	手术镇痛
			背痛
			腰痛
挪威	University of Oslo	4	颈肩痛
			戒烟
挪威	University of Tromsoe	3	术后恶心呕吐疼痛
			绝经期症状 潮热
挪威	University of Bergen	3	尿路感染,2
			膀胱炎
巴西	Universidade Federal de Sao Paulo	4	阻塞性睡眠呼吸暂停,2
			精液异常

续表 8 - 20

国家	机构	发文量篇次	研究病种
巴西	University of Sao Paulo	3	术后恶心呕吐疼痛
			癌症患者生活质量
			颞颌关节病
意大利	University of Padova	6	颈痛
			肌筋膜痛,2
			挥鞭伤
瑞士	University Hospital Zurich	3	哮喘
			纤维肌痛
伊朗	Isfahan University of Medical Sciences	4	喘鸣
			麻醉症状
			戒毒
			紧张性头痛
伊朗	Tarbiat Modarres University	3	分娩相关症状,3
澳大利亚	Adelaide University	6	妊娠反应,4
			肥胖
			女性不孕
澳大利亚	RMIT University	6	不明病位疼痛
			过敏性鼻炎,3
			紧张性头痛
			针刺镇痛对实验性疼痛叠加的效果
日本	Meiji University	12	术后恶心呕吐疼痛
			腰痛,3
			颈痛,2
			慢性阻塞性肺疾病
			膝骨关节炎
			尿喷射
			腰椎管狭窄和腰椎间盘突出
			颈肩痛
			手术镇痛
日本	Aichi Medical University	4	压力
			眩晕
			麻醉症状 低血压
瑞典	Lund University	4	疝
			耳鸣
			中风
			腰痛

国家	机构	发文量篇次	研究病种
瑞典	Gäteborg University	10	女性不孕
			妇科手术诸症
			多囊性卵巢综合征,2
			骨关节炎
			不明病位疼痛
			经期综合征
			干眼病(结膜干燥)
			紧张性头痛
瑞典	Linkäping University	9	术后恶心呕吐疼痛,2
			银屑病
			癌症患者血管舒缩症状,2
			纤维肌痛
			癌症患者潮热
			纤维肌痛
			治疗者是否能分辨真假针刺
瑞典	Karolinska Institute	8	口腔干燥症,3
			孕妇腰痛骨盆痛
			膝痛
			骨骼肌痛
			多囊性卵巢综合征
			针刺对健康受试者交感及副交感神经的影响
瑞典	Hospital of Helsingborg	5	麻醉症状
			孕妇腰痛骨盆痛,2
			乳房炎症
			针刺七氟醚麻醉患者引起的神经肌肉,眼球运动和听觉诱发电位反应
韩国	Kyung Hee University	12	耳聋
			中风,4
			高血压
			前列腺炎
			帕金森症
			痤疮
			腰痛
			头痛

国家	机构	发文量篇次	研究病种
韩国	Korea Institute of Oriental Medicine	15	哮喘
			绝经期症状 潮热,3
			干眼病(结膜干燥),3
			过敏性鼻炎
			戒烟
			针刺四关穴对健康人肠能动性的影响
			针刺对皮肤血流与皮肤交感神经活动的改变
			针刺疗法中多巴胺 D2 受体 Taql A 多态性和戒烟的关系
			冠状动脉血管造影反应的针刺对冠状动脉的影响
			非侵入性安慰针刺手段的描述及其有效性
			通过血氧水平量的 MRI 看针刺对大脑和躯体感觉皮质的影响
韩国	Ewha Womans University	3	术后恶心呕吐疼痛
			经前期综合征
土耳其	Cabioglu Acupuncture Treatment Clinic	3	肥胖,3

　　综上所述,各国的重点机构研究涉及的病种相对比较广泛,其中把研究目光更主要的集中在了运动系统疾病(96 篇)、神经系统疾病(83 篇)、妇产科疾病(48 篇)和手术相关症状(36 篇)等领域。除了这四大重点系统疾病以外,研究还包括了所有其他系统的少数疾病;此外,研究还涉及了少量对于健康人进行的针刺穴位作用机理的研究。

　　在排名前 10 位的机构中,有 4 个机构来自德国,且前 3 位均是德国机构,美国、韩国、则有2 个机构进入前 10 位,而日本、奥地利、瑞典均为 1 个,见表 8-21。

表 8-21　发文量在 10 篇以上的重点机构

国家	机构	篇次	国家	机构	篇次
德国	夏瑞蒂医学院(Charite-Universitats-mediz)	24	美国	Sloan-Kettering 癌症研究中心(Memorial Sloan-Kettering Cancer Center)	10
	海德堡大学(University of Heidelberg)	16	韩国	东方医学研究院(Korea Institute of Oriental Medicine)	15
	慕尼黑理工大学(Technische Universität München)	14		庆熙大学(Kyung Hee University)	12

国家	机构	篇次	国家	机构	篇次
德国	汉诺威医学院（Hannover Medical School）	10	日本	明治大学（Meiji University）	12
美国	哈佛医学院 Harvard Medical School	14	奥地利	维也纳大学（University of Vienna）	10
美国	耶鲁大学（Yale University）	10			

在重点研究机构中,德国夏瑞蒂医学院(Charite – Universitatsmedizin Berlin)以发文 24 篇位居首位,之后依次是德国海德堡大学 University of Heidelberg(16 篇)、韩国东方医学研究院(15 篇)、德国慕尼黑工业大学 Technische Universität München(14 篇)、美国耶鲁大学 Yale University(10 篇)、日本明治大学 Meiji University(12 篇)、韩国庆熙大学 Kyung Hee University(12 篇)、美国哈佛医学院 Harvard Medical School(11 篇)、奥地利维也纳大学 University of Vienna(10 篇)、德国汉诺威医学院 Hannover Medical School(10 篇)、瑞典哥德堡大学 Gäteborg University(10 篇)。值得一提的是,作为针灸临床试验研究发文量较大的重要国家——英国,目前没有机构发文量超过 7 篇,约克大学(University of York)是发文量最多的英国机构,我们推断英国对于针刺的研究相对分散,呈现出多机构多研究的态势。

综上所述,从近年来重点研究机构的统计情况来看,德国、美国、韩国等一些机构进入了排名的前十位,其中包括了耶鲁、哈佛等世界著名的高等学府,体现了发达国家及医学前沿机构对针灸临床试验研究的关注程度。这些机构可以作为我国针灸对外科研合作与交流的重点对象。

2. 大型临床试验的研究概况

本研究针对 Medline 和 Embase 数据库(1996—2010 年)的针灸临床试验研究文献进行调研。

近十五年来国外样本量大于 500 例的大型针灸临床试验共有 31 项(可以找到 28 项有摘要记载),基本都是在德国、美国、丹麦、瑞典、澳大利亚、希腊、西班牙、韩国等发达国家进行的,其中德国开展的试验最多,高达 12 项以上。试验研究内容总结如下。

(1)题目:635 人随机对照试验:胚胎移植当天的针灸治疗观察

年份:2010

研究机构:丹麦哥本哈根大学

疾病数量:635 例

疾病名称:胚胎移植

结果:针灸对于试管受精或卵胞浆内单精子注射的结果没有明显效果

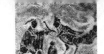

（2）题目：利用韩国人手部反射区的新发现的经穴穴位来测定门诊病人的早期头痛的痛点

年份：2010

研究机构：韩国釜山国立大学医学院

疾病数量：600 例

疾病名称：头痛

结果：金经和 KHT 穴位能够有效帮助定位头痛点

（3）题目：获益于针灸治疗的慢性腰部疼痛患者的特点

年份：2009

研究机构：美国西雅图大众健康研究所

疾病数量：638 例

疾病名称：慢性腰部疼痛

结果：慢性疼痛患者不能获益于针灸治疗，但是有基线功能障碍的慢性腰部疼痛者短期获益于针灸治疗

（4）题目：随机对照试验：针灸方法减轻分娩的疼痛

年份：2009

研究机构：丹麦奥胡斯医科大学妇产科系

疾病数量：607 例

疾病名称：分娩疼痛

结果：针灸能够有效减少分娩时对于药物和侵入性治疗的需求，是减轻疼痛的一个辅助方法

（5）题目：随机对照试验研究长期腰痛：比较两种方法模拟针灸与常规疗法

年份：2009

研究机构：美国西雅图健康研究中心

疾病数量：638 例

疾病名称：慢性腰痛

结果：针灸疗法对于疼痛缓解有效，但不确定是否为类似安慰剂的非特异性效果

（6）题目：头痛日记参数，生活质量与残疾量表之间的相关性

年份：2009

研究机构：德国补充替代医学研究中心

疾病数量：571 例

疾病名称：头痛

结果：试验参与者"学会"填写日记参数

(7)题目：随机试验：针灸治疗女性痛经在日常治疗中的临床与成本效率

年份：2008

研究机构：德国柏林夏洛特医科大学

疾病数量：649 例

疾病名称：经期疼痛

结果：针灸确实能有效改善痛经者的生活质量并减轻疼痛，且成本效益较好

(8)题目：随机对照试验拟定：用针灸治疗下背部疼痛的效果

年份：2008

研究机构：美国西雅图大众健康研究所

疾病数量：640 例

疾病名称：腰痛

结果：针灸治疗能有效减轻下背部疼痛

(9)题目：针灸治疗头痛的研究

年份：2008

研究机构：德国柏林社会医学，流行病学，卫生经济学研究所

疾病数量：15056 例

疾病名称：头痛

结果：常规护理加针灸治疗伴有头痛患者比单靠常规护理有着更为显著的临床效果

(10)题目：在常规护理下针灸治疗慢性腰痛患者：一个多中心临床研究

年份：2007

研究机构：德国慕尼黑工业大学辅助医学研究所

疾病数量：2564 例

疾病名称：慢性腰痛

结果：针灸治疗可改善患有不同程度和/或严重程度的慢性腰痛患者的症状

(11)题目：实用随机试验评估针灸治疗慢性腰痛的临床效果和经济效益

年份：2006

研究机构：德国柏林社会医学，流行病学，卫生经济学研究所

疾病数量：11630 例

疾病名称：慢性腰痛

结果：常规护理加针灸治疗慢性腰痛有更显著的临床改善和较好的经济效益

(12)题目：针灸治疗慢性颈痛患者的成本效益

年份：2006

研究机构：德国柏林社会医学，流行病学，卫生经济学研究所

疾病数量：3451 例

疾病名称：慢性颈痛

结果：根据国际成本效益准则，针灸是治疗慢性颈部疼痛患者的有效成本治疗策略

(13)题目：针灸治疗慢性颈肩痛患者

年份：2006

研究机构：德国柏林社会医学，流行病学，卫生经济学研究所

疾病数量：14161 例

疾病名称：慢性颈肩痛

结果：常规护理加针灸治疗慢性颈肩痛比单靠常规护理有更加显著的效果

(14)题目：针灸治疗膝骨关节炎

年份：2006

研究机构：德国海德堡大学

疾病数量：1007 例

疾病名称：膝骨关节炎

结果：假针灸治疗或 TCA 与物理治疗和消炎药相比更能有效改善并提高 WOMAC 得分的效果，TCA 与 WOMAC 在统计学上无显著性差异，所观察到的差异提示很可能是由于安慰剂的作用

(15)题目：针灸治疗骨关节炎疼痛

年份：2006

研究机构：德国慕尼黑工业大学

疾病数量：736 例

疾病名称：骨关节炎疼痛

结果：针灸治疗后患者临床症状得到有效改善，但试验设计无法控制以及多数患者无随访调查使得研究不严谨，需谨慎对待结果

(16)题目：针灸治疗骨关节炎疼痛：日常护理中的疗效观察

年份：2005

研究机构：德国慕尼黑工业大学、慕尼黑辅助医学研究中心

疾病数量：736 例

疾病名称：骨关节炎疼痛

结果：经过针灸治疗，骨性关节炎和慢性疼痛患者有临床改善，但试验设计无法控制且多数患者无随访调查，使得研究不严谨，须谨慎解释和对待结果

(17)题目：随机对照试验：膝骨关节炎的辅助针灸治疗的作用机制

年份：2004

研究机构：美国马里兰医学院

疾病数量：570 例

疾病名称：膝骨关节炎

结果：辅助针灸治疗膝骨关节炎可有效改善和缓解疼痛

(18)题目：研究初期结果：针灸治疗腰痛和膝痛比常规治疗更有效

年份：2004

国家：德国

疾病数量：1000 例

疾病名称：腰痛、膝痛

结果：针刺对腰痛和膝痛的治疗效果优于常规疗法

(19)题目：针灸——疼痛治疗的可替代选择

年份：2003

国家机构：西班牙

疾病数量：666 例

结果：针刺能够减少非固醇抗炎药的使用，缓解患者的疼痛

(20)题目：耳针对酒精依赖的大型随机安慰剂对照试验

年份：2002

研究机构：美国戒断和替代医学研究中心

疾病数量：503 例

疾病名称：酒精依赖

结果：在常规治疗酒精依赖患者中，耳针效果不明显

(21)题目：孕期针灸治疗恶心与呕吐的随机对照试验

年份：2002

研究机构：澳大利亚阿德莱德大学

疾病数量：593 例

疾病名称：恶心，呕吐

结果：针灸疗法是一种治疗怀孕初期恶心与干呕的有效方法

(22)题目：随机对照试验：针灸治疗早期妊娠恶心呕吐

年份：2002

研究机构：澳大利亚阿德莱德大学

疾病数量：593 例

疾病名称：早期妊娠恶心呕吐

结果：针灸可有效预防婴儿出生前后发现的先天性婴儿畸形、孕期并发症或其他婴幼儿疾病

(23)题目：针灸治疗怀孕初期恶心与呕吐症状的疗效和时间效应的影响

年份：2002

研究机构：澳大利亚

疾病数量：593 例

疾病名称：疗怀孕初期恶心与呕吐

结果：假针灸干预是对孕期恶心与呕吐的一种可靠、有效地对照方法

(24)题目：针灸帮助胎盘剥离的前瞻性随机对照研究

年份：1999

国家机构：德国

疾病数量：836 例

结果：针刺不能加速胎盘早期剥离。

(25)题目：在分娩过程中使用针灸降低疼痛的研究

年份：1998

研究机构：瑞典马尔默医院、卡尔斯克鲁纳布莱金厄医院

疾病数量：3317 例

疾病名称：分娩镇痛

结果：针灸可有效减少分娩时的镇痛，对母婴无严重的副作用

(26)题目：随机对照试验：针刺戒毒的可行性与设计方案

年份：1998

国家机构：美国耶鲁大学医学院

疾病数量：500 例

疾病名称：戒断

结果:针刺疗效并不确定

(27)题目:在耳穴注射植物制剂预防及治疗运动疾病

年份:1998

国家机构:未注明

疾病数量:538

疾病名称:晕船

结果:有效率达到92%,同时没有发现该疗法的副作用。

(28)题目:800例耳针治疗肥胖和焦虑的研究

年份:1996

研究机构:希腊

疾病数量:女性683例,男性117例

疾病名称:肥胖和焦虑

结果:胃点与神门耳针法可有效控制暴饮暴食。

这些国家关注的疾病多为头痛以及颈、肩、腰及膝关节疼痛,另外也有少数关于痛经、妊娠与分娩、不孕、肥胖的研究,此外还有关于焦虑和戒断症状的研究等。

研究多针对疗效进行,也有少量关于试验设计方案、安全性、卫生经济效益等方面的研究。

研究均采取随机对照方法,试验结果绝大多数都证明了针灸的疗效,仅有极个别试验认为无效或需要谨慎对待有效结果,另外有个别试验提到了针刺与假针刺对照不能反映出针灸的特异性疗效等。

(五)关于德国假针刺对照试验研究的调研

2006年德国报道了一项3组对照临床试验,将1007位骨性关节炎(OA)慢性疼痛病人随机分为真针刺、假针刺(在非穴位点针刺)及常规药物治疗组,观察比较各组OA患者WOMAC功能积分。试验涉及来自315个诊所的320位西医医生。结果显示两个针刺组均比常规治疗组(西医)的有效率高,但两个针刺组之间差异无显著性意义。德国进行的这项假针刺对照试验可以说是目前世界上较大型的针灸临床试验,这个结果发表后,产生了很多不同的看法,有德国人提出:"从这个研究结果来看,针刺的部位不是很重要,学习针灸不是很重要",也有不少人附和这种看法,这个结论对于我国的针灸对外教学等产生了十分不利的影响。以中国中医科学院针灸所国际培训部的生源数据来看,在2006年当年来自德国的针灸学生还有三百余名,而到了2010年则逐步下降到了不足十名。同时这样的结论对于针灸在国际社会的地位也产生了负面作用。

为了了解目前德国所做的假针刺对照试验的概况,分析其方法与结果,提出应对的措施与

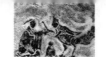

建议,本研究对已发表的 Medline 的德国假针刺对照的临床试验(sham/placebo acupuncture)文献进行了全面调研,结果如下:

1. 非传统中医穴位、邻近假穴针刺对照

一些临床针灸研究采用非传统中医穴位作为安慰对照,这些非穴位常在穴位旁开 0.5～5cm,或者两经之间取穴。

例 1:针刺特定穴位是否可以减少全髋关节置换术中麻醉剂的用量研究

试验将 120 名患者随机分为耳针组和假针刺两组,耳针组选取 3 个穴位,外生殖器、神门、肺,假针刺组选取非穴位针刺。试验结果证明耳针可以有效减少全髋关节置换术中麻醉剂的用量,且比假针刺组更有效。

例 2:针刺对于偏头痛预防与自主神经调节的关系

30 位患者随机分到针刺组和假针刺组,针刺组穴位有百会、风池、太阳、下极俞、太冲、足临泣,假针刺组选取非穴位。试验证明真假针刺对偏头痛患者的自主神经系统有积极作用,真针刺效果更明显。

例 3:针刺治疗膝骨关节炎疼痛

1007 位患者随机分为针刺组、假针刺组、保守疗法组。假针刺组选择非穴位进行刺激。试验证明针刺和假针刺均能缓解患者疼痛,且两种方式结果相差不大。

例 4:针刺治疗化疗引起的恶心呕吐

28 名患者随机分到针刺组和假针刺组,假针刺组患者接受刺激的是 P6 旁边的非穴位。此试验结果证明针刺 P6 和非穴位没有很大的差异。

2. 非病症相关穴位法

例 1:针刺治疗鼻塞

21 名鼻塞患者随机分为两组,针刺组按照中医理论取穴合谷、印堂,假针刺组选取非病症相关穴位百会、少海等。试验证实真假针刺均可以有效促进鼻腔通气功能,真针刺效果显著。

例 2:针刺治疗高血压

160 名患者随机分到针刺组和假针刺组,针刺组根据中医理论选取降血压的穴位,假针刺组选取非治疗穴位。结果证明针刺是有效安全的治疗高血压的方法,假针刺对血压基本没有影响。

3. 假穴浅刺法

例 1:针刺治疗运动引发的延迟性肌肉酸痛

22 名健康人随机分到针刺组,假针刺组、空白组。针刺组取穴阳陵泉、天府、尺泽、尺泽、血海、阿是穴。假针刺组在邻近针灸穴位附近 2 寸开外进行浮刺。试验证明相对假针刺、针刺可以缓解运动引发的肌肉酸痛。

例2：针刺治疗肠道激惹综合征

43位女性患者随机分为针刺组和假针刺组，针刺组选穴三间、足三里、三阴交、中脘、梁门、天枢、神门、百会，假针刺组在以上穴位旁边2cm处用钝头套叠针具进行刺激。试验结果显示针刺和假针刺效果相当。

例3：针刺治疗慢性腰痛

1162名患者随机分为三组，针刺组、假针刺组、常规疗法组（药物、物理疗法、锻炼）。其中假针刺组在非穴位浮刺。得出结论为：针刺和假针刺比常规疗法治疗腰痛的效果要好，且真假针刺疗效差别不大。

例4：针刺治疗偏头痛

960位偏头痛患者随机分到针刺组、假针刺组、标准疗法组。假针刺组选取非穴位进行浮刺。试验显示针刺组、假针刺组和标准疗法组对受试者带来的疗效是同等的。

4. 真穴假刺法

例1：针刺对慢性心力衰竭患者心肺功能、运动耐量、生活质量的影响

17名患者随机分配到针刺组和假针刺组，两组选取同样的穴位，但假针刺组针刺用具为钝头套叠式针具，在单盲患者的情况下进行针刺操作。结果显示假针刺组没有变化，而针刺可以提高慢性心力衰竭患者的运动耐量。

例2：针刺治疗男性不育

57名患者随机分到针刺组和假针刺组，假针刺组采用非穿透式针刺。两组选穴相同，足三里、三阴交、太溪、太冲、肾俞、次髎、归来、血海、关元、百会。试验显示相对于假针刺，针刺虽然不能提高精子浓度，但能够提高精子活性。

例3：针刺治疗肠道激惹综合征

43位患者随机分为针刺组和假针刺组，假针刺组选择钝头套叠针具，不刺入皮肤。试验显示，针刺和假针刺两组对患者症状的改善没有差别。

5. 假穴假刺法

例：针刺治疗中风患者腿部强直

25位患者随机分到针刺组和假针刺组，假针刺组在非穴位用钝头器具进行刺激。试验结果显示，针刺不能改善中风患者腿部强直的情况。

6. 假电极或假电针法

例1：针刺治疗术后恶心呕吐

229位接受腹腔镜胆囊切除术的患者随机分到四组，麻醉前针刺组、麻醉后针刺组、麻醉

前假针刺组、麻醉后假针刺组。试验利用 ReliefBand 这种利用电流的针刺仪器，对四组患者在 P6 穴位施以真假针刺。结果证明针刺比假针刺更能减少腹腔镜胆囊切除术后早期出现恶心呕吐。

例2:针刺治疗疼痛

16 名健康人随机分到针刺组和假针刺组，采用电针进行试验，假针刺组仪器没有电流通过。试验结果显示针刺组疼痛发作率远低于假针刺组。

7. 假激光针刺法

例1:针刺治疗喉咙痛

22 名患者随机分到针刺组和假激光针刺组，同时选取大肠经 LI8 和 LI10 之间部位进行试验。试验显示大肠经单穴针刺比假激光针缓解喉咙痛的疗效更好。

例2:针刺治疗鼻炎

24 名患者随机分配到针刺组和假激光针刺组。真假针刺刺激穴位选择膻中，大椎，肺俞，合谷，迎香，印堂，根据个体差异，适当选取百会、上星、三阴交、列缺、足三里。结果显示针刺与假针刺相比更能有效改善鼻炎患者的症状。

目前已在德国进行的假针刺对照的针灸临床试验共有 61 项(可以获得 57 篇文献)，其中主要运用的假针刺方法包括非传统中医穴位、邻近假穴针刺对照、非病症相关穴位法、假穴浅刺法、真穴假刺法、假穴假刺法、假电极或假电针法、假激光针刺法等七种方法。

真假针刺的试验结果见表 8-22,8-23:

表 8-22　与各种假针刺对照的疗效结果

假针刺方式	非传统中医穴位、邻近假穴针刺对照	非病症相关穴位法	假穴浅刺法	真穴假刺法	假穴假刺法	假电极或假电针法	假激光针刺法
针刺与假针刺或药物等对照均有效(篇)	14	4	3	6	0	3	6
针刺疗效不确定(篇)	3	0	0	1	0	0	1
针刺无效(篇)	2	0	0	2	1	0	1
真假针刺疗效相当(篇)	2	1	5	1	0	0	1
合计	21	5	8	10	1	3	9

表 8 – 23　真假针刺疗效无差异研究的病种分布

假针刺方式	病种
非传统中医穴位、邻近假穴针刺对照	膝骨关节炎疼痛 化疗后恶心呕吐
非病症相关穴位法	慢性腰痛 肠道激惹综合征
假穴浅刺法	慢性腰痛 溃疡性结肠炎 偏头痛（2 篇）
真穴假刺法	肠道激惹综合征
假穴假刺法	无
假电极或假电针法	无
假激光针刺法	慢性颈痛患者颈椎功能

需要特别指出的是，关于针刺对于慢性颈痛患者颈椎功能研究的文献，同样是德国的研究，对真假针刺的疗效却出现了不同结论。

一个是由埃森综合大学进行的试验，177 位患者组成的随机试验中，设针刺组、按摩组、假激光针刺组。试验结果证明与按摩相比，针刺对慢性颈痛患者的颈椎功能恢复更有效，而针刺与假针刺的疗效没有差异。

另外一个试验是耶拿大学进行的 36 名患者随机分三组，远端取穴针刺组、近端阿是穴组、假激光针刺组。试验得出结论，对于抑制活动引起的疼痛，远端比近端、假针刺都有效；对于提高活动度，远端比近端疗效好，近端比假针刺疗效好。

由以上结果可见，在假针刺对照的针灸临床试验中，针刺疗效肯定的研究占了大多数（36 项），真假针刺疗效无差异的研究为 10 项，二者比例为 3.6∶1，因此，即使假针刺的方法我们假定为是科学严格的，我们目前也还不能得出，针灸可能为安慰剂效果的结论，更何况德国自己做的同一种疾病（颈痛）得出的针刺与假针刺相比有差异和无差异两种结果，更不能说明德国假针刺的对照方法完成适用于针灸研究了。

（六）国外针灸科研总体趋势

1. 总体趋势分析与建议

文献显示目前已经开展针灸临床试验研究的国家已达到了 49 个，说明在科研方面，针灸已经发挥了其独特的优势和影响力，受到了很多国家的关注。从 30 年来的发展历程以及近 10 年针灸临床研究呈现的明显持续增加的趋势可以看出，针灸临床试验研究已经在国际社会受到越来越多的重视，尤其是发达国家。

在世界五大洲的不同区域内,针灸临床试验研究呈现不同分布。在欧洲,针灸临床试验研究呈现了国家多、分布广、研究数量大的态势,研究总量占世界的 56.1%,其中六个国家在研究数量上进入国际排名的前十位,足以说明欧洲在我国对外交流方面的重点战略合作地位。其中对于德国从 2006 年之后的下滑趋势,非常值得关注,这种情况的发生可能是由于之前德国进行了多项大型临床试验,发文量相对比较集中,而试验结果中某些关于假针刺对照组的疗效和试验组无差异的结论对于之后该国针灸的发展及临床研究无疑产生了很大的影响,德国在国外针灸临床试验研究的发文量上位居世界之首,因此对于德国的现象,我们应该予以重视,从科研方面予以积极应对,从而巩固针灸在世界传统医学中的地位。

在北美洲,针灸临床试验研究主要集中在美国,美国是针灸临床试验研究的大国之一,排名仅次于德国,目前研究已在其世界知名的院校学府展开。试想为什么在针灸临床研究第一大国——德国下降趋势明显的情况下,世界总量却在持续明显的上升,并达到历史的最高峰,从以上研究数据及图表能够看出,以美国为首的其他国家对针灸的关注程度反而在近年来迅速地增长。另外美国政府对针灸临床试验研究给予了很多支持,美国国立卫生研究院(NIH)对很多针灸研究予以了资助,例如近几年对于妊娠期抑郁、癌症伴随的呃逆、潮热、血象异常、疲劳等症状、哮喘、慢性骨盆痛、膝骨关节炎、腰痛等临床研究的资助,因此我国应把美国作为重要的战略合作伙伴,加强政府间的往来以及科研人员的互访,积极开展高端科研合作。

在亚洲,日本和韩国具有主导的优势,韩国的表现应引起我们高度重视,从 2001 年之后临床试验研究迅速发展,目前已有 2 个机构的研究数量位居世界排名前十位,因此我们应从战略角度监测韩国的研究动态,另外日本也不容忽视,其发展趋势值得我们关注。

在南美洲,基本为巴西的研究文献,因此该国可作为我国在南美的重点交流对象,通过在巴西的传播而向周边多个国家发展;大洋洲以澳大利亚为重点,因其研究数量并不少,仅次于欧美前沿国家及日韩,因此可以作为重点关注对象之一。在非洲,可以通过和埃及的合作,来扩大针灸在非洲其他地区的传播。

目前,我们在加强对外交流合作的同时应对欧洲、北美、日韩等重点地区和国家的研究动向进行关注,密切关注的上升型强势国家为美国、韩国,应进行积极的合作与战略规划;需要关注的平稳型国家及可能带来突破进展的国家为英国、日本、奥地利、瑞典、澳大利亚、巴西等,在找寻合作契机的同时来扩大针灸的影响力;需要重视的下降型国家为德国,应分析其原因,找到积极的应对措施,防止进一步产生不利于针灸在世界范围内发展的因素。另外我国可以加强和美国耶鲁大学等重点机构的科研合作,互相取长补短,以提高针灸临床研究的水平和国际影响力。

近年来,关于针刺治疗方法共涉及普通针刺、电针、耳针、激光针、灸法、水针、针刺放血等多种方法。而普通毫针针刺的研究占 67％，居主要地位，且发文量逐年增加，电针、耳针、激光针等的发文量较少，没有出现明显的变化走向，说明国外对其他针刺方法的研究还未形成规模。

近年来，RCT、非 RCT 两种试验类型研究的发文量均处于上升期，RCT 从 97 年开始反超非 RCT，两者差距越来越大。说明针灸临床试验也在越来越多的走向更为科学的随机对照试验。

近年来盲法的使用率依然较低（27％），说明盲法在针灸临床试验上的应用还处于初级阶段，或者根本不适于针灸临床研究。

样本量在 500 例以上的临床试验共有 31 项，其中 1000 例以上的研究有 9 项，而其中德国就占了 7 项，这足以说明德国的研究力度，不能不引起我们的重视。

目前国外针刺对照方法的应用主要有假毫针针刺、常规疗法（药物）、穴位按压、空白组、医师意见、运动锻炼等。而假针刺对照的方法应用相对较多，和我国的研究形成鲜明对比。

目前疗效标准应用的方法很多，如 McGill Pain Questionnaire（McGill 疼痛评分表）、WOMAC 骨关节炎指数、Oswestry Disability Index（Oswestry 功能障碍指数）、Nottingham Health Profile（NHP，Nottingham 健康量表）等。这些疗效标准基本上都有较强的针对性，和西方医学目前常用的疗效标准相差不大，可以成为我国科研的借鉴。

迄今为止，中医药已经在 164 个国家广泛传播，其中和我国建立协议合作关系的就已达 96 个。针灸是中医药在国外传播的重要渠道，其影响已经从过去的医疗领域逐步迈向了科研领域，因此我们应加强对针灸的文献监测，并进行有针对性的战略分析，为我国对外交流的政策制定及科研发展方向提供参考与对策。

2. 病种趋势分析及建议

从统计数据来看，近年来肌肉骨骼及结缔组织疾病和妇产科疾病的发文量总体上看属波动上升型，尤其自 2000 年开始，发文量呈明显波动上升趋势；神经系统疾病虽然从 2002 年开始呈现明显的波动增长趋势，但在 2007 年后出现下滑趋势；妇产科疾病的年度发文量也属波动上升型，尤其是从 2003 年开始，出现了强势的增长趋势；手术相关症状和戒断的发文量走势相对平稳，属平稳波动型。

德国在肌肉骨骼及结缔组织疾病、神经系统疾病等研究中投入了很大的力量，排名第一，且分别在另外的三个系统的研究中排名第二或第三；美国在手术相关症状与戒断的研究中排名第一，但其在另外三个系统中都排名第二；英国对其中的四个系统疾病较为关注，都分别排在第三位；另外瑞典对妇产科疾病则关注的比较多；而法国、意大利、日本、韩国等国家也分别关注了不同的病种领域。

对于不同国家对不同病种的关注程度,可以对我们的科研人员及交流合作提供一些参考。

对于肌肉骨骼及结缔组织疾病的研究主要为腰痛、膝骨关节炎和颈痛。其中对腰痛研究较多的国家为德国、英国、美国;对膝骨关节炎研究较多的国家为英国、德国、美国;对颈痛研究较多的国家为德国、英国、日本、土耳其。

对于神经系统疾病的研究主要为偏头痛、中风和头痛。其中对偏头痛研究较多的国家为德国、意大利、西班牙;对脑血管病研究较多的国家为美国、韩国、瑞典;对头痛研究较多的国家为德国、美国、韩国、意大利、英国。

对于妇产科疾病的研究主要为更年期综合征、不孕及胎位不正。其中对更年期综合征研究较多的国家为美国、挪威、瑞典;对不孕研究较多的国家为美国、德国、澳大利亚;对胎位不正研究较多的国家为意大利、德国、瑞士。

对于手术相关症状的研究主要为术后恶心呕吐等症状和手术镇痛。其中对术后恶心呕吐等症状研究较多的国家为美国、英国;对手术镇痛研究较多的国家为德国、美国、奥地利、俄罗斯、荷兰。

对于戒断的研究主要为戒烟、戒毒(含药物成瘾)和戒酒。研究较多的国家为美国、德国、英国。

从研究结果可以看出,目前针灸临床试验研究所涉及的病种非常广泛,而对于不同系统的不同病种,各个国家也显示出了不同的关注程度,研究提示:神经系统疾病、肌肉骨骼及结缔组织疾病和妇产科疾病已受到了国外的高度关注,且其中后两个疾病在近年来呈现明显上升的趋势。另外频次统计显示:美国、德国和英国的临床研究基本反映了国外针灸临床试验中对于不同系统疾病的关注方向;而瑞典、英国、韩国等国家的研究也在不同程度上反映了国外针灸临床研究对于不同系统疾病的关注程度;另外对于不同病种也受到了各个国家不同的关注,例如偏头痛受到了德国研究者的重视,而戒断则受到了美国研究者的青睐等等,这些可以成为我国对外合作交流与科研工作中密切关注与重点合作的对象。

迄今为止,中医药已经在世界范围内广泛传播,而针灸是中医药在国外传播的重要渠道之一,其影响已经从过去的医疗领域逐步迈向了科研领域,因此对于病种发展趋势等内容的监测,为政府及科研人员提供了必要的国外针灸临床研究中有关疾病选择等的动态信息,为制定国际间的交流与合作的方向以及科研人员提供情报参考。

3. 针对 WHO 针灸适应证的分析及建议

根据 1996 年以来国外针灸临床试验研究涉及的有效适应证,我们可以对 WHO 在米兰会议上提出的针灸 64 种适应证提出更新的建议,目前根据调研的数据可以明确的是:

新增的病种:

新增到一类的病种:膝骨关节炎、绝经期症状、肌筋膜痛、焦虑、分娩相关症状、放化疗引起的恶心呕吐、妇科手术诸症、孕妇腰骶痛、耳鸣、癌症患者潮热、癌症患者血管舒缩症状、干眼病(结膜干燥)、上踝炎、骨关节炎、术后恶心呕吐、放化疗引起的疲劳、阻塞性睡眠呼吸暂停、纤维肌痛、癌症患者疼痛、HIV 并发症、疝气、多囊性卵巢综合征、腕管综合征、前列腺炎、过敏性哮喘、口腔干燥症、手术镇静、麻醉症状、髋骨关节炎、肠炎、回旋肌腱炎、膀胱炎等 83 种。

新增到二类的病种:不宁腿综合征、厌食症、心绞痛、糖尿病、周围神经病变、黄斑退化症、眩晕、晕动病、青光眼等 29 种。

新增到三类的病种:慢性盆腔炎疼痛、肌张力障碍、脊髓损伤、发音障碍、外阴疼痛、慢性疲劳综合征、系统性硬化(硬皮病)、血友病的关节病、牙周病、咽反射敏感、眼肌无力、周围神经痛、足跟痛、弥漫性轴索损伤、痛性眼肌麻痹等 16 种。

升级的病种:

从二类升级到一类的病种:肠道激惹综合征、胎位不正、背痛、单纯性肥胖等 7 种。

从三类升级到一类的病种:即无痛分娩、女性不孕、男性不育(精子缺乏、精子活动力缺乏)等 5 种。

综上所述,有 83 个病种新增到一类,29 个病种新增到二类,16 个病种新增到三类;另外,有 7 个病种从二类升级到一类,5 个病种从三类升级到一类。

虽然文献研究中有个"孤证不立"原则,如果说按照 2 篇次(或以上)才有意义,那么我们得出的结论是:

新增的病种:

新增到一类的病种:膝骨关节炎、绝经期症状、肌筋膜痛、焦虑、分娩相关症状、放化疗引起的恶心呕吐、孕妇腰骶痛、耳鸣、癌症患者潮热、干眼病(结膜干燥)、上踝炎、骨关节炎、术后恶心呕吐疼痛、放化疗引起的疲劳、HIV 并发症、阻塞性睡眠呼吸暂停、纤维肌痛、癌症患者疼痛、疝、多囊性卵巢综合征、腕管综合征、前列腺炎、过敏性哮喘、口腔干燥症、手术镇静、麻醉症状、髋骨关节炎、肠炎、回旋肌腱炎、膀胱炎等 32 种。

新增到三类的病种:慢性盆腔炎疼痛、肌张力障碍、脊髓损伤、发音障碍、外阴疼痛、慢性疲劳综合征、系统性硬化(硬皮病)、血友病的关节病、牙周病、咽反射敏感、眼肌无力、周围神经病变、足跟痛、弥漫性轴索损伤、痛性眼肌麻痹等 16 种。

升级的病种:

从二类升级到一类的病种:肠道激惹综合征、胎位不正、背痛、单纯性肥胖等 4 种;

从三类升级到一类的病种:无痛分娩、女性不孕、男性不育等 3 种。

虽然近年来循证医学的发展日新月异,但就目前来讲,要找到足够的证据来证明针灸的众多适应证并非唯一的道路,而目前仅仅基于国外 1996 年之后的针灸临床试验报道的疗效,以及 WHO 之前的确定标准,我们就有理由向 WHO 提出针灸的适应证是应该得到扩充和增加的。

4. 针对国外重点机构及大型临床试验的分析与建议

目前国外开展针灸临床试验研究较多的机构主要分布在发达国家,其中值得我们今后重点关注的国外研究机构有:德国夏瑞蒂医学院(Charite‐Universitatsmedizin Berlin)、海德堡大学(University of Heidelberg)、慕尼黑工业大学(Technische Universität München)、汉诺威医学院(Hannover Medical School);美国哈佛医学院(Harvard Medical School)、耶鲁大学(Yale University);日本明治大学(Meiji University);韩国庆熙大学(Kyung Hee University)、韩国东方医学研究院;奥地利维也纳大学(University of Vienna);瑞典哥德堡大学(Gäteborg University)等等,他们也许是有希望交流合作的重点。

目前国外大于 500 例以上的针灸临床试验有 31 项,仅德国就开展了 12 项以上的研究,其次为美国。国外机构投入的科研力度如此之大,不能不说明针灸临床研究在国外受重视的程度,这对于针灸疗效的确立起到了十分重要的作用,同时也为国际间的科研交流与合作提供了更多的机会。

研究中大多数试验结果是肯定的,这不但为针灸疗效评价提供越来越多的证据,同时对于我国传统医学在世界医学界中地位的一个肯定,对日后在世界范围内的进一步推广起到了重要的作用,而我们的科研人员同时也应该对一些国家有效之外的试验结论加以重视。

5. 关于德国假针刺对照试验的分析与建议

安慰针/假针刺(placebo /sham acupuncture)对照在临床试验中有两个重要作用,一是在对照组患者中产生与治疗组相同的安慰作用。所谓安慰作用是指在特异治疗作用之外,与治疗行为相关的多种非特异性因素作用的综合结果,这些因素包括常规医疗护理、医生与患者的关系、医生与患者的愿望和信念、医疗环境等。与安慰对照比较,可以排除所评估的治疗是否只具有非特异的安慰作用,而不具备特异的治疗作用。

目前已在德国进行的假针刺对照的针灸临床试验共有 61 项(可以获得 57 篇文献),其中主要运用的假针刺方法包括非传统中医穴位、邻近假穴针刺对照、非病症相关穴位法、假穴浅刺法、真穴假刺法、假穴假刺法、假电极或假电针法、假激光针刺法等七种方法。在这些假针刺对照的针灸临床试验中,针刺疗效肯定的研究占了大多数(36 项),真假针刺疗效无差异的研究为 10 项,二者比例为 3.6∶1,因此,即使假针刺的方法我们假定为是科学严格的,我们目前也还不能得出"针灸为安慰剂效果"的结论,更何况德国 2 个机构做的同一种疾病(颈痛)却得出了针刺与假针刺对照"有差异"和"无差异"的两种结果,这说明德国假针刺的对照方法不一定适用于针灸研究。

目前各国学者对于假针刺对照方法是否具有科学性,持有不同的观点,例如美国 NIH 在 1997 年即对此方法进行了讨论,认为"假针灸是一种常用的对照组,使用一些并非旨在刺激已知穴位的技术,然而,在正确的针位放置上是有争论的。同时,尤其是在疼痛的研究上,假针灸的作用似乎常常是介于安慰剂效应和真实的穴位或效果相似的'真实'穴位之间的。然而在任何位置上针灸都会引发生物反应,从而使包括假针灸在内的研究的分析变得复杂。因此,在使用假针灸对照组的问题上存在很大的争议。"

也有德国学者认为他们 2006 年的研究成果在总的结论方面是好的,即针灸比西医要更有效。但在选择假性针灸的做法是不对的,他们选在经络上或经穴部位的旁开点,例如在治疗腰痛时,认为真穴在膀胱经第一条线,而假穴就选在第二条线附近。而这些点本身就有治疗效果,他们选的穴位是有治疗效果的穴位,不符合假针刺的标准。而另有德国学者认为,假性针刺不是安慰剂,而可能是一种其他的针灸形式,这种认为针刺穴位与非穴位无差别的观点是错误的,中德双方仍然需要进一步的沟通与合作。还有德国学者希望认为美国、欧洲必须与中国开展合作研究,共同推进针灸的发展,对有关研究发表系列文章。

我国学者认为,研究涉及诊所较多,难以确保医生按照既定方案实施了假针刺操作,应经常对试验进行监督。其次,对于这种慢性的退行性病变,针刺剂量尚显不足(病人平均仅接受 12.5 次治疗)。再者,参与试验的针灸医生仅接受过短期培训,与一般为 5 年的针灸师培训要求存在较大差距,假针刺的对照方法并不合适等。我们应当采取更加积极的态度,例如应该进一步了解在德国是谁来设计的,有哪些医生参与这项试验,能否派中国专家参加一起做这项研究等。

还有学者认为,德国采用的假针刺方法实际是我国古代的浅刺疗法,通过浅刺皮部激发了人体全身性的调控系统,达到了真实的针刺作用的效果。

更有学者认为,如果针刺对某种疾病的治疗只有安慰作用,这并不意味着针刺没有任何临床价值。我们必须区分两种不同的安慰作用,一种是可以替代的,另一种是目前尚不能替代的。在缺乏有效的治疗时,若安慰治疗可以改善病情,又不能用简单、安全、便宜的方法取代,那么它应该被看成一种有效的治疗手段。因而,当针灸治疗的安慰作用不可取代时,它就是一种行之有效的治疗方法。

目前,安慰剂对照已普遍用于临床研究,目的在于使心理因素降低到最小。然而,至今还没有见到最理想的安慰/假针刺设计用于针刺研究。因此,许多针灸临床研究并不符合设计常规临床试验的标准。弄清针灸安慰效应和药物学研究的差异是回答此种具有挑战问题的关键。在临床设计中为了避免失致,应当恰当地考虑安慰剂及假穴位的概念、穴位及经脉作用的

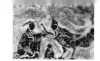

特异性等。在以往的针灸研究中,对假穴位对照的设计常常拘泥于安慰剂定义。与化学药物作用于特异性受体不同,针刺可对机体多系统、多脏器、多种细胞、多种神经递质及调质、激素、多种受体产生影响。也正因为如此,针刺治疗如疼痛、紧张情绪等症状的临床效果常被斥之为是安慰效应。功能性核磁共振和其他许多研究提供的证据强烈提示:针刺对脑内多个心理和情感控制中枢,如边缘系统、前额叶皮层等有明显影响,从而导致一系列的功能调节,也可产生一定的安慰效果,但这种安慰效果对病人来说也是有益的。所以,针刺可能是治疗身心疾病的一种独特的疗法,安慰对照在针灸临床研究中需要重新评价。

在证据不充分、试验依据不足的时候,我们暂时不能妄下结论。但是,对此有必要进行假针刺对照方法标准的研究与制定,不能按照外国人的理解去设定真假针刺的标准。

因此目前我们面临的问题至少有两个,一是针对临床医生医术的要求,我们在治疗过程中不能仅仅停留在非特异性的针刺效果上,我们必须把古人的辨证论治理论下的针灸疗效最大化地体现出来,显示出区别于假针刺安慰剂效果的更大疗效。而另一个问题则是假针刺对照方法的标准化与评价方法问题,我们需要设计一个客观的可以用于针刺研究对照试验的假针刺对照方法,并对其科学行与可行性进行评价,最终确立一个假针刺对照方法的标准。

目前我们对于德国的试验结果需要积极的应对,从文献、试验及循证医学的角度开展假针刺对照方法的标准研究,从文献角度提出可能被承认的几个方法,然后根据临床试验的依据以及循证医学的证据,来制定世界公认的用于针灸临床试验的假针刺对照方法的标准,这是一个经由文献研究和至少几年的大型临床试验验证以及经由循证医学进行评价而得出最终结论的漫长过程。

目前大多数国外的针灸研究仍停留在对疗效的确认上,研究方法的科学化仍然是重要问题之一,基于随机对照和盲法的临床试验研究将更广泛地开展,有客观性统计价值的大样本研究将逐渐增多。要深入研究及推广针灸,一个要解决的重要问题就是针灸技术的客观化和标准化,包括试验中假针刺对照的方法是否科学,如何标准化等等问题。

第三节　国际传统医学发展现状与分析

一、国际传统医学发展背景分析

(一)医疗环境的变化

1. 医疗重点的转移

随着感染和传染性疾病的有效控制,近年来威胁人类健康及生命的主要疾病已逐渐转变为心脑血管疾病、糖尿病、恶性肿瘤等慢性疾病。致病因素的多样化、病理变化的复杂性，以及高龄多器官慢性疾病发病率的不断增加，导致传统的、以清除病因为主要手段的生物医学模式在这些慢性疾病的治疗上一直难有突破。

2. 医学模式的转变

社会经济的发展和科学技术的进步，不仅提高了人类的物质生活水平、延长了人均寿命，也改变了人们的传统生活方式与生活习惯。现代社会日趋激烈的竞争更使人们所承受的来自社会、工作和家庭等各方面的压力越来越大。精神心理因素以及生活习惯因素对健康的影响，以及与各种慢性疾病发病的相互关联不断明确，西方医学正在从单纯的生物医学模式向生物-心理-社会医学模式转变。

自法国学者路易斯·巴斯德发现细菌，并确认了病原微生物是引起疾病并复制传播的原因以来，西方医学一直倾向于"病因是指引起某一疾病发生的特定因素；是引起某种疾病发生必不可少的、决定性的、特异性因素"的病因学认识；以青霉素为代表的抗生素在感染和传染性疾病治疗上的巨大成功，更坚定了人们的这种认识。

然而，随着感染和传染性疾病的有效控制，近年来威胁人类健康及生命的主要疾病已逐渐转变为心脑血管疾病、糖尿病、恶性肿瘤等慢性疾病。这些慢性疾病大多不是由某种单一的致病因素所引起的，而是与多种因素有关。以常见的原发性高血压为例，目前现代医学界普遍认为其发病 $30\%\sim40\%$ 与遗传因素有关，$60\%\sim70\%$ 与环境因素有关，而所谓的环境因素主要包括摄取食盐过多、肥胖、运动不足、饮酒、吸烟等日常生活习惯以及精神、心理因素等等。而老年人口在总人口中所占比例的不断增加及其特殊的生理、病理特点，也使得如何面对不断增加的高龄、超高龄以及虚弱高龄群体的多器官慢性疾病的治疗成为当今医学界的一个全新的项目。致病因素的多样化和发病机理的复杂性，使得传统的、以清除病因为主要手段的生物医学模式在这些慢性疾病的治疗上一直难有突破，西方医学正在逐步从单纯的生物医学模式向生物-心理-社会医学模式转变。

此外，因疾病治疗的长期化而潜在的各种药物不良反应，以及医源性疾病、药源性疾病的发生，也正在逐渐成为世界医学界不得不面对的新问题。例如，由于抗菌药物的不合理使用或滥用，目前已有多种细菌对几乎所有抗生素耐药，一些新的感染类型不断出现，许多几乎已经销声匿迹或普遍认为对人类健康不再构成重大威胁的疾病如结核、肺炎和性病等，又一次侵袭人类的健康。由于新型抗菌药物的开发远不及细菌产生耐药的速度快，专家们甚至担心，长此以往人类将面临没有抗菌药物可用的局面。而患者则由于对疾病治疗的长期化而潜在的各种对药物不良反应，以及医源性、药源性疾病的担忧，导致近年来选择接受传统或补充替代医学诊疗的患者逐年增加。

(二)个人健康意识和自我选择能力的不断提高

人类社会的进步、生活条件和医疗环境的改善、知识水平的提高以及信息的普及,使人们对健康、疾病的概念有了新的理解和认识,医疗的范围已不再仅仅局限于疾病的诊断和治疗,而是进一步扩展到了预防、保健和康复的范畴。此外,过去那种在疾病诊断、治疗过程中患者始终处于被动接受地位的传统医疗模式也已不再能够适应和满足民众的诊疗需求;生活质量(Quality of Life)、知情同意原则(Informed consent)、第二种意见(Second Opinion)等新的诊疗概念在发达国家的医疗界日益得到普及。

生活质量所强调的不再仅仅是既往的"生存期"有多长,这样的"量"的概念,而是更多地考虑到了如何生活的"质"的问题。知情同意的基本内容是临床医师在为病人做出诊断和治疗方案后,必须向病人提供包括诊断结果、治疗方案、病情预后及诊治费用等方面真实、充分的信息,在得到患方明确承诺后,才可最终确定和实施由其确认的诊治方案。第二种意见则主要是指就目前的诊断或治疗方案咨询主治医生以外的其他医生的意见,尤其重要的是主治医生应主动询问患者或其家属是否需要第二种意见,并有义务为患者提供和推荐第二种意见咨询的相关信息。知情同意原则和第二种意见观念的介入已彻底改变了既往以医生为主导的诊疗方式和医患关系,并促使患者能够积极、主动地参与到疾病的诊断和治疗过程当中。

生活、知识水平的提高和信息的普及,使患者的个人健康意识不断提高,"自己的健康要靠自己来保护"的健康、生活观念日益深入人心。生活质量、知情同意原则和第二种意见等新的诊疗概念的普及,则彻底改变了人们既往的疾病诊疗观念和以医生为主导的传统诊疗方式,并促使患者更加积极、主动地参与到疾病的诊断和治疗过程当中。出于对疾病治疗的长期化而潜在的各种对药物不良反应,以及医源性、药源性疾病的担忧,近年来选择接受补充替代医学诊疗的患者逐年增加。

(三)医疗费用的日益增长和对疾病预防重要性的再确认

伴随着人口结构的日益高龄化和疾病治疗的长期化,医疗费用的支出日益增加,而各种高科技检查仪器以及治疗药物和治疗方法的不断更新更进一步加重了医疗费用高涨。庞大的医疗费用支出成了目前发达国家政府不得不面对的一个重要问题,也促使现代医学界开始倾向于寻找另一种安全、有效而且价格低廉的替代方法用于慢性疾病的治疗,并再次确认了疾病预防的重要性。

(四)先贤的智慧和长期临床实践的丰富积累不断得到验证

生物-心理-社会医学模式的确立,个性化医学、心身医学等新兴学科的诞生,以及心身疾病、生活习惯病等新的疾病概念的出现和饮食、运动等非药物疗法的日益普及,已从生命科学、现代医学以及临床实践等角度为传统医学"天人合一"、"心身合一"的"整体观念",强调心理因素(内因)和生活习惯因素(不内外因)影响的病因学说和疾病预防的"治未病"观点,以及因人、因地、因时制宜的、个性化的"辨证论治",和针灸、按摩、运动、食疗等非药物疗法的实用性、有效性和安全性等优势和特点提供了依据。而各国政府对传统医学事业的支持,则为传统医学医疗、科研、教育、产业的可持续发展和国际交流与合作提供了重要的保障。

正是在上述的背景条件下,注重人与自然的相互统一、强调人体内在因素在疾病发病过程中的重要作用的传统医学理论,和以心身关怀、"扶正祛邪"为特征的个性化辨证论治,以及草药、针灸、推拿、气功等自然、非药物疗法的低成本、安全性等引起了西方主流医学界的关注,并希冀能够从古老的东方传统医学中寻求另一种医学的智慧,一方面寻找对于慢性疾病更好的治疗方法,另一方面则试图通过传统医学的应用,来降低日益增长的医疗费用。

最重要的一点当属传统医学先贤们所创造的"整体观念"、"辨证论治"和强调预防的"治未病"理论和经过长期临床实践积累的丰富经验,以及中草药、针灸、推拿、气功等自然、非药物疗法的低成本、安全性等优势特点逐渐得到了验证和人们的理解。

二、区域特点分析

(一)欧美等现代医学发达国家和地区

1. 患者与民众的积极参与

疾病谱的变化、个人健康意识的提高,以及生活质量、知情同意原则和第二种意见等新的诊疗概念的普及,已彻底改变了人们既往的疾病诊疗观念和以医生为主导的传统诊疗方式,并促使患者更加积极、主动地参与到疾病的诊断和治疗过程当中。选择针刺疗法、顺势疗法、草药疗法、按摩疗法等补充替代医学(CAM)治疗方法的使用率急剧增长正是这种现象的一个具体反映。

在哈佛大学大卫·爱森搏格(David Eisenberg)博士的论文中可以发现,接受补充与替代医学诊疗的人群超越所有的生活背景,但比较而言受过高水平教育的人士和过去曾经住过院的人更喜欢补充替代医学疗法;此外女性比男性、过去曾经吸过烟的人比目前正在吸烟或从来没有吸过烟的人更容易接受互补与替代医学。而在 NIH 实施的一项关于接受补充与替代医学的理由的调查中,人们对事先拟订的 5 种问题的回答(可选择一个以上的理由)分别为:

(1)与现代医学的治疗共同使用有利于改善健康状态　54.9%

(2)补充与替代医学值得一试　50.1%

(3)采用现代医学的治疗已经得不到帮助　27.7%

(4)现代医学的医生推荐　25.8%

(5)现代医学的治疗费用太贵　13.2%

在接受过补充替代医学治疗的人群中，有80％对所接受的治疗和经历表示满意。人们选择替代医学不仅仅是由于对现代医疗不满，而是因为补充替代医学的诊疗方式反映了自身的信仰、价值，以及对健康和生活的哲学观，而这种健康意识的核心是"自己的健康要靠自己来保护"。

医学发展的最高目标是解除患者的病痛，提高人类的健康水平。因此患者的需求和选择是决定医学发展方向的一个重要影响因素。纽约贝丝·以斯雷尔医疗中心的负责人伍德森·梅里尔博士（医师兼针灸师）就曾明确指出："我们按照病人的需要提供医疗服务，我认为综合医学是未来医学发展的趋势"。

2. 主要科研机构和著名学府的高端介入

不可否认，普通民众和患者对传统医学日益增加的关心和兴趣，对促进补充替代医学在欧美等西方国家的应用和普及发挥了重大的影响和作用。但另一方面。西方医学界对传统医学态度的转变也是一个不容忽视的重要因素。其中最具有代表意义的就是现代医学的权威机构——美国国立卫生研究院（NIH）对传统医学的积极评价国立补充替代医学中心（NCCAM）的成立。

在NIH的影响下，哈佛大学等20多所著名大学的医学院或附属医院相继成立了补充替代医学中心。如哈佛大学的Division for Research and Education in Complementary and Integrative Medical Therapies，Harvard Medical School，哥伦比亚大学的Richard and Hinda Rosenthal Center for Complementary and Alternative Medicine，Columbia University's College of Physicians and Surgeons，加利福尼亚大学旧金山校的Osher Center for Integrative Medicine，School of Medicine，University of California San Francisco，斯坦福大学的Stanford Center for Integrative Medicine，Stanford University School of Medicine，马里兰大学的Division of Complementary Medicine，University of Maryland School of Medicine等。这些机构除了从事传统医学的医疗、科研工作外，还担负着专修或选修学生的中医教学和在职医师培训工作。

补充替代医学不仅受到综合大学医学部以及医科院校的关注，一些药学院和护理学院开始进行课程设置上的改革，将补充替代医学的多种内容纳入其教学内容。美国明尼苏达大学药学院对院内的教学人员、学生进行的一项有关补充替代医学的问卷调查结果表明，学生和教学人员均认为将补充替代医学纳入教学内容十分重要。认为补充替代医学相关知识对于他们很重要的师生比例分别为87％和88％；认为补充替代医学应该被纳入教学内容的师生比例分别为84％和83％；认为执业医师应该给予病人有关补充替代医学常规疗法的建议的师生比例分别为94％和88％。

从 2005 年对美国 1400 家医院的调查来看,已有超过四分之一的医院提供补充替代医学服务。在德国有 3 万西医医生经常使用针灸治疗的方法;而全法国的 12 万名医师中,有 8% 在临床实践中运用针灸、中医或其他传统医学疗法。

3. 政府的积极推动

NCCAM 在 NIH 内的设立,与美国政府和议会的支持有着密切的联系,因为 NIH 的所有预算都必须得到政府和议会的批准。除联邦政府外,至今已有 42 个州制定了针灸、中医的法律法规,并有 5 个州正在制定相关法律。

比利时于 1999 年通过了针对补充替代医学的法律,并对补充替代医学的行医者的注册开业、行医规范、及违法处罚等进行了明确规定。加拿大的不列颠哥伦比亚、艾伯特、和魁北克等省均将针灸纳入其所规范的卫生专业中。2006 年德国卫生部批准采用中医针灸治疗慢性腰脊椎和膝部关节等疼痛的医疗费可以从医疗保险中支出。

(二)历史上深受中医药传统影响的亚洲国家和地区

1. 深厚的民众基础

日、韩等亚洲国家在历史上曾深受中国传统文化的影响,中医药早在隋唐时期就开始传入上述国家并在相当长的一段时间内占据着当地主流医学的地位。虽然从近代开始,这些国家均因现代医学教育制度的导入逐渐限制、进而取消了传统医学的合法地位,但针灸、按摩等传统治疗手段始终在民间流传,而同样使用汉字等文化背景也为理解和认识传统中医药的一些复杂概念(诸如阴阳、五行、脏腑、经络、穴位等)奠定了良好的基础。

2. 欧美的影响

由于日本从明治维新开始,就采取了"西方医学"一边倒的政策和体制,所以主流医学界对传统医学的态度也在相当程度上受到欧美国家的影响。因此,分别成立于 1972 年、1975 年和 1977 的北里研究所附属东洋医学研究所,近畿大学医学部附属东洋医学研究所和兵库县立尼崎医院东洋医学研究所三个传统医学研究机构,将中药处方(汉方制剂)纳入医疗保险范畴(1976),以及世界上第一所正规针灸大学——明治针灸大学的成立(1983),均与 1972 年美国总统尼克松访华后所掀起的世界范围的"针灸热"、"中医热"有着密切的联系。

而近年来汉方医学教育课程在全日本 80 所综合大学医学部及医学院校的普及,分别以或"汉方医学"、"东洋医学"或"补充替代医学"等为名义在个大学附属医院开设的传统医学门诊,以及几个补充替代医学学会的诞生,更明显受到补充与替代医学在欧美各国的广泛应用与迅猛发展的影响。韩国更是从近十年才开始重视传统医学的发展。如 1998 年颁布国家 R&D 计划,1999 年开始实施传统医药国家健康服务指南计划,2005 年颁布了发展韩医药的长期综合战略计划——《韩医药发展第一个五年综合计划》。

3. 传统医药产业界的推动

日本是世界上除中国之外生产和使用中药复方(日本称汉方制剂,也就是方剂)最多的国家,共有 200 多家制药公司生产"汉方制剂"。传统的文化氛围和民众基础,特别是 1976 年开始将汉方制剂纳入医疗保险的措施为日本汉方产业的发展奠定了坚实的基础。汉方制剂专门生产厂家最大的是津村,独占日本 78％ 的汉方市场份额,2006 年度的销售额达 861 亿 2500 万日元。而韩国仅高丽参一项就创汇达 2 亿美元左右,接近我国中药出口额的 1/3。

(三)印度等拥有独自传统医学体系的国家

1. 与中医药同样悠久的历史和丰富的内容

印度是世界上少数拥有完整传统医药体系的国家之一,据统计,印度现有 70％ 的人口选择传统医学门诊看病。阿育吠陀医学(Ayurveda)是印度传统医学中最主要的组成部分,通常泛指的印度传统医学就是指阿育吠陀医学。Ayurveda 这一梵文词的本意是关于生命的科学,大概可以理解为"养生之道",它还包括古代人们对人和人体本身的认识及哲学理解。西达(Siddha)医学主要在印度南部各地流行,其诊病原理与阿育吠陀医学相似,突出的特点是强调以毒攻毒的诊疗思想。瑜伽(Yoga)在医学上可以理解为一种以预防为主的强身健体防病治病方法。在印度,瑜伽通常与自然疗法(Naturopathy)相提并论。瑜伽强调通过保持和恢复人体健康来防治疾病。瑜伽医学认为,通过思维和意念的力量,类似于现代医学的心理疗法和习练气功,可以改善人体各器官或系统的功能,从而预防疾病,延长寿命。瑜伽是印度传统医学体系中国际推广最为成功的一种传统医学。

在印度,传统医学主要是为城市贫民和边远农村地区提供初级的卫生服务,收费较低,甚至不收费;但也有一些面向富裕层的,环境较好,收费较高的传统医院。这两种传统医学诊疗机构都有一个共同的特点,就是临床上均采用纯粹的传统诊疗方法,例如在孟买的一家大型传统医院甚至还在采用水蛭吸血这样的传统治疗手段,这对保存、传承、评价和发扬古老的传统医学治疗方法和手段具有非常重要的意义。

2. 政府的支持与传统医学领域的扩大

自上个世纪 90 年代开始,印度政府开始逐步加大对传统医学的重视和支持力度,并将传统医药的发展纳入国民经济发展规划。1995 年在卫生部与家庭福利部下专设了副部级的传统医药部;2002 年,为进一步发挥印度传统医学在国家卫生服务体系中的作用,印度政府颁布了《2002 年传统医学及顺势疗法国家政策》,明确了传统医学发展目标和具体政策;2003 年,传统医药部更名为阿育吠陀(Ayurveda)、瑜伽与自然疗法(Yoga and Naturopathy)、尤纳尼

（Unani）、西达和顺势疗法（Homoeopathy）部,将阿育吠陀医学、瑜伽和自然疗法、西达医学、尤那尼医学以及顺势疗法都列在名称中加以明确,统称为印度传统医学(简称 AYUSH)。

值得注意的是,在当前的印度传统医学体系中,阿育吠陀医学、西达医学和瑜伽才是印度土生土长的传统医学;尤纳尼医学起源于希腊,顺势疗法由德国医生创立。从传统医学领域的扩大和传统医药部的更名我们不难看出印度政府对传统医学发展所持的积极的态度。在印度西医和传统医学为完全独立的两个体系。在现代综合医院中,极少设有传统医学科室;绝大多数西医医生都没有接受过传统医学的训练,西医医师也不能开具传统药物的处方。传统医药医院一般不使用西医的诊疗法,传统医药医生一般不能开西药。

三、发展趋势分析

（一）民众需求不断扩大

生活、知识水平的提高和信息的普及,使患者的个人健康意识不断提高,"自己的健康要靠自己来保护"的健康、生活观念日益深入人心,在世界范围内寻求并接受传统或补充替代医学治疗的患者不断增加,传统医学的诊疗领域不断扩大。90％的德国人认为针灸可以作为一种治疗方法,39.3％的德国人曾接受过针灸治疗;英国 2005 年接受中医药治疗的患者总人数超过 100 万;大约 15.6％的意大利成年人每年至少接受过一次补充替代医学的治疗,其中针灸是最受欢迎的。而澳大利亚 2005 年度的一项全国调查显示,有 69％的居民使用着 17 种不同形式的补充替代医学,诊疗费用超过 20 亿澳元/年。

在 NIH 实施的一项关于接受补充与替代医学的理由的调查中,人们对事先拟订的 5 种问题的回答(可选择一个以上的理由)内容中,与现代医学的治疗共同使用有利于改善健康状态占 54.9％;补充与替代医学值得一试占 50.1％;采用现代医学的治疗已经得不到帮助占 27.7％;现代医学的医生推荐占 25.8％;现代医学的治疗费用太贵占 13.2％。也客观地反映了人们对传统或补充替代医学的接受和认可程度。而接受过高水平教育的人士、高收入人群（＞65 000 美元/年）和过去曾经住过院的人更喜欢补充替代医学疗法,以及女性比男性,过去曾经吸过烟的人比目前正在吸烟或从来没有吸过烟的人更容易接受补充与替代医学的调查分析结果更显示出人们对传统或补充替代医学的接受和认可绝不是简单的盲从。

美国医院协会 2005 年对 1400 家医院进行的调查结果证实,有 27％的医院在门诊或病房提供补充替代医疗服务;而促使这些医院选择提供补充替代医疗服务的前三位的理由分别是:患者的要求占 87％,医院的使命占 62％和临床疗效占 61％。

（二）传统医学应用领域不断拓宽

传统医学的主要理念与生物-心理-社会医学模式适应,如其"整体观念"强调"天人合一"、

"心身合一",病因学说强调心理因素(内因)和生活习惯因素(不内外因)响,治疗强调预防为主的"治未病"观点,采用因人、因地、因时制宜的个性化治疗方式。随着个性化医学、心身医学等新兴学科的诞生,以及心身疾病、生活习惯病等新的疾病概念的出现和饮食、运动等非药物疗法的日益普及,传统医学中的各种疗法,如针灸、按摩、运动、食疗等非药物疗法已在很大程度上拓宽了应用领域。

(三)传统医学将纳入各国医疗保健体系

世界卫生组织的统计资料显示:在许多亚洲和非洲国家,有80%的人口依赖传统医学提供初级卫生保健;在一些发达国家70%～80%的人口使用某种形式的替代或补充医学(例如针灸);目前世界上已有57个国家建立了国家传统或类似的医药专家委员会;100多个国家已制定草药管制条例;37个国家有传统医学研究所;43个国家有草药研究所。

2002年1月公布的《世界卫生组织传统医学战略2002-2005(WHO Traditional Medicine Strategy 2002-2005)》中,世界卫生组织已明确提出了将传统医学或补充替代医学纳入各国医疗保健体系的发展方向。在世界卫生组织执行委员会第121次会议(2009年1月19-26日)上形成并提交第六十二届世界卫生大会审议通过的有关"传统医学"的EB124.R9决议中,世界卫生组织(WHO)敦促各会员国制定国家政策、法规和标准,以促进传统医学的适当、安全和有效使用;同时根据国家能力、工作重点、相关立法和具体情况,在有安全性、有效性和质量方面证据的情况下,考虑通过和实施《传统医学北京宣言》,并酌情考虑将传统医学纳入国家卫生系统。在世界卫生组织及会员国的共同努力下,传统医学有望早日纳入世界各国的国家医疗保健体系。

总之,生命科学以及临床医学领域的最新研究进展和成果为我们从宏观的角度评价和认识以中医药为主要内容的传统医学的潜在优势提供了大量的参考依据。例如,心身医学(Mind-body Medicine)以及生活习惯病(Life-Style Related Diseases)等新的临床领域和疾病概念的产生为人们重新理解中医的喜、怒、忧、思等"内因"和饮食劳逸等"不内外因"发挥了重要的作用;人类基因组计划(Human Genome Project,HGP)的完成不仅从基因水平证明了个体差异存在的物质基础,更揭示了个体差异与疾病易感性和对药物敏感性的内在联系,以及未来"个性化医学(Personalized Medicine)"的发展方向,间接地为人们长期以来一直难以理解的、具有显著"个性化"倾向的中医辨证论治提供了强有力的理论支持;饮食、运动等非药物疗法的临床作用和效果的肯定,也将进一步推动针灸、推拿、食疗、药膳、太极、气功等传统中医治疗方法的普及。

世界卫生组织秘书长陈冯富珍在2008年11月召开的北京世界卫生组织传统医学大会上指出:"中医有着3000年的悠久历史,它全面对待健康问题,首创了食疗、健身、注重环境对健康的影响以及草药治疗等。其他国家的一些古老医疗体系,例如印度传统医学,也对健康持类似的观点。它们是珍贵的历史遗产,面对 21 世纪不健康生活方式的全球化、毫无节制的迅速城市化以及人口老龄化这三大顽疾尤其弥足珍贵。这些不良的全球趋势对全球健康造成了影响,其中最显著的是心脏病、癌症、糖尿病和精神疾患等慢性非传染病发病率普遍上升。针对这些以及其他疾患,传统医学可以大有作为,发挥预防、抚慰、温心和治疗作用"。

参考文献

[1]　Molsberger A F. Designing an acupuncture study: II. The nationwide,randomized,controlled German acupuncture trials on low – back pain and gonarthrosis[J]. JAltern Complement Med,2006,12(8):733 – 42.

[2]　Memorial Sloan-Kettering Cancer Center. Acupuncturefor the Treatment of Chronic Post-Chemotherapy Fatigue: A Randomized, Phase Ⅲ Trial[EB/OL]. http://clinicaltrials. gov/ct/show/NCT00200096. order=3. 2007 – 12.

[3]　Shaare Zedek Medical Center. Acupuncture for Elevated Intraocular Pressure [EB/OL]. http://clinicaltrials. gov/ct/show/NCT00307918. order=4. 2006 – 05.

[4]　Molsberger AF,Designing an acupuncture study: Ⅱ. The nationwide,randomized,controlled German acupuncture trials on low – back pain and gonarthrosis[J]. Altern Complement Med. 2006 Oct;12(8):733 – 742.

[5]　University of Pennsylvania. Acupuncture for Promotionof Timely Delivery[EB/OL]. http://clinicaltrials. gov/ct/show/NCT00379327. order=25. 2007 – 06.

[6]　University of North Carolina. Acupuncture for the Prevention of Postdates Pregnancy [EB/OL]. http://clinicaltrials. gov/ct/show/NCT00312585. order=29. 2006 – 04.

[7]　Skejby Hospital,Skejby Research Fond,Ringkj. Bing County Research Fond,Union of Midwives ResearchFond. Can Acupuncture Be Used as Preparation for Induction of Labour[EB/OL]. http://clinicaltrials. gov/ct/show/NCT00245752. order=45. 2006 – 02.

[8]　National Taiwan University Hospital. Stimulation of Auricular Acupuncture-Point for C/T-Induced Nausea/Vomiting [EB/OL]. http://clinicaltrials. gov/ct/show/NCT00360841. order = 20. 2006 – 03.

[9]　National Center for Complementary and Alternative Medicine(NCCAM). The Effect of Acupuncture on Infertility With In – Vitro Fertilization(IVF) Patients[EB/OL]. http://clinicaltrials. gov/ct/show/NCT00317317. order =17. 2007 – 07.

［10］　Chinese University of Hong Kong. Acupuncture Treatment in Adults Undergoing Diagnostic OGD：A Double－Blind Placebo Controlled Randomized Trial［EB/OL］. http://clinicaltrials［EB/OL］. gov/ct/show/NCT00449241. order＝19. 2007－03.

［11］　VA Maryland Health Care System. Assessment of Acupuncture to Improve Function, Exercise Capacity, and Pain［EB/OL］. http://clinicaltrials. gov/ct/show/NCT00502619. order＝18. 2007－07.

［12］　黄涛.美国国立健康研究院(NIH)资助的针灸临床研究内容与特点［J］.亚太传统医药，2008，4(1)：14－19.

［13］　BaChe F. North American Medical and Surgical Journal［J］. 1826(1)：311－321.

［14］　Vickers A, Zollman C. ABC of Complementary Medicine［J］. BrMed J, 1999, 319 (7215)：973.

［15］　李永明.针灸传入美国30年回顾［J］.中国针灸，2004，24(12)：865－868.

［16］　齐丽珍，黄琴峰，黄颖.从现代中医期刊透视针灸疾病谱［J］.上海针灸杂志，2006，25(11)：46.

［17］　石学敏，杜元灏.针灸学科发展的战略思考［N］.中国医药报，2005.

［18］　郭义，罗汀，李庆雯.针灸临床科研思路探讨［J］.中国针灸，2005，25(1)：3.

［19］　世界卫生组织.针灸临床研究规范(续1)［J］.中国针灸，1998，18(9)：574.

［20］　吴滨，何竟，李宁，等.循证医学与《中国针灸》临床研究报道的质量评价［J］.中国针灸，2000，20(8)：405.

［21］　黄劲柏.循证医学及其对针灸选穴配方的影响［J］.中国针灸，2001，21(6)：369.

［22］　张健，王沛.生活质量研究与恶性肿瘤的中医疗效评价［J］.北京中医药大学学报，2000，23(2)：67.

［23］　Zhu C B, Xu S F, Wu G C, et al. Research on combination of acupuncturewith drugs ［J］. World J Acup－Mox, 1997, 7(4)：54.

［24］　NIH office of the director. NIH Consensus Statement acupuncture. 1997, 15(5)：1－34.

［25］　Suela Baruti，徐玉东，杨永清，等.中美针灸研究重点和思路现状［J］.上海针灸杂志2008，27(1)：38－40.

［26］　何巍.美国国立补充替代医学中心(NCCAM)近五年中医药癌症治疗相关研究项目［J］.中医药国际参考，2009(6)：22－28.

［27］　何巍.美国国立癌症研究所近几十年中医药相关研究项目概况［J］.中医药国际参考，2009(7)：14－16.

［28］　蒯强.法国针灸教学、研究及医疗现状［J］.复旦教育论坛，2006，4(4)：93－95.

[29] Foundation of Traditional Chinese Medicine. http://www. ftcm. org. uk/Sep 9,2004.

[30] Hugh Macpherson,Lucy Thorpe,Kate Thomas,et al. Acupuncture for low back pain: traditional diagnosis and treatment of 148 patients in a clinical trial. Complementary Therapies in Medicine,2004,12(1):38.

[31] Hugh Macpherson,Kate Thomas,Stephen Walters,et al. The York acupuncture safety study: prospective survey of 34000 treatments by traditional acupuncturists[J]. BMJ, 2001,323:486.

[32] Karen J Sheman,Li xing Lao,Hugh Macpherson,et al. Matching acupuncture clinical study designs to researchquestions[J]. Clinical Acupuncture and Oriental Medicine, 2002,3:12.

[33] Adrian White,Mike Cummings,Val Hopwood,et al. Informed consent for acupuncture an informationleaflet developed by consensus[J]. Acupuncture in Medicine,2001,19 (2):123.

[34] 刘雪梅,张鸣明,刘慧林.利用 CONSORT 和 STRICTA 提高针刺对照试验报告的质量 [J].中国针灸,2003,23(12):699.

[35] 于金娜,刘保延,刘志顺.英国中医药基金会的针灸临床研究情况介绍[J].中国针灸, 2005,25(8):577－580.

[36] 黄小愚,陆静,李振东.日本学者对冷症的针灸治疗研究[J].国外医学中医药分册, 1994,16(5):17－19.

[37] 董景五.疾病和有关健康问题的国际统计分类(第十次修订本)[M].北京人民卫生出版 社,2008.

[38] Backer M,Urossman P,Schneider J,et al. Acupuncture inmigraine:investigation of autonomic effects[J]. Chin J Pain, 2008,24(2):106－115.

[39] Linde K, Streng A, Hoppe A, et al. Randomized trial vs, observational study of acupuncture for migraine found that pabent characteristics differed but outcomes were similar[J]. J Clin Epidemiol,2007,80(3):280－287.

[40] Diener H C,Kronleld K, Boewing U, et al. Efficacy oI acupuncture for the prophylaxis of migraine:a multicentre randomised controlled clinical trial[J]. Lancet Neurol,2006,5(4):310－316.

[41] Linde K, Streng A, Jürgens S, et al. Acupuncture for patients with migraine:a randomized controlled trial[J]. JAMA,2005,293(17): 2118－2125.

[42] Melcbart D, Thormaehlen J, Hager S, et al. Acupuncture versus placebo versus sumatriptan for early treatment of migrame attacks a randomized controlled trial[J].

Intern Med，2003,253（2）:181－188.

[43] Linde K，Streng A，Hoppe A,et al. A treatment in a randormized multicenter trial of acupuncture for migraine（ART migraine）[J]. Forsch Komplementmed,2006,13(2)：101－108.

[44] Williamson I,Wyatt M R，Yein K,et al. Severe knee osteoarthritis:a randomized controlled trial of acupuncture，physiotherapy（supervised exercise）and standard management for patients awaiting knee replacement [J]. Rheumatology（Oxford），2007,46 (9):1445－1449.

[45] Lansdown H,Howard K，Brealey S,et al. Acupuncture for pain and osteoarthritis of the knee: a pilot study for an open parallel-arm randomised controlled trial[J]. BMC Musculoskelet Disord,2009,10:130.

[46] Jubb R W，Tukmachi E S，Jones P W A，et al. A blinded randomised trial of acupuncture （manual and electroacupuncture）compared with a non-penetrating sham for the symptoms of osteoarthritis of the knee[J]. Acupunct Med,2008,26（2):69－78.

[47] Foster N E，Thomas E，Barlas P，et al. Acupuncture as an adjunct to exercise based physiotherapy for osteoarthritis of the knee: randomised controlled trial[J]. BMJ, 2007,335（7617):436.

[48] Bullock M I,Kiresuk T J，Pheley A M，et al. Auricular acu puncture in the treatment of cocaine abuse. A study of ellicacy and dosing[J]. J Subst Abuse Treat ,1999,16(1):31－38.

[49] Margolin A，Avants S K，Kleber H D，et al. Rationale and design of the Cocaine Alternative Treatments Study （CATS):a randomized，controlled trial of acupuncture [J]. J Altern Complement Med,1998,4(4):405－418.

[50] Otto K C,Quinn C,Sung Y F，et al. Auricular acupuncture as an adjunctive treatment for cocaine addiction. A pilot study[J]. Am J Addict,1998,7(2):164－170.

[51] 世界卫生组织. 世界卫生组织认可的 64 种针灸适应证[J]. 针刺研究,2008,33 (3):168.

[52] Manber R，Schnyer RN，Lyell D，et al. Acupuncture for depression during pregnancy: a randomized controlled trial[J]. Obstet Gynecol. 2010,115(3):511－520.

[53] Ge AX，Ryan ME，Giaccone G，et al. Acupuncture treatment for persistent hiccups in patients with cancer[J]. J Altern Complement Med. 2010,16(7):811－816.

[54] Beer TM，Benavides M，Emmons SL，et al. cupuncture for hot flashes in patients with prostate cancer[J]. Urology. 2010,76(5):1182－1188.

[55] Lu W，Matulonis UA，Doherty－Gilman A，et al. Acupuncture for chemotherapy－

induced neutropenia in patients with gynecologic malignancies: a pilot randomized, sham-controlled clinical trial[J]. J Altern Complement Med. 2009,15(7):745-753.

[56] Balk J, Day R, Rosenzweig M, et al. Pilot, randomized, modified, double-blind, placebo-controlled trial of acupuncture for cancer-related fatigue[J]. J Soc Integr Oncol. 2009,7(1):4-11.

[57] Wechsler M. E. , Kelley J. M. , Boyd IO, et al. Active albuterol or placebo, sham acupuncture, or no intervention in asthma[J]. N Engl J Med. 2011,365(2):119-26.

[58] Lee SW, Liong ML, Yuen KH, et al. Validation of a sham acupuncture procedure in a randomised, controlled clinical trial of chronic pelvic pain treatment[J]. Acupunct Med. 2011,29(1):40-46.

[59] Suarez-Almazor ME, Looney C, Liu Y, et al. A randomized controlled trial of acupuncture for osteoarthritis of the knee: effects of patient-provider communication. Arthritis Care Res (Hoboken). 2010,62(9):1229-1236.

[60] Cherkin DC, Sherman KJ, Avins AL, et al. A randomized trial comparing acupuncture, simulated acupuncture, and usual care for chronic low back pain[J]. Arch Intern Med. 2009 May 11;169(9):858-66.

[61] Endres H G, Zenz M, Schaub C, et al. German acupuncture trials (gerac) address problems of methodology associated with acupuncture studies[J]. Schmerz,2005,19(3):201-204.

[62] Berman B M, Lao L, Langenberg P, et al. Effectiveness of acu-puncture as adjunctive therapy in osteoarthritia of the knee: a randomized, controlled trial[J]. Ann Int Med, 2004, 141(12): 901-910.

[63] Hoppe A, Melchart D. Correlations of headache diary parameters, quality of life and disability scales[J]. Germany. Headache,2009,49(6):868-878.

[64] Berman BM, Lao L. Effectiveness of acupuncture as adjunctive therapy in osteoarthritis of the knee: a randomized, controlled trial[J]. America. Ann Intern Med. 2004,141(12):901-910.

[65] Sherman RE, Lenz SK. A large randomized placebo controlled study of auricular acupuncture for alcohol dependence[J]. America. J Subst Abuse Treat. 2002,22(2):71-77.

[66] Smith C, Beilby J. Acupuncture to treat nausea and vomiting in early pregnancy: a randomized controlled trial[J]. Australia. Birth. 2010,8(9):CD007575.

[67] Smith C, Crowther C. The placebo response and effect of time in a trial of acupunc-

ture to treat nausea and vomiting in early pregnancy[J]. Australia. Complement Ther Med. 2002,10(4):210 - 216.

[68] Smith C, Beilby J. Pregnancy outcome following women's participation in a randomised controlled trial of acupuncture to treat nausea and vomiting in early pregnancy [J]. Australia. Complementary Therapies in Medicine. 2002,10(2):78 - 83.

[69] Avants SK, Kleber HD. Rationale and design of the Cocaine Alternative Treatments Study (CATS): a randomized, controlled trial of acupuncture[J]. USA. J Altern Complement Med. 1998,4(4):405 - 418.

[70] Bach H, Larsen EC. Acupuncture on the day of embryo transfer: a randomized controlled trial of 635 patients[J]. Denmark. Reprod Biomed Online. 2010,21(3):366 - 72.

[71] Kyu - Hyun Park, Young - Eun Park. Location of primary headaches of outpatients using newly developed meridian and acupuncture points of Korean hand therapy. Medical Acupuncture,2010, 22(2): 121 - 128.

[72] Ivanov A. I. Prophylaxis and treatment of motion disease by the application of plant patches on acupuncture zones[J]. Zhurnal Ushnykh Nosovykh i Gorlovykh Boleznei (1998) :5 (30 - 37). Date of Publication: 1998.

[73] Sherman KJ, Avens AL. Characteristics of patients with chronic back pain who benefit from acupuncture[J]. BMC Musculoskelet Disord, 2009,21(10)114.

[74] Borup L, Hvidman L. Acupuncture as pain relief during delivery: a randomized controlled trial[J]. Denmark. Birth. 2009,36(1):5 - 12.

[75] Daniel C, Karen J. A randomized trial comparing acupuncture, simulated acupuncture, and usual care for chronic low back pain[J]. Arch Intern Med. 2009,169(9): 858 - 866.

[76] Witt CM, Roll S. Acupuncture in patients with dysmenorrhea: a randomized study on clinical effectiveness and cost - effectiveness in usual care[J]. Germany. Am J Obstet Gynecol. 2008,198(2):166. e1 - 8.

[77] Daniel C Cherkin, Karen J Sherman. Efficacy of acupuncture for chronic low back pain: Protocol for a randomized controlled trial[J]. USA. Trials. 2008,9:10.

[78] Hoppe A, Streng A. Acupuncture for osteoarthritic pain: an observational study in routine care. Germany[J]. Rheumatology (Oxford). 2006,45(2):222 - 227.

[79] A. Hoppe, A. Streng. Acupuncture for osteoarthritic pain: an observational study in routine care. Germany [J]. Oxford Journals Medicine Rheumatology, 2003, 45:222 - 227.

[80]　Vas Ruiz J. , Panadero Ruz D. Acupuncture：An alternative in pain treatment[J]. Spanish. Atencion Farmaceutica,2003,5(1):18 - 24.

[81]　F. Koettnitz. Geburtshilflich - Gynakol. Acupuncture for detachment of the placenta? A prospective randomised study[J]. Geburtshilfe und Frauenheilkunde,1999,59 (11):562 - 565.

[82]　Apostolopoulos A. , Karavis M. Overeating：Treatment of obesity and anxiety by auricular acupuncture，an analysis of 800 cases[J]. Greece. Acupunct Med，1996,14: 116 - 120.

[83]　Jena S，Witt CM. Acupuncture in patients with headache[J]. Germany. Cephalalgia, 2008,28(9):969 - 79. Epub 2008 Jul 8.

[84]　Linde K，Hoppe A. Acupuncture for chronic low back pain in routine care：a multi-center observational study[J]. Germany. Clin J Pain，2007,23(2):128 - 135.

[85]　Scharf H. P. , Mansmann U. Acupuncture and knee osteoarthritis：a three - armed randomized trial[J]. Germany. Ann Intern Med，2006,145(1):112 - 120.

[86]　Witt CM，Jena S. Pragmatic randomized trial evaluating the clinical and economic effectiveness of acupuncture for chronic low back pain[J]. Germany. Am J Epidemiol, 2006,164(5):487 - 496.

[87]　Witt CM，Jena S. Cost - effectiveness of acupuncture treatment in patients with chronic neck pain[J]. Germany. Pain,2006,125(1 - 2):107 - 113.

[88]　Witt CM，Jena S. Acupuncture for patients with chronic neck pain[J]. Germany. Pain,2006,125(1 - 2):98 - 106.

[89]　Witte S，Victor N. Acupuncture and knee osteoarthritis：a three - armed randomized trial[J]. Germany. Ann Intern Med，2006,145(1):12 - 20.

[90]　Egger B. The initial results of the gerac studies：Acupuncture is more effective than standard therapy in lower back pain and acupuncture is also effective in knee pain[J]. Germany. Akupunktur und Traditionelle Chinesische Medizin,2004,32(4):236 - 243.

[91]　Svensson G. , Akeson J. Acupuncture during childbirth reduces use of conventional analgesia without major adverse effects：A retrospective study[J]. Sweden. American journal of acupuncture，1998,26(4):233 - 239.

[92]　黄梅芳,俞昌德.介绍国外针灸临床研究中几种安慰对照方法[J].中国针灸,2003,23 (10):589 - 591.

[93]　劳力行.针灸临床研究的现状及探讨[J].针刺研究 2008,33,2(1):53 - 60.

[94]　梁繁荣,吴曦. 国外针灸发展现状与展望[J]. 中国针灸,2006,26(2):79 - 82.

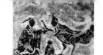

[95]　Bert Wetzel, Dragan Pavlovic, Renate Kuse, et al. Auricular acupuncture reduces in-traoperative fentanyl requirement during hip arthroplasty – a randomized double – blinded study[J]. Acupunct Electrother Res,2006,31(3 – 4):213 – 221.

[96]　Albrecht F. Molsberger, Thomas Schneider, Hermann Gotthardt, et al. German Randomized Acupuncture Trial for chronic shoulder pain (GRASP) a pragmatic, con-trolled, patient – blinded, multi centre trial in an outpatient care environment[J]. Pain,2010,151(1):146 – 154.

[97]　Markus Hübscher, Lutz Vogt, Thomas Ziebart. Immediate effects of acupuncture on strength performance: a randomized, controlled crossover trial[J]. Eur J Appl Physi-ol, 2010,110(2):353 – 358.

[98]　Brinkhaus B, Witt C M, Ortiz M, et al. Acupuncture in seasonal allergic rhinitis (ACUSAR)—— design and protocol of a randomised controlled multi – centre trial[J]. Forsch Komplementmed,2010,17(2):95 – 102.

[99]　F. Pfab , J. Huss Marp , A. Gatti, et al. Influence of acupuncture on type I hyper-sensitivity itch and the wheal and flare response in adults with atopic eczema – a blin-ded, randomized, placebo – controlled, crossover trial[J]. Allergy, 2010,65(7):903 – 910.

[100]　Streitberger K, Steppan J, Maier C, et al. Effects of verum acupuncture compared to placebo acupuncture on quantitative EEG and heart rate variability in healthy vol-unteers[J]. J Altern Complement Med, 2008,14(5):505 – 513.

[101]　Flachskampf FA, Gallasch J, Gefeller O, et al. Randomized trial of acupuncture to lower blood pressure[J]. Circulation,2007,115(24):3121 – 3129.

[102]　Harbach H, Moll B, Boedeker RH, et al. Minimal immunoreactive plasma beta – endorphin and decrease of cortisol at standard analgesia or different acupuncture techniques[J]. Eur J Anaesthesiol, 2007,24(4):370 – 376.

[103]　Scharf HP, Mansmann U, Streitberger K, et al. Acupuncture and knee osteoarthri-tis: a three – armed randomized trial[J]. Ann Intern Med, 2006,145(1):12 – 20.

[104]　Melchart D, Ihbe – Heffinger A, Leps B, et al. Acupuncture and acupressure for the prevention of chemotherapy – induced nausea – a randomised cross – over pilot study [J]. Support Care Cancer, 2006,14(8):878 – 882.

[105]　Hahn M, Steins A, Möhrle M, et al. Is there a vasospasmolytic effect of acupunc-ture in patients with secondary Raynaud phenomenon[J]. J Dtsch Dermatol Ges, 2004,2(9):758 – 762.

[106] Kou W, Bell JD, Gareus I, et al. Repeated acupuncture treatment affects leukocyte circulation in healthy young male subjects: a randomized single blind two period crossover study[J]. Brain Behav Immun,2005,19(4):318 - 324.

[107] Usichenko TI, Dinse M, Hermsen M, et al. Auricular acupuncture for pain relief after total hip arthroplasty - a randomized controlled study[J]. Pain, 2005,114(3): 320 - 327.

[108] Schneider A, Löwe B, Streitberger K. Perception of bodily sensation as a predictor of treatment response to acupuncture for postoperative nausea and vomiting prophylaxis[J]. J Altern Complement Med, 2005,11(1):119 - 125.

[109] Joos S, Brinkhaus B, Maluche C, et al. Acupuncture and moxibustion in the treatment of active Crohn's disease: a randomized controlled study[J]. Digestion, 2004, 69(3):131 - 139.

[110] Streitberger K, Witte S, Mansmann U, et al. Efficacy and safety of acupuncture for chronic pain caused by gonarthrosis: a study protocol of an ongoing multi - centre randomised controlled clinical trial [ISRCTN27450856] [J]. BMC Complement Altern Med. 2004,4:6.

[111] Rösler A, Otto B, Schreiber - Dietrich D, et al. Single - needle acupuncture alleviates gag reflex during transesophageal echocardiography: a blinded, randomized, controlled pilot trial[J]. J Altern Complement Med,2003,9(6):847 - 849.

[112] Streitberger K, Diefenbacher M, Bauer A, et al. Acupuncture compared to placebo - acupuncture for postoperative nausea and vomiting prophylaxis: a randomised placebo - controlled patient and observer blind trial[J]. Anaesthesia,2004,59(2):142 - 149.

[113] Haake M, Müller HH, Schade - Brittinger C, et al. The German multicenter, randomized, partially blinded, prospective trial of acupuncture for chronic low - back pain: a preliminary report on the rationale and design of the trial[J]. J Altern Complement Med. 2003,9(5):763 - 770.

[114] Ogal H. P, Hafer J, Ogal M, et al. Variations of pain in the treatment of one classical acupuncture - point verus one point of Yamamoto's new scalp acupuncture[J]. Anasthesial Intensivmed Notfallmed Schmerzther,2002,37:326 - 332.

[115] Fink M, Wolkenstein E, Karst M, et al. Acupuncture in chronic epicondylitis: a randomized controlled trial[J]. Rheumatology (Oxford), 2002,41(2):205 - 209.

[116] Knebel P, Schwan K, Bruckner T, et al. Double - blinded, randomized controlled

trial comparing real versus placebo acupuncture to improve tolerance of diagnostic esophagoga stroduodenoscopy without sedation: a study protocol[J]. Trials,2011, 12:52.

[117] Agarwal-Kozlowski K, Lange AC, et al. Contact – free infrared thermography for assessing effects during acupuncture: a randomized, single – blinded, placebo – controlled crossover clinical trial[J]. Anesthesiology, 2009,111(3):632 – 639.

[118] Hübscher M, Vogt L, Bernhörster M, et al. Effects of acupuncture on symptoms and muscle function in delayed – onset muscle soreness[J]. J Altern Complement Med, 2008,14(8):1011 – 1016.

[119] Schneider A, Weiland C, Enck P, et al. Neuroendocrinological effects of acupuncture treatment in patients with irritable bowel syndrome[J]. Complement Ther Med,2007,15(4):255 – 263.

[120] Endres HG, Böwing G, Diener HC, et al. Acupuncture for tension – type headache: a multicentre, sham – controlled, patient – and observer – blinded, randomised trial [J]. J Headache Pain,2007,8(5):306 – 314.

[121] Haake M, Müller HH, Schade Brittinger C, et al. German Acupuncture Trials (GERAC) for chronic low back pain: randomized, multicenter, blinded, parallel – group trial with 3 groups[J]. Arch Intern Med, 2007,167(17):1892 – 1898.

[122] Linde K, Witt C M, Streng A, et al. The impact of patient expectations on outcomes in four randomized controlled trials of acupuncture in patients with chronic pain[J]. Pain,2007:264 – 271.

[123] Joos S, Wildau N, Kohnen R, et al. Acupuncture and moxibustion in the treatment of ulcerative colitis: a randomized controlled study[J]. Scand J Gastroenterol, 2006, 41(9):1056 – 1063.

[124] Fink M, Rollnik JD, Bijak M, et al. Needle acupuncture in chronic poststroke leg spasticity[J]. Arch Phys Med Rehabil, 2004,85(4):667 – 672.

[125] Molsberger AF, Mau J, Pawelec DB, et al. Does acupuncture improve the orthopedic management of chronic low back pain – a randomized, blinded, controlled trial with 3 months follow up[J]. Pain, 2002,99(3):579 – 587.

[126] Leibing E, Leonhardt U, Köster G, et al. Acupuncture treatment of chronic low – back pain – a randomized, blinded, placebo – controlled trial with 9 – month follow – up[J]. Pain,2002,96(1 – 2):189 – 196.

[127] Kristen AV, Schuhmacher B, Strych K, et al. Acupuncture improves exercise toler-

ance of patients with heart failure: a placebo – controlled pilot study[J]. Heart, 2010,96(17):1396 – 1400.

[128] Dieterle S, Li C, Greb R, et al. A prospective randomized placebo – controlled study of the effect of acupuncture in infertile patients with severe oligoasthenozoospermia [J]. Fertil Steril,2009,92(4):1340 – 1343.

[129] Karst M, Winterhalter M, Münte S, et al. Auricular acupuncture for dental anxiety: a randomized controlled trial[J]. Anesth Analg, 2007,104(2):295 – 300.

[130] Schneider A, Enck P, Streitberger K, et al. Acupuncture treatment in irritable bowel syndrome[J]. Gut,2006,55(5):649 – 654.

[131] Karst M, Passie T, Friedrich S, et al. Acupuncture in the treatment of alcohol withdrawal symptoms: a randomized, placebo – controlled inpatient study[J]. Addict Biol,2002,7(4):415 – 419.

[132] Streitberger K, Friedrich – Rust M, Bardenheuer H, et al. Effect of acupuncture compared with placebo – acupuncture at P6 as additional antiemetic prophylaxis in high – dose chemotherapy and autologous peripheral blood stem cell transplantation: a randomized controlled single – blind trial[J]. Clin Cancer Res,2003,9(7):2538 – 2544.

[133] Karst M, Scheinichen D, Rueckert T, et al. Effect of acupuncture on the neutrophil respiratory burst: a placebo – controlled single – blinded study[J]. Complement Ther Med, 2003,11(1):4 – 10.

[134] Karst M, Scheinichen D, Rueckert T, et al. Acupuncture has no immediate treatment effect on the neutrophil respiratory burst: a randomized single – blinded two – period crossover study[J]. Brain Behav Immun,2002,16(6):813 – 816.

[135] Salih N, Baumler P, Simang M, et al. Deqi sensations without cutaneous sensory input: results of an RCT[J]. BMC Complement Altern Med,2010,10:81.

[136] Fleckenstein J, Lill C, Lüdtke R, et al. A single point acupuncture treatment at large intestine meridian: a randomized controlled trial in acute tonsillitis and pharyngitis[J]. Clin J Pain,2009,25(7):624 – 631.

[137] Anzinger A, Albrecht J, Kopietz R, et al. Effects of laserneedle acupuncture on olfactory sensitivity of healthy human subjects: a placebo – controlled, double – blinded, randomized trial[J]. Rhinology, 2009,47(2):153 – 159.

[138] Fleckenstein J, Raab C, Gleditsch J, et al. Impact of acupuncture on vasomotor rhinitis: a randomized placebo – controlled pilot study[J]. J Altern Complement Med,

2009,15(4):391 – 398.

[139] Gottschling S, Meyer S, Gribova I, et al. Laser acupuncture in children with headache: a double – blind, randomized, bicenter, placebo – controlled trial[J]. Pain, 2008,15;137(2):405 – 412.

[140] Hübscher M, Vogt L, Banzer W. Laser needle acupuncture at Neiguan (PC6) does not mediate heart rate variability in young, healthy men[J]. Photomed Laser Surg, 2007,25(1):21 – 25.

[141] König A, Radke S, Molzen H, et al. Randomised trial of acupuncture compared with conventional massage and "sham" laser acupuncture for treatment of chronic neck pain – range of motion analysis[J]. Z Orthop Ihre Grenzgeb, 2003,141(4):395 – 400.

[142] Irnich D, Behrens N, Gleditsch JM, et al. Immediate effects of dry needling and acupuncture at distant points in chronic neck pain: results of a randomized, double – blind, sham – controlled crossover trial[J]. Pain,2002,99(1 – 2):83 – 89.

[143] Sertel S, Bergmann Z, Ratzlaff K, et al. Acupuncture for nasal congestion: a prospective, randomized, double – blind, placebo – controlled clinical pilot study[J]. Am J Rhinol Allergy. 2009,23(6):e23 – 28.

[144] Fleckenstein J, Kramer S, Hoffrogge P, et al. Acupuncture in acute herpes zoster pain therapy (ACUZoster) – design and protocol of a randomised controlled trial[J]. BMC Complement Altern Med, 2009,9:31.

[145] Dieterle S, Ying G, Hatzmann W, et al. Effect of acupuncture on the outcome of in vitro fertilization and intracytoplasmic sperm injection: a randomized, prospective, controlled clinical study[J]. Fertil Steril, 2006,85(5):1347 – 51.

[146] Frey UH, Funk M, Löhlein C, et al. Effect of P6 acustimulation on post – operative nausea and vomiting in patients undergoing a laparoscopic cholecystectomy[J]. Acta Anaesthesiol Scand, 2009,53(10):1341 – 1347.

[147] Frey UH, Scharmann P, Löhlein C, et al. P6 acustimulation effectively decreases postoperative nausea and vomiting in high – risk patients[J]. Br J Anaesth, 2009, 102(5):620 – 655.

[148] Meissner W, Weiss T, Trippe RH, et al. Acupuncture decreases somatosensory evoked potential amplitudes to noxious stimuli in anesthetized volunteers[J]. Anesth Analg, 2004,98(1):141 – 147.

[149] National policy on traditional medicine and regulation of herbal medicines: Report of

a WHO global survey. Geneva. World Health Organization Press,2005:11 - 23.

[150] WHO Traditional Medicine Strategy,2002 - 2005(document WHO / EDM / TRM / 2002. 1). 2002,7 - 8.

[151] Shields KM,McQueen CE,Bryant PJ. Natural product education in schools of pharmacy in the United States. Am J Pharm Educ. 2003;67:43 - 8.

[152] Dutta AP,Daftary MN,Edba PA,Kang H. State of CAM education in U. S. schools of pharmacy: results of a national survey. J Am Pharm Assoc. 2003;43:81 - 3.

[153] Mills EJ,Hollyer T,Guyatt G,Ross CP,Saranchuk R,Wilson K. Evidence - based Complementary and Alternative Medicine Working Group. Teaching evidence - based complementary and alternative medicine: 1. A learning structure for clinical decision changes. J Alternative Complementary Med. 2002;8:207 - 14.

[154] Wilson K,Mills EJ,Hollyer T,Vohra S,Guyatt G. Evidence - based Complementary and Alternative Medicine Working Group. Teaching evidence - based complementary and alternative medicine: 2. A conceptual approach to causation - Part 1. J Alternative Complementary Med. 2002;8:379 - 83.

[155] Wilson K,Mills EJ,Hollyer T,Vohra S,Guyatt G. Evidence - based Complementary and Alternative Medicine Working Group. Teaching evidence - based complementary and alternative medicine: 2. A conceptual approach to causation - Part 2. J Alternative Complementary Med. 2002;8:385 - 9.

[156] Wilson K,McGowan J,Guyatt,Mills EJ. Evidence - based Complementary and Alternative Medicine Working Group. Teaching evidence - based complementary and alternative medicine: 3. Asking the questions and identifying the information. J Alternative Complementary Med. 2002;8:499 - 506.

[157] Wilson K,Mills EJ,Ross C,Guyatt G. Evidence-based Complementary and Alternative Medicine Working Group. Teaching evidence-based complementary and alternative medicine: 4. Appraising the evidence for papers on therapy. J Alternative Complementary Med. 2002;8:673 - 9.

[158] Wilson K,Mills EJ,McGowan J,Guyatt G. Evidence-based Complementary and Alternative Medicine Working Group. Teaching evidence-based complementary and alternative medicine: 5. Interpreting the results of a study on therapy and applying them to a patient. J Alternative Complementary Med. 2002;8:867 - 73.

[159] Giordano J,Garcia M,Strickland G. Integrating Chinese traditional medicine into a US public health paradigm. J Altern Complement Med 2004;10:706-10.

[160] Qian J. Traditional Chinese medicine could make "health for all" true. Available at: http://www. who. int/intellectualproperty/studies/Jia. pdf. Accessed 1 July 2005.

[161] WHO Regional Office for the Western Pacific. Working group meeting on quality academic education in traditional medicine [Melbourne, Australia. 22-24 November 2003]. Available at: http://www. wpro. who. int/NR/rdonlyres/

[162] B8416926-248A-4A2E-A45C-CF78BDB445E0/0/RS2003GE38_RV. pdf. Accessed 1 July 2005.

[163] Xue CCL, Story D. Chinese medicine in Australia. APBN 2004;8:1252-6.

164] Australian Acupuncture and Chinese Medicine Association Ltd(AACMA). Chinese medicine in Australia. Available at:
http://www. acupuncture. org. au/history_of_aacma. cfm. Accessed 10 August 2005.

[165] World Health Organization(WHO). Traditional Medicine. Available at: http://www. who. int/mediacentre/factsheets/fs134/en/. Accessed 2 July 2005.

[166] Victorian Ministerial Advisory Committee. Traditional Chinese Medicine: report on options for regulation of practitioners. Melbourne: Victorian Government Department of Human Services,1998.

[167] Eisenberg DM, Kessler RC, Foster C, Norlock FE, Calkins DR, Delbanco TL. Unconventional Medicine in the United-States - Prevalence, Costs, and Patterns of Use. New England Journal of Medicine. 1993; 328: 246 – 252. doi: 10. 1056/NEJM199301283280406.

[168] Eisenberg DM, Davis RB, Ettner SL, Appel S, Wilkey S, van Rompay M, Kessler RC. Trends in alternative medicine use in the United States,1990-1997 - Results of a follow-up national survey. Jama-Journal of the American Medical Association. 1998; 280:1569 – 1575. doi: 10. 1001/jama. 280. 18. 1569.

[169] Steinsbekk A, Launso L. Empowering the cancer patient or controlling the tumor? A qualitative study of how cancer patients experience consultations with complementary and alternative medicine practitioners and physicians, respectively. Integr Cancer Ther. 2005;4:195 – 200. doi: 10. 1177/1534735405276721.

[170] Caspi O, Koithan M, Criddle MW. Alternative medicine or "alternative" patients: a qualitative study of patient-oriented decision-making processes with respect to complementary and alternative medicine. Med Decis Making. 2004;24:64 – 79. doi: 10. 1177/0272989X03261567.

科研卷

[171] Von RE,Pampallona S,Van WB,Cerny T,Hurny C,Bernhard J,Helwig S,Heusser P. Attitudes and Beliefs towards Disease and Treatment in Patients with Advanced Cancer Using Anthroposophical Medicine. Onkologie. 2000;23:558 – 563. doi: 10. 1159/000055006.

[172] Weis J,Bartsch HH,Hennies F,Rietschel M,Heim M,Adam G,Gartner U,Ammon A. Complementary medicine in cancer patients: Demand,patients' attitudes and psychological beliefs. Onkologie. 1998;21:144 – 149. doi: 10. 1159/000026796.

[173] Wilkinson S,Gomella LG,Smith JA,Brawer MK,Dawson NA,Wajsman Z,Dai L, Chodak GW. Attitudes and use of complementary medicine in men with prostate cancer. J Urol. 2002;168:2505 – 2509. doi: 10. 1016/S0022-5347(05)64178-X.

[174] Schonekaes K,Micke O,Mucke R,Buntzel J,Glatzel M,Bruns F,Kisters K. [Use of complementary/alternative therapy methods by patients with breast cancer]. Forsch Komplementarmed Klass Naturheilkd. 2003;10:304 – 308. doi: 10. 1159/000075883.

[175] Astin JA. Why patients use alternative medicine: results of a national study. JAMA. 1998;279:1548 – 1553. doi: 10. 1001/jama. 279. 19. 1548.

[176] Boon H,Brown JB,Gavin A,Kennard MA,Stewart M. Breast cancer survivors' perceptions of complementary/alternative medicine(CAM): making the decision to use or not to use. Qual Health Res. 1999;9:639 – 653. doi: 10. 1177/104973299129122135.

[177] Boon H,Brown JB,Gavin A,Westlake K. Men with prostate cancer: making decisions about complementary/alternative medicine. Med Decis Making. 2003;23:471 – 479. doi: 10. 1177/0272989X03259815.

[178] Fønnebø V,Launsä L. Looking for new knowledge in the field of curing and healing. Focus Altern Complement Ther. 2005;10:13 – 14.

[179] Launsø,L. ;Gannik,DE. The need for revision of medical research designs. In: Gannik DE and Launsä L. ,editor. Disease knowledge and society. Copenhagen,Forlaget Samfundslitteratur;2000.

[180] Gluud C,Gluud LL. Evidence based diagnostics. BMJ. 2005;330:724 – 726. doi: 10. 1136/bmj. 330. 7493. 724.

[181] Guthlin C,Lange O,Walach H. Measuring the effects of acupuncture and homoeopathy in general practice: an uncontrolled prospective documentation approach. BMC Public Health. 2004;4:6. doi: 10. 1186/1471 – 2458 – 4 – 6.

[182] Witt CM,Ludtke R,Baur R,Willich SN. Homeopathic medical practice: long-term results of a cohort study with 3981 patients. BMC Public Health. 2005;5:115. doi:

1016/j. homp. 2005. 08. 019.

[208]　Thompson E,Barron S,Spence D. A preliminary audit investigating remedy reactions including adverse events in routine homeopathic practice. Homeopathy. 2004;93: 203 - 209. doi: 10. 1016/ j. homp. 2004. 07. 007.

[209]　MacPherson H. Pragmatic clinical trials. Complement Ther Med. 2004;12:136 - 140. doi: 10. 1016/j. ctim. 2004. 07. 043.

[210]　Hammerschlag R. Methodological and ethical issues in clinical trials of acupuncture. J Altern Complement Med. 1998;4:159 - 171.

[211]　Thomas KJ,MacPherson H,Ratcliffe J,Thorpe L,Brazier J,Campbell M,Fitter M, Roman M,Walters S,Nicholl JP. Longer term clinical and economic benefits of offering acupuncture care to patients with chronic low back pain. Health Technol Assess. 2005;9:iii - x,1.

[212]　Vickers AJ,Rees RW,Zollman CE,McCarney R,Smith CM,Ellis N,Fisher P,Van HR. Acupuncture for chronic headache in primary care: large,pragmatic,randomised trial. BMJ. 2004;328:744. doi: 10. 1136/bmj. 38029. 421863. EB.

[213]　Beresford SA,Johnson KC,Ritenbaugh C,Lasser NL,Snetselaar LG,Black HR,Anderson GL,Assaf AR,Bassford T,Bowen D,Brunner RL,Brzyski RG,Caan B,Chlebowski RT,Gass M,Harrigan RC,Hays J,Heber D,Heiss G,Hendrix SL,Howard BV,Hsia J,Hubbell FA,Jackson RD,Kotchen JM,Kuller LH,LaCroix AZ,Lane DS,Langer RD,Lewis CE,Manson JE,Margolis KL,Mossavar - Rahmani Y,Ockene JK,Parker LM,Perri MG,Phillips L,Prentice RL,Robbins J,Rossouw JE,Sarto GE,Stefanick ML,Van HL,Vitolins MZ,Wactawski - Wende J,Wallace RB,Whitlock E. Low - fat dietary pattern and risk of colorectal cancer: the Women's Health Initiative Randomized Controlled Dietary Modification Trial. JAMA. 2006;295:643 - 654. doi: 10. 1001/jama. 295. 6. 643.

[214]　Verhoef MJ,Lewith G,Ritenbaugh C,Boon H,Fleishman S,Leis A. Complementary and alternative medicine whole systems research: beyond identification of inadequacies of the RCT. Complement Ther Med. 2005;13:206 - 212. doi: 10. 1016/j. ctim. 2005. 05. 001.

[215]　Walach H. Zirkulär statt hierarchisch: Methodische Prinzipien bei der Evaluation der therapeutischen Effekte von Komplementärmedizin und anderer komplexer Massnahmen. Informatik,Biometrie und Epidemiologie in Medizin und Biologie. 2004;35:229 - 242.

[216]　Shang A,Huwiler - Muntener K,Nartey L, Are the clinical effects of homoeopathy placebo effects? Comparative study of placebo - controlled trials of homoeopathy and

allopathy. Lancet. 2005;366: 726 - 732. doi: 10. 1016/ S0140 - 6736(05)67177 - 2.

[217] Ezzo J, Vickers A, Richardson MA, Allen C, Dibble SL, Issell B, Lao L, Pearl M, Ramirez G, Roscoe JA, Shen J, Shivnan J, Streitberger K, Treish I, Zhang G. Acupuncture - point stimulation for chemotherapy - induced nausea and vomiting. J Clin Oncol. 2005;23: 7188 - 7198. doi: 10. 1200/JCO. 2005. 06. 028.

[218] Lewith GT, White PJ, Pariente J. Investigating acupuncture using brain imaging techniques: the current state of play. Evid Based Complement Alternat Med. 2005;2: 315 - 319. doi: 10. 1093/ ecam/ neh110.

[219] Tatewaki M, Strickland C, Fukuda H, Effects of acupuncture on vasopressin - induced emesis in conscious dogs. Am J Physiol Regul Integr Comp Physiol. 2005;288;R401 - R408.

[220] Tang JL, Zhan SY, Ernst E. Review of random ised controlled trials of traditional Chinese medicine[J]. BMJ,1999,319(7203): 160 - 161.

[221] Eisenberg DM, Kessler RC, Foster C, Norlock FE, Calkins DR, Delbanco TL. Unconventional medicine in the United States. Prevalence, costs, and patterns of use. N Engl J Med,1993,328(4):246 - 52.

[222] Eisenberg DM, Davis RB, Ettner SL, Appel S. Trends in alternative medicine use in the United States,1990 - 1997: results of a follow - up national survey. JAMA. 1998 Nov 11;280(18):1569 - 75.

[223] Tindle HA, Davis RB, Phillips RS, Eisenberg DM. Trends in use of complementary and alternative medicine by US adults: 1997 - 2002. Altern Ther Health Med. 2005 Jan - Feb;11(1):42 - 9.

第九章

针灸学科发展的问题与趋势

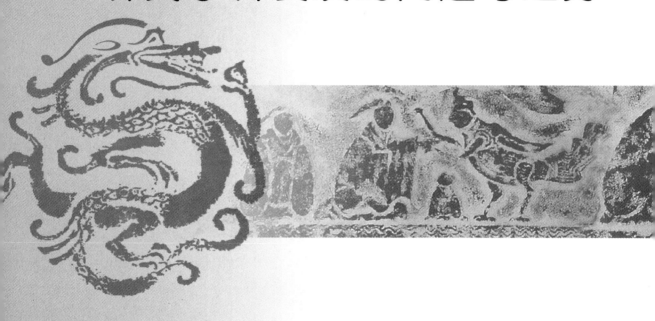

近年来随着中医药国际交流与合作的不断发展，针灸医学在维护人类健康和防病治病方面的重要性越来越受到国际社会的普遍关注和重视，目前针灸在不少国家和地区已取得了合法地位，并纳入医疗保险体系。在世界范围内也不断掀起针灸学术研究热潮，针灸在全球，特别是在西方发达国家发展迅速，了解和把握针灸医学在国外的发展状况以及今后的发展趋势，对国内针灸的发展以及针灸如何进一步走向世界具有十分重要的意义。

第一节　针灸学科的问题与对策

从形式上看，与传统针灸相比，针灸学科有很大的变化和发展，特别是近十多年来，在针灸学学科各个领域里均取得了进展和成果，但同时也发现了一系列的问题。这些问题有些是长期以来一直存在的，有些是近十年发展过程中新出现的，有些问题关乎针灸学学科的生存、发展方向及国际间竞争的大问题，有些问题则是针灸学研究中的具体学术问题。

一、基本理论方面

1. 针灸理论的研究重视不够，思路与方法上较为单一

针灸理论研究是针灸实验研究、针灸临床研究的前提与基础，其中

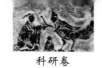

蕴含大量的学术资源,如何挖掘这些学术资源,并将之转化为符合现代思维模式与科学模式的学术问题,是针灸理论研究面临的重大挑战,关系到针灸疗效的提高、学术的传承等针灸学科中多领域的发展。然而与针灸实验研究、针灸临床研究相比,针灸理论研究不够重视,规模较小,投入不足。针灸的理论研究缺乏整体规划,如灸法的文献与理论研究很少,现代文献欠缺系统的总结与深入分析,对针灸临床与实验研究的贡献度尚不够。目前针灸理论研究方法仍以传统的文献整理、理论分析为主,较少与针灸临床研究、针灸实验研究的结合,尚不能紧随学科发展、社会发展的需要,及时、广泛地吸收其他学科的理论、方法。

为此,应实施政策倾斜,强化针灸理论研究意识,加大经费投入。要有今后一段时期内的整体规划,进行有计划的系统研究。强化针灸针灸理论研究的问题意识,提炼能够与临床、实验通用的理论命题。用史学眼光发现问题、总结规律,并为实际科学研究提供动力。同时还应关注其他、边缘相关学科的研究进展,积极吸收其方法拓宽研究思路,更新研究方法。深入挖掘针灸文物以及针灸史料中的所蕴含的学术价值也是一个重要方面。

2. 经穴脏腑相关性有待系统深入研究

经穴脏腑相关是经络理论的核心,也是古代针灸疗法的理论依据。穴位是人体脏腑经络之气输注于体表的部位。穴位所存在的外周神经和交感性神经是外周躯干四肢与内脏器官进行特异性联系的基础。躯干四肢和内脏器官是由神经系统直接联系的,它们在一个功能系统内的特异性联系,为穴位与内脏器官的相互影响奠定了特异性基础,为穴位实现独到的诊断和治疗提供了一定的物质基础。

今后在经穴脏腑相关的实验和研究中,要进一步明确脏腑和不同经脉之间的具体相关问题,更好地把握"经穴-脏腑"相关的实质,对十二经脉穴位进行系统研究,从动物实验到人体临床研究,把针灸机理和临床实践有机结合起来,围绕着"经穴-脏腑"相关作用,找出一些规律性的东西,利用现代医学的发展,寻找新的切入点,对其进行规范化研究。

3. 针法灸法研究问题

传统针刺手法科学内涵的揭示不够充分和继承性发展不够。不同针法灸法的操作规范和效应特异性的界定的研究亟待提高。艾灸作用的有效成分及安全性问题、灸法的量效关系等问题有待阐明。新疗法的有效性、安全性的评估体系尚需建立。

今后的研究中,应注重传统针灸方法科学内涵的挖掘,并进行符合现代临床研究规范的系统验证,明确不同针灸方法的操作形式及科学意义、总结效应特异性的规律及临床意义;系统总结和充分挖掘应用面广并具有确切疗效的新针法和民间针灸疗法的应用规律,以丰富针法灸法的理论和应用体系。

4. 针灸学术的发展方向问题

在针灸现代化过程中,所遇到的主要问题是针灸学术的发展方向。中医的理论体系完全有别于现代医学体系,理所当然地要在继承发扬中医针灸理论体系下实现中医的现代化。在国际针灸学术界特别是亚洲针灸学术界正是循着这个方向探索针灸的现代化。然而,也有相当一部分人不了解传统中医针灸理论的重要性,以为把中医纳入中医理论体系进行研究和临床诊治,认为针灸不过是一种物理疗法,除了针灸工具、常规刺激参数和建立在神经基础上的刺激部位有临床意义外,针灸辨证论治和针刺的补泻手法等毫无价值。于是丰富多彩的针灸医学变成了几根针、一两种治疗仪器和少数常用的穴位的简单疗法,尽管这也能有一定的疗效和说明一些机制,但对挖掘传统针灸经络、腧穴、刺灸法、临证论治等的理论价值和刺灸方法蕴含的精华,提高临床疗效是远远不够的。长此以往,将会失去中医针灸的诊治特色,变成一种简单的外治法而已。

二、临床研究方面

针灸在临床科研方面面临的问题比较多,基础科研与临床应用结合不够紧密,临床研究缺乏符合针灸临床特点的模式,随机对照试验可靠性差,假性针刺操作和安慰针灸疗效问题,针灸辨证论治在临床中的实际应用等问题。

1. 针灸临床面临的发展瓶颈与困境

"九五"以来,针灸临床与研究虽然有明显发展,但全国多数医院的针灸科室仍然存在经济效益低下、科室发展受限、就诊病种狭窄、人员流失等严重问题。这种困境的形成与针医疗投入减少、医院单方面追求经济效益和以药养医、忽略医务人员知识价值等因素有关,也与现代人的文化背景导致的对传统针灸治疗认知偏差有关,也与针灸诊疗缺乏规范问题等。这些主观、客观的因素造成了针灸临床面临的发展瓶颈与困境。

对此,我们应扩大公众对针灸的知晓度。同时,要加强学科人才队伍的建设,积极投身社区医疗服务,发挥针灸全科医疗特色。另一方面,根据针灸的特点与发展来改革医院科室建制,建设专病特色科室,加强针灸优势病种的研究与推广,修改符合针灸特点的收费标准,体现针灸技术价值,减少人才外流,探索针灸临床可持续发展的模式和临床研究模式,以规范的针灸临床效益和研究模式为示范,辐射全国。

2. 基础科研与临床脱节问题没有得到改善

基础研究,尤其是以现代医学和科学的研究方法和手段研究针灸的作用机制,对提高针灸的现代科学认知发挥了重要作用,也是针灸学术发展所必需的一个过程。基础研究中缺乏对中医基本理论的研究,对传统针灸学理论的研究与现代多种方法的结合,缺乏与临床密切相关,为提高临床疗效的基础研究的命题。因基础研究脱离临床实际,导致科研成果对临床指导作用不强。因此,针灸的基础研究应围绕针灸学科的特点,尤其是注重系统性和整体性的方法学问题,注重与临床实际的紧密结合。

3.临床研究缺乏符合针灸临床特点的模式

循证医学的原则和方法引入临床研究中,使针灸临床研究的方法较以前的观察研究为主的方法有了进步,使针灸临床研究的设计水平有了很大提高。但循证医学毕竟是从西药研究方法引入而来,虽然有许多可取的内容,但并不完全适合针灸的临床特点,比如盲法、对照,临床常根据病情、体质等因素在用穴和刺灸方法上的灵活性,以及许多疾病的患者难以接受单纯针灸方法的研究等,使循证医学的方法在针灸临床研究的具体操作上有很大的难度,直接影响到研究结果的准确性。如何建立适合针灸临床特点的研究方法和模式是针灸临床研究面临的重要问题,也是急需解决的问题。

4.随机对照试验的质量

随机对照试验代表了评估方法的黄金准则,系统性评估的质量和结果都依赖于随机对照试验。针灸随机对照试验的质量是由许多参数决定的,其中有些参数很难标准化。不少发表的论文从方法论的角度看似一流的(如样本征集、排除标准、随机选样等),但是所采用的针灸技术却不能满足可靠性的起码要求。比如曾有这样一篇文章,是一项随机抽样以安慰剂为对照的交叉科研,旨在探讨针灸对于风湿性关节炎的疗效。在这个设计精良的科研中,仅仅用一个太冲穴治疗所有病人。一个严谨的针灸师是不会这样做的。

5.假性针刺操作和安慰针灸

以安慰剂为对照开展随机对照试验是评估疗效的黄金标准。安慰剂是临床试验中用于控制药效的,假性操作是用于评估外科手术的。假性针刺是一种无治疗效果的侵入性科研方法。它包括:在非穴位上施行针刺;在穴位上进行无刺激性的浅表针刺($1\sim2$ mm);在穴位上施行不针对相关疾病的针刺。安慰针灸是非侵入性的方法,是模仿针刺的方法,例如帕克安慰针具。针灸和假性针刺的区别在于穴位的定位、针刺的深度和刺激强度。除此之外,在针灸中针刺的刺激能够带来"得气"的感觉,这在假性针刺中不会发生。科研表明,由于假性针刺不能被看做是未进行任何治疗,所以也不能用作随机对照科研的对照组。假性针刺有着重要的生理作用,也是一种有效的治疗方法。尤其是对疼痛的治疗,假性针刺的疗效虽不如针灸,但优于安慰剂(假性针刺止痛效果与针灸止痛效果之比:前者是$40\%\sim50\%$,后者是60%)。德国针灸试验显示:腰背痛的病人被随机分在3个组(针灸、假性针刺、传统疗法),结果发现:2组均有50%的疗效(针灸和假性针刺),和传统疗法相比,2组针灸疗法均获得较好的疗效,针灸和假性针刺2组之间无显著差异。许多假性针刺技术解答了很多问题,但却不能证明哪一种是最佳疗法。假性针刺需讨论的问题见表 9 - 1。

表 9 - 1　假性针刺需讨论的问题

假性或对照干预	解答的问题
在针灸正常穴位使用安慰剂	穿透皮肤与不穿透皮肤有无区别？
在非穴位使用安慰针	穴位定位与针刺入皮肤对疗效有无影响？
在非穴位进行浅表针刺,不要求得气、不对穴位产生刺激作用	是否"真正"的针灸优于缺乏各种高质量针灸因素的针刺干预？
由受过专业训练有经验的针灸师对比未受过针灸专业训练的医务人员进行针灸	学习针灸是否真有必要？

6. 辨证论治

众所周知,好的针灸治疗必须个性化,所以疗法的选择也必须因人而异。同样的病理体征可能会表现出不同的中医的证,这就需要不同的治疗方法。过去一些针灸师总是以个性化治疗作为借口以避开实验性鉴定。事实上也是有可能在治疗原则的标准化和个性化之间找到契合点的。以紧张性头痛为例,它只和有限的几个中医的证相关,我们可以对所有的患者选择有公认疗效的最小数量的针灸穴位及有广泛适应性的操作手法,再根据辨证结果,根据个体的症状添加其他穴位进行针灸治疗。

三、其他方面

1. 针灸标准化研究与推广存在的问题

针灸标准化工作虽然起于上世纪 80 年代,但真正全面开展是近几年的事。近年来的工作暴露出一些问题:标准化科研基础薄弱,前期基础工作欠缺,研究不足的问题,由此带来大量的后续弥补工作,令人担忧;标准化人才的缺乏,已成为影响我国国际标准化活动能力的一个突出问题;标准宣传推广机制不健全,以往对标准化宣教工作的认识,多限于针对标准的发布实施进行推广应用的宣传,而忽略了标准制修订过程中对标准化工作意义、方法的宣传,致使业界共识与普遍支持较缺乏,也直接影响到标准颁布后的推行。

针灸国际标准化战略研究不足,针灸标准化是中国在当今国际标准化领域最有发言权的优势领域,然而,以往在针灸标准化研究方面,有一个长期困扰我们的现象:中国的针灸标准化研究,如"针灸穴名国际标准"、国标《经穴部位》以及《耳穴名称与部位》等,都是由外国人首先提出,并制定出方案后,我国才跟随其后开始立项研究的。这就使得我们的学术研究经常处于被动跟进状态,同时也为我们已经制定的国家标准进一步推向世界,增添了许多困难。

为此,现阶段针灸标准化研究的重点领域应集中在以下两个方面:一是对于整个针灸领域或针灸中某一类相关具体标准制订有指导作用的所谓"标准之标准";二是对于多个领域标准化工作有支撑作用的基础标准。我们需要建立一个有效的针灸标准人才使用与激励机制,建立健全有利于标准化事业发展的人才评价方法,通过制定相关的奖励与激励机制吸引一流的专业人才长期或不定期加入标准化研究,充分发挥其积极性、主动性与创造性,构建一支学科齐全、结构合理的多学科研究队伍;加大人才的培养力度,提高队伍素质,将针灸标准化人才的培养计划,尤其是国际针灸标准化人才的培养计划纳入各级各类人才培养计划中,并建立经常性、普遍性的人员培训制度,不断提高标准化人员的知识水平与综合素质。启动参与国际标准化研究人才队伍培训规划,对我国从事国际针灸标准化工作的人员进行国际标准化、标准化专业英语、计算机及网络技术等知识的培训。需要通过各种渠道和方式的宣传活动,普及针灸标准化知识,扩大针灸标准化的影响,提高全行业标准化的意识。针对国际标准以及影响面广的国家标准的制订,不仅要注重标准制定成果的宣传,还要注重标准制定过程的宣传。

我们在抓好国内针灸标准化建设同时,应加强对国际标准化活动的研究,建立国际标准化信息渠道,了解国外有关的法律法规与标准的研究的动态与趋势,研究和提出中医药标准国际化的政策建议和技术要求。切实加强对参加针灸国际标准化活动的组织管理,积极引导学会、协会等行业组织,依托有一定基础的医疗、科研、教育机构,成立相应的针灸国际标准化研究机构。开展针灸国际标准化专业人才的培养项目,形成针灸国际标准化专家队伍。研究建立针灸国际标准化活动激励政策制度。

2. 针灸器材研究与推广存在的问题

针灸仪器设备研发的基础薄弱,支持针灸仪器开发的硬件环境较差,更缺乏高素质的多学科人才的参与,从事针灸仪器研究队伍的整体水平有待提高;从事针灸仪器开发研制的企业规模小,研发、创新能力有限,同时由于产品的质量缺乏竞争,产品更新、提高的动力不足。缺乏技术标准化体系,临床应用的准确性、稳定性差,严重地约束了针灸仪器研制和推广应用,针灸器材研究中产、学、研严重脱节。

对此,增加经费投入,建立针灸器材研究开发基地,通过政府相关政策引导,鼓励研究人员研发高质量针灸仪器,加强多学科交叉的复合型人才队伍建设,构建符合针灸学特色的科技创新体系,促进针灸仪器的产业化发展;制订一批符合中医特点的针灸诊疗仪器设备基础标准;构建符合中医特点的针灸诊疗技术及设备评价和市场准入标准体系,最终形成国际认可的针灸诊疗技术及设备标准规范体系。

3. 针灸教育问题

学院式的教学模式具有传播知识信息量大,传授的知识标准统一、规范,受教育的普及率高等特点,无疑对中医学术的继承与发展、中医人才的大量培养功不可没。但学院式教学模式的教学方法,课程与课程之间相互隔离、缺乏衔接,再加上以教师为主导取向的灌输接受式教学和以书本知识为主体的陈述性知识教学,容易使学生缺乏主动学习意识与能力,临证知识迁移和重组比较困难。不少学生习惯于循规蹈矩、按部就班、学得多、悟得少,导致中医学术流派几近消失,具有个性学术魅力的中医名医名家愈来愈少。临床规模缩小,实践机会减少,临床见习与实习,仅限于针灸科少数病种,使自身特色受到抑制。在医疗市场的竞争中不具有优势。

为此,应对以往的学院教学模式改进,转变教学理念,针灸教学必须重视针灸的实践性、经验性和疗效性,针灸课堂教学应逐步向开放式、主动式教学过渡。采用概念图法开展针灸经典教学,注重教学者与学习者的共同参与,学习者与学习者的交流讨论,强化了学习者的主体性意识,加强了学习的共享性、探索性和协作性,给学习者提供了更为广阔的思维提升和交流空间。改进课程设置,加强学生动手操作能力的培养等。与临床医院共同协作来加强临床实习基地的建设,让学生尽可能地体会到针灸的全科医学特点和优势病种的诊治方法。

以上所述,仅是针灸学学科发展中存在的较大、较突出的问题,还有相当多的问题没有列入。这些问题含有一些共性的方面,即研究的思路与方法学上问题;政策引导与规划、专门人才和多学科人才等软环境的问题;资金支持力度、研究设备的技术层面等硬件环境的问题。因此,尽快地解决这些问题,以推动针灸学科的更快更好的发展,使针灸这门既古老又年轻的学科在防病治病、保障人民健康发挥更大的作用,是广大针灸工作者的责任与义务,也给决策部门提供制定政策的参考。

第二节　针灸学学科发展趋势

具有悠久历史的针灸学,在其漫长的发展过程中,经历了原始经验积累、基本理论形成、专门学科创立、临床与理论全面发展等,成为中医药学的重要组成部分。历史上针灸学的发展,始终循着中医药学特有的理论体系,并且不断地吸收当时的科学成就包括认识上和技术上的成就,使本学科得以不断地拓宽与深化。自从 20 世纪 50 年代以来,随着科学技术的进步,新理论、新技术、新方法的不断产生,传统的针灸学术与现代科学技术相结合,使针灸学又跨入了一个崭新的阶段。在 21 世纪科学技术飞速发展、人民更加崇尚与需要自然疗法及非药物疗法的今天,医学界对针灸及其相关问题的研究的要求更高,因而针灸学又面临着传承、创新的更多机遇与更大挑战。

从针灸发展史与发展规律来看,制约针灸发展趋势的因素有四大方面:一是针灸固有的理论与实践的特点;二是当时的科学技术;三是民众在新的生活条件下对针灸诊疗技术不断产生的新的要求;四是针灸教育与人才培养的水平。预测针灸学科今后的发展趋势,也离不开这四

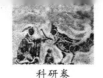

个主要方面。

针灸学基础方面,传统的经络、腧穴理论和现代针灸作用机制的研究仍将是研究的核心。但在研究的思路、方法和应用的技术上,更加重视中医整体观念的指导作用,借助多学科、多方位、多层次的现代科学研究。针灸研究充分利用神经科学平台,研究针灸效应的信息调控机能,利用系统生物医学平台,阐述针灸对机体稳态系统调控的物质基础;对腧穴的刺激效应特异性研究将成为今后研究针灸优势与特色的重要内容。针灸效应物质基础的全程研究,基于生物系统的针灸效应信息传导途径的研究,针灸效应物质基础的研究等有望取得原始创新突破的研究领域,必将最终证实和阐明针灸防止疾病机制的科学内涵,实现针灸学的创新和跨越式发展。进一步推广针灸科研成果,并充分用于临床。真正让针灸在临床上发挥作用。通过基于正确理解的现代语言阐释针灸理论,有望在经络腧穴理论的科学内涵阐释、针灸理论基本概念术语规范等方面取得进展。

在针灸临床方面,传统手法的研究将进一步得到加强,特别是从临床角度对针灸疗法的效应机制进行探索与评价,建立针灸新疗法的评估体系,制定针法灸法临床运用标准、规范临床操作技术。建立符合针灸临床操作特点的疗效评价体系。通过示范性研究,建立针灸研究方法和技术平台,辐射全国。在针灸应用上充分发挥针灸的三个层次作用:即针灸"治未病";针灸在常见病;多发病中的优势作用;针灸在疑难病中的辅助治疗作用。针灸与其他疗法将进一步有机结合,以提高临床的治疗效果。针灸治疗的作用机理,现已基本阐明,各国学者的认识,逐渐趋向一致。针灸的作用,可归纳为调整、消炎、镇痛、免疫、修复五大功能。研究资料表明,针灸的调整作用,是通过身体的三大平衡系统实现的,即神经系统、神经-体液系统、神经-内分泌-免疫系统。研究已从细胞水平深入到细胞核内基因表达调节的水平。现已证实,针灸对神经系统、呼吸系统、心血管系统等都能起到双向调节作用,使之达到相对的生理平衡状态。通过针灸治疗急性菌痢、胆囊炎、急性扁桃体炎等多种炎症的临床研究表明,针灸能明显增强白细胞吞噬能力,达到抗炎作用。在针刺镇痛研究中观察针刺对基因表达的影响,表明针刺与伤害性刺激有所不同。针灸镇痛的作用是通过激发神经系统各级水平的抗痛机能,脑组织释放出吗啡活性多肽等多种中枢神经介质,激活了内源性抗痛系统的机能,取得镇痛效果。针灸对细胞免疫功能,体液免疫功能都能产生明显的影响,故能调整机体的免疫功能,提高人体的抗病能力。针灸还可激活神经细胞、修复神经和身体其他组织,如针灸治疗面神经麻痹、中风后遗症等疾病,就是通过针灸的修复作用达到治疗效果的。

针灸器材研究上,进一步提高经络穴位诊断的准确性、提高临床治疗效果和更便于临床使用仍将是其不断追求的目标。在挖掘传统针灸方法的技术参数基础上,进一步研制开发现代针灸仪器将成为今后针灸治疗仪器方面的亮点。现代针灸仪器在技术上应用虚拟现实、信息集成等现代技术手段,研发新一代符合针灸特色,具有量化、集成化、可视化、多功能化及智能化的针灸仪器设备,并构建针灸仪器研发的国际交流平台。

针灸教育方面,传统学院式的教学理念与教学方法、知识结构、课程设置、临床实习等将会向更加适合对针灸人才培养要求的方向逐步改进,从专科、本科到研究生教育的体系进一步完善。针灸教学将更加重视针灸的实践性、经验性和疗效性。针灸课堂教学将从以教师讲授为主逐步向开放式、主动式教学过渡,重视对学生创造性思维的培养。案例讨论教学模式和PBL教学模式将逐步推广,激发学生的想象力和思维的主观能动性。PBL教学将成为针灸教学的一个主要发展模式。教学手段将从单纯开展多媒体和网络教学,逐步走向探索中医针灸认知规律科学研究的趋势。

针灸标准化建设将成为一个新的发展方向。在总体规划的指导下,加强针灸临床、科研、教育等方面的标准化建设,建立更加完善的针灸标准化体系。并制定和推广针灸国际化标准,建立与针灸国际发展及人民健康需求相适应的针灸标准体系,掌握制定中医药国际标准的主导权,促进中医药的国际标准化进程。

通过以上的研究,对于今后的针灸发展趋势,可以做出如下的概括:

(1)针灸研究将出现运用近代思维方法结合现代科学技术的多方法、多方位、多层次、多元化的综合性研究;由注重针灸科学性的微观机理研究逐步向现代化科学领域的生物系统整体研究转化。

(2)针灸研究已涉足到近代医学和某些边缘学科的尖端领域,如针刺对内啡肽、强啡肽、孤啡肽、内吗啡肽的影响和脑啡肽镇痛作用的研究;铂金电极电针治疗恶性肿瘤的研究;针灸抗脂质过氧化作用的治疗研究;针灸对免疫作用的神经、内分泌机制的研究;针灸与信息传递和能量调控生物系统的整体性研究等。针灸科学研究的深入必将带动针灸学术的发展。

(3)在现代经络与腧穴研究基础上产生的经络皮肤电检测,穴位皮肤温度检测,经络穴位电子计算机检测系统已引起世界学者的关注;耳穴诊断、生物全息诊断、穴位测温肿瘤诊断、良导络诊断、福尔电针诊断等已在一定范围推广应用。预料21世纪,随着经络与气的研究取得突破性进展,极有可能产生更高层次的更精密的经络诊断技术和精气检测技术,而被医学界广泛接受。

(4)在"回归自然"、"返璞归真"、"正本清源"思潮影响下,传统针灸理论,古代针灸方法,将再度受到重视,在针灸临床中加以应用,并将获得深入研究,挖掘整理。

(5)在临床治疗方面,针灸疗法将成为攻克疑难病的重要治疗手段。近年来已经出现了针灸攻克某些疑难病的苗头,如头针治疗中风及中风后遗症;舌针治疗脑性瘫痪、帕金森氏病;小剂量穴位注射治疗萎缩性胃炎;火针治疗慢性骨髓炎;热针治疗浅表性癌症;穴位磁场疗法治疗过敏性疾病;瘢痕灸法治疗难治性结核病;蜂针治疗类风湿性关节炎以及针灸治疗艾滋病等。随着经络研究的突破和优选研究的进展,针灸疗法必将更趋完善,临床疗效有望进一步提高。

(6)抗衰老、抗疲劳、美容减肥等时尚疗法,将更多地与针灸疗法相结合,并将会获得较快的发展和推广应用。无创痛的腧穴特种疗法将在针灸临床中占有重要位置。

(7)世纪是基因科学高度发展的世纪,针灸在关键性功能基因调控方面有巨大潜力,针灸的作用机理研究可望通过借鉴基因科学的先进理论与技术而有所突破;针灸学有可能在"后基因组时代"中发挥重要的作用。

(8)世纪的针灸发展前景,将是实现针灸的国际化与现代化。针灸医学将成为世界医学的重要组成部分,在世界各国都将获得承认与推广。针灸医学现代化的主要标志是,既保持中医理论体系又充满现代科学内涵的现代针灸学的形成。

随着传统的针灸学术与现代科学技术相结合的深入发展,经络、腧穴和刺灸的理论将得到科学的阐明,经络腧穴诊断法将被医学界广泛采用,丰富多彩的针灸治疗方法将在临床上对常见病、多发病、某些疑难病及"未病"中占有重要位置,传统的针灸疗法也将跨入现代科学技术的行列。

尽管在今后的针灸发展过程中,由于中西医两科医药学的理论体系不同,还会在学术上表现出分歧、冲突甚至暂时扭曲,但是总的趋势不会改变。总的趋势是由针灸学自身的发展规律决定的,而形成这个发展规律的基本因素在于针灸特有的理论与实践。因此,传统针灸学术与现代科学技术相结合的结果,绝不是被西方医学所取代,也不会成为西方医学物理疗法的附庸,而是沿着其自身的发展道路,达到一个新高度。新高度的标志是,既保持中医药学独特理论体系又具有现代科学内涵的现代针灸学的形成。

参考文献

[1] 管遵惠.国际针灸医学发展的回顾与展望[J].云南中医中药杂志.2003,24(5):1-3.